住院医师规范化培训考试用书

住院医师规范化培训考试通关必做2000题
神经内科

主　编　马　强　谷新医
副主编　蔡　鸣　张炳蔚　唐　伟
编　委　张新莉　周敬斌　梁　金　蒋志宏
　　　　刘维婕　孙瑞坦　夏晨雨　罗小梅

中国健康传媒集团
中国医药科技出版社

内 容 提 要

　　本书根据国家卫健委颁布的《住院医师规范化培训结业理论考核大纲》，精选两千余道试题，题型全面，并对较难和易错题做出详细解析，以帮助住院医师了解培训考试形式和内容，融会贯通地掌握相关考点，顺利通过考核。书末附赠一套模拟试卷及其答案与解析，以供考生实战演练，有效检验复习效果。

　　本书主要适用于神经内科住院医师规范化培训基地学员和相关带教老师培训学习，也可供相关专业本科生、研究生及专科医师参考使用。

图书在版编目（CIP）数据

　　神经内科住院医师规范化培训考试通关必做2000题/马强，谷新医主编. —北京：中国医药科技出版社，2023.4

　　住院医师规范化培训考试用书

　　ISBN 978 – 7 – 5214 – 3794 – 2

　　Ⅰ. ①神…　Ⅱ. ①马…　②谷…　Ⅲ. ①神经系统疾病 – 诊疗 – 岗位培训 – 习题集　Ⅳ. ①R741 – 44

　　中国国家版本馆 CIP 数据核字（2023）第 042996 号

美术编辑　陈君杞
责任编辑　高一鹭
版式设计　友全图文

出版　**中国健康传媒集团** | 中国医药科技出版社
地址　北京市海淀区文慧园北路甲 22 号
邮编　100082
电话　发行：010 – 62227427　邮购：010 – 62236938
网址　www.cmstp.com
规格　787mm × 1092mm $^1/_{16}$
印张　27 $^3/_4$
字数　705 千字
版次　2023 年 4 月第 1 版
印次　2023 年 4 月第 1 次印刷
印刷　三河市万龙印装有限公司
经销　全国各地新华书店
书号　ISBN 978 – 7 – 5214 – 3794 – 2
定价　88.00 元

获取新书信息、投稿、为图书纠错，请扫码联系我们。

◎ 前 言 ◎

根据国家卫健委、国家人力资源和社会保障部等联合发布的《关于建立住院医师规范化培训制度的指导意见》，住院医师规范化培训（简称"住培"）是近年来中国医疗卫生健康领域的一项重要工作。目前，中国医师协会已基本完成住院医师规范化培训基地标准、培训内容与统一标准的确立，参加规培对全国各地的住院医师而言已是势在必行。对于临床医学专业硕士研究生而言，必须取得住院医师规范化培训合格证书才能申请硕士专业学位。我国住培考核主要分为两个部分：第一部分是专业理论考核，试题来自国家设立的理论考核题库，题型为选择题；第二部分为临床实践能力考核，在培训基地进行，根据临床病例及模拟操作进行面试。为了能帮助住院医师更好地学习神经内科专业知识，顺利通过国家结业考核，特编写此书。

《神经内科住院医师规范化培训考试通关必做2000题》力求实现"三大转化"——基本理论转化为临床实践、基本知识转化为临床思维、基本技能转化为临床能力；完成"两大提升"——从执业医师到住院医师的提升，从住院医师到专科医师的提升。

《神经内科住院医师规范化培训考试通关必做2000题》由具有丰富教学和临床实践经验的老师编写而成，根据国家卫健委颁布的《住院医师规范化培训结业理论考核大纲》，精选2000余道试题，题型全面，并对较难和易错题做出详细解析，以帮助住院医师了解规培考试形式和内容，融会贯通地掌握相关考点，顺利通过考核，并逐步提高疾病诊断能力和解决实际问题的能力。书末附赠一套模拟试卷及其答案与解析，以供考生实战演练，有效检验复习效果。

本书内容具有实用性、权威性和先进性，主要适用于神经内科住院医师规范化培训基地学员和相关带教老师培训学习，也可供相关专业本科生、研究生及专科医师参考使用。

由于编者经验水平有限，书中错误和疏漏之处在所难免，恳请广大师生和读者批评指正。

题型说明

案，其余四个均为干扰答案。

例：（1~3题共用题干）

患者，男性，64岁，近3年来动作缓慢，始动及停步或转弯时困难，逐渐出现走路慌张不稳，无外伤及中毒史。血黏度高，脑CT检查有脑萎缩和腔隙性脑梗死，神经系统检查发现肌张力增高，服用普萘洛尔治疗未见缓解。

1. 患者最可能诊断为

    A. 老年性震颤

    B. 甲状腺功能亢进症

    C. 帕金森病

    D. 特发性良性震颤

    E. 脑动脉粥样硬化

    正确答案：C

2. 最应该采用的治疗方法是

    A. 手术治疗   B. 药物治疗

    C. 功能锻炼   D. 理疗

    E. 中医中药治疗

    正确答案：B

3. 假如此患者服用多巴丝肼（左旋多巴－苄丝肼），多日后效果不好，此时应采取的治疗措施是

    A. 立即停药

    B. 增加剂量

    C. 立即换药

    D. 加用苯海索或其他药物辅助

    E. 以上都不对

    正确答案：D

B1 型题：配伍题

每组试题由若干道题和 **A、B、C、D、E** 五个备选答案组成。所有试题共用备选答案，每个备选答案可能被选择一次、多次或不被选择。

例：（1~3题共用备选答案）

    A. 刺痛   B. 钝痛

    C. 炸裂样疼痛   D. 搏动性疼痛

    E. 紧箍样胀痛

1. 丛集性头痛的性质为

2. 紧张型头痛的性质为

3. 偏头痛的头痛性质为

正确答案：C、E、D

X 型题：多项选择题

每道试题由一个题干和 **A、B、C、D、E** 五个备选答案组成。备选答案中有两个或两个以上的正确答案。多选、少选、错选均不得分。

例：有助于脑死亡判定的辅助检查包括

    A. 脑电图   B. 经颅多普勒超声

    C. 体感诱发电位   D. 脑干诱发电位

    E. 头颅磁共振

    正确答案：ABCD

⊙ 目 录 ⊙

上篇　通关试题

下篇　试题答案与解析

01

上篇　通关试题

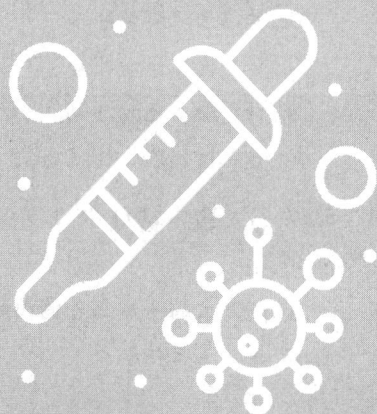

第一章　神经系统疾病基础知识

一、A1 型题

1. Willis 环的组成为

　　A. 双侧大脑前动脉、大脑中动脉、大脑后动脉、前交通动脉、后交通动脉

　　B. 双侧大脑前动脉、颈内动脉、大脑后动脉、前交通动脉、后交通动脉

　　C. 双侧大脑前动脉、大脑中动脉、大脑后动脉、前交通动脉、基底动脉

　　D. 双侧大脑前动脉、大脑后动脉、前交通动脉、后交通动脉

　　E. 双侧大脑前动脉、颈内动脉、椎动脉、前交通动脉、后交通动脉

2. 大脑半球内侧面的沟回不包括

　　A. 扣带回　　　　　B. 侧副沟

　　C. 距状沟　　　　　D. 中央旁小叶

　　E. 角回

3. 与脊髓的第 7 胸髓节相对应的椎骨是

　　A. 第 5 胸椎体　　　B. 第 6 胸椎体

　　C. 第 7 胸椎体　　　D. 第 8 胸椎体

　　E. 第 9 胸椎体

4. 皮质脊髓侧束的功能是

　　A. 传导痛、温觉冲动

　　B. 传导本体感觉冲动

　　C. 传导内脏运动冲动

　　D. 传导躯体运动冲动

　　E. 传导对侧躯体的深感觉

5. 关于大脑中动脉中央支的叙述，不正确的是

　　A. 供应大脑半球上外侧面的大部分和岛叶

　　B. 供应尾状核

　　C. 供应豆状核

　　D. 供应内囊膝和后肢的前部

　　E. 在高血压动脉硬化时容易破裂

6. 三叉神经感觉神经纤维的第 1 级神经元位于

　　A. 膝状神经节　　　B. 半月神经节

　　C. 脊神经节　　　　D. 星状神经节

　　E. 蝶腭神经节

7. 以下疾病中不属于神经干型感觉障碍疾病的是

　　A. 桡神经麻痹　　　B. 尺神经麻痹

　　C. 腓总神经损伤　　D. 股外侧皮神经炎

　　E. 多发性神经病

8. 周围神经受累的感觉障碍呈

　　A. 节段性感觉障碍

　　B. 节段分离性感觉障碍

　　C. 偏身感觉障碍

　　D. 末梢型感觉障碍

　　E. 神经干型感觉障碍

9. 与痛觉、温度觉传导无关的结构是

　　A. 皮肤感受器　　　B. 脊神经节

　　C. 薄束、楔束　　　D. 丘脑腹后外侧核

　　E. 大脑皮质中央后回

10. 以下关于"体表神经节段性分布"的叙述，不正确的是

　　A. 男性乳突平面为 T_4

　　B. 脐平面为 T_{10}

　　C. 腹股沟为 T_{12} 和 L_1

　　D. 肛周鞍区为 $S_{3～5}$

　　E. 上臂内侧为 T_2

11. 核间性眼肌麻痹的病损部位在
    A. 动眼神经核
    B. 皮质眼球同向凝视中枢额中回后部
    C. 内侧纵束
    D. 展神经核
    E. 脑干眼球水平凝视中枢脑桥旁正中网状结构（PPRF）

12. 一侧面部与对侧躯体痛、温觉缺失的病损部位在
    A. 中脑被盖部　　　B. 脑桥被盖部
    C. 脑桥基底部　　　D. 延髓基底部
    E. 延髓背外侧部

13. 可引起强握反射、运动性失语、失写、精神症状和癫痫发作等表现的病变部位在
    A. 小脑半球　　　B. 大脑半球枕叶
    C. 大脑半球顶叶　　D. 大脑半球颞叶
    E. 大脑半球额叶

14. 小脑病变可以产生下述哪种言语障碍
    A. 发音障碍　　　B. 语调低沉
    C. 失语症　　　　D. 语言单调
    E. 共济失调性构音障碍

15. 小脑病变常出现的症状不包括
    A. 四肢强直　　　B. 眼球震颤
    C. 锥体束征　　　D. 共济失调
    E. 角弓反张

16. 大脑半球内侧面前 3/4 的主要供血动脉是
    A. 大脑前动脉　　　B. 大脑中动脉
    C. 大脑后动脉　　　D. 脉络膜前动脉
    E. 前交通动脉

17. 属于具有特殊功能的周围神经系统结构有
    A. 嗅神经和视神经
    B. 动眼、滑车和展神经
    C. 脊神经
    D. 交感神经和副交感神经
    E. 副神经和舌下神经

18. 基底神经节具有复杂的神经纤维联系，不包括下列哪项
    A. 大脑皮质－尾状核、壳核－内侧苍白球－丘脑－大脑皮质
    B. 黑质－纹状体环路
    C. 大脑皮质－脑桥－小脑环路
    D. 纹状体－苍白球环路
    E. 尾状核、壳核－外侧苍白球－丘脑底核－内侧苍白球

19. 脑皮质运动区占位性病变导致对侧肢体抽搐发作，属于
    A. 缺损症状　　　B. 刺激症状
    C. 释放症状　　　D. 休克症状
    E. 以上均不是

20. 在延髓脑桥沟处附着的脑神经，从外侧向内侧有
    A. 迷走神经、舌咽神经、前庭蜗神经
    B. 舌咽神经、前庭蜗神经、面神经
    C. 展神经、面神经、前庭蜗神经
    D. 面神经、展神经、三叉神经
    E. 前庭蜗神经、面神经、展神经

21. 乳头体区中，与体温调节有关的下丘脑核团是
    A. 视前核　　　　B. 视上核
    C. 室旁核　　　　D. 腹内侧核
    E. 下丘脑后核

22. 急性缺血性脑卒中溶栓治疗的时间窗定为
    A. 1 小时　　　　B. 2 小时
    C. 4 小时　　　　D. 6 小时
    E. 8 小时

23. 心源性脑栓塞时，栓塞多发生在
    A. 大脑前动脉　　　B. 大脑中动脉
    C. 大脑后动脉　　　D. 椎动脉
    E. 基底动脉

24. 腔隙性脑梗死的病灶最常位于

A. 丘脑   B. 壳核

C. 尾状核   D. 脑桥

E. 内囊后肢

25. 高血压性脑出血最好发的部位是

  A. 脑叶   B. 小脑

  C. 脑室   D. 脑桥

  E. 基底神经节的壳核及内囊区

26. 最容易发生高血压性脑出血的动脉为

  A. 额极动脉

  B. 豆纹动脉

  C. 丘脑深穿动脉

  D. 基底动脉脑桥支

  E. 颞极动脉

27. 非感染性静脉窦血栓形成最常见的部位是

  A. 上矢状窦   B. 海绵窦

  C. 横窦   D. 乙状窦

  E. 直窦

28. 单纯疱疹病毒性脑炎较为特征性的病理改变是

  A. 神经细胞丢失

  B. 脑实质中的出血性坏死

  C. 血管周围淋巴细胞、浆细胞浸润

  D. 急性期后可见小胶质细胞增生

  E. 软脑膜充血，并有淋巴细胞和浆细胞浸润

29. 下列疾病的病理改变中不会出现炎性反应的是

  A. 进行性多灶性白质脑病

  B. 神经莱姆病

  C. 神经梅毒

  D. 皮质-纹状体-脊髓变性

  E. 神经系统钩端螺旋体病

30. 顺向变性发生在

  A. 上运动神经元

  B. 下运动神经元

C. 周围神经纤维近心端

D. 周围神经纤维远心端

E. 周围神经纤维末梢

31. 视神经脊髓炎的病理，叙述不正确的是

  A. 病灶主要位于视神经和脊髓

  B. 病理改变是白质脱髓鞘、坏死甚至囊性变

  C. 伴血管周围炎性细胞浸润

  D. 血管周围可见抗体和补体呈玫瑰花环样沉积

  E. 晚期胶质细胞显著增生形成脊髓病灶的硬化斑

32. 下列检查可以确定颅内肿瘤的是

  A. 颅脑CT扫描   B. 脑电图

  C. 肌电图   D. 视觉诱发电位

  E. 脑干听觉电位

33. 下列不属于全脑血管造影术（DSA）适应证的是

  A. 颅内、外血管性病变

  B. 颅内占位性病变的血供与邻近血管的关系

  C. 某些肿瘤的定性

  D. 自发性脑内血肿或蛛网膜下腔出血病因检查

  E. 脑疝晚期、脑干功能衰竭者

34. 颅脑CT扫描的环形增强是哪种病变的特征性表现

  A. 脑脓肿   B. 急性脑血管病

  C. 室管膜肿瘤   D. 脑水肿

  E. 病毒性脑炎

35. 周围神经病的辅助检查不包括

  A. 脑电图   B. 脑干诱发电位

  C. 肌电图   D. H反射

  E. 神经活组织检查

36. 脑干听觉诱发电位中枢性损害（脑干型）

的表现是

A. Ⅰ波潜伏期延长

B. Ⅰ波波幅降低或分化不良

C. Ⅰ波和Ⅱ波波幅明显降低

D. Ⅱ波潜伏期延长

E. Ⅲ波分化不良

37. 运动神经传导速度所反映的是

A. 运动神经髓鞘的功能

B. 感觉神经髓鞘的功能

C. 运动神经轴索的功能

D. 神经 - 肌肉接头的功能

E. 锥体束的功能

38. 肌电图（EMG）检查不具有的功能为

A. 用于神经源性损害和肌源性损害的诊断及鉴别诊断

B. 有助于对脊髓前角细胞病变进行定位

C. 有助于对神经根和神经丛病变进行定位

D. 四肢、胸锁乳突肌和脊旁肌 EMG 对运动神经元病的诊断有重要价值

E. 临床用于遗传性运动感觉神经病、神经根型颈椎病等的诊断

39. 只有透过血 - 脑屏障在脑内变成多巴胺（DA）才能产生抗帕金森病作用的药物是

A. 司来吉兰   B. 苯海索

C. 金刚烷胺   D. 左旋多巴

E. 以上都不是

40. 广泛性焦虑障碍的症状不包括

A. 头晕   B. 胸闷、心悸

C. 尿频、尿急   D. 肌震颤

E. 肌强直

41. 广泛性焦虑障碍的核心症状是

A. 提心吊胆   B. 不能静坐

C. 心跳加速   D. 皮肤潮红

E. 注意力难以集中

42. 治疗焦虑症最常用的药物是

A. 地西泮   B. 氯丙嗪

C. 多塞平   D. 阿米替林

E. 奋乃静

43. 对焦虑症患者的心理护理，以下叙述不恰当的是

A. 建立良好的治疗性护患关系

B. 指导患者进行放松训练

C. 鼓励患者倾诉内心感受

D. 帮助患者认识症状

E. 关注患者过多躯体不适的主诉

44. 属于选择性 5 - 羟色胺再摄取抑制剂（SSRI）的抗抑郁药不包括

A. 马普替林   B. 氟西汀

C. 帕罗西汀   D. 氟伏沙明

E. 西酞普兰

45. 以下不属于抗抑郁药的是

A. 锂盐

B. 三环类抗抑郁药

C. 四环类抗抑郁药

D. 选择性 5 - 羟色胺再摄取抑制剂

E. 单胺氧化酶抑制剂

46. 与引起焦虑障碍的生物因素无关的是

A. 血乳酸盐增高

B. 苯二氮䓬类受体缺乏

C. 去甲肾上腺素降低

D. 5 - 羟色胺释放增加

E. γ - 氨基丁酸的功能不足

47. 以下属于躯体形式障碍的是

A. 躯体化障碍   B. 惊恐障碍

C. 神经衰弱   D. 社交焦虑症

E. 癔症性躯体障碍

48. 关于躯体形式障碍的治疗，以下叙述最准确的是

A. 重视医患关系

B. 心理治疗

C. 重视心理和社会因素评估

D. 精神药物治疗

E. 以上都对

49. 以下最常用于痴呆筛选检测的是

A. 简易精神状况检查量表（MMSE）

B. 焦虑自评量表（SAS）

C. 韦氏记忆量表（WMS）

D. 临床痴呆评定量表（CDR）

E. Hachinski 缺血量表（HIS）

50. 以下认知评估量表中，用于鉴别阿尔茨海默病和血管性痴呆的量表是

A. 简易精神状况检查量表（MMSE）

B. 蒙特利尔认知评估量表（MoCA）

C. 长谷川痴呆量表（HDS）

D. 认知能力筛查量表（CASI）

E. Hachinski 缺血量表（HIS）

51. 原发性高血压最常见的并发症是

A. 心肌梗死

B. 脑卒中

C. 慢性肾功能不全

D. 主动脉夹层动脉瘤

E. 心力衰竭

52. 在风湿性心脏病中，最常见的瓣膜病变是

A. 单纯二尖瓣狭窄

B. 二尖瓣关闭不全

C. 二尖瓣狭窄合并关闭不全

D. 主动脉瓣狭窄

E. 主动脉瓣关闭不全

53. 在直立、运动中易引起晕厥的心脏瓣膜病是

A. 主动脉瓣关闭不全

B. 二尖瓣狭窄

C. 肺动脉瓣狭窄

D. 二尖瓣关闭不全

E. 主动脉瓣狭窄

54. 风湿性心脏瓣膜病二尖瓣关闭不全的特征性体征是

A. 心尖区舒张中晚期隆隆样杂音，递增型

B. 第一心音亢进

C. 心尖区全收缩期吹风样高调杂音

D. Graham Steel 杂音

E. 二尖瓣开放性拍击音

55. 二尖瓣狭窄最先出现的是

A. 左心房衰竭　　B. 左心室衰竭

C. 右心房衰竭　　D. 右心室衰竭

E. 肺淤血

56. 关于主动脉瓣狭窄的杂音特点，叙述正确的是

A. 胸骨右缘第 1～2 肋间收缩期粗糙喷射性杂音

B. 主动脉瓣区第二心音增强

C. 左室衰竭或心输出量减少时，杂音增强

D. 胸骨左缘第 3 肋间叹气样舒张期杂音

E. 伴主动脉瓣关闭不全时杂音减弱

57. 胸骨右缘出现 Graham Steel 杂音提示有

A. 二尖瓣狭窄合并严重肺动脉高压

B. 二尖瓣狭窄合并右室扩大

C. 二尖瓣狭窄合并关闭不全

D. 主动脉瓣关闭不全

E. 主动脉瓣狭窄

58. 高血压合并心绞痛的首选药物是

A. 卡托普利　　　B. 氨氯地平

C. 哌唑嗪　　　　D. 美托洛尔

E. 吲达帕胺

59. 关于糖尿病酮症酸中毒时钾代谢紊乱的描述，不正确的是

A. 如诱因为胃肠功能紊乱，可因呕吐、腹泻而失钾

B. 酮症后可因进食减少、呕吐致低钾

C. 糖尿病加重后因渗透性利尿而排钾

D. 酸中毒使钾向细胞内转移

E. 胰岛素治疗后使钾向细胞内转移

60. 抢救糖尿病酮症酸中毒应用碳酸氢钠的指征是

A. 常规应用

B. 合并严重感染

C. 出现严重心律失常

D. 出现低钾血症

E. 血碳酸氢根 < 5.0mmol/L 或血 pH < 7.1

二、A2 型题

61. 患者男性，18 岁，近 1 周感觉头面部皮肤及眼、口、鼻黏膜感觉减弱，呈进行性进展，拟诊断为三叉神经病变。该患者头面部的痛、温度、（粗）触觉传导的第 1 级神经元位于

A. 三叉神经脊束核

B. 三叉神经感觉核

C. 三叉神经运动核

D. 丘脑腹后外侧核

E. 三叉神经节内

62. 患者女性，51 岁，既往有高血压病史，突发眩晕、恶心、呕吐、饮水呛咳、吞咽困难、声音嘶哑。查体：左侧面部和右侧肢体浅感觉障碍，左侧肢体小脑性共济失调，左侧 Horner 综合征。定位诊断是

A. Millard - Gubler 综合征

B. Wallenberg 综合征

C. Weber 综合征

D. 橄榄前综合征

E. 以上均不是

63. 患者男性，51 岁，近半年来动作缓慢，小碎步，面部表情呆板，右手震颤。查体：右手拇指与示指呈"搓丸样"静止性震

颤，安静时明显，右侧上肢、下肢的屈肌张力与伸肌张力均匀一致性增高。患者的病变可定位在

A. 小脑   B. 脊髓后索

C. 前庭核   D. 锥体外系

E. 皮质脊髓侧束

64. 患者男性，63 岁，双手、面部出现静止性震颤；做随意运动时，震颤反而减弱。查体：四肢肌张力增高，呈"齿轮样"。可考虑患者的病变累及

A. 脊髓   B. 旧纹状体

C. 新纹状体   D. 小脑

E. 以上均不是

65. 患者男性，41 岁，表现为双下肢肌张力增高，腱反射亢进，巴宾斯基征阳性。该患者的神经损伤位于

A. 锥体束

B. 锥体外系

C. 脊髓丘脑束

D. 脊髓前角运动细胞

E. 外周神经

66. 患者男性，25 岁，2 个月来发热、头痛，近 2 周来呕吐。查体：双侧视神经乳头水肿。头颅 CT 见左顶叶有一圆形低密度病灶，其直径约 3.5cm，其周围出现厚度均匀的强化环，左侧脑室受压，中线向对侧移位。最可能的诊断是

A. 脑肿瘤   B. 脑梗死

C. 脑炎   D. 脑脓肿

E. 脑囊虫病

67. 患者男性，64 岁，因"半小时前突发右侧肢体活动不便"来诊。查体：神志清楚，运动性失语，右侧鼻唇沟浅，伸舌右偏，右侧上、下肢肌力 2 级，右侧 Babinski 征（+）；左侧肢体肌力及肌张力无异常，左

侧 Babinski 征（－）。为迅速做出诊断，首选的检查为

A. 头颅 CT

B. 头颅 MRI

C. 腰椎穿刺

D. 单光子发射计算机断层（SPECT）

E. 磁共振弥散加权成像（DWI）

68. 患儿女，10 岁，因"近 2 个月发作性四肢抽搐 3 次，伴有意识障碍，口吐白沫，大、小便失禁，每次持续时间 4～6 分钟"急诊入院。神经系统检查未见异常。以下检查最有助于诊断的是

A. 头颅 MRI   B. 头颅 CT

C. 脑电图（EEG）   D. 脑脊液检查

E. 脑干诱发电位

69. 患者男性，66 岁，高血压病史 20 余年，因"4 小时前情绪激动时突发右侧肢体活动不灵"急诊入院。查体：神清，右侧中枢性面、舌瘫，右侧肢体上运动神经元性瘫痪。最有助于诊断的辅助检查为

A. 头颅 X 线片   B. 经颅多普勒超声

C. 头颅 CT   D. 颈椎 X 线片

E. 测血压

70. 患者男性，45 岁，被诊断为焦虑症，其可能出现的主要临床表现是

A. 紧张担心、惶恐不安为主

B. 情绪低落、自我感觉差为主

C. 敏感多疑为主

D. 易疲劳、易兴奋为主

E. 发作性暗示、自我暗示在发病中起重要作用

71. 患者女性，21 岁，以焦虑症入院，护理措施中最重要的是

A. 深入了解引发患者焦虑的来源

B. 鼓励患者描述焦虑的感受

C. 保护患者安全，降低焦虑程度

D. 指导患者认识个人的焦虑行为

E. 护士应与患者保持一定距离

72. 患者男性，49 岁，被诊断为抑郁症，其可能出现的最基本的抑郁发作症状是

A. 自我感觉较差   B. 精力减退

C. 行动迟缓   D. 反应迟钝

E. 抑郁心境

73. 患者男性，62 岁，进行性张口困难、左侧面部麻木 1 个月，查体发现右侧上、下肢痛觉明显减退。该患者感觉障碍的类型是

A. 皮质型感觉障碍

B. 内囊偏身型感觉障碍

C. 脑干交叉型感觉障碍

D. 脊髓横贯型感觉障碍

E. 神经干型感觉障碍

74. 患者男性，30 岁，左侧瞳孔缩小、眼裂狭小、眼球内陷、面部少汗，病变部位在

A. 颈髓前角   B. 颈髓后角

C. 颈髓侧角   D. 灰质前联合

E. 脊髓动眼神经核

75. 患者男性，56 岁，因"近 4 个月出现双手无力、肌萎缩，呈缓慢进展"求诊。查体：双手骨间肌、鱼际肌萎缩，并见肌束颤动、双侧病理反射（－），无感觉障碍。最可能的定位诊断为

A. 神经干   B. 神经根

C. 周围神经   D. 脊髓前角细胞

E. 脊髓后角细胞

76. 患者女性，55 岁，因"近 2 个月出现走路不稳，似脚踩棉花样，尤以夜间为重"入院。查体：双下肢位置觉、震动觉消失，Romberg 征（＋），肌力正常，双侧跟腱反射消失，跖反射无反应。患者的病变定位在

A. 皮质脊髓侧束　　　B. 脊髓后索

C. 小脑　　　　　　　D. 前庭神经

E. 锥体外系

A. 内囊　　　　　　　B. 脊髓

C. 脑干　　　　　　　D. 大脑皮质

E. 以上均不正确

77. 患者男性，51 岁，因"最近感觉左侧面部麻木、疼痛"求诊。查体：左侧面部痛、温度觉缺失呈"洋葱皮样"分布，而触觉保留。解剖定位最可能是

A. 半月神经节病变

B. 膝状神经节病变

C. 三叉神经周围性病变

D. 三叉神经脊束核病变

E. 以上均不正确

78. 患者女性，48 岁，因"早晨突然头痛、眩晕"求诊。有 5 年高血压病史。查体：左侧肢体性共济失调，意向性震颤，眼球震颤，吟诗样语言，辨距不良、轮替运动障碍、肌张力降低。患者最可能的病变部位是

A. 额叶　　　　　　　B. 脑干

C. 小脑蚓部　　　　　D. 小脑半球

E. 以上均不正确

79. 患者男性，58 岁，因"突发头痛、左侧肢体瘫痪"入院。有 10 年高血压病史。查体：左侧偏瘫、左侧偏身感觉障碍、左侧同向偏盲。患者的上运动神经元性瘫痪类型可能为

A. 皮质型瘫痪

B. 脑干型瘫痪

C. 内囊型瘫痪

D. 脊髓型瘫痪

E. 以上均不正确

80. 患者女性，66 岁，因"突然出现左侧面部痛、温度觉障碍和右侧肢体深、浅感觉障碍"求诊。有 8 年糖尿病病史。患者的病变部位可能在

81. 患者女性，38 岁，近几天神态变得奇怪，精神恍惚。从昨天起头痛、呕吐过数次。今晨没起床，嗜睡状态，即使起床又会立即睡着。头外伤史不详。现有发热、颈强直、Kernig 征阳性，轻度周围性面瘫，但无明显四肢瘫。以下检查结果中首先应了解的是

A. 脑脊液蛋白

B. 脑脊液糖定量

C. 脑脊液细胞的种类

D. 脑脊液细胞数 + 生化

E. 脑血管造影

82. 患者男性，68 岁，因"2 天前感觉左耳后疼痛，翌日晨洗脸、漱口时发现左侧口角流口水"急诊入院。有 7 年高血压病史。查体：左眼闭合不全，口角偏向右侧，左侧额纹消失。患者的初步诊断应考虑为

A. 脑卒中

B. 左侧面神经麻痹

C. 右侧面神经麻痹

D. 右耳大神经痛

E. 多发性脑神经炎

83. 患者女性，45 岁，平素健康。因"早上起床后突然头痛、呕吐"来诊。查体：神清语利，脑神经未见异常，四肢肌力、肌张力正常，颈强直（+）。辅助检查：头颅 CT 扫描大脑外侧裂可见高密度影。经用 20% 甘露醇、止痛镇静药等对症治疗半个月后症状明显好转。此时还应进行的检查是

A. 腰穿　　　　　　　B. CT 增强造影

C. MRI　　　　　　　D. 脑血管造影

E. 经颅多普勒超声

84. 患者男性，50 岁，患风湿性心脏病二尖瓣狭窄。经常出现呼吸困难、咳嗽、咯血等症状，一段时间后，上述症状逐渐减轻，但有食欲缺乏、肝区疼痛、水肿。提示该患者
   A. 二尖瓣狭窄程度减轻
   B. 发生二尖瓣关闭不全
   C. 合并主动脉瓣狭窄
   D. 合并主动脉瓣关闭不全
   E. 进入右心功能不全期

85. 患者男性，63 岁，突发胸骨后剧痛，晕厥 3 次，心率 40 次/分，心律齐。心电图示 P 波与 QRS 波无关，P 波数量多于 QRS 波，QRS 时限 0.14 秒。应采取的最佳措施是
   A. 阿托品   B. 麻黄碱
   C. 氨茶碱   D. 异丙肾上腺素
   E. 安装临时人工心脏起搏器

86. 患者男性，28 岁，弥漫性甲状腺肿伴甲亢，丙硫氧嘧啶 + 普萘洛尔治疗 2 个月，T_3、T_4 恢复正常，但甲状腺肿及突眼加重。此时应加用
   A. 普萘洛尔
   B. 甲状腺素片
   C. 复方碘液
   D. 再加一种抗甲状腺药
   E. 糖皮质激素

87. 患者女性，18 岁，临床诊断为 1 型糖尿病，接受胰岛素治疗，患者经常于凌晨 3~4 点出现手抖、大汗、饥饿感，自测血糖 2.3mmol/L，清晨空腹血糖 11mmol/L。最恰当的措施是
   A. 减少晚餐的进餐量
   B. 增加睡前长效胰岛素用量
   C. 加用 α - 葡萄糖苷酶抑制剂类药物
   D. 减少睡前长效胰岛素用量

E. 睡前适当加餐

88. 患者男性，55 岁，半年前体检诊断为 2 型糖尿病，无口渴、多尿症状，身高 165cm，体重 66kg。坚持饮食控制及运动锻炼，近 3 个月空腹血糖 5.0~6.0mmol/L，餐后血糖 10.0~13.0mmol/L。拟加用
   A. 双胍类降糖药
   B. 磺酰脲类降糖药
   C. α - 葡萄糖苷酶抑制剂
   D. 短效胰岛素
   E. 中效胰岛素

89. 1 型糖尿病患者，因出差停用胰岛素，发现血糖 26.64mmol/L，尿酮体（++），考虑为糖尿病酮症，用小剂量胰岛素治疗。以下说法不正确的是
   A. 可减少低血糖发生
   B. 可减少低血钾发生
   C. 可减少脑水肿发病率
   D. 降低病死率
   E. 对纠正酸碱平衡失调不利

三、A3/A4 型题

（90~91 题共用题干）

患者女性，32 岁，因"近半年来无明显原因感到紧张、担心"求诊。有时烦躁、坐立不安，担心有不好的事情发生，惶恐有厄运降临，常有心悸、胸闷、出汗症状，夜间入睡困难，多梦。

90. 患者最可能的诊断为
   A. 神经衰弱   B. 抑郁症
   C. 焦虑症   D. 分离 - 转换障碍
   E. 失眠症

91. 患者首先最需要进行的检查是
   A. 尿、粪常规
   B. 肝、肾功能
   C. 脑电图

D. 心电图

E. 事件相关电位

(92～94题共用题干)

患者男性，58岁，有7年高血压病史。因近期未按时服药，2小时前出现明显头痛、烦躁、心悸、多汗，面色苍白，视物模糊。测血压230/130mmHg。

92. 患者最可能的诊断为

A. 嗜铬细胞瘤　　　B. 高血压心衰

C. 高血压危象　　　D. 高血压脑病

E. 高血压肾病

93. 以上临床表现产生的主要原因是

A. 脑血管自身调节障碍

B. 心房利钠肽减少

C. 血循环中醛固醇增多

D. 血循环中皮质醇增高

E. 交感神经兴奋及儿茶酚胺类物质分泌增多

94. 该患者的治疗应为

A. 立即静脉给药，控制血压，并随访数天

B. 立即静脉药物降压

C. 卧床休息，暂不需治疗

D. 先随访数天，再决定是否治疗

E. 立即给予口服药物治疗，血压下降后立即停药，无需随访

(95～96题共用题干)

患者女性，29岁，因"3年来无明显诱因出现情绪低落"来诊。症状表现呈晨重暮轻；兴趣与精力减退，易疲劳，少语，失眠且以早醒为主，认为自己是历史的罪人，多次自杀未遂。HAMD＝30分。

95. 最可能的诊断是

A. 神经衰弱

B. 抑郁症

C. 抑郁性神经症

D. 隐匿性抑郁症

E. 恶劣心境

96. 首选的治疗方法是

A. 丙米嗪　　　　　B. 氟西汀

C. 舒必利　　　　　D. 心理治疗

E. 电休克治疗

(97～101题共用题干)

患者男性，70岁，以往无高血压病史，有失眠史。本次体检发现血压180/85mmHg。3天后复查血压165/86mmHg，超声心动图检查正常，肝、肾功能正常。

97. 患者应考虑诊断为

A. 临界高血压

B. 混合型高血压

C. 收缩期高血压

D. 肾动脉硬化性高血压

E. 神经性高血压

98. 患者血压增高的可能原因是

A. 正常人增龄差异

B. 心脏顺应性降低

C. 失眠导致精神紧张

D. 老年性肾素增高

E. 大动脉弹性减退，顺应性降低

99. 经降压药物治疗后，患者某日排便后起来突觉头晕、短暂黑矇，急诊入院。查体：神清，血压150/85mmHg，心率70次/分。应考虑为

A. 窦房结功能减退

B. 排便所致迷走神经张力过高

C. 降压药过量

D. 机体反射性调节血压功能减退

E. 心功能不全

100. 患者的实验室检查结果：总胆固醇5mmol/L，血糖 5.8mmol/L，血尿酸

$400\mu mol/L$，血肌酐 $115\mu mol/L$。以下治疗选择不正确的是

A. 使用噻嗪类利尿剂

B. 使用 β 受体拮抗剂

C. 使用钙通道阻滞剂

D. 使用血管紧张素转换酶抑制剂

E. 无需治疗

101. 若选用降压药物，以下最佳的选择是

A. 美托洛尔　　　B. 复方利血平

C. 氢氯噻嗪　　　D. 卡托普利

E. 硝苯地平

(102 ~ 106 题共用题干)

患者女性，41 岁，1 年前因生意压力而逐大渐出现莫名担心、烦躁，容易发脾气，自感紧迫，担心生意被别人抢走。夜间睡眠差，上床后辗转反侧，常常彻夜难眠，白天乏力、困倦。服用中药后缓解不明显。近半年进一步加重，出现坐立不安、心神不宁，有时手抖，入睡困难。总是担心有不好的事情发生，具体会发生什么事情自己不知道。

102. 就精神科疾病来说，患者首先可诊断为

A. 抑郁发作

B. 抑郁发作伴广泛性焦虑障碍

C. 躁狂发作

D. 癔症

E. 恐惧症

103. 继续询问病史，患者无情绪低落，无闷闷不乐，对做家务、看电视都有兴趣；思维反应较正常，没有过快，也没有过慢。患者需完成的精神检查量表不包括

A. SCL - 90　　　B. SAS

C. HAMD　　　D. HAMA

E. EPQ

104. 关于该患者可以使用的治疗药物，下述最准确的选择是

A. 文拉法辛　　　B. 丁螺环酮

C. 阿米替林　　　D. 阿普唑仑

E. 以上均可

105. 患者选用了阿米替林、阿普唑仑、丁螺环酮和普萘洛尔进行治疗，病情好转。但是患者出现了明显的口干、便秘、视物模糊。引起这些不良反应的药物为

A. 疾病本身进展　　B. 丁螺环酮

C. 阿米替林　　　D. 阿普唑仑

E. 普萘洛尔

106. 可以替换阿米替林的药物是

A. 奥氮平　　　B. 文拉法辛

C. 劳拉西泮　　　D. 舒必利

E. 阿立哌唑

(107 ~ 108 题共用题干)

患者女性，15 岁，诊断为 1 型糖尿病。今日因感冒，食欲减退、少食，常规注射胰岛素，家属发现其神志不清。

107. 患者最可能的诊断为

A. 高渗性昏迷

B. 低血糖昏迷

C. 酮症酸中毒昏迷

D. 脑血管意外

E. 尿毒症昏迷

108. 此时应采用的急诊处理是

A. 胰岛素静脉注射

B. 静滴生理盐水

C. 静滴氯化钾

D. 静滴碳酸氢钠

E. 测血糖后予以静脉葡萄糖输注

(109 ~ 110 题共用题干)

患者男性，63 岁，多饮、多尿 3 周，神志不清 1 天，有脱水表现。测血糖 40.3mmol/L，血尿素氮 42.9mmol/L，血钠 170mmol/L；尿酮体（ - ）。

109. 该患者最可能的诊断为

　　A. 乳酸性酸中毒

　　B. 尿毒症性酸中毒

　　C. 脑梗死

　　D. 糖尿病酮症酸中毒

　　E. 糖尿病高渗性昏迷

110. 对该患者采取的措施是

　　A. 大剂量胰岛素 + 等渗盐水

　　B. 小剂量胰岛素 + 等渗盐水

　　C. 大剂量胰岛素 + 低渗盐水

　　D. 小剂量胰岛素 + 低渗盐水

　　E. 小剂量胰岛素 + 低渗盐水 + 碳酸氢钠

四、B1 型题

（111～112 题共用备选答案）

　　A. 背侧丘脑腹后内侧核

　　B. 上泌涎核

　　C. 薄束核

　　D. 面神经核

　　E. 展神经核

111. 延髓内有

112. 头面部痛、温觉传导通路的第三级神经元胞体位于

（113～114 题共用备选答案）

　　A. 由腹侧向背侧　　　B. 由背侧向腹侧

　　C. 由外侧向内侧　　　D. 由内侧向外侧

　　E. 无次序

113. 脊髓丘脑束传导骶、腰、胸、颈部感觉的纤维在高颈髓的排列顺序为

114. 薄束、楔束传导骶、腰、胸、颈部感觉的纤维在高颈髓的排列顺序为

（115～116 题共用备选答案）

　　A. 顶核　　　　　　B. 球状核

　　C. 栓状核　　　　　D. 齿状核

　　E. 中央核

115. 两侧小脑半球白质内的小脑核中，在发

生学上最为古老的是

116. 两侧小脑半球白质内的小脑核中，最大的核团是

（117～118 题共用备选答案）

　　A. 舌咽神经　　　　B. 展神经

　　C. 面神经　　　　　D. 滑车神经

　　E. 动眼神经

117. 一眼球静止时处于外展位并有瞳孔散大，是哪对脑神经损伤

118. 一眼球静止时处于内收位，瞳孔对光反射正常，是哪对脑神经损伤

（119～123 题共用备选答案）

　　A. 视前核　　　　　B. 视上核

　　C. 室旁核　　　　　D. 腹内侧核

　　E. 背内侧核

119. 与体温调节有关的下丘脑核团是

120. 与水代谢有关的下丘脑核团是

121. 与糖代谢有关的下丘脑核团是

122. 与性功能有关的下丘脑核团是

123. 与脂肪代谢有关的下丘脑核团是

（124～127 题共用备选答案）

　　A. 流利型口语

　　B. 非流利型口语

　　C. 复述不成比例受损

　　D. 命名不能

　　E. 复述较其他语言功能好

124. Broca 失语表现为

125. Wernicke 失语表现为

126. 经皮质性失语表现为

127. 传导性失语表现为

（128～130 题共用备选答案）

　　A. 第 3 颈椎　　　　B. 第 4 颈椎

　　C. 第 5 颈椎　　　　D. 第 1 腰椎

　　E. 第 6 胸椎

128. 脊髓第 5 颈节平对

129. 成人脊髓下端平对

130. 脊髓第 8 胸节平对

(131 ~ 133 题共用备选答案)

    A. 患侧眼球不能内收

    B. 对侧眼球不能内收

    C. 双侧眼球不能内收

    D. 患侧眼球不能外展，对侧眼球内收正常

    E. 对侧眼球不能外展，患侧眼球内收正常

131. 前核间性眼肌麻痹表现为

132. 后核间性眼肌麻痹表现为

133. 一个半综合征表现为

(134 ~ 135 题共用备选答案)

    A. 瞳孔缩小

    B. 眼裂变小

    C. 瞳孔及眼裂均变小

    D. 瞳孔及眼裂均变大

    E. 瞳孔及眼裂无变化

134. 动眼神经麻痹表现为

135. Horner 综合征表现为

(136 ~ 139 题共用备选答案)

    A. 延髓中腹侧损害

    B. 脑桥腹侧病变

    C. 脑桥背侧病变

    D. 中脑腹侧病变

    E. 中脑背侧病变

136. Weber 综合征表现为

137. 延髓内侧综合征表现为

138. 脑桥被盖下部综合征表现为

139. 福维尔综合征表现为

(140 ~ 141 题共用备选答案)

    A. 复视

    B. 核间性眼肌麻痹

    C. Charcot 三联征

    D. 感觉性共济失调

    E. 肢体无力

140. 脊髓后索损害可表现为

141. 内侧纵束损害可表现为

(142 ~ 143 题共用备选答案)

    A. 肌张力增高   B. 肌肉明显萎缩

    C. Babinski 征阳性   D. 腱反射减低

    E. 浅反射消失

142. 对周围性瘫痪最有诊断意义的是

143. 对中枢性瘫痪最有诊断意义的是

(144 ~ 145 题共用备选答案)

    A. 脊髓前角细胞   B. 下丘脑

    C. 中央前回   D. 颞叶

    E. 小脑

144. 下运动神经元包括

145. 上运动神经元包括

(146 ~ 149 题共用备选答案)

    A. 左侧神经干型感觉障碍

    B. 末梢型感觉障碍

    C. 右侧皮质型感觉障碍

    D. 左侧内囊型感觉障碍

    E. 左侧延髓外侧部受损的感觉障碍

146. 四肢远端感觉障碍是

147. 左侧大腿后侧、小腿外侧感觉障碍是

148. 左侧面部及右侧躯体痛、温觉障碍是

149. 左侧上肢复合感觉障碍是

(150 ~ 152 题共用备选答案)

    A. 节段性感觉障碍

    B. 分离性感觉障碍

    C. 节段性感觉障碍及分离性感觉障碍均有

    D. 末梢型感觉障碍

    E. 偏身感觉障碍

150. 后角病变表现为

151. 后根病变表现为

152. 前连合病变表现为

（153～155 题共用备选答案）

    A. 沃勒变性　　　　B. 轴索变性

    C. 轴突变性　　　　D. 神经元变性

    E. 节段性脱髓鞘

153. 以上属于神经元胞体变性坏死继发的轴突及髓鞘破坏的是

154. 中毒代谢性神经病最常见的病理改变称为

155. 髓鞘破坏而轴突保持相对完整的病变称为

（156～158 题共用备选答案）

    A. 左心衰竭　　　　B. 右心衰竭

    C. 全心衰竭　　　　D. 舒张性心力衰竭

    E. 慢性心力衰竭

156. 肝－颈静脉回流征阳性，提示

157. 最早表现为劳力性呼吸困难，逐渐出现夜间阵发性呼吸困难，提示

158. 心脏超声提示 E/A 比值减小，符合

（159～161 题共用备选答案）

    A. 舒张期隆隆样杂音

    B. 收缩期吹风样杂音

    C. 舒张期叹气样杂音

    D. 收缩期喷射性杂音

    E. 收缩期与舒张期机械样杂音

159. 先天性心脏病、动脉导管未闭，在左锁骨下方可听到

160. 风湿性心脏病、二尖瓣狭窄，诊断依据是在心尖部听到

161. 主动脉瓣关闭不全，在主动脉瓣听诊区可听到

（162～164 题共用备选答案）

    A. 轻度 COPD　　　B. 中度 COPD

    C. 重度 COPD　　　D. 极重度 COPD

    E. 高危 COPD

162. COPD 患者肺功能回报：$FEV_1/FVC <$ 56%，FEV_1/预计值：45%。该患者按 COPD 严重程度分级属于

163. COPD 患者肺功能回报：$FEV_1/FVC <$ 60%，FEV_1/预计值：45%，PaO_2 50mmHg，$PaCO_2$ 66mmHg。该患者按 COPD 严重程度分级属于

164. COPD 患者肺功能回报：$FEV_1/FVC <$ 65%，FEV_1/预计值：80%。该患者按 COPD 严重程度分级属于

五、X 型题

165. 关于脊髓外形，以下叙述不正确的是

    A. 成人脊髓下端平对第 1 腰椎下缘

    B. 脊髓和脊柱等长

    C. 颈、胸和腰神经根形成马尾

    D. 脊髓全长粗细相等

    E. 圆锥尖端发出终丝，终止于第 1 尾椎的骨膜

166. 下列不属于锥体外系损伤后体征的是

    A. 静止性震颤

    B. 折刀样肌张力增高

    C. 慌张步态

    D. 面具脸

    E. 传导束型感觉障碍

167. 小脑半球白质内的小脑核包括

    A. 顶核　　　　　　B. 球状核

    C. 栓状核　　　　　D. 齿状核

    E. 中央核

168. 以下属于核间性眼肌麻痹的有

    A. 水平注视麻痹

    B. 前核间性眼肌麻痹

    C. 后核间性眼肌麻痹

    D. 垂直注视麻痹

    E. 一个半综合征

169. 发生蛛网膜下腔出血后可引起一系列病

理生理改变，其中包括

A. 颅内容量增加

B. 交通性和阻塞性脑积水

C. 细菌性脑膜炎

D. 自主神经及下丘脑功能紊乱

E. 脑血管痉挛和蛛网膜粘连

170. 视神经脊髓炎伴血管周围炎性细胞浸润，浸润的炎性细胞有

A. 巨噬细胞

B. 淋巴细胞

C. 中性粒细胞

D. 嗜酸性粒细胞

E. 嗜碱性粒细胞

171. 以下属于脱髓鞘疾病主要病理特点的是

A. 神经细胞相对完整

B. 神经纤维髓鞘破坏

C. 有沃勒变性或继发传导束变性

D. 病损是沿小静脉周围的炎性细胞浸润

E. 病损分布于中枢神经系统白质

172. 关于 MRI 弥散加权成像（DWI）的应用，叙述正确的为

A. 最精确诊断急性脑梗死病灶的技术

B. 多数在缺血 2 小时内即可出现异常信号

C. 对超急性期脑梗死的诊断价值不如 CT 和常规 T_2WI

D. 可用于辅助区分新旧脑梗死病灶

E. 对于多发性硬化新旧脱髓鞘病灶的判断有一定价值

173. 经颅多普勒超声（TCD）能比较准确地判断侧支循环的开放情况，包括

A. 前交通动脉开放

B. 后交通动脉开放

C. 眼动脉侧支开放

D. 椎动脉至锁骨下动脉的盗血

E. 皮质软脑膜侧支代偿

174. 躯体感觉诱发电位检测方法中常用的刺激部位为

A. 上肢的正中神经

B. 上肢的尺神经

C. 下肢的胫前神经

D. 下肢的胫后神经

E. 下肢的腓总神经

175. 躯体感觉诱发电位的评估范围包括

A. 周围神经及其近端

B. 脊髓后索

C. 脊髓前角

D. 脑干、丘脑

E. 皮质感觉区

176. 抑郁症的躯体症候群包括

A. 焦虑   B. 自杀观念

C. 睡眠障碍   D. 性功能减退

E. 体重下降

177. 在广泛性焦虑障碍的患者中，属于精神性焦虑的症状有

A. 对日常琐事过度而持久的不安和紧张

B. 身体发抖

C. 对未来不确定性事件的过度担心

D. 害怕有灾难发生

E. 表情紧张、双眉紧锁

178. 糖尿病酮症酸中毒的酮体包括

A. 乙酰乙酸   B. β-羟丁酸

C. 丙酮   D. 丙酮酸

E. 乳酸

179. 糖尿病合并神经系统急性并发症包括

A. 糖尿病性脑血管病

B. 急性糖尿病酮症酸中毒

C. 糖尿病性脊髓病

D. 急性低血糖症

E. 高血糖性高渗性非酮症性综合征

180. 糖尿病酮症酸中毒患者用胰岛素持续静脉滴注，若血糖下降速度过快，可引起
   A. 低血糖　　　　B. 脑水肿
   C. 低血钠　　　　D. 心力衰竭
   E. 视力改变

181. 糖尿病酮症酸中毒时，供氧系统失常，造成组织缺氧是由于
   A. 红细胞血红蛋白含量增加
   B. 血红蛋白与氧亲和力增强
   C. 红细胞2，3 - DPG 减低
   D. 血氧解离曲线左移
   E. 血氧解离曲线右移

182. 糖尿病性微血管病变可引起
   A. 肾小球硬化症　　B. 神经病变
   C. 视网膜病变　　　D. 心肌损害
   E. 缺血性脑卒中

183. 脑干腹侧面能观察到的结构有
   A. 大脑脚　　　　B. 锥体
   C. 基底沟　　　　D. 上丘
   E. 下丘

184. 硬脑膜形成的结构有
   A. 大脑镰　　　　B. 小脑幕
   C. 上矢状窦　　　D. 海绵窦
   E. 鼻旁窦

185. 以下关于颈内动脉的叙述，正确的有
   A. 起自锁骨下动脉
   B. 供应大脑半球前2/3和部分间脑
   C. 经枕骨大孔入颅后合成基底动脉
   D. 海绵窦部和前床突部是动脉硬化的好发部位
   E. 供应大脑半球后1/3及部分间脑、脑干和小脑

186. 与眼球功能有关的脑神经有
   A. 视神经　　　　B. 动眼神经
   C. 展神经　　　　D. 滑车神经

   E. 舌下神经

187. 经过颈静脉孔的脑神经有
   A. 前庭蜗神经　　B. 舌咽神经
   C. 迷走神经　　　D. 副神经
   E. 舌下神经

188. 躯干、四肢的痛觉、温度觉及粗触觉传导通路的特点包括
   A. 第 1 级神经元位于同侧脊神经节内
   B. 第 2 级神经元位于对侧脊髓后角固有核
   C. 第 3 级神经纤维经内囊前肢投射到中央后回
   D. 第 3 级神经元位于对侧背侧丘脑的腹后外侧核
   E. 亦参与管理全身的深感觉

189. 脑桥腹外侧部损害主要累及的部位有
   A. 展神经　　　　B. 面神经
   C. 锥体束　　　　D. 脊髓丘脑束
   E. 内侧纵束

190. 以下关于锥体束的叙述，正确的有
   A. 主要管理平滑肌的运动
   B. 上运动神经元的胞体位于大脑皮质内
   C. 下运动神经元的胞体位于脑干或脊髓内
   D. 包括皮质脑干束和皮质脊髓束
   E. 神经纤维大部分不交叉

191. 脊髓前索内的传导束有
   A. 脊髓丘脑前束　B. 脊髓丘脑侧束
   C. 薄束、楔束　　D. 皮质脊髓前束
   E. 皮质脊髓侧束

192. 参与脑干组成的部分有
   A. 中脑　　　　　B. 间脑
   C. 脑桥　　　　　D. 小脑
   E. 延髓

193. 脑干内的脑神经核有

    A. 动眼神经副核   B. 外侧膝状体

    C. 薄束核   D. 上泌涎核

    E. 疑核

194. 属于小脑内部结构的是

    A. 小脑皮质   B. 薄束核

    C. 黑质   D. 小脑髓质

    E. 齿状核

195. 下丘脑的结构有

    A. 内侧膝状体   B. 漏斗

    C. 视交叉   D. 乳头体

    E. 外侧膝状体

196. 大脑半球的分叶包括

    A. 额叶   B. 顶叶

    C. 颞叶   D. 边缘叶

    E. 枕叶

第二章　脑血管疾病

一、A1 型题

1. 供应小脑的动脉不包括

　　A. 基底动脉　　　　B. 小脑中下动脉

　　C. 小脑前下动脉　　D. 小脑上动脉

　　E. 小脑后下动脉

2. 按经典的国际脑梗死病因分型（TOAST 分型），多数患者是

　　A. 大动脉粥样硬化型　B. 心源性栓塞型

　　C. 小动脉闭塞型　　　D. 夹层动脉瘤型

　　E. 不明原因型

3. 关于急性脑血管疾病的病因，叙述不正确的是

　　A. 脑血栓形成最常见病因是动脉炎

　　B. 脑栓塞最常见的病因是房颤引起的心源性栓子脱落

　　C. 脑出血最常见的病因是高血压和动脉粥样硬化

　　D. 蛛网膜下腔出血最常见病因是先天性颅内动脉瘤

　　E. 短暂性脑缺血发作最常见病因是动脉粥样硬化

4. 关于急性脑血管疾病的病变部位，叙述不正确的是

　　A. 脑血栓形成最易发生在大脑中动脉

　　B. 蛛网膜下腔出血以大脑凸面畸形血管破裂最多见

　　C. 脑出血的病变血管最多在豆纹动脉

　　D. 脑桥出血多由基底动脉的旁正中动脉破裂所致

　　E. 脑栓塞以大脑中动脉栓塞最常见

5. 脑梗死的病因中，最重要的是

　　A. 真性红细胞增多症

　　B. 高血压

　　C. 动脉壁炎症

　　D. 动脉粥样硬化

　　E. 血液高凝状态

6. 脑梗死病灶是按哪种解剖特点分布的

　　A. 脑灰质　　　　B. 脑白质

　　C. 脑叶　　　　　D. 脑沟

　　E. 脑血管供血区

7. 脑梗死急性期主张不用血管扩张药，是因为可引起

　　A. 脑水肿　　　　B. 脑内盗血现象

　　C. 脑血管痉挛　　D. 脑出血

　　E. 肺炎

8. 导致心源性脑栓塞的最常见病因是

　　A. 非瓣膜性心房颤动

　　B. 风湿性心脏瓣膜病

　　C. 急性心肌梗死

　　D. 感染性心内膜炎

　　E. 非细菌性血栓性心内膜炎

9. 以下哪支血管闭塞最容易导致偏瘫

　　A. 小脑后下动脉　　B. 大脑中动脉

　　C. 脊髓前动脉　　　D. 小脑前下动脉

　　E. 大脑前动脉

10. 丘脑的供血动脉是

　　A. 大脑前动脉　　　B. 大脑中动脉

　　C. 大脑后动脉　　　D. 脉络膜前动脉

　　E. 后交通动脉

11. 下述疾病中起病最急的是

A. 脑血栓形成　　　B. 脑栓塞

C. TIA　　　D. 脑出血

E. 腔隙性脑梗死

12. 分水岭脑梗死多由于下列哪种病因所致

A. 微栓子

B. 血流动力学异常

C. 脑血管痉挛

D. 动脉粥样硬化

E. 脑外盗血综合征

13. 皮质前型分水岭脑梗死见于

A. 大脑中、后动脉分水岭脑梗死

B. 大脑前、中动脉分水岭脑梗死

C. 大脑前、中、后动脉皮质支分水岭脑梗死

D. 大脑前、中、后动脉皮质支与深穿支分水岭脑梗死

E. 大脑前动脉回返支（Heubner 动脉）与大脑中动脉豆纹动脉分水岭脑梗死

14. 下列关于脑梗死的描述，不正确的是

A. 梗死灶常呈楔形或扇形

B. CT 表现为低密度或等密度改变

C. 梗死灶与病变动脉供血区一致

D. 早期缺血性梗死呈 T_1 低信号，T_2 高信号

E. 增强扫描后各期脑梗死病灶均不强化

15. 椎－基底动脉闭塞的主要症状不包括

A. 眩晕　　　B. 共济失调

C. 呕吐　　　D. 四肢瘫痪

E. 偏瘫、偏身感觉减退、偏盲

16. 小脑梗死除表现为眩晕、呕吐、眼球震颤、共济失调、站立不稳和肌张力降低外，还可表现为

A. 对侧偏瘫症状

B. 同侧视力障碍症状

C. 对侧痛、温觉障碍

D. 运动性失语

E. 脑干受压症状和颅内压增高症状

17. 短暂性脑缺血发作（TIA）时出现的相应症状及体征，完全恢复时间最长应在

A. 6 小时内　　　B. 12 小时内

C. 24 小时内　　　D. 48 小时内

E. 72 小时内

18. 颈内动脉系统 TIA 的临床表现一般不包括

A. 偏身感觉障碍

B. Horner 交叉瘫

C. 眩晕

D. 偏瘫

E. 失语

19. 椎－基底动脉系统 TIA 的最常见表现不包括

A. 眩晕　　　B. 平衡障碍

C. 眼球运动异常　　　D. 复视

E. 单眼黑矇

20. 高血压性脑出血急性期最威胁患者生命的是

A. 出血后血肿形成

B. 出血后并发脑水肿

C. 昏迷后肺感染

D. 出血后并发脑水肿和脑疝

E. 昏迷后水、电解质紊乱等并发症

21. 椎－基底动脉血栓形成可出现的症状不包括

A. 眩晕　　　B. 失语症

C. 交叉性瘫痪　　　D. 吞咽困难

E. 眼球运动障碍

22. 做头颅 CT 检查诊断脑梗死阳性率较高的时间为

A. 发病 6 小时后　　　B. 发病 12 小时后

C. 发病 18 小时后　　　D. 发病 24 小时后

E. 发病 1 周后

23. 基底动脉尖综合征可累及的部位不包括
    A. 中脑　　　　　B. 脑桥
    C. 小脑　　　　　D. 枕叶
    E. 丘脑

24. 大脑微栓子最主要的来源是
    A. 锁骨下动脉粥样硬化病变
    B. 椎 - 基底动脉系统动脉粥样硬化病变
    C. 颈动脉系统颅外段动脉粥样硬化病变
    D. 霉菌性动脉炎
    E. 心脏栓子

25. 大动脉粥样硬化型脑梗死最常发生于
    A. 大脑前动脉
    B. 颈内动脉及大脑中动脉
    C. 基底动脉
    D. 大脑后动脉
    E. 椎 - 基底动脉

26. 基底动脉尖综合征可以出现反复发作的意识障碍，该症状的出现主要是因为病变累及
    A. 颞叶内侧
    B. 顶盖前区
    C. 上丘
    D. 中脑和（或）丘脑的网状激活系统
    E. 脑桥的上行网状激活系统

27. 脑卒中急性期血糖宜控制在
    A. ≥6.0mmol/L　　B. <6.0mmol/L
    C. 3.1～6.0mmol/L　D. 7.7～10.0mmol/L
    E. 10.0～12.0mmol/L

28. 皮质下型分水岭脑梗死的病灶多位于
    A. 额中回大脑皮质
    B. 顶、枕、颞交界区
    C. 大脑深部白质、壳核、尾状核
    D. 小脑皮质
    E. 脑干

29. 脑出血的主要死亡原因是

A. 应激性溃疡出血
B. 中枢性高热
C. 合并感染
D. 癫痫发作
E. 颅内压增高导致脑疝

30. 脑出血与脑梗死的CT表现相似的时期是
    A. 亚急性晚期　　B. 超急性期
    C. 亚急性早期　　D. 急性期
    E. 慢性期

31. 有助于超早期（发病6小时内）脑梗死诊断的影像学检查是
    A. DSA　　　　　B. CTA
    C. CT　　　　　D. 头颅X线
    E. CTP

32. 腔隙性脑梗死中，最常见的腔隙综合征为
    A. 纯感觉性卒中
    B. 纯运动性轻偏瘫
    C. 共济失调性轻偏瘫
    D. 感觉运动性卒中
    E. 构音障碍 - 手笨拙综合征

33. 发病3小时，确定有无脑梗死最肯定的证据是
    A. 瘫痪的程度　　B. 昏迷程度
    C. 血压高低　　　D. CT扫描
    E. MRI - DWI（MRI弥散加权成像）

34. 脑梗死急性期宜慎用或不用
    A. 抗凝治疗　　　B. 脑保护治疗
    C. 扩血管治疗　　D. 降纤治疗
    E. 溶栓治疗

35. 脑梗死的临床表现中，不应出现的症状、体征是
    A. 头痛　　　　　B. 肢体瘫痪
    C. 意识不清　　　D. 癫痫发作
    E. 脑膜刺激征

36. 脑梗死患者的头颅 CT 影像特点，下述正确的是
   A. 发病24小时内就可见异常低密度影
   B. 发病后就可见异常低密度影
   C. 发病24~48小时后可见异常高密度影
   D. 发病24~48小时后可见异常低密度影
   E. 发病3天后才可见异常高密度影

37. 一侧颈内动脉闭塞可以不出现临床症状，是由于
   A. 颅内血管变异
   B. 对侧颈内动脉未闭塞
   C. 同侧颈外动脉未闭塞
   D. 双侧椎动脉未端闭塞
   E. 正常的脑底动脉环可迅速建立侧支循环

38. 大动脉粥样硬化型脑梗死最主要的发病机制是
   A. 原位血栓形成
   B. 动脉 – 动脉栓塞
   C. 粥样硬化斑块内破裂出血
   D. 血流动力学低灌注
   E. 载体动脉病变堵塞穿支动脉

39. 关于跌倒发作的情况，以下叙述正确的是
   A. 大脑中动脉缺血的特征性症状
   B. 因脑干下部网状结构缺血导致
   C. 主要病变在大脑半球
   D. 经常伴有意识丧失
   E. 肢体瘫痪持续时间较长

40. 与 TIA 的病因和发病机制无关的是
   A. 微栓塞   B. 动脉粥样硬化
   C. 脑血管畸形   D. 血液成分改变
   E. 血流动力学改变

41. TIA 的诊断依据主要是
   A. 病史   B. CT
   C. MRI   D. 生化检查

42. 心房颤动合并的 TIA 易发生
   A. 栓塞性脑梗死   B. 脑出血
   C. 脑血栓形成   D. 腔隙性脑梗死
   E. 脑分水岭梗死

43. 预防 TIA 的药物不包括
   A. 抗血小板聚集药
   B. 扩容药物
   C. 血管扩张药
   D. 脑保护药
   E. 抗凝药物

44. 依据神经功能缺失时间，TIA 的临床症状最长不超过
   A. 24 小时   B. 48 小时
   C. 72 小时   D. 36 小时
   E. 10 小时

45. TIA 或脑梗死患者服用阿司匹林的目的是
   A. 治疗神经功能缺损
   B. 保护神经细胞
   C. 减少自由基损害
   D. 扩张脑血管
   E. 抗血栓，预防复发

46. 脑出血最常见的病因是
   A. 高血压合并细小动脉硬化
   B. 动 – 静脉血管畸形
   C. 脑淀粉样血管病变
   D. 再生障碍性贫血
   E. 抗凝或溶栓治疗

47. 高血压脑出血，如果单从病情演变角度考虑，出现下列何种情况最应积极采取手术治疗
   A. 出血后病情进展迅猛，短时间内即陷入深昏迷，生命体征不稳定
   B. 经保守治疗，病情稳定
   C. 经保守治疗，病情趋于好转

E. TCD

D. 经保守治疗，病情仍逐渐加重，脑疝
表现尚不明显

E. 以上都不是

48. 以下关于脑出血治疗的表述，正确的是

A. 收缩压维持在 120～130mmHg

B. 每日静脉补液量 3500ml 以上

C. 大剂量应用止血药物

D. 保持安静，积极控制脑水肿

E. 发病后不能进食者立即给予鼻饲

49. 高血压脑出血的手术禁忌证不包括

A. 脑疝，双瞳孔散大，去脑强直，病理
呼吸，脑干继发性损害

B. 丘脑、丘脑下部和脑桥出血，深昏迷

C. 小脑出血，出血量 10ml 左右，病情进
行性加重

D. 年龄在 70 岁以上，深昏迷，瞳孔散大

E. 严重的冠状动脉供血不足或肾衰竭者

50. 多发性脑出血通常不继发于

A. 血液病　　　　B. 淀粉样血管病

C. 脑肿瘤　　　　D. 血管炎性改变

E. 高血压

51. 脑桥出血不可能出现

A. 双侧针尖样瞳孔

B. 中枢性高热

C. 深昏迷

D. 中枢性呼吸障碍

E. 眼球固定

52. 脑梗死与脑出血的主要鉴别要点是

A. 起病状态，起病速度，CT 扫描

B. 高血压

C. 年龄、性别

D. 意识障碍，肢体瘫痪

E. 脑脊液检查

53. 蛛网膜下腔出血和脑出血的主要鉴别要
点是

A. 有无神志不清

B. 有无高血压症状

C. 有无脑膜刺激征

D. 脑脊液有无血液

E. 有无神经系统缺损定位体征

54. 高血压脑出血的主要发病机制是

A. 颅内动脉外膜不发达，管壁较薄，易
致破碎

B. 在高血压的基础上，合并颅内动–静
脉畸形，易出血

C. 实质上是颅内静脉循环障碍和静脉
破裂

D. 高血压可使小动脉硬化、玻璃样变性，
形成微动脉瘤导致破裂

E. 硬化动脉内膜粗糙，形成内膜溃疡，
在高血压作用下血管破裂

55. 动脉瘤性蛛网膜下腔出血患者，进行升高
血压、提高血容量和稀释血液的"3H"
治疗时，最常见的并发症是

A. 动脉瘤再出血　　B. 脑积水

C. 迟发性脑梗死　　D. 心力衰竭

E. 深静脉血栓形成

56. 蛛网膜下腔出血患者需卧床休息至少

A. 4～6 周　　　　B. 7～10 天

C. 2～4 周　　　　D. 10～14 天

E. 6～8 周

57. 与脑出血预后的关系最密切的因素，下述
最准确的说法是

A. 出血量

B. 并发症严重程度

C. 出血部位

D. 出血量和部位

E. 出血量、出血部位及并发症严重程度

58. 重症脑出血首选的治疗原则为

A. 预防休克　　　　B. 应用脱水剂

C. 控制血肿感染　　D. 立即输血

E. 给予促醒剂

59. 脑出血的内科疗法中，最重要的是

　　A. 降低血压

　　B. 控制出血

　　C. 控制脑水肿，预防脑疝

　　D. 加强护理，注意水与电解质平衡

　　E. 气管切开，吸氧

60. 脑出血患者无高热、多汗、呕吐或腹泻等症状的前提下，每日的入液量一般是

　　A. 3000ml　　　　B. 尿量 +500ml

　　C. 尿量 +1000ml　D. 800 ~1000ml

　　E. 2000 ~2500ml

61. 脑叶出血最常见的出血部位为

　　A. 顶叶　　　　　B. 颞叶

　　C. 枕叶　　　　　D. 额叶

　　E. 壳核

62. 脑出血及周围水肿占位表现最严重的时期多发生在起病后

　　A. 3 ~5 天　　　　B. 1 周

　　C. 48 小时左右　　D. 3 周

　　E. 4 周

63. 关于 TIA 的预后，下列说法正确的是

　　A. 约 1/2 发展为脑梗死，1/2 继续发作

　　B. 约 1/2 发展为脑梗死，1/2 可自行缓解

　　C. 约 1/3 发展为脑梗死，1/3 继续发作，1/3 可自行缓解

　　D. 约 40% 发展为脑梗死，30% 继续发作，30% 可自行缓解

　　E. 约 30% 发展为脑梗死，30% 继续发作，40% 可自行缓解

64. 脑出血患者的 CT 扫描图像为

　　A. 发病 48 小时后可见异常低密度影

　　B. 发病 24 小时后可见异常高密度影

　　C. 发病 1 周后可见异常低密度影

　　D. 发病 48 小时后可见异常高密度影

　　E. 发病即可见异常高密度影

65. 蛛网膜下腔出血最常见的病因是

　　A. 高血压　　　　B. 血液病

　　C. 脑动脉粥样硬化　D. 颅内动脉瘤

　　E. 脑血管畸形

66. 蛛网膜下腔出血后脑血管痉挛出现在

　　A. 病后 12 ~24 小时开始发生，15 ~21 天为迟发性血管痉挛高峰期

　　B. 病后 12 ~24 小时开始发生，5 ~10 天为迟发性血管痉挛高峰期

　　C. 病后 1 ~2 天开始发生，10 ~14 天为迟发性血管痉挛高峰期

　　D. 病后 3 ~5 天开始发生，5 ~14 天为迟发性血管痉挛高峰期

　　E. 病后 5 ~7 天开始发生，21 ~28 天为迟发性血管痉挛高峰期

67. 蛛网膜下腔出血的患者应用尼莫地平的目的主要是

　　A. 降低血压　　　B. 防止再出血

　　C. 预防抽搐发作　D. 防治脑血管痉挛

　　E. 减轻心肌的损伤

68. 再出血是蛛网膜下腔出血的急性并发症，其常见的再出血时间是发病后

　　A. 3 天以内　　　B. 3 ~7 天

　　C. 7 ~10 天　　　D. 10 ~14 天

　　E. 14 天以上

69. 蛛网膜下腔出血主要的急性并发症是

　　A. 再出血

　　B. 脑血管痉挛

　　C. 急性或亚急性脑积水

　　D. 细菌性脑膜炎

　　E. 癫痫发作

70. 对于蛛网膜下腔出血（SAH），早期血管造影未找到出血原因，但发现有脑血管痉

挛者，进行第二次血管造影复查的时间应与首次造影的时间间隔

A. 2 天　　　　　　B. 1 周

C. 2 周　　　　　　D. 3 个月

E. 半年

71. 以下脑出血不适于外科治疗的是

A. 小脑出血血肿为 20ml

B. 小脑出血直径为 4cm

C. 壳核出血血肿为 40ml

D. 丘脑出血血肿为 10ml

E. 合并脑血管畸形、动脉瘤等血管病变

72. 突然发生剧烈头痛、呕吐、颈项强直等脑膜刺激征，高度提示

A. 大面积脑梗死　　B. 蛛网膜下腔出血

C. 基底节出血　　　D. 壳核出血

E. 脑炎

73. 以下治疗蛛网膜下腔出血的措施，不正确的是

A. 卧床休息 4~6 周

B. 口服尼莫地平

C. 应用止血药物

D. 静滴 20% 甘露醇

E. 注射低分子肝素

74. 关于上矢状窦血栓形成的病因，表述正确的是

A. 多见于眶部、鼻窦及上面部化脓性感染或全身性感染

B. 常由化脓性乳突炎或中耳炎引起

C. 最常见于脱水和衰弱的婴儿

D. 由脑底异常血管网病引起

E. 由高血压和动脉粥样硬化引起

75. 在临床上诊断上矢状窦血栓形成最常见的辅助检查手段为

A. 颅脑 CT　　　　B. 颅脑 MRI

C. TCD　　　　　D. MRA

E. 彩色多普勒

76. 关于海绵窦血栓形成的临床表现，叙述不正确的是

A. 多有Ⅸ、Ⅹ、Ⅺ脑神经受累

B. 多见于眶部、鼻窦及上面部化脓性感染或全身性感染

C. 多有Ⅲ、Ⅳ、Ⅵ、V_{1-2}脑神经受损

D. 出现眼睑下垂、眼球运动受限或固定

E. 眼底可见视神经乳头水肿及出血，视力通常不受累

77. 关于烟雾病的临床特点，以下叙述不正确的是

A. "烟雾" 名称的来源是在脑血管造影时，显示脑底部由于毛细血管异常增生而呈现一片模糊的网状阴影，犹如吸烟所喷出的一股烟雾而得名

B. 病因不明，起病年龄呈 5 岁和 40 岁左右的双峰分布

C. 临床表现主要分为出血型和缺血型两大类，儿童以出血为主要表现，成人以缺血为主要表现

D. 脑血管造影见颈内动脉虹吸上段和大脑前、中动脉起始部狭窄，脑底烟雾状异常血管网和广泛的侧支循环形成

E. 对发作频繁、颅内动脉狭窄严重或闭塞者可考虑血管重建

78. 烟雾病（moyamoya 病）的脑梗死病灶多位于

A. 基底节　　　　　B. 脑干

C. 小脑　　　　　　D. 内囊

E. 皮质及皮质下

79. 在脑血管造影时烟雾病的典型表现是

A. 颅内动脉扩张

B. 颅内动脉瘤合并脑血管畸形

C. 颅内动脉狭窄伴有脑血管畸形

D. 颈内动脉狭窄合并硬脑膜动静脉瘘

E. 颅底主要动脉狭窄或闭塞，伴有烟雾状新生血管网

80. 关于烟雾病的描述，不正确的是

A. 脑实质病变皆为缺血性

B. 主要累及颈内动脉系

C. 遗传因素和获得性环境因素均与发病有关

D. 部分病例与钩端螺旋体感染有关

E. 软脑膜动脉、穿通动脉等小血管代偿增生形成脑底异常血管网

81. DSA 检查可见 moyamoya 病的典型脑血管造影表现为

A. 一侧或双侧颈内动脉、大脑中动脉及前交通动脉狭窄或闭塞，脑底部及大脑半球深部的异常血管网及部分代偿性增粗的血管

B. 一侧或双侧颈内动脉虹吸段、大脑中动脉及前动脉狭窄或闭塞，脑底部及大脑半球深部的异常血管网及部分代偿性增粗的血管

C. 一侧或双侧大脑中动脉及前动脉起始部狭窄或闭塞，脑底部及大脑半球深部的异常血管网及部分代偿性增粗的血管

D. 一侧或双侧颈内动脉虹吸段、大脑中动脉及前动脉起始部狭窄或闭塞，脑底部及大脑半球深部的异常血管网及部分代偿性增粗的血管

E. 一侧或双侧颈内动脉虹吸段、大脑中动脉及前交通动脉起始部狭窄或闭塞

82. 临床治疗主动脉弓综合征的主要药物是

A. 扩血管药　　　B. 抗血小板聚集药

C. 抗凝药物　　　D. 免疫抑制剂

E. 皮质类固醇

83. 主动脉弓综合征较少累及的动脉为

A. 升主动脉及主动脉弓

B. 无名动脉及锁骨下动脉

C. 胸主动脉及腹主动脉

D. 颈内动脉及大脑中动脉

E. 肾动脉和颈总动脉

84. 如果儿童和青年患者反复出现不明原因的TIA、脑梗死、脑出血和蛛网膜下腔出血，而无高血压及动脉硬化症，据此应考虑

A. 脑动脉盗血综合征

B. 脑动脉炎

C. 主动脉弓综合征

D. moyamoya 病

E. 脑动脉瘤

85. 关于脑淀粉样血管病的表述，错误的是

A. 由淀粉样物质在软脑膜和大脑皮质小动脉中层沉积导致的脑血管疾病

B. 出血的好发部位是基底节区

C. MRI 梯度回波发现陈旧的点状出血灶可能提示本病

D. 以反复发生的多发性脑叶出血最为多见

E. 脑活检可见动脉壁内淀粉样物质广泛沉积

86. 不易发生脑淀粉样血管病出血的部位为

A. 枕叶区　　　　B. 枕顶区

C. 额叶皮质　　　D. 皮质下白质

E. 脑干

87. 造成多发梗死性痴呆的常见原因是

A. 动脉粥样硬化性脑梗死

B. 颅内动脉瘤破裂出血

C. 心源性脑栓塞

D. 颅外肿瘤转移栓子

E. 颅内肿瘤

88. 有关多发梗死性痴呆的临床表现，以下叙

述正确的是

A. 属于低灌注性血管性痴呆

B. 进行性、隐匿性病程，表现为伴有反复发作的局限性神经功能缺损的痴呆

C. 大脑前动脉影响了额叶内侧部，表现为淡漠和执行功能障碍

D. 常表现为反复多次突然发病的脑卒中，阶梯式加重、波动病程的认知功能障碍

E. 是一种遗传性血管病，晚期发展为血管性痴呆

89. 最常见的血管性痴呆是

A. 多发梗死性痴呆

B. 分水岭梗死性痴呆

C. 关键部位梗死性痴呆

D. 出血性痴呆

E. 小血管病变引起的痴呆

90. 血管性痴呆患者最常见的伴随症状是

A. 抑郁　　　　　B. 谵妄

C. 幻觉　　　　　D. 癫痫

E. 躁狂

91. 防治血管性痴呆的关键是

A. 脑血管病危险因素的防治

B. 应用脑保护剂

C. 改善脑循环

D. 应用胆碱酯酶抑制剂

E. 康复治疗

92. 脑组织的血流量分布并不均匀，灰质的血流量远高于白质。大脑皮质的血液供应最丰富，其次为基底节和小脑皮质，因此急性缺血时大脑皮质可发生

A. 缺血性梗死　　B. 出血性梗死

C. 混合性梗死　　D. 脑组织过度灌注

E. 脑血管痉挛

93. 大脑大静脉汇集大脑半球白质、基底节、

间脑及脑室脉络丛等处静脉血后注入

A. 直窦　　　　　B. 横窦

C. 乙状窦　　　　D. 海绵窦

E. 下矢状窦

二、A2 型题

94. 患者男性，61 岁，因"左眼失明，右上肢无力 2 天"入院。查体：血压 140/90mmHg，神清，不完全运动性失语；右侧中枢性面、舌瘫，右侧肢体肌力 2 级，右侧偏身感觉障碍。病变损害的血管是

A. 左侧大脑中动脉皮质支

B. 左侧大脑中动脉深穿支

C. 左侧颈内动脉

D. 左侧大脑中动脉主干

E. 左侧大脑前动脉深穿支

95. 患者女性，32 岁，分娩 14 天后出现头痛、癫痫和右侧肢体无力。查体：神清，不完全运动性失语，双眼视神经乳头水肿，右侧偏瘫、偏身感觉减退，右侧 Babinski 征（－）。为明确诊断，首选的检查为

A. 脑电图

B. 头颅 X 线片

C. 头颅 MRI

D. 经颅彩色多普勒超声

E. SPECT

96. 患者男性，72 岁，脑动脉硬化症病史 6 年。10 小时前突感眩晕、呕吐、言语不清来诊。查体：饮水呛咳、吞咽困难、构音障碍，左眼裂小、瞳孔缩小，左面部、右半身痛觉减退，左侧指鼻试验不准。诊断应考虑为

A. 左侧小脑上动脉血栓形成

B. 右侧大脑前动脉血栓形成

C. 左侧小脑后下动脉血栓形成

D. 右侧小脑上动脉血栓形成

E. 右侧小脑后下动脉血栓形成

97. 患者女性，61 岁，因"右眼一过性黑矇，左侧肢体无力 3 天，伴头痛、呕吐 2 次"来急诊，既往有高血压病史。查体：昏睡，右瞳孔直径 1.0mm、左瞳孔直径 2.5mm，右颈动脉搏动减弱，左侧中枢性面、舌瘫，左侧肢体偏瘫。患者最可能的诊断为

A. 脑干出血

B. 右内囊出血

C. 椎-基底动脉闭塞

D. 右颈内动脉闭塞

E. 右大脑中动脉主干闭塞

98. 患者男性，51 岁，工人。近 2 周内出现头痛、头晕。3 小时前突发右下肢无力，摔倒在地。影像检查如下图，患者最可能诊断为

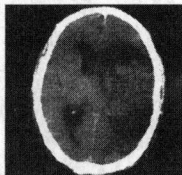 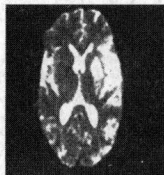

图1　　　　　图2

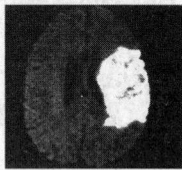 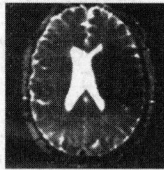

图3　　　　　图4

A. 动静脉畸形　　　B. 脑胶质瘤

C. 脑出血　　　　　D. 脑膜瘤

E. 左侧大脑中动脉梗死

99. 患者女性，69 岁，2 年来逐渐出现记忆力减退，渐进性加重。近 3 个月来生活逐渐不能自理。既往曾有过 2 次脑血栓形成和 1 次脑出血病史。查体：神清，表情淡漠、不语，思维能力下降，近记忆力和计算力减低。四肢肌力 4 级，肌张力增高，腱反

射（+++），双侧 Babinski 征（+）。根据 NINCDS – ADRDA 的国际标准，该患者可诊断为

A. 血管性痴呆　　　B. Alzheimer 病

C. Pick 病　　　　　D. 路易体痴呆

E. 帕金森病痴呆

100. 患者男性，47 岁，因"洗衣时右侧肢体活动不灵、言语不清 1 小时"入院检查。查体：神清，不完全混合性失语；二尖瓣区可闻及双期杂音，心房颤动；右侧偏瘫，上肢重于下肢，右偏身痛觉减退。诊断应考虑为

A. 脑栓塞　　　　　B. 脑血栓形成

C. 脑出血　　　　　D. 蛛网膜下腔出血

E. 短暂性脑缺血发作

101. 患者女性，61 岁，晨起言语不利，左侧肢体无力，2 天后病情加重来医院就诊。测血压 106/68mmHg，意识清，运动性失语，左侧偏瘫。可排除的诊断是

A. 脑栓塞　　　　　B. 脑血栓形成

C. TIA　　　　　　D. 脑出血

E. 腔隙性脑梗死

102. 患者女性，55 岁，脑梗死后第 3 天出现意识不清。查体：血压 190/100mmHg，右侧偏瘫。腰椎穿刺检查脑脊液压力为 280mmH₂O。首选的治疗药物是

A. 降压药

B. 扩张血管药

C. 尿激酶静脉滴注

D. 20% 甘露醇静脉滴注

E. 低分子肝素腹部皮下注射

103. 患者男性，70 岁，既往有 4 年高血压病史，最高血压 185/110mmHg，平时自行服用降压药，血压控制不详。1 天前在行走时突感左侧肢体无力，跌倒。查体：左侧肢体肌力 3 级。急诊头颅 CT 扫描

右侧基底节区高密度影。患者的诊断为

A. 脑出血　　　　B. 脑栓塞

C. 蛛网膜下腔出血　D. 多发性硬化

E. 脑血栓形成

104. 患者男性，58 岁，既往有高血压、糖尿病病史，与人吵架后突发头痛、呕吐，左侧肢体偏瘫，无感觉障碍。查体：血压 180/100mmHg。诊断首先考虑为

A. 右侧壳核出血　B. 右侧丘脑出血

C. 左侧脑叶出血　D. 左侧壳核出血

E. 左侧脑桥出血

105. 患者男性，60 岁，2 小时前与人争吵后突发头痛，呕吐咖啡色液体。查体：血压 190/120mmHg，深昏迷，双侧瞳孔显著缩小，四肢瘫痪，颈有抵抗，四肢有阵发性强直出现。诊断为高血压性脑出血。出血部位可能在

A. 内囊　　　　　B. 脑室

C. 小脑　　　　　D. 额叶

E. 枕叶

106. 患者男性，65 岁，高血压病史 10 年。1 天前饮酒时突发头痛、呕吐，右侧偏瘫。急诊检查：昏迷，左侧瞳孔散大，对光反射消失。最可能的诊断是

A. 脑出血，左侧颞叶钩回疝

B. 脑出血，右侧颞叶钩回疝

C. 脑出血，小脑扁桃体疝

D. 蛛网膜下腔出血

E. 颈内动脉系统血栓形成

107. 患者男性，65 岁，活动中突感头痛、左侧肢体不能活动 1 天，高血压病史 10 年。查体：左侧中枢性面、舌瘫，左侧肢体完全瘫痪，左侧偏身感觉减退，左侧偏盲。该患者最可能的诊断是

A. 基底节出血　　B. 脑叶出血

C. 脑桥出血　　　D. 小脑出血

E. 脑室出血

108. 患者男性，56 岁，劳动后突感枕部疼痛，出现眩晕、呕吐、行走不稳，半小时后昏迷、呼吸节律不稳，临床诊断为脑出血。患者最可能的出血部位是

A. 基底节区　　　B. 枕叶

C. 脑桥　　　　　D. 颞叶

E. 小脑

109. 患者女性，74 岁，2 天前突然出现剧烈头痛和呕吐。查体：颈项强直，Kernig 征阳性。全脑血管造影见前交通动脉有一梨形带蒂影。患者最可能的诊断是

A. 烟雾病　　　　B. 动静脉瘘

C. 动脉瘤　　　　D. 蛛网膜囊肿

E. 动静脉畸形

110. 患者男性，32 岁，1 小时前在劳动时出现剧烈头痛、呕吐，伴一过性意识不清，醒后颈枕部痛。查体：左侧眼睑下垂、左侧瞳孔散大，颈项强直（+），双侧 Kernig 征（+）。诊断考虑为

A. 急性脑膜炎

B. 基底核区脑出血并发脑疝

C. 小脑出血

D. 脑干出血

E. 蛛网膜下腔出血

111. 患者男性，45 岁，突然意识丧失、呕吐 2 小时。查体：不能唤醒，瞳孔对光反射灵敏，颈抵抗（+）。该患者昏迷最可能的原因是

A. 脑血栓形成

B. 脑栓塞

C. 脑出血

D. 短暂性脑缺血发作

E. 蛛网膜下腔出血

112. 患者男性，28 岁，因蛛网膜下腔出血入院，经检查发现颅内动脉瘤。为了预防再出血，最根本措施是
    A. 应用脱水剂
    B. 及时进行动脉瘤手术
    C. 应用止血剂
    D. 避免情绪激动及突然用力
    E. 控制血压在正常水平

113. 患者女性，59 岁，突发头痛 2 天，经脑血管造影发现右侧颈内动脉后交通动脉瘤。经脱水、止血治疗病情好转。发病第 7 天意识障碍加重。查体：右侧瞳孔扩大，对光反射迟钝，左侧肢体肌力 2 级，左侧巴氏征阳性。最可能的诊断是
    A. 小脑幕切迹疝
    B. 脑血管痉挛
    C. 脑血栓形成
    D. 动脉瘤再破裂出血
    E. 高血压脑出血

114. 患者男性，28 岁，突发头部剧烈疼痛，随即出现意识丧失，伴抽搐，醒后头部仍剧烈疼痛并有呕吐。查体：神志清楚，右瞳孔直径 3mm、左瞳孔直径 6mm，颈抵抗，左侧眼底玻璃体下片状出血。体温 37℃，血压 145/85mmHg。根据以上资料，临床诊断首先考虑为
    A. 脑出血   B. 脑膜炎
    C. 原发性癫痫   D. 蛛网膜下腔出血
    E. 血管性头痛

115. 患者男性，35 岁，2 天来持续剧烈头痛，临床拟诊为急性蛛网膜下腔出血。为明确诊断，最适宜的检查方法是
    A. CT 平扫
    B. CT 增强扫描
    C. 动态 CT 扫描
    D. 脑池造影 CT 扫描

    E. 脑室造影 CT 扫描

116. 患者男性，62 岁，在打麻将时突感剧烈头痛，视物成双，同时颈部明显僵硬，急诊头颅 CT 扫描提示脑池内高密度影。该患者的临床诊断最可能为
    A. 脑栓塞
    B. 颈内动脉系统 TIA
    C. 蛛网膜下腔出血
    D. 椎 - 基底动脉系统 TIA
    E. 脑血栓形成

117. 患者女性，58 岁，3 小时前突发剧烈头痛、呕吐。查体：神清，颈强直。头颅 CT 扫描提示蛛网膜下腔出血。为明确出血病因，首选的辅助检查是
    A. MRA
    B. MRI
    C. 脑电图
    D. 脑血管造影（DSA）
    E. 经颅多普勒超声

118. 患者女性，51 岁，突发头痛、呕吐 8 小时。查体：神清，颈强直。头颅 CT 扫描提示前纵裂池积血。判断最可能破裂的颅内动脉瘤是
    A. 前交通动脉瘤   B. 大脑中动脉瘤
    C. 基底动脉瘤   D. 颈内动脉瘤
    E. 前床突旁动脉瘤

119. 患者男性，65 岁，高血压病史 10 年。早上突然意识丧失且很快进入深昏迷，喷射样呕吐出咖啡样胃内容物。查体：一侧上、下肢瘫痪。最可能的诊断是
    A. 多发性脑栓塞
    B. 脑血栓形成
    C. 脑出血
    D. 短暂性脑缺血发作
    E. 癫痫持续状态

120. 患者男性，63 岁，既往有高血压病史 12 年，平时血压控制不佳。1 天前活动后突然出现左侧偏瘫，右眼闭合不全，双眼向左侧凝视；迅速昏迷、高热、四肢瘫痪、双侧瞳孔缩小。患者应考虑的诊断是

　　A. 基底节区出血　　B. 脑叶出血
　　C. 小脑出血　　　　D. 脑桥出血
　　E. 侧脑室出血

121. 患者男性，62 岁，晨起出现右侧偏瘫，言语不清，持续 20 分钟，神经系统检查无阳性体征，头颅 CT 检查正常。该患者诊断可考虑为
　　A. 短暂性脑缺血发作
　　B. 壳核出血
　　C. 脑栓塞
　　D. 腔隙性脑梗死
　　E. 高血压脑病

122. 患者男性，67 岁，右利手。反复发作性左眼失明 1 个月余，每次持续 5 分钟左右。2 天来言语表达困难伴有左侧头痛，右侧肢体肌力减弱。最可能的诊断是
　　A. 偏瘫型偏头痛
　　B. 左侧大脑后动脉血栓形成
　　C. 左侧颈内动脉血栓形成
　　D. 左侧大脑中动脉血栓形成
　　E. 左侧大脑前动脉血栓形成

123. 患者男性，73 岁，有高血压病史多年。2 天前进早餐时发现右手无力，拿不住筷子；至中午则说话不清，不能下地行走，无头痛和呕吐。查体：右侧肢体不完全瘫痪，上肢肌力 2 级、下肢肌力 3 级，右侧 Babinski 征阳性，血压 160/90mmHg。最可能的诊断是
　　A. 脑出血　　　　B. 高血压脑病
　　C. 脑栓塞　　　　D. TIA

　　E. 脑血栓形成

124. 患者女性，61 岁，早晨起床时出现右上、下肢麻木，但可自行上厕所，回到卧室因右下肢无力摔倒。查体：神志清楚，右侧轻偏瘫、偏身感觉减退。最可能的诊断是
　　A. 蛛网膜下腔出血　B. 脑血栓形成
　　C. 脑出血　　　　　D. 脑栓塞
　　E. 脑挫裂伤

125. 患者男性，61 岁，2 天前晨起后出现视野范围变小。查体：血压正常，心脏正常，神清、语利，右侧同向性偏盲，肢体肌力 5 级，感觉正常。诊断应考虑为
　　A. 脑膜炎　　　　B. 脑出血
　　C. 脑血栓形成　　D. 脑栓塞
　　E. 蛛网膜下腔出血

126. 患者男性，60 岁，晨起时发现右侧肢体麻木、乏力，次日下午又出现言语不清。头颅 CT 扫描显示左侧内囊区低密度影。该患者最可能的诊断是
　　A. 脑栓塞　　　　B. TIA
　　C. 脑血栓形成　　D. 脑出血
　　E. 蛛网膜下腔出血

127. 患者男性，65 岁，有 10 年高血压病史、5 年糖尿病病史。1 天前发现左侧上、下肢活动受限，吐字不清，神志清楚；无明显头痛、呕吐。查体：左侧上、下肢肌力 3 级，左半身痛觉减退。头颅 CT 扫描未见异常。临床考虑可能性最大的疾病是
　　A. 脑出血　　　　B. 脑栓塞
　　C. 脑血栓形成　　D. 蛛网膜下腔出血
　　E. 短暂性脑缺血发作

128. 患者男性，66 岁，既往有高血压病史 8 年。晨起出现复视，右侧肢体活动不灵。

查体：血压 150/95mmHg，左眼睑下垂，左眼球外斜位且向上、向下和向内活动受限，右侧肢体偏瘫。住院 2 天无明显好转。最可能的诊断是

A. 脑栓塞

B. 短暂性脑缺血发作

C. 脑出血（基底节区）

D. 椎 - 基底动脉系统血栓形成

E. 颈内动脉系统血栓形成

129. 患者男性，65 岁，因椎 - 基底动脉系统血栓形成入院，其临床表现中不应出现的是

A. 交叉性瘫痪　　B. 多个脑神经麻痹

C. 交叉性感觉障碍　D. 眩晕

E. 运动性失语

130. 患者男性，56 岁，因 "6 小时前干农活时突然右侧肢体无力、言语不清" 急送入院。既往有高血压病史 10 年，平素血压 160/90mmHg。查体：神志清，精神差，构音障碍，血压 220/110mmHg，右中枢性面瘫、舌瘫，右上、下肢肌力 0 级，右半身痛觉减退。急查头颅 CT 扫描显示左侧基底节区脑出血。患者入院 1 小时后出现嗜睡；查体可见双侧瞳孔不等大，右侧瞳孔直径 5.5mm、对光反射迟钝，左侧瞳孔直径 2.5mm、对光反射灵敏。最可能考虑的诊断是

A. 脑桥出血　　　B. 枕骨大孔疝

C. 大脑镰下疝　　D. 癫痫发作

E. 小脑幕切迹疝

三、A3/A4 型题

（131 ~ 132 题共用题干）

患者男性，60 岁，因 "突发头痛、呕吐、视物旋转伴行走不稳 2 小时" 入院。查体：一侧肢体共济失调，眼球震颤，构音障碍。

131. 最可能的诊断是

A. 脑栓塞　　　　B. 脑叶出血

C. 壳核出血　　　D. 小脑出血

E. 蛛网膜下腔出血

132. 如入院查体出现偏瘫、偏身感觉障碍及偏盲，最可能的诊断是

A. 脑栓塞　　　　B. 基底节出血

C. 小脑出血　　　D. 脑室出血

E. 脑桥出血

（133 ~ 135 题共用题干）

患者男性，61 岁，2 个月前不慎滑倒，头部碰撞门槛，当时无明显不适。5 天前出现头痛、头昏，伴记忆力减退、视力下降。近日症状加重，说话含糊不清，并且出现右侧肢体麻木、乏力而卧床。既往有高血压、动脉粥样硬化病史多年，疑诊脑出血或脑梗死入院。查体：血压 180/98mmHg，脉搏 60 次/分，呼吸 18 次/分；嗜睡状态，言语吐词不清，双瞳孔等大、对光反射灵敏；双眼底视神经乳头边界模糊，A : V = 1 : 3；右侧下肢锥体束征阳性。

133. 根据患者目前情况，最可能的诊断为

A. 出血性或缺血性脑血管病

B. 亚急性硬膜下血肿

C. 颅内肿瘤

D. 迟发性脑内血肿

E. 慢性硬膜下血肿

134. 首先要做的检查是

A. 脑血管造影　　B. 脑电图

C. 脑室造影　　　D. 头颅 X 线平片

E. 头颅 CT

135. 正确的处理措施是

A. 颅骨锥孔穿刺抽吸

B. 颅骨钻孔穿刺抽吸

C. 颅骨钻孔冲洗引流

D. 开颅探查清除积血

E. 大剂量高渗性脱水剂

（136 ~ 139 题共用题干）

患者男性，70 岁，无明显诱因突发头晕、头痛、站立不稳，缓慢跌倒在地，未见外伤。家人将其搀扶至床上平卧，患者随即昏迷，鼾式呼吸，迅速送医就诊。诊断为脑出血。

136. 判断该患者的出血部位是

　　A. 脑桥　　　　　B. 小脑

　　C. 枕叶　　　　　D. 脑干

　　E. 脑室

137. 临床上不易引起昏迷的病变是

　　A. 左侧大脑半球梗死

　　B. 巴比妥中毒

　　C. 小脑出血

　　D. 脑桥出血

　　E. 右侧大脑半球巨大胶质母细胞瘤

138. 若该患者家属选择内科保守治疗，最重要的措施是

　　A. 降血压

　　B. 控制脑水肿

　　C. 止血药应用

　　D. 加强护理，注意内环境稳定

　　E. 保持气道通畅，必要时行气道切开

139. 若患者的脑出血没有进展至昏迷，其治疗措施不正确的是

　　A. 目前不推荐常规使用皮质醇减轻脑水肿

　　B. 甘露醇作用短暂，可联合应用甘油果糖

　　C. 无需预防性应用抗生素

　　D. 血压尽可能降低

　　E. 抗纤溶药物不作为常规用药

（140 ~ 142 题共用题干）

患者男性，65 岁，因"晨起突然眩晕、呕吐、饮水呛咳、步态不稳 2 天"为主诉来诊。既往有糖尿病病史。查体：神清，构音障碍，右侧眼裂小、瞳孔小且对光反射（＋），右侧软腭运动障碍、咽反射（－），右侧轮替运动笨拙、指鼻不准，右侧面部及左侧半身痛觉消失，肢体无瘫痪，双侧 Babinski 征（－）。

140. 该患者的病变部位在

　　A. 左侧脑桥　　　　B. 右侧脑桥

　　C. 左侧延髓背外侧　D. 右侧延髓背外侧

　　E. 右侧小脑

141. 该患者的临床诊断称为

　　A. Weber 综合征

　　B. Wallenberg 综合征

　　C. Millard – Gubler 综合征

　　D. Foville 综合征

　　E. Parinaud 综合征

142. 治疗上最宜采用的方法是

　　A. 抗血小板聚集治疗

　　B. 钙通道阻滞剂

　　C. 脑代谢活化剂

　　D. 高压氧舱

　　E. 重组组织型纤溶酶原激活剂（rt – PA）静脉溶栓

（143 ~ 145 题共用题干）

患者男性，50 岁，右眼睑下垂伴复视 3 个月。既往有蛛网膜下腔出血病史。查体：神志清，右眼睑下垂，右眼球外斜位，右侧瞳孔散大，对光反射和调节反射消失，双侧视神经乳头边缘清、色淡。增强 CT 检查显示鞍旁右侧有一小圆形高密度影，其周围无脑水肿征象。

143. 首先考虑的诊断是

　　A. 右侧鞍旁脑膜瘤

　　B. 右侧颈内动脉 – 后交通动脉瘤

　　C. 右侧三叉神经鞘瘤

　　D. 右侧颞叶胶质瘤

E. 右侧颞叶脑脓肿

144. 为明确诊断，首先应进行的检查是

A. 脑血管造影

B. 头颅 MRI

C. 脑室造影

D. 单光子发射计算机断层扫描（SPECT）

E. 头颅 X 线平片

145. 根据患者情况，正确的治疗方法是

A. 动脉瘤夹闭术

B. 脑膜瘤切除术

C. 动静脉畸形切除术

D. 脑室穿刺外引流术

E. 血肿清除去骨瓣减压术

（146~148 题共用题干）

患者男性，58 岁，1 个月前无明显原因出现头晕症状，伴左下肢无力、左上肢发胀，双手麻木；发病 2 天内症状呈进行性加重。查体：除左下肢肌力 4 级外无其他神经系统阳性体征。头颅 CT 检查：右侧额顶叶可见一范围约 4cm × 4cm 的低密度病灶，占位效应不明显。

146. 除哪项外下列诊断均有可能

A. 脑梗死 　　B. 脑脓肿

C. 脑囊肿 　　D. 颅内肿瘤

E. 高血压性脑出血

147. 首先考虑的诊断是

A. 脑梗死 　　B. 脑囊肿

C. 胶质瘤 　　D. 脑膜瘤

E. 高血压性脑出血

148. 正确的治疗方案为

A. 应用抗生素

B. 脱水、对症治疗

C. 开颅探查、活检

D. 抗血小板聚集、改善脑循环治疗

E. 肿瘤切除

（149~150 题共用题干）

患者女性，68 岁，1 小时前因突发意识不清送急诊。头颅 CT 扫描显示右侧大脑半球 3cm×3cm×6cm 高密度影。

149. 最可能的诊断为

A. TIA 　　B. 脑出血

C. 脑栓塞 　　D. 脑血栓形成

E. 高血压脑病

150. 该患者最重要的治疗环节是

A. 应用抗生素，防止继发感染

B. 立即将血压降至正常

C. 立即进行康复治疗

D. 应用镇静药，防止癫痫发作

E. 立即使用脱水剂控制脑水肿，降低颅内压

（151~153 题共用题干）

患者女性，63 岁，外出途中突然头痛、眩晕伴呕吐，走路不稳来急诊。查体：血压 180/105mmHg，心率 52 次/分，双眼向右视出现水平眼震，右手指鼻不准，右侧跟-膝-胫试验（+）。

151. 患者最可能的诊断是

A. 脑桥出血

B. 小脑出血

C. 椎-基底动脉闭塞

D. 大脑中动脉闭塞

E. 基底节区出血

152. 为进一步明确诊断，需要采取的主要措施为

A. 详细追问有关病史

B. 脑脊液检查

C. 头颅 CT 扫描

D. 脑电图

E. 脑血管造影

153. 以下处理不正确的是

A. 使用利血平降血压

B. 积极处理并发症

C. 快速应用 20% 甘露醇静滴，每 6 ~ 8 小时一次

D. 必要时可行气管切开，保持气道通畅

E. 如果头颅 CT 扫描示血肿为 20ml，可考虑手术治疗

（154 ~ 156 题共用题干）

患者男性，86 岁，因"突发意识障碍 3 小时"入院。患者 3 小时前被家人发现昏倒在地，呼之不应。既往有高血压、糖尿病病史多年，间断口服药物治疗。查体：昏迷，体温 39.3℃，血压 185/100mmHg，脉搏 75 次/分，呼吸 20 次/分。双侧瞳孔呈针尖样，对光反射迟钝，四肢未见自主活动。双侧巴宾斯基征（＋）。

154. 患者最可能的诊断是

A. 脑梗死

B. 脑出血

C. 低血糖昏迷

D. 蛛网膜下腔出血

E. 癔症

155. 为明确诊断，最有鉴别意义的检查是

A. 头颅 MRI   B. 血气分析

C. 头颅 CT   D. 脑电图

E. 经颅多普勒超声

156. 与该患者出现意识障碍有关的损伤定位于

A. 双侧大脑皮质   B. 中脑

C. 脑干上部   D. 丘脑

E. 脑干上行网状激活系统

（157 ~ 160 题共用题干）

患者女性，22 岁，因"头痛、步态不稳 3 个月，加重伴呕吐 3 天"入院。查体：意识清醒，眼底视神经乳头水肿，右下肢共济失调；

Romberg 征（＋），向右侧倾倒。

157. 根据患者情况，定位诊断考虑病变位于

A. 左侧额叶   B. 左侧颞叶

C. 左侧基底节区   D. 右侧小脑半球

E. 左侧小脑半球

158. 患者首选的检查是

A. 头颅 X 线片   B. 脑电图

C. 脑血管造影   D. 头颅 CT

E. 头颅 MRI

159. 检查显示：小脑半球囊性占位性病变，合并梗阻性脑积水；增强后囊内结节均匀强化、边界清晰，囊壁无强化，周围水肿。根据检查结果，患者符合的诊断为

A. 脑出血   B. 脑膜瘤

C. 脑脓肿   D. 星形细胞瘤

E. 血管网织细胞瘤

160. 最有效的治疗措施是

A. 脱水治疗   B. 化疗

C. 放疗   D. 脑室外引流减压

E. 开颅切除瘤结节

（161 ~ 163 题共用题干）

患者男性，55 岁，因"突发右侧肢体无力伴意识障碍 3 小时"入院。患者 3 小时前睡醒后发现右侧肢体无力，不能活动，并逐渐出现意识水平下降、呼之不应。既往有阵发性房颤病史，未服药治疗。查体：嗜睡，体温 37.3℃，血压 185/100mmHg，脉搏 75 次/分，呼吸 20 次/分。双侧瞳孔等大、等圆，直径约 3mm，对光反射迟钝；双眼向左侧凝视；右侧肢体未见活动、坠落试验（＋），左侧肢体可见活动；右侧巴宾斯基征（＋），左侧巴宾斯基征（－）。

161. 该患者最可能的诊断是

A. 脑出血

B. 脑栓塞

C. 蛛网膜下腔出血

D. 腔隙性脑梗死

E. 短暂性脑缺血发作

162. 为明确诊断及定位病灶，该疾病首选的影像学检查方法是

A. 头颅 MRI 弥散加权成像

B. 脑脊液检查

C. 脑血管造影

D. 经颅多普勒超声

E. 头颅 CT

163. 患者入院后逐渐出现意识障碍程度加深，并出现双侧瞳孔不等大，左侧瞳孔散大，直径约 6mm，对光反射消失；右侧瞳孔直径 3mm，对光反射迟钝。考虑其原因是

A. 脑梗死后出血　　B. 枕骨大孔疝

C. 颞叶钩回疝　　　D. 新发脑梗死

E. 交感神经损伤

（164～166 题共用题干）

患者女性，36 岁，因"产后 4 天出现间断头痛"来诊。查体：嗜睡状态，言语流利，颈强直，眼球活动充分，无眼震，无复视，双侧面纹对称，四肢肌力 5 级，双侧巴宾斯基征阳性。

164. 最可能的诊断是

A. 急性脑栓塞

B. 急性脑膜脑炎

C. 高血压脑病

D. 蛛网膜下腔出血

E. 颅内静脉窦血栓形成

165. 为明确诊断，无需进行的检查是

A. 腰椎穿刺

B. 颅脑 CT

C. 颅脑 MRI

D. 磁共振动脉造影（MRA）

E. 磁共振静脉造影（MRV）

166. 若明确诊断为颅内静脉窦血栓形成，以下处理正确的是

A. 阿司匹林抗凝

B. 华法林抗凝

C. 肝素抗凝

D. 抗癫痫药预防抽搐发作

E. 腰椎穿刺释放脑脊液降低颅内压

（167～169 题共用题干）

患者男性，35 岁，奔跑后摔倒，突然出现头部炸裂样疼痛伴头晕，喷射状呕吐，短暂意识障碍。

167. 该患者最可能的诊断是

A. 脑出血

B. 脑栓塞

C. 蛛网膜下腔出血

D. 腔隙性脑梗死

E. 短暂性脑缺血发作

168. 为明确诊断，该疾病首选的影像学检查方法是

A. MRI

B. 脑脊液检查

C. 脑血管造影

D. 经颅多普勒超声

E. 头颅 CT + 颅脑 CTA

169. 关于该患者的治疗，不合理的措施是

A. 绝对卧床休息

B. 甘露醇脱水

C. 止血治疗

D. 尼莫地平 20～40mg

E. 脑脊液置换，每次释放 30～40ml

四、B1 型题

（170～171 题共用备选答案）

A. 额中回

B. 顶、枕、颞交界区

C. 深部白质

D. 壳核

E. 尾状核

170. 皮质前型分水岭脑梗死的病灶位于

171. 皮质后型分水岭脑梗死的病灶位于

（172~175 题共用备选答案）

　　A. 椎 – 基底动脉脑梗死

　　B. 颈内动脉脑梗死

　　C. 大脑前动脉脑梗死

　　D. 大脑中动脉脑梗死

　　E. 大脑后动脉脑梗死

172. 病灶对侧下肢中枢性瘫痪常见于

173. 病灶对侧"三偏"综合征常见于

174. 眩晕、呕吐、四肢瘫痪常见于

175. 病灶对侧同向性偏盲常见于

（176~178 题共用备选答案）

　　A. T_1 低信号，T_2 高信号

　　B. 高密度影

　　C. 低密度影

　　D. T_1 等信号，T_2 低信号

　　E. T_1 高信号，T_2 高信号

176. 发病 24 小时内的脑出血 MRI 影像特点是

177. 发病 2~7 天的脑出血 MRI 影像特点是

178. 发病 8 天至 4 周的脑出血 MRI 影像特点是

五、X 型题

179. 关键部位梗死性痴呆中，与高级认知功能密切相关的部位有

　　A. 角回　　　　　　B. 内囊

　　C. 基底节　　　　　D. 海马

　　E. 丘脑

180. 椎动脉的主要分支包括

　　A. 脊髓前、后动脉

　　B. 内听动脉

C. 小脑后下动脉

D. 小脑前下动脉

E. 脑桥动脉

181. 皮质下型分水岭脑梗死的病灶位于

　　A. 额中回

　　B. 顶、枕、颞交界区

　　C. 深部白质

　　D. 壳核

　　E. 尾状核

182. 关于动脉粥样硬化型脑梗死的症状，叙述正确的有

　　A. 通常无头痛

　　B. 血压可为正常

　　C. 有时出现 TIA 的前驱症状

　　D. 发病 24 小时内头颅 CT 可为正常

　　E. 必定会发生偏瘫

183. 大脑后动脉深穿支闭塞可出现

　　A. 红核丘脑综合征

　　B. 丘脑综合征

　　C. Weber 综合征

　　D. Benedikt 综合征

　　E. Millard – Gubler 综合征

184. 以下表现属于红核丘脑综合征的是

　　A. 对侧感觉障碍

　　B. 静止性震颤

　　C. 舞蹈样不自主运动

　　D. 病侧小脑共济失调

　　E. 意向性震颤

185. 下列表现属于丘脑综合征的是

　　A. 对侧肢体共济失调

　　B. 病变对侧浅感觉障碍

　　C. 病变对侧不自主运动

　　D. 病变对侧自发性疼痛

　　E. 病变对侧肢体轻偏瘫

186. 小动脉闭塞型脑梗死发病的主要危险因

素有

A. 高龄　　　　　B. 高血压

C. 糖尿病　　　　D. 吸烟和家族史

E. 既往脑卒中病史

187. 某大面积脑梗死患者，血压 200/120mmHg，病情迅速进展至昏迷。头颅 CT 扫描显示左半球大面积脑梗死，左侧脑室受压闭塞。治疗方法为

A. 维持气道通畅、给氧、适当调整血压

B. 进入重症监护病房

C. 100 万单位尿激酶静脉溶栓治疗

D. 脱水剂防治脑水肿

E. 必要时手术治疗

188. 脑梗死常用的血管病变检查方法有

A. 颈动脉双功能超声

B. 经颅多普勒超声（TCD）

C. 磁共振血管成像（MRA）

D. CT 血管成像（CTA）

E. 数字减影血管造影（DSA）

189. 以下属于大动脉粥样硬化型脑梗死特殊类型的有

A. 大面积脑梗死　　B. 分水岭脑梗死

C. 出血性脑梗死　　D. 缺血性脑梗死

E. 多发性脑梗死

190. 小脑梗死除表现为眩晕、呕吐、眼球震颤、共济失调、站立不稳和肌张力降低外，还可表现为

A. 对侧偏瘫症状

B. 同侧视力障碍症状

C. 脑干受压症状

D. 颅内压增高症状

E. 对侧痛、温觉障碍症状

191. 脑血栓形成急性期的治疗原则包括

A. 超早期溶栓治疗

B. 针对脑梗死后的缺血瀑布级联反应及

再灌注损伤进行综合保护治疗

C. 采取个体化治疗原则

D. 应用甘露醇治疗

E. 对卒中的危险因素及时给予预防性干预措施

192. 引起延髓背外侧综合征的闭塞动脉可能为

A. 椎动脉　　　　B. 小脑前下动脉

C. 小脑后下动脉　D. 小脑上动脉

E. 大脑后动脉

193. 发病 3 小时内 rt－PA 标准静脉溶栓疗法的适应证有

A. 有急性脑梗死导致的神经功能缺损症状

B. 症状出现＜3 小时

C. 年龄≥18 岁

D. 可疑蛛网膜下腔出血

E. 患者或家属签署知情同意书

194. 发病 3 小时内 rt－PA 标准静脉溶栓疗法的相对禁忌证包括

A. 轻型卒中或症状快速改善的卒中

B. 痫性发作后出现的神经功能损害症状

C. 近 2 周内有大型外科手术或严重外伤

D. 近 3 周内有胃肠或泌尿系统出血

E. 有急性脑梗死导致的神经功能缺损症状

195. 用于脑梗死静脉溶栓治疗的药物有

A. 重组组织型纤溶酶原激活剂（rt－PA）

B. 尿激酶

C. 阿司匹林

D. 氯吡格雷

E. 阿片受体阻断剂

196. 属于抗血小板聚集剂，用于脑梗死抗血栓治疗的药物有

A. 重组组织型纤溶酶原激活剂（rt -
　　 PA）

B. 尿激酶

C. 阿司匹林

D. 氯吡格雷

E. 阿片受体阻断剂

197. 用于脑梗死脑保护治疗的药物有

A. 重组组织型纤溶酶原激活剂（rt -
　　 PA）

B. 自由基清除剂

C. 阿片受体阻断剂

D. 电压门控性钙通道阻滞剂

E. 兴奋性氨基酸受体阻断剂

198. 尿激酶静脉溶栓疗法的适应证有

A. 有急性脑梗死导致的神经功能缺损
　　 症状

B. 症状出现 <6 小时

C. 近 3 个月有重大头颅外伤史或卒中史

D. 意识清楚或仅为嗜睡

E. 脑 CT 无明显早期脑梗死低密度改变

199. 可以用来减轻脑梗死时脑水肿和颅内压
增高的药物是

A. 甘露醇　　　　　 B. 呋塞米

C. 白蛋白　　　　　 D. 甘油果糖

E. 七叶皂苷钠

200. 关于 TIA 的描述，正确的是

A. 脑 CT 扫描正常

B. 传统 TIA 定义时限为 24 小时内恢复

C. 颈内动脉系统 TIA 通常持续时间短，
　　 发作频率低，较高风险进展为脑梗死

D. 椎 - 基底动脉系统 TIA 通常持续时间
　　 长，发作频率高；但进展至脑梗死机
　　 会少

E. TIA 最常见表现是运动障碍

201. 以下肯定不属于短暂性脑缺血发作症状

的是

A. 单侧肢体无力

B. 闪光和（或）暗点

C. 躯体多处持续性进展症状

D. 视觉缺失

E. 强直性或阵挛性痉挛发作

202. 颈内动脉系统 TIA 的特征性表现包括

A. 眼动脉交叉瘫

B. Horner 交叉瘫

C. 失语症

D. 双眼视力障碍发作

E. 跌倒发作

203. 关于短暂性全面遗忘症，以下叙述不正
确的是

A. 本质是癫痫部分性发作

B. 因丧失了自知力而导致的短时间记忆
　　 丧失

C. 发作时对时间和地点有定向障碍

D. 因颞叶海马、海马旁回和穹窿缺血
　　 导致

E. 谈话、书写和计算能力保存

204. 左侧壳核出血（血肿约 30ml）可出现的
临床表现有

A. 头痛、恶心、呕吐

B. 右侧偏瘫

C. 右侧偏身感觉缺失

D. 右侧同向性偏盲

E. 双眼向右侧凝视

205. 有关小脑出血，叙述正确的是

A. 多由小脑上动脉分支破裂所致

B. 可伴有枕部疼痛

C. 多无瘫痪

D. 双侧瞳孔缩小至针尖样

E. 不会出现意识障碍

206. 关于脑出血时 MRI 影像变化规律，正确

的是

A. 超急性期为长 T_1、长 T_2 信号

B. 急性期为等 T_1、短 T_2 信号

C. 亚急性期为短 T_1、长 T_2 信号

D. 慢性期为等 T_1、长 T_2 信号

E. 慢性期为长 T_1、长 T_2 信号

207. 可导致基底节区丘脑出血的常见原因有

A. 丘脑膝状体动脉破裂

B. 丘脑穿通动脉破裂

C. 豆纹动脉破裂

D. 高血压动脉硬化

E. 血管畸形破裂

208. 血栓形成性脑梗死和脑出血最具有鉴别意义的是

A. 发病年龄　　B. 起病状态

C. 起病速度　　D. 有无高血压病史

E. 神经体征

209. 脑出血后致死的主要原因是

A. 脑水肿　　B. 颅高压

C. 脑疝形成　　D. 肺部感染

E. 消化道出血

210. 与蛛网膜下腔出血表现相似的脑出血为

A. 壳核出血　　B. 尾状核头出血

C. 小脑出血　　D. 脑室出血

E. 脑叶出血

211. 蛛网膜下腔出血的病因包括

A. 动静脉畸形　　B. 梭形动脉瘤

C. 囊性动脉瘤　　D. moyamoya 病

E. 真菌性动脉瘤

212. 以下属于 SAH 并发症的是

A. 感染　　B. 再出血

C. 脑血管痉挛　　D. 脑积水

E. 癫痫发作

213. 蛛网膜下腔出血急性期的治疗原则是

A. 分级管理

B. 多模态检测

C. 优化脑灌注和脑保护

D. 预防脑血管痉挛

E. 尽早外科治疗

214. 脑静脉系统血栓形成CT检查的直接征象有

A. 空 delta 征

B. 高密度三角征

C. 束带征

D. 局灶性或弥漫性脑水肿

E. 静脉性梗死表现的低密度灶

215. 脑底异常血管网病可出现的临床特点有

A. 多见于老年

B. 头痛

C. 短暂性脑缺血发作和脑卒中

D. 癫痫发作

E. 智能减退

216. 能导致血管性痴呆的是

A. 颞动脉炎　　B. 结节性多动脉炎

C. 红斑狼疮　　D. 烟雾病

E. 肝硬化

217. 依据病灶特点和病理机制的不同,血管性痴呆包括

A. 多发梗死性痴呆

B. 关键部位梗死性痴呆

C. 分水岭梗死性痴呆

D. 出血性痴呆

E. 皮质下动脉硬化性脑病

218. 分水岭梗死性痴呆的认知功能障碍表现为

A. 经皮质性失语　　B. 记忆减退

C. 完全性失语　　D. 失用症

E. 视空间功能障碍

第三章　中枢神经系统感染性疾病

一、A1 型题

1. 病毒性脑膜炎常见的症状不包括

　A. 发热　　　　　　B. 头痛

　C. 恶心、呕吐　　　D. 脑膜刺激征

　E. 严重的脑实质受损相关症状

2. 关于病毒性脑膜炎的治疗，叙述不正确的是

　A. 病毒性脑膜炎是一种自限性疾病，多预后良好

　B. 应用止痛药、抗癫痫药、甘露醇等对症治疗

　C. 阿昔洛韦对肠道病毒亦有特效，可明显缩短病程和缓解症状

　D. 抗病毒治疗可明显缩短病程和缓解症状

　E. 可静脉应用免疫血清球蛋白（ISG）和抗微小核糖核酸病毒药物普来可那立

3. 病毒性脑膜炎的最主要病原体是

　A. 单纯疱疹病毒　　B. 腺病毒

　C. 肠道病毒　　　　D. 腮腺炎病毒

　E. 带状疱疹病毒

4. 对病毒性脑膜炎确诊最有意义的检查是

　A. 颅脑 CT

　B. 颅脑 MRI

　C. CSF 细胞学检查

　D. EEG 检查

　E. CSF 病毒分离和组织培养

5. CNS 最常见的病毒感染性疾病是

　A. EB 病毒性脑炎

　B. 巨细胞病毒性脑炎

　C. 单纯疱疹病毒性脑炎

　D. 肠道病毒性脑炎

　E. 带状疱疹病毒性脑炎

6. 单纯疱疹病毒性脑炎最常累及的部位是

　A. 枕叶、顶叶　　　B. 小脑

　C. 基底节区　　　　D. 脑干

　E. 颞叶、额叶及边缘系统

7. 关于单纯疱疹病毒性脑炎（HSE）的叙述，不正确的是

　A. HSV 是一种嗜神经的 DNA 病毒，分为 1 型和 2 型

　B. 大多数的人类 HSE 是由 1 型病毒引起

　C. HSV－2 主要引起新生儿的 HSE

　D. 绝大多数 HSE 在发病前 2～3 周可有口唇疱疹病史

　E. HSV－1 可在初次感染后潜伏于三叉神经节，当机体免疫力低下时可活化感染

8. 治疗单纯疱疹病毒性脑炎的首选药物是

　A. 阿昔洛韦　　　　B. 阿糖腺苷

　C. 阿糖胞苷　　　　D. 利巴韦林

　E. 甲泼尼龙

9. 关于单纯疱疹病毒性脑炎的辅助检查，叙述不正确的是

　A. 脑电图呈弥漫性高波幅慢波

　B. 脑电图可出现颞区的尖波与棘波

　C. 脑部 CT 大约有 50% 的患者出现局灶性异常

　D. 应用 PCR 检测 HSV 病毒时，标本最好在发病 2 周后送检

　E. 脑脊液常规检查中蛋白质呈轻至中度增高，糖与氯化物正常

10. 对单纯疱疹病毒性脑炎的临床预后无影响的是
    A. 诊断、治疗是否及时
    B. 对症支持处理是否完善
    C. 免疫治疗是否得当
    D. 脑脊液中的病毒数量
    E. 抗病毒药物的疗程是否足够

11. 以下不能用来鉴别巨细胞病毒性脑炎与单纯疱疹病毒性脑炎的是
    A. 患者多有 AIDS 或长期应用免疫抑制剂的病史
    B. 临床表现意识模糊、记忆力减退、情感障碍、头痛等症状
    C. 体液检查可找到典型的巨细胞
    D. PCR 检查脑脊液巨细胞病毒阳性
    E. 约 25% 的患者 MRI 可有弥漫性或局灶性白质异常

12. 流行性脑脊髓膜炎的病原体是
    A. 金黄色葡萄球菌
    B. 流感嗜血杆菌 B 型
    C. 乙型脑炎病毒
    D. 铜绿假单胞菌
    E. 脑膜炎双球菌

13. 化脓性脑膜炎的脑脊液特点，叙述错误的是
    A. 外观浑浊或呈脓性
    B. 蛋白质升高
    C. 细胞数明显升高，以中性粒细胞为主
    D. 糖含量下降
    E. 涂片革兰染色阳性率比细菌培养阳性率高

14. 流行性脑脊髓膜炎患者最典型的皮肤黏膜体征是
    A. 瘀点和瘀斑   B. 色素沉着
    C. 白斑   D. 发绀
    E. 黄疸

15. 鉴别流行性脑脊髓膜炎和其他化脓性脑膜炎最有价值的指标是
    A. 起病急骤   B. 意识障碍
    C. 脑脊液改变   D. 脑膜刺激征
    E. 皮肤瘀点和瘀斑

16. 关于化脓性脑膜炎与结核性脑膜炎的鉴别诊断，叙述不正确的是
    A. 结核性脑膜炎通常呈亚急性起病
    B. 结核性脑膜炎脑神经损害常见
    C. 结核性脑膜炎脑脊液检查白细胞计数升高比化脓性脑膜炎明显
    D. 结核性脑膜炎病原学检查有助于进一步鉴别
    E. 结核性脑膜炎脑脊液检查白细胞计数升高不如化脓性脑膜炎明显

17. 结核性脑膜炎早期颅内压增高是由于
    A. 颞叶钩回疝
    B. 交通性脑积水
    C. 完全或不完全性梗阻性脑积水
    D. 枕骨大孔疝
    E. 以上都不对

18. 以下结核性脑膜炎患者中，不能用糖皮质激素治疗的是
    A. 老年患者
    B. 合并结核瘤的患者
    C. 脑疝形成、椎管阻塞的患者
    D. 抗结核治疗后病情加重的患者
    E. 病情严重、颅内压增高的患者

19. 结核性脑膜炎较易引起损害的脑神经不包括
    A. 外展神经   B. 滑车神经
    C. 动眼神经   D. 视神经
    E. 面神经

20. 结核性脑膜炎的脑脊液变化为

A. 中性粒细胞增多明显

B. 淋巴细胞数显著增多

C. 淋巴细胞数显著减少

D. 可见较多的含铁血黄素巨噬细胞

E. 中性粒细胞增多的同时淋巴细胞明显减少

21. 关于新型隐球菌，下列叙述不正确的是

A. 为条件致病菌，广泛存在于空气中

B. 鸽子和其他鸟类为中间宿主

C. 新型隐球菌 CNS 感染可单独发生

D. 新型隐球菌 CNS 感染更常见于全身性免疫缺陷性疾病、慢性衰竭性疾病时

E. 最初常感染皮肤和黏膜，经上呼吸道侵入体内

22. 关于新型隐球菌脑膜炎，叙述不正确的是

A. 通常急性起病

B. 视神经受累常见

C. 脑脊液白细胞计数中以淋巴细胞为主

D. 墨汁染色可见新型隐球菌

E. 乳胶凝集试验可检测出隐球菌抗原

23. 新型隐球菌脑膜炎脑脊液检查时应进行的染色方法是

A. 革兰染色   B. HE 染色

C. 墨汁染色   D. PAS 染色

E. 抗酸杆菌染色

24. 结核性脑膜炎和新型隐球菌脑膜炎的鉴别主要通过

A. 脑脊液中蛋白的变化

B. 脑脊液中病原体的检查

C. 脑脊液中糖的变化

D. 脑脊液中氯化物的变化

E. 是否存在慢性消耗性疾病

25. 新型隐球菌脑膜炎患者出现听神经、面神经和动眼神经同时受损的原因主要是

A. 炎性介质致脑神经受损

B. 新型隐球菌直接损害脑神经

C. 脑干神经核团的损害

D. 颅底蛛网膜粘连致脑神经受损

E. 免疫介导间接损伤脑神经

26. 新型隐球菌脑膜炎最初通过哪种途径引起发病

A. 输血

B. 母婴传播

C. 经上呼吸道侵入体内

D. 经血管鞘入颅内

E. 经周围神经上行入颅内

27. 与新型隐球菌脑膜炎最相似的疾病是

A. 单纯疱疹病毒性脑炎

B. 病毒性脑膜炎

C. 化脓性脑膜炎

D. 结核性脑膜炎

E. 细菌性脑脓肿

28. 以下关于新型隐球菌脑膜炎，描述不正确的是

A. 是中枢神经系统最常见的真菌感染

B. 病情重，病死率高

C. 临床表现与结核性脑膜炎颇相似

D. 多急性起病，病情进展快

E. 多数患者有明显的颈强直和 Kernig 征

29. 诊断新型隐球菌脑膜炎的最可靠依据是

A. 发热、头痛、呕吐症状

B. 脑 CT 显示脑积水

C. 脑膜刺激征阳性

D. 脑脊液墨汁染色阳性

E. 脑脊液检查示淋巴细胞数增多，蛋白质增高，糖含量降低

30. 脑囊虫病的病原体是

A. 牛肉绦虫成虫   B. 猪肉绦虫成虫

C. 牛肉绦虫虫卵   D. 猪肉绦虫虫卵

E. 猪肉绦虫囊尾蚴

31. 脑囊虫病是由于吞食了

    A. 牛肉绦虫头节   B. 猪肉绦虫头节

    C. 牛肉绦虫虫卵   D. 猪肉绦虫虫卵

    E. 猪肉绦虫囊尾蚴

32. 以下可用于治疗脑囊虫病的药物为

    A. 青霉素 G，红霉素

    B. 阿苯达唑，吡喹酮

    C. 吡喹酮，青霉素 G

    D. 第三代头孢菌素，四环素

    E. 阿苯达唑，甲苯咪唑

33. 确诊脑囊虫病的最有效方法是

    A. 脑电图

    B. 脑脊液的免疫学试验

    C. 脑室造影

    D. X 线扫描

    E. 脑部 CT 检查

34. 脑囊虫病的以下类型中，可出现 Brun 征发作的是

    A. 脊髓型   B. 蛛网膜型

    C. 脑室型   D. 脑实质型

    E. 末梢神经型

35. 可特异性提示无症状型神经梅毒的体征是

    A. 瞳孔异常   B. 腱反射亢进

    C. 腱反射消失   D. 脑膜刺激征阳性

    E. 病理征阳性

36. 神经梅毒中表现痴呆的类型是

    A. 脑膜血管梅毒

    B. 麻痹性神经梅毒

    C. 脊髓痨

    D. 先天性神经梅毒

    E. 脑膜神经梅毒

37. 神经梅毒的首选治疗药物是

    A. 青霉素 G   B. 头孢曲松钠

    C. 多西环素   D. 卡马西平

    E. 阿托品

38. 目前最常见的神经梅毒病变类型是

    A. 无症状型、脑膜型和血管型

    B. 先天性神经梅毒

    C. 无症状型、脑膜型和脊髓痨

    D. 脑膜型、血管型和麻痹性痴呆

    E. 脊髓痨、麻痹性痴呆

39. 关于朊蛋白病的特点，错误的是

    A. 由朊蛋白（PrP）引起

    B. 是一种中枢神经系统变性疾病

    C. 特征性病理学改变是脑的海绵状变性

    D. 可以侵犯人和动物

    E. 是一种中枢神经系统急性非炎症性致死性疾病

40. 关于克－雅病（CJD）的叙述，不正确的是

    A. 类型有散发型、医源型（获得型）、遗传型和变异型

    B. 变异型 CJD 最常见

    C. 变异型 CJD 发病较早，病程较长

    D. 变异型 CJD 小脑必定受累出现共济失调

    E. 变异型 CJD 通常无肌阵挛和特征性脑电图改变

41. 克－雅病的临床体征不包括

    A. 偏瘫   B. 共济失调

    C. 肌阵挛   D. 脑膜刺激征

    E. Babinski 征阳性

42. 下列辅助检查与克－雅病不符的是

    A. CSF 中 14－3－3 蛋白呈阳性

    B. 血清中 S100 蛋白增高

    C. 疾病中、晚期 EEG 可出现弥漫性慢波

    D. 脑部 CT 中、晚期可无明显异常

    E. MRI 示双侧尾状核、壳核 T_2 对称性高信号，很少波及苍白球，无增强效应；T_1 可完全正常

43. 皮质－纹状体－脊髓变性患者中期的主要表现是

A. 易疲劳、注意力不集中

B. 头痛、眩晕、共济失调

C. 昏迷和去皮质强直

D. 进行性痴呆、肌阵挛

E. 无动性缄默和尿失禁

44. 艾滋病的机会性中枢神经系统感染性疾病中，常见的机会性感染是

A. 新型隐球菌脑膜炎

B. 脑弓形体病

C. 单纯疱疹病毒性脑炎

D. 进行性多灶性白质脑病

E. 结核性脑膜炎

45. 人类免疫缺陷病毒感染机体后可以导致所有病原体的机会性感染，其中最常见的是

A. 真菌

B. 结核杆菌

C. 巨细胞病毒

D. 乳头多瘤多空泡病毒

E. 卡氏肺囊虫

46. 艾滋病常伴发的肿瘤是

A. 胃癌　　　　B. 肺癌

C. 直肠癌　　　D. 白血病

E. 淋巴瘤

47. HIV 引起的颅内肿瘤和感染可用哪种方法进行鉴别

A. EEG

B. CT

C. TCD

D. MRS 和铊－SPECT

E. 脑脊液常规检查

二、A2 型题

48. 患者女性，36 岁，半年前患腮腺炎 3 周后出现癫痫发作，考虑最可能的癫痫病因是

A. 原因不明，为原发性癫痫

B. 产伤

C. 脑肿瘤

D. 颅内先天性异常

E. 病毒性脑炎

49. 患儿男，5 岁，因"1 周前突然流涕，随之高热、剧烈头痛、恶心、呕吐、乏力、精神异常"入院。嗜睡，口唇有疱疹，脑膜刺激征（＋）。既往体健。实验室检查：脑脊液基本正常，血 WBC 正常。该患儿最可能的诊断是

A. 结核性脑膜炎　　B. 化脓性脑膜炎

C. 病毒性脑膜炎　　D. 脑脓肿

E. 脑栓塞

50. 患者女性，41 岁，2 天前突然头痛、呕吐，体温 39.8℃，伴躁动。2 天后频繁癫痫发作，且出现昏迷，3 天后死亡。病理检查脑实质内出血性坏死，细胞核内见包涵体。患者可诊断为

A. 腺病毒性脑炎

B. 巨细胞病毒性脑炎

C. 急性播散性脑脊髓炎

D. 单纯疱疹病毒性脑炎

E. 带状疱疹病毒性脑炎

51. 单纯疱疹病毒性脑炎的确诊依据不包括

A. 双份血清和脑脊液检查发现 HSV 特异性抗体有显著变化趋势

B. 脑组织或脑脊液标本培养出 HSV

C. 口唇或生殖道疱疹史，或本次发病有皮肤、黏膜疱疹

D. 脑脊液的 PCR 检测发现 HSV DNA

E. 脑组织活检或病理发现组织细胞核内包涵体，或原位杂交发现 HSV 病毒核酸

52. 患者男性，19 岁，以"突然发热、头痛、

呕吐 4 天"为主诉入院。查体：脑膜刺激征（+）。行脑脊液检查显示：颅内压 220mmH$_2$O，外观浑浊；WBC 4500 × 10^6/L，多核细胞 90%；蛋白 2.0g/L，糖及氯化物降低。诊断应首先考虑为

A. 脑型疟疾 B. 结核性脑膜炎

C. 中毒性脑病 D. 流行性乙型脑炎

E. 流行性脑脊髓膜炎

53. 患儿女，12 岁，因"1 天前突起高热、剧烈头痛、呕吐"入院。查体：神清，全身皮肤散在瘀点、瘀斑，颈项抵抗，心率 110 次/分，两肺无异常，腹软无压痛。血常规：血白细胞计数 18 × 10^9/L，中性粒细胞 89%，淋巴细胞 5%，单核细胞 6%。患者最可能诊断为

A. 伤寒

B. 结核性脑膜炎

C. 流行性脑脊髓膜炎

D. 流行性乙型脑炎

E. 病毒性脑炎

54. 患者女性，18 岁，以"2 天前头痛、呕吐伴寒战、高热"入院。查体：体温 40℃，脑膜刺激征（+）。头颅 CT 扫描未见异常。血常规：白细胞 16.7 × 10^9/L，中性粒细胞 90%。腰穿：颅内压 240mmH$_2$O，脑脊液灰白色浑浊，糖 1.9mmol/L，氯化物 114mmol/L，蛋白 2.8g/L；白细胞数 7200 × 10^6/L，中性粒细胞 92%，淋巴细胞 6%，单核细胞 2%。该患者最可能的诊断是

A. 单纯疱疹病毒性脑炎

B. 化脓性脑膜炎

C. 结核性脑膜炎

D. 病毒性脑膜炎

E. 新型隐球菌脑膜炎

55. 患儿男，2 岁，发热 3 天，头痛、呕吐。

查体：皮肤有瘀点、瘀斑，脑膜刺激征（+）。腰穿颅内压升高，外观浑浊，细胞数 2000 × 10^6/L，糖和氯化物明显降低，蛋白含量明显升高。脑脊液直接涂片检出脑膜炎双球菌阳性。临床可诊断为

A. 肺炎双球菌性脑膜炎

B. 普通型流脑

C. 结核性脑膜炎

D. 脑膜脑炎型流脑

E. 病毒性脑膜炎

56. 患儿男，4 岁，春节后有 1 天突然发热，且出现剧烈头痛、喷射状呕吐、颈强直等颅内压增高症状与体征。脑脊液浑浊，镜检可见细胞内有革兰阴性双球菌。根据上述临床表现与检查结果，初步诊断可能为

A. 葡萄球菌性化脓性脑膜炎

B. 链球菌性化脓性脑膜炎

C. 淋病奈瑟菌性化脓性脑膜炎

D. 肺炎链球菌性化脓性脑膜炎

E. 脑膜炎奈瑟菌性化脓性脑膜炎

57. 患儿女，6 岁，因"发热、头痛、呕吐 2 天"入院。查体：神志恍惚，口唇单纯疱疹，皮肤上有大小不等的瘀斑，少数融合成片。该患儿的诊断应首先考虑为

A. 流行性乙型脑炎

B. 钩端螺旋体病脑膜脑炎型

C. 流行性出血热

D. 脑型疟疾

E. 流行性脑脊髓膜炎

58. 患儿女，9 个月，易哭闹。因"低热、睡眠不安 7 天，时有呕吐、咳嗽"入院。家中无结核病患者。查体：烦躁不安，前囟稍隆起，颈有抵抗感，心、肺无异常，肝、脾轻度肿大。脑脊液外观清亮，WBC 250 × 10^6/L，中性粒细胞 30%，淋巴细胞 70%，潘氏试验（+），糖 1.63mmol/L，

氯化物 95.8mmol/L。结核菌素试验（+）。该患儿最可能诊断为

A. 化脓性脑膜炎　　B. 病毒性脑膜炎

C. 结核性脑膜炎　　D. 真菌性脑膜炎

E. 中毒性脑病

59. 患儿女，1岁，因"发热伴间断呕吐1周"来诊。查体：精神可，较兴奋，方颅。脑脊液：外观呈毛玻璃样，白细胞 60 × 10⁶/L，淋巴细胞60%，白蛋白1.43g/L，氯化物108mmol/L，糖2.1mmol/L。该患儿最可能的诊断是

A. 化脓性脑膜炎　　B. 结核性脑膜炎

C. 病毒性脑炎　　　D. 流行性乙型脑炎

E. 感染中毒性脑病

60. 患者女性，28岁，因"发热15天，头痛6天"入院。病程中患者感乏力、食欲缺乏、多汗。查体：体温38℃，嗜睡，脑膜刺激征（−）。腰穿：脑脊液压力250mmH₂O，脑脊液无色透明，糖0.94mmol/L，氯化物116mmol/L，蛋白1.2g/L；白细胞240 × 10⁶/L，淋巴细胞55%，单核细胞10%，中性粒细胞35%。以下检查有助于确诊的是

A. 脑脊液抗酸涂片

B. 脑脊液墨汁染色

C. 脑脊液病毒全项

D. X线胸片

E. 血培养

61. 患者女性，28岁，患新型隐球菌脑膜炎，体重50kg，每天所用两性霉素B的剂量最多不要超过

A. 25mg　　　　　B. 50mg

C. 100mg　　　　D. 75mg

E. 125mg

62. 患者男性，58岁，因"发热、头痛伴间断

呕吐2周"入院。查体：体温37.4℃ ~ 38.5℃，颈抵抗，Kernig征（+）。腰穿：颅内压 280mmH₂O，脑脊液淡黄色，糖1.5mmol/L、氯化物100mmol/L、蛋白2.2g/L；白细胞400 × 10⁶/L，淋巴细胞40%，单核细胞28%，中性粒细胞32%；墨汁染色（+）。应选择的治疗药物是

A. 头孢曲松　　　　B. 氟康唑

C. 阿昔洛韦　　　　D. 四联抗结核药物

E. 甲泼尼龙

63. 患者女性，32岁，有皮下结节6个。因"近1个月来头痛、呕吐、颅压升高"急诊入院。经检查脑脊液无异常，血清猪肉绦虫囊尾蚴抗体（+）。该患者的诊断考虑为哪种脑囊虫病

A. 脑实质型　　　　B. 脑室型

C. 蛛网膜型　　　　D. 脊髓型

E. 单纯皮下及肌肉型

64. 患者女性，22岁，因"视物模糊、头痛、颅内压升高并出现癫痫症状"入院检查。经询问得知曾食用过未煮熟的米猪肉，现初步确诊为脑囊虫病。患者首选的治疗药物应为

A. 氯硝柳胺　　　　B. 去氢依米丁

C. 噻嘧啶　　　　　D. 乙胺嗪

E. 阿苯达唑

65. 患者女性，38岁，因"头痛、呕吐、肢体抽搐4个月"就诊。既往有食用被绦虫感染的猪肉史。血常规显示嗜酸性粒细胞数增高。患者首先应进行的检查是

A. 颈部血管超声　　B. DSA

C. 头颅CT　　　　D. 脑电图

E. TCD

66. 患者男性，16岁，家住农村，家中畜养牛、羊、猪。近半个月来反复抽搐，发作

间期如常。头颅 CT 检查可见散在直径 0.5～1.0cm 大小不等的圆形或类圆形低密度和高-低混杂密度影及数个钙化灶。该患者最可能的诊断是

A. 脑脓肿　　　　B. 脑肿瘤

C. 脑膜炎　　　　D. 脑炎

E. 脑囊虫病

三、A3/A4 型题

（67～68 题共用题干）

患者女性，26 岁，因"2 天前突然头痛，呕吐 4 次"入院检查。自诉 1 周前有腹泻史。查体：体温 37.8℃，神清，颈项抵抗，Kernig 征及 Brudzinski 征均阴性。腰穿：脑脊液压力 185mmH$_2$O，无色透明，糖 2.6mmol/L，氯化物 127mmol/L，蛋白 0.6g/L，白细胞 40×10^6/L，淋巴细胞 90%。

67. 该患者最可能的诊断是

A. 化脓性脑膜炎　　B. 结核性脑膜炎

C. 隐球菌脑膜炎　　D. 病毒性脑膜炎

E. 带状疱疹病毒性脑炎

68. 该疾病最可能的病原体是

A. 新型隐球菌　　B. 肠道病毒

C. 结核分枝杆菌　　D. 带状疱疹病毒

E. 单纯疱疹病毒

（69～72 题共用题干）

患者男性，56 岁，因"突发头痛、呕吐伴发热，精神行为异常 5 天"入院。查体：体温 38.5℃，神志清，四肢肌力、肌张力正常，双侧 Babinski 征（-），颈抵抗（+），Kernig 征及 Brudzinski 征均阴性。脑电图检查：广泛中度异常。头颅 CT 检查未见异常。

69. 为了明确诊断，还需要进行哪项检查

A. X 线胸片　　　B. PPD 试验

C. 腰穿　　　　　D. 血培养

E. 头颅 MRI

70. 若腰穿检查：脑脊液压力 200mmH$_2$O，脑脊液无色清亮，糖 3mmol/L，氯化物 125mmol/L，蛋白 0.92g/L，白细胞 200×10^6/L，淋巴细胞 80%。该患者最可能的诊断为

A. 脑脓肿　　　　　　B. 化脓性脑膜炎

C. 新型隐球菌脑膜炎　D. 病毒性脑膜炎

E. 结核性脑膜炎

71. 患者应采取的最主要的治疗措施是

A. 第三代头孢菌素类抗生素

B. 抗结核治疗

C. 抗病毒治疗

D. 抗真菌治疗

E. 糖皮质激素治疗

72. 若头颅 CT 扫描示：两侧颞叶和额叶见低密度灶，其中有点状高密度灶。则最可能的诊断为

A. 带状疱疹病毒性脑炎

B. 肠道病毒性脑炎

C. 单纯疱疹病毒性脑炎

D. 巨细胞病毒性脑炎

E. 急性播散性脑脊髓炎

（73～75 题共用题干）

患者女性，21 岁，因"发热、头痛、恶心、呕吐 5 天"入院。查体：神清，语利，体温 38.0℃，脑膜刺激征（+），右侧 Babinski 征（+），口周有疱疹。

73. 首先考虑的诊断是

A. 流行性乙型脑炎　B. 病毒性脑膜炎

C. 结核性脑膜炎　　D. 化脓性脑膜炎

E. 隐球菌性脑膜炎

74. 为明确诊断，应尽快完成的检查为

A. 肌电图　　　　　B. 脑电图

C. 头颅 MRA　　　　D. DSA

E. 腰穿测颅压、检查脑脊液

75. 患者头颅 CT 检查显示：左侧颞叶大片状低密度影，侧脑室轻度受压，病灶不规则强化。脑脊液检查：压力 200mmH$_2$O，白细胞 20 × 10^9/L，分类单核细胞 90%、多核细胞 10%，蛋白 0.55g/L，氯化物 120mmol/L，抗 HSV – IgM（＋）。以下采取的治疗措施中，不正确的是

A. 20% 甘露醇　　　B. 皮质类固醇激素

C. 阿昔洛韦　　　　D. 干扰素 α

E. 第三代头孢菌素

（76 ~ 78 题共用题干）

患者男性，47 岁，1 周前出现发热、咽痛、恶心、呕吐，病程中伴有口周疱疹、结膜充血，未积极治疗，后出现情感淡漠、幻觉、左侧偏瘫、偏盲、手足徐动等。脑脊液检查白细胞数轻度增高，以淋巴细胞为主。头颅 MRI 影像学发现颞叶、额叶及边缘叶的炎症性异常信号。

76. 患者的诊断考虑为

A. 重症肌无力

B. 单纯疱疹病毒性脑炎

C. 结核性脑膜炎

D. 化脓性脑膜炎

E. 病毒性脑膜炎

77. 对明确诊断最有价值的辅助检查是

A. 脑脊液常规检查

B. 脑电图检查

C. 头颅 MRI 检查

D. 头颅 CT 检查

E. 脑组织活检

78. 患者出现手足徐动症，判断病变部位在

A. 锥体系统　　　　B. 周围神经系统

C. 锥体外系统　　　D. 小脑系统

E. 后索病变

（79 ~ 81 题共用题干）

患者男性，28 岁，冬季发病，因"突发寒战、高热、剧烈头痛 1 天，曾呕吐 3 次"入院。查体：神志清，体温 39.8℃，颈强直（＋），皮肤有瘀点，咽部略充血，心、肺、腹无异常，克氏征（－）。血白细胞 20 × 10^9/L，中性粒细胞 85%。腰穿脑脊液：米汤样，压力 240mmH$_2$O，潘氏试验（＋＋＋），细胞数 3000 × 10^6/L，中性粒细胞 80%，糖 1.12mmol/L。

79. 患者最可能的诊断为

A. 流行性乙型脑炎

B. 脑型疟疾

C. 化脓性脑膜炎

D. 结核性脑膜炎

E. 流行性脑脊髓膜炎

80. 可能出现的并发症，下述最准确的是

A. 中耳炎　　　　　B. 肺炎

C. 心内膜炎　　　　D. 化脓性关节炎

E. 以上均是

81. 最有效的治疗措施是

A. 青霉素　　　　　B. 氯霉素

C. 头孢曲松　　　　D. 环丙沙星

E. 庆大霉素

（82 ~ 83 题共用题干）

患者男性，28 岁，在某建筑工地工作。某日起咽痛，出现稍许咳嗽，无痰。5 天后上午突发寒战、高热，头痛、肌肉酸痛，频繁呕吐胃内容物，呕吐物呈喷射状，间断出现谵妄。随即被送到当地医院急诊入院。查体：体温 39.8℃，脉搏 124 次/分，呼吸 30 次/分，血压 80/40mmHg。面色苍白，四肢末端厥冷、发绀，四肢及躯干皮肤有大片花斑状瘀点、瘀斑。颈抵抗，颌 – 胸距 3 个横指，克氏征（＋）。

82. 患者最可能的临床诊断为

    A. 流行性出血热

    B. 脑型疟疾

    C. 钩端螺旋体病脑膜脑炎型

    D. 流行性脑脊髓膜炎败血症休克型

    E. 恙虫病并发脑膜脑炎

83. 根据抗感染治疗的临床经验，需使用的药物为

    A. 氯喹   B. 利巴韦林

    C. 氯霉素   D. 磺胺嘧啶

    E. 青霉素

（84～86 题共用题干）

    患者男性，19 岁，因"3 天前高热、头痛、频繁呕吐"来诊。患者 3 天前突发高热。查体：体温 39℃，伴发冷和寒战，同时出现剧烈头痛，频繁呕吐且呈喷射性，吐出食物和胆汁，无上腹部不适，进食少，二便正常。既往体健，无胃病和结核病病史，无药物过敏史，所在学校有类似患者发生。查体：T 39.1℃，P 110 次/分，R 22 次/分，BP 120/80mmHg，急性热病容，神志清楚，皮肤散在少量出血点，浅表淋巴结未触及，巩膜不黄，咽充血（+），扁桃体（-），颈有抵抗，两肺叩诊呈清音，无啰音，心界叩诊不大，心率 110 次/分，心律齐，腹平软，肝、脾肋下未触及，下肢不肿，Brudzinski 征（+），Kernig 征（+），Babinski 征（-）。化验：血 Hb 124g/L，WBC 14.4×10⁹/L，N 84%，L 16%，PLT 210×10⁹/L，尿常规（-），粪常规（-）。

84. 根据以上病历摘要，判断可能的诊断是

    A. 流行性脑脊髓膜炎

    B. 伤寒

    C. 流行性乙型脑炎

    D. 病毒性脑膜炎

    E. 新型隐球菌脑膜炎

85. 以下不属于必需检查项目的是

    A. 腰穿脑脊液

    B. X 线胸片

    C. 头颅 CT

    D. 脑电图

    E. 血细菌培养或皮肤瘀点涂片

86. 根据题中表现，应进行的治疗，下述最准确的是

    A. 尽早应用对细菌敏感且能透过血－脑屏障的抗菌药物

    B. 首选大剂量青霉素，并可应用氯霉素及第三代头孢菌素

    C. 物理降温或用退热药

    D. 脱水降颅压

    E. 以上全部正确

（87～88 题共用题干）

    患儿女性，10 岁，因"发热 3 天伴频繁呕吐 1 天、抽搐 2 次"入院。查体：精神萎靡，颈项强直，心、肺无异常，Kernig 征（+），面部见一疖肿。腰穿见脑脊液外观浑浊，白细胞数 2000×10⁶/L，糖 1.68mmol/L，蛋白 1.3g/L，氯化物 118mmol/L。诊断为化脓性脑膜炎。

87. 该疾病最可能的病原菌是

    A. 肺炎链球菌   B. 流感嗜血杆菌

    C. 金黄色葡萄球菌 D. 大肠埃希菌

    E. 铜绿假单胞菌

88. 在得到细菌药敏结果前，应选用的主要抗生素是

    A. 青霉素   B. 苯唑西林

    C. 阿米卡星   D. 头孢曲松

    E. 氯霉素

（89～91 题共用题干）

    患者女性，31 岁，因"1 个月前发热、咳嗽、头痛，有时稍许呕吐，4 天前出现强直－阵挛性发作"入院。查体：体温 38℃，

脉搏 72 次/分，右上、下肢肌力 4 级，右侧腱反射活跃，双侧 Babinski 征（+），颈强直（+），Kernig 征（+）。CSF 淡黄色、微浑浊，淋巴细胞 $300 \times 10^6/L$，蛋白定性（++），糖 1.9mmol/L，氯化物 96mmol/L。脑 CT 检查示轻度脑积水。

89. 该患者最可能的诊断为

    A. 结核性脑膜炎

    B. 急性播散性脑脊髓炎

    C. 单纯疱疹病毒性脑膜炎

    D. 亚急性硬化性全脑炎

    E. 神经 Lyme 病

90. 该患者的次选诊断是

    A. 单纯疱疹病毒性脑膜炎

    B. 急性播散性脑脊髓炎

    C. 结核性脑膜炎

    D. 亚急性硬化性全脑炎

    E. 新型隐球菌脑膜炎

91. 有助于鉴别诊断的辅助检查是

    A. CT   B. MRI

    C. DSA   D. 脑电图

    E. 脑脊液病原学检查

（92～95 题共用题干）

患者女性，51 岁，因"间歇性头痛伴发热 1 个月，加重 8 天"入院。在社区医院先后静滴青霉素、头孢哌酮钠治疗半个月后，发热、头痛没有减轻，反而逐渐加重，体温升高至 37.8℃～38.5℃。患者在 2 年前曾确诊为"肾病综合征、膜性肾病"，2 年来一直口服泼尼松 30～60mg 治疗。查体：颈抵抗（+），Kernig 征及 Brudzinski 征均阴性。头颅 CT 扫描未见异常。

92. 需要首先进行的检查为

    A. 头颅 MRI   B. 脑电图

    C. 血细菌培养   D. 腰穿

    E. 血沉、PPD 试验

93. 若腰穿检查：脑脊液压力 190mmH$_2$O，脑脊液无色透明，糖 1.5mmol/L，氯化物 117mmol/L，蛋白 1.2g/L，白细胞 $180 \times 10^6/L$，中性粒细胞 24%、淋巴细胞 70%、单核细胞 6%，墨汁染色（+）。该患者应诊断为

    A. 结核性脑膜炎   B. 化脓性脑膜炎

    C. 病毒性脑膜脑炎   D. 中毒性脑膜炎

    E. 新型隐球菌脑膜炎

94. 本病与下列哪种疾病最相似

    A. 新型隐球菌脑膜炎

    B. 病毒性脑膜炎

    C. 结核性脑膜炎

    D. 化脓性脑膜炎

    E. 单纯疱疹病毒性脑炎

95. 针对本病应如何进行治疗

    A. 抗病毒治疗

    B. 抗真菌治疗

    C. 抗结核治疗

    D. 广谱抗生素治疗

    E. 皮质类固醇治疗

（96～98 题共用题干）

患者男性，36 岁，农民。因"1 个月前躯干部出现皮下结节，伴头痛、头晕、恶心、呕吐，偶有癫痫发作"就诊入院。有食生菜、排节片史。查体：体温 36.5℃，血压 140/80mmHg，皮下结节约黄豆大小，硬度似软骨，触之可活动。头颅 CT：额叶有多个低密度灶。囊尾蚴皮内试验及抗体均阳性。入院后手术摘取一皮下结节做病理检查，报告为猪囊尾蚴。本病诊断为皮肌型囊尾蚴病和脑囊尾蚴病。给予脱水、杀虫及抗癫痫治疗后，症状缓解出院。

96. 确诊本病的主要依据是

    A. 有食生菜史

    B. 有排节片史

C. 皮下有活动性结节

D. 囊尾蚴皮内试验阳性

E. 病理活检皮下结节为猪囊尾蚴

97. 患者有排节片史提示同时合并有

A. 牛带绦虫病 　　B. 猪带绦虫病

C. 棘球蚴病 　　D. 微小膜壳绦虫病

E. 泡球蚴病

98. 本题中的脑囊尾蚴病的临床类型是

A. 脊髓型 　　B. 蛛网膜型

C. 脑室型 　　D. 脑实质型

E. 末梢神经型

四、B1 型题

（99～100 题共用备选答案）

A. 阿昔洛韦 　　B. 两性霉素 B

C. 卡马西平 　　D. 青霉素 G

E. 红霉素

99. 新型隐球菌性感染首选的治疗药物是

100. 治疗神经梅毒的首选药物是

（101～103 题共用备选答案）

A. 病毒性脑膜炎 　　B. 化脓性脑膜炎

C. 结核性脑膜炎 　　D. 隐球菌性脑膜炎

E. 脑膜癌病

101. 脑脊液检查见淋巴细胞为主，蛋白中度增高，糖和氯化物降低，抗酸染色为阳性。最可能的诊断是

102. 脑脊液检查为白细胞数明显增高且以中性粒细胞为主，蛋白升高，糖和氯化物降低。最可能的诊断是

103. 脑脊液检查为白细胞数轻度增高且以淋巴细胞为主，蛋白正常，糖和氯化物正常。最可能的诊断是

（104～107 题共用备选答案）

A. 病毒性脑膜炎 　　B. 化脓性脑膜炎

C. 结核性脑膜炎 　　D. 隐球菌性脑膜炎

E. 单纯疱疹病毒性脑膜炎

104. 影像学见颅底脑膜及侧裂池呈条状或结节状明显强化，伴有脑积水等。最可能的诊断是

105. 影像学见幕上沟回表面软脑膜及蛛网膜弥漫性线状或条索状明显强化。最可能的诊断是

106. 影像学见脑膜增强反应和脑实质内的局限性小囊肿或脓肿。最可能的诊断是

107. 影像学见颞叶、额叶及边缘叶的炎症性异常信号，以及伴有炎症性出血时的混杂高信号。最可能的诊断是

（108～112 题共用备选答案）

A. 化脓性脑膜炎 　　B. 结核性脑膜炎

C. 病毒性脑膜炎 　　D. 隐球菌性脑膜炎

E. 脑膜癌病

108. 病理特点表现为弥漫性脑膜炎，提示

109. 病理特点表现为软脑膜炎、脑膜血管充血，提示

110. 病理特点为颅底脑膜及侧裂池、脑血管和脑实质炎症，颈内动脉末端和大脑前、中动脉近段血管炎，提示

111. 病理特点为早期大脑底部和小脑背部软脑膜炎，晚期脑内炎性肉芽肿，提示

112. 病理特点为肿瘤细胞广泛浸润软脑膜、脊膜，提示

五、X 型题

113. 引起病毒性脑膜炎的肠道病毒主要有

A. 单纯疱疹病毒

B. 巨细胞病毒

C. 脊髓灰质炎病毒

D. 柯萨奇病毒 A 和 B

E. 埃可病毒

114. 以下符合病毒性脑膜炎脑脊液检查结果的是

A. 脑脊液外观无色透明

B. 脑脊液外观呈毛玻璃样

C. 白细胞计数多达 （10 ~ 1000） $\times 10^6/L$

D. 起病 48 小时后可见明显中性粒细胞增多

E. 颅压轻度增高

115. 以下关于肠道病毒的叙述，不正确的是

A. 肠道病毒属于微小核糖核酸病毒科

B. 包括脊髓灰质炎病毒、柯萨奇病毒 A 和 B、埃可病毒等

C. 主要通过呼吸道分泌物传播

D. 引起病毒性脑膜炎的肠道病毒与引起下消化道感染的肠道病毒有明显不同

E. 肠道细胞上有与肠道病毒结合的特殊受体，病毒经肠道入血，产生病毒血症，再经脉络丛侵犯脑膜，引发脑膜炎症改变

116. 能够引起人类神经系统感染的 DNA 病毒有

A. 单纯疱疹病毒

B. 水痘 – 带状疱疹病毒

C. 巨细胞病毒

D. 脊髓灰质炎病毒

E. 柯萨奇病毒

117. 单纯疱疹病毒性脑炎脑电图最常见的改变是

A. 单、双侧颞叶弥漫性高波幅慢波明显

B. 单、双侧额叶弥漫性高波幅慢波明显

C. 单、双侧顶叶弥漫性高波幅慢波明显

D. 单、双侧枕叶弥漫性高波幅慢波明显

E. 各脑叶高波幅慢波均明显

118. 关于单纯疱疹病毒性脑炎的影像学改变，以下叙述不正确的是

A. 头颅 CT 可显示局灶性异常

B. 头颅 CT 显示一侧或两侧颞叶和额叶低密度灶

C. 头颅 CT 在症状出现后的最初 4 ~ 5 天内肯定是不正常的

D. 头颅 MRI 显示颞叶内侧、额叶眶面、岛叶皮质和扣带回灶性水肿

E. 头颅 MRI 在发病后 1 周内正常可以排除诊断

119. 单纯疱疹病毒性脑炎需要与急性播散性脑脊髓炎（ADEM）进行鉴别诊断。关于 ADEM 的叙述，正确的是

A. 多在感染或疫苗接种后急性发病

B. 重症患者可有意识障碍和精神症状

C. 不会出现脊髓损害的体征

D. 影像学显示皮质下脑白质多发病灶，分布均匀，大小相同

E. 免疫抑制剂治疗有效

120. 关于单纯疱疹病毒性脑炎的诊断标准，叙述正确的是

A. 口唇或生殖道疱疹史，或本次发病有皮肤、黏膜疱疹

B. 明显精神行为异常、抽搐、意识障碍及早期出现的局灶性神经系统损害体征

C. 脑脊液红细胞、白细胞数增多，糖和氯化物降低

D. 脑电图以颞、额区损害为主的脑弥漫性异常

E. 颅脑 CT、MRI 可见颞叶局灶性出血性脑软化灶

121. 关于巨细胞病毒性脑炎的叙述，正确的是

A. 多见于免疫缺陷如 AIDS 或长期应用免疫抑制剂的患者

B. 临床上多表现为急性病程

C. CSF – PCR 检查巨细胞病毒 DNA 阳性

D. 体液检查可找到典型的巨细胞

E. 约 25% 患者的 MRI 有弥漫或局灶性

白质异常

122. 单纯疱疹病毒性脑炎常见的临床表现包括

A. 意识障碍　　　B. 精神症状

C. 腹泻　　　　　D. 癫痫

E. 头痛、发热

123. 流行性脑脊髓膜炎菌血症时可出现皮疹，皮肤瘀点主要出现在

A. 躯干　　　　　B. 下肢

C. 黏膜　　　　　D. 手掌

E. 足底

124. 结核性脑膜炎患者可考虑使用糖皮质激素的情况有

A. 老年患者

B. 病情严重、颅内压升高明显

C. 有脑疝形成、椎管阻塞

D. 抗结核治疗后病情加重

E. 合并结核瘤

125. 化脓性脑膜炎最常见的致病菌有

A. 肺炎链球菌

B. 脑膜炎双球菌

C. 流感嗜血杆菌 B 型

D. 金黄色葡萄球菌

E. 铜绿假单胞菌

126. 关于结核性脑膜炎的脑膜病变改变，叙述正确的有

A. 软脑膜充血、渗出并形成许多结核结节

B. 炎性渗出物易在蛛网膜上腔聚集

C. 颅骨或中耳与乳突结核病灶直接蔓延侵犯脑膜

D. 渗出物可见上皮样细胞、朗格汉斯细胞

E. 蛛网膜下腔大量积聚炎性渗出物

127. 患结核性脑膜炎的儿童一般不宜选用的

抗结核药有

A. 异烟肼　　　　B. 利福平

C. 乙胺丁醇　　　D. 吡嗪酰胺

E. 链霉素

128. 结核性脑膜炎抗结核治疗中，WHO 建议应至少选择三种药物联合治疗，常用的药物有

A. 异烟肼　　　　B. 利福平

C. 乙胺丁醇　　　D. 吡嗪酰胺

E. 链霉素

129. 结核性脑膜炎的治疗原则为

A. 早期给药　　　B. 合理选药

C. 联合用药　　　D. 系统治疗

E. 大量用药

130. 免疫功能低下的新型隐球菌脑膜炎患者可以急性起病，其早期症状常有

A. 头痛　　　　　B. 恶心

C. 呕吐　　　　　D. 发热

E. 脑膜刺激征

131. 关于新型隐球菌脑膜炎，以下描述不正确的是

A. 本病的发病率较高

B. 多是在机体免疫力低下时发生该病

C. 病情重，大多预后不良

D. 该病不会单独发生，肯定合并于免疫功能缺陷性疾病

E. 用两性霉素 B 治疗后可出现低钾血症、心律失常、氮质血症、白细胞减少等不良反应

132. 以下关于脑囊虫病的叙述，不正确的是

A. 脑囊虫病是由猪带绦虫成虫寄生脑组织形成包囊所致

B. 多数寄生患者没有中枢神经系统受累表现

C. 人只是猪带绦虫（有钩绦虫）的中间

宿主

D. 人体摄入带有被虫卵污染的食物是最常见的感染途径

E. 血常规检查中嗜酸性粒细胞减少

133. 符合脑囊虫病临床分型的有

A. 脑实质型　　　　B. 蛛网膜型

C. 脑室型　　　　　D. 脊髓型

E. 末梢神经型

134. 神经梅毒的临床类型有

A. 无症状型神经梅毒

B. 脑膜神经梅毒

C. 脑膜、脊髓膜血管梅毒

D. 麻痹性神经梅毒

E. 先天性神经梅毒

135. 关于致死性家族性失眠症，叙述正确的是

A. 属于常染色体显性遗传性朊蛋白疾病

B. 病理部位主要在丘脑前腹侧和背内

侧核

C. 皮质常显示轻至中度的星形胶质细胞增生，常累及深层

D. 在觉醒期间可以依靠催眠药物入睡

E. 睡眠期间表现为梭形波，快速眼运动相异常

136. 艾滋病的高危人群包括

A. 同性恋者

B. 混乱性交、异性性接触者

C. 吸毒者

D. 血友病和（或）多次输血者

E. 艾滋病感染者的婴儿

137. HIV 急性原发性神经系统感染可以导致

A. 急性可逆性脑病

B. 急性化脓性脑膜炎

C. 面神经麻痹

D. 急性上升或横贯性脊髓炎

E. AIDS 痴呆综合征

第四章 中枢神经系统脱髓鞘疾病

一、A1 型题

1. 视神经脊髓炎属于哪一种疾病

    A. 病毒性炎症

    B. 细菌性炎症

    C. 脊髓变性疾病

    D. 中枢神经系统脱髓鞘疾病

    E. 视神经及脊髓的变性疾病

2. 视神经脊髓炎有急性横贯性脊髓炎的表现，以下叙述不正确的是

    A. 双下肢瘫痪

    B. 双侧感觉障碍和尿潴留

    C. 脊髓损害体征分布对称、完全

    D. 常见 Lhermitte 征

    E. 出现眩晕、眼震、复视、顽固性呃逆

3. 对视神经脊髓炎最有价值的辅助检查是

    A. 脑脊液蛋白电泳检出寡克隆区带

    B. CSF 蛋白增高

    C. 脑脊液细胞数增高显著（$>50 \times 10^6$/L）

    D. 血清 NMO－IgG（AQP4 抗体）阳性

    E. CSF－IgG 指数增高

4. 视神经脊髓炎的特异性血清学检测指标为

    A. IgG 鞘内合成率

    B. 寡克隆区带

    C. 髓鞘碱性蛋白

    D. 水通道蛋白4抗体

    E. 抗糖脂抗体

5. 视神经脊髓炎急性发作期治疗的目的不包括

    A. 减轻症状   B. 缩短病程

    C. 改善残疾程度   D. 防治并发症

    E. 延缓残疾累积

6. 与视神经脊髓炎的临床表现不相符的是

    A. 快速进展的下肢轻瘫

    B. 双侧 Babinski 征阳性

    C. 躯干部感觉障碍平面

    D. 括约肌功能障碍

    E. 共济失调

7. 关于视神经脊髓炎急性发作期的治疗，以下叙述不正确的是

    A. 首选大剂量甲泼尼龙冲击疗法

    B. 静脉滴注免疫球蛋白

    C. 对大剂量甲泼尼龙冲击疗法反应较差的患者可应用血浆置换疗法

    D. 单独口服泼尼松也可促进视神经炎的恢复，减少其再次复发的危险性

    E. 合并其他自身免疫疾病的患者可选择激素联合其他免疫抑制剂治疗

8. 多发性硬化最常见的临床分型是

    A. 复发缓解型   B. 继发进展型

    C. 原发进展型   D. 进展复发型

    E. 良性型

9. 多发性硬化的特点不包括

    A. 时间多发性   B. 空间多发性

    C. 症状波动   D. 缓解－复发

    E. 白质病变

10. 多发性硬化的常见症状不包括

    A. 单侧或双侧视力下降

    B. 一个或多个肢体无力

    C. 感觉异常

    D. 排便、排尿障碍

E. 四肢远端手套－袜套样感觉减退

11. 高度提示 MS 诊断的两个体征是
A. 不对称性痉挛性轻截瘫和视力减退
B. 小脑 Charcot 三联征和 Lhermitte 征
C. 核间性眼肌麻痹和眼球震颤
D. 眼球震颤和共济失调
E. Lhermitte 征和球后视神经炎

12. 以下不属于多发性硬化治疗的主要目的的是
A. 抑制炎性脱髓鞘病变进展
B. 避免可能促使复发的因素
C. 防止急性期病变恶化及缓解期复发
D. 使神经功能障碍得到改善，最终完全恢复
E. 晚期采取对症和支持疗法，减轻神经功能障碍带来的痛苦

13. 多发性硬化最有诊断价值的检查是
A. 神经诱发电位
B. 脑脊液 IgG 寡克隆区带
C. 脑脊液 IgG 指数
D. 头颅 MRI
E. 头颅 CT

14. 对 MS 的单肢痛性痉挛发作及手、腕、肘部的屈曲性张力障碍性痉挛发作最有效的药物是
A. 苯妥英钠　　B. 卡马西平
C. 泼尼松　　D. 镇痛药
E. 硫唑嘌呤

15. 急性播散性脑脊髓炎的疾病类型为
A. 细菌性炎症
B. 病毒性炎症
C. 脊髓变性疾病
D. 急性炎症性脱髓鞘疾病
E. 视神经及脊髓的变性疾病

16. MS 与急性播散性脑脊髓炎的鉴别点是

A. 中枢神经系统可见多个病灶
B. VEP、BAEP 和 SEP 异常
C. 是单相性还是复发性病程
D. 急性播散性脑脊髓炎呈急性起病
E. MRI 上显示大脑、脑干、小脑、脊髓有多个长 T_1、长 T_2 病变

17. 急性播散性脑脊髓炎（ADEM）的病理特点不包括
A. 病变散布于脑和脊髓的灰质和白质
B. 病灶多围绕在小静脉和中等静脉周围
C. 有多灶性脑膜浸润，程度多严重
D. 脱髓鞘区可见小神经胶质细胞
E. 血管周围有炎性细胞浸润形成的血管袖套

18. 急性播散性脑脊髓炎（ADEM）的暴发型又称为
A. Wernicke 脑病
B. 亚急性硬化性全脑炎
C. 急性出血坏死性脑炎
D. 急性出血性白质脑炎
E. 进行性多灶性白质脑病

19. 关于急性播散性脑脊髓炎的辅助检查，以下叙述不正确的是
A. 外周血白细胞增多，血沉加快
B. 脑脊液压力增高或正常，CSF－MNC 增多
C. CSF 蛋白明显增高，以 IgM 增高为主
D. EEG 常见弥漫的 θ 和 δ 波，亦可见棘波和棘－慢复合波
E. MRI 可见脑和脊髓白质内散在多发的 T_1 低信号、T_2 高信号病灶

20. 关于急性播散性脑脊髓炎（ADEM），以下叙述不正确的是
A. 病前多有疫苗接种史
B. 病理特征为多灶性、弥散性髓鞘脱失
C. 全部为单相性病程

D. 有脑、脊髓、脑膜受累的表现

E. 一般采用大剂量激素冲击治疗

21. 脑桥中央髓鞘溶解症的病理特征是

A. 脑干广泛脱髓鞘

B. 基底节区的病损

C. 小脑对称性脱髓鞘

D. 无炎性反应

E. 脑桥基底部对称性脱髓鞘

22. 以下提示为脑桥中央髓鞘溶解症可能性最大的是

A. 不完全闭锁综合征

B. 脑干听觉诱发电位（BAEP）异常

C. 成年人突然发生的意识障碍

D. 脑梗死后出现咀嚼、吞咽及言语障碍

E. MRI 发现脑桥基底部"蝙蝠翅膀样"边界清楚的脱髓鞘病灶

23. 下列指标中，出现异常则提示异染性脑白质营养不良的是

A. α-半乳糖苷酶

B. 酸性麦芽糖酶

C. 芳基硫酸酯酶 A

D. β-半乳糖脑苷脂酶

E. 磷酸化激酶

24. 关于脑白质营养不良，以下叙述不正确的是

A. 脑白质营养不良是一组由于遗传因素导致髓鞘形成缺陷，不能完成正常发育的疾病

B. 异染性脑白质营养不良是一种神经鞘脂沉积病

C. 异染性脑白质营养不良有家族倾向，为常染色体隐性遗传

D. 肾上腺脑白质营养不良是一种脂质代谢障碍病

E. 肾上腺脑白质营养不良呈 X 性连锁显性遗传

二、A2 型题

25. 患者女性，28 岁，左下肢麻木伴右侧面部麻木、复视 3 个月。完善多项检查后诊断为多发性硬化，应首选的治疗为

A. 卡马西平　　　　B. 维生素 B_{12}

C. 地塞米松　　　　D. 甲泼尼龙

E. 血浆置换

26. 患者男性，31 岁，1 年前曾因双眼复视、共济失调、步态不稳，住院治疗 4 个月后症状消失。1 周前因双眼视力减退伴二便潴留、截瘫再次住院。患者应考虑的诊断是

A. 急性脊髓炎　　　B. 运动神经元病

C. 脊髓压迫症　　　D. 多发性硬化

E. 急性脊髓灰质炎

27. 患者女性，36 岁，1 年前曾因双眼视力减退、眼球震颤、双下肢麻木、二便潴留就诊，经激素治疗后好转。近半个月又出现步态不稳，共济失调。为明确诊断，应首先检查的项目是

A. CT 扫描　　　　B. 脑血流图

C. 脑电图　　　　　D. 磁共振成像

E. 诱发电位

28. 患者女性，41 岁，因多发性硬化入院。轻截瘫缓慢进展，呈渐进性神经功能受损且症状恶化，并出现小脑、脑干和脊髓症状。其病程变化符合 MS 的哪种类型

A. 复发缓解型　　　B. 继发进展型

C. 原发进展型　　　D. 进展复发型

E. 良性型

29. 患者女性，38 岁，4 个月前因双下肢轻截瘫诊断为急性脊髓炎住院治疗，2 周后痊愈出院。近 1 周出现视力下降伴四肢阵发性疼痛，服用止痛药无好转再次入院。查体做头部 MRI、BAEP、SEP 和 VEP 均正常。以下检查对诊断 MS 最有价值的是

A. 脑脊液中 IgG 指数增高和 IgG 寡克隆区带阳性

B. 头部 MRI 增强

C. Lhermitte 征阳性

D. 检查发现感觉障碍平面

E. 脊髓 MRI

30. 患者男性，41 岁，因"视力下降，复视，双下肢无力 2 年"入院。MRI 检查示脑部和脊髓白质部分均有多处脱髓鞘病变，视觉诱发电位和体感诱发电位均异常，CSF - IgG 寡克隆区带（+）。目前考虑该患者可以得出的诊断是

A. 视神经脊髓炎

B. 多发性硬化

C. 多发腔隙性脑梗死

D. 吉兰 - 巴雷综合征

E. 运动神经元病

31. 患者男性，32 岁，平时身体健康，1 周前因咳嗽、发热后出现高热、乱语和癫痫发作症状，24 小时后昏迷，去脑强直发作，四肢无自主活动。查体：血压 130/85mmHg，四肢瘫，双侧 Hoffmann 征（+）、Babinski 征（-），但 Kernig 征和 Brudzinski 征均（+）。最可能的诊断是

A. 脑囊虫病

B. 感染性休克

C. 结核性脑膜炎

D. 急性播散性脑脊髓炎

E. 急性蛛网膜下腔出血

32. 患者男性，54 岁，长期大量饮酒 15 年。4 个月前出现记忆力减退，偶有幻视；1 天前突发四肢弛缓性瘫痪入急诊，有咀嚼、吞咽及言语障碍。查体：眼震（+），眼球凝视障碍。患者首选的最有价值的检查方法是

A. 腰椎穿刺　　　　B. 脑电图

C. 脑 CT　　　　D. 脑 MRI

E. BAEP

三、A3/A4 型题

（33 ~ 36 题共用题干）

患者女性，15 岁，7 个月前不明原因突然出现视力下降、复视、双侧小腿无力，经当地医院对症治疗后有所好转。现在症状复发，到医院就诊，MRI 扫描显示脑部和脊髓白质部分均有多处脱髓鞘病变，可见多发 T_1 低信号、T_2 高信号斑块；视觉诱发电位和体感诱发电位均发现异常。

33. 为进一步明确诊断，最需完善的检查是

A. CT　　　　B. 脑电图

C. 血常规　　　　D. 腰穿

E. 视野检查

34. 该患者最可能的诊断为

A. 视神经脊髓炎

B. 多发性硬化

C. 系统性红斑狼疮

D. 吉兰 - 巴雷综合征

E. 运动神经元病

35. 首选治疗为

A. 卡马西平　　　　B. 维生素 B_{12}

C. 地塞米松　　　　D. 甲泼尼龙

E. 血浆置换

36. 若该患者合并双下肢痉挛，则最有效的治疗方案为

A. 理疗　　　　B. 维生素 B_1

C. 巴氯芬　　　　D. 普萘洛尔

E. 干扰素

（37 ~ 39 题共用题干）

患者女性，35 岁，因"2 年前双眼复视，共济失调、步态不稳"入院，激素治疗后症状消失。1 周前因"双眼视力减退，双下肢截瘫，双下肢病理征阳性"再次住院。

37. 患者应考虑的诊断是

    A. 急性脊髓炎   B. 多发性硬化

    C. 脊髓压迫症   D. 运动神经元病

    E. 多发性脑梗死

38. 为明确诊断，应首先进行的检查是

    A. CT 扫描   B. 脑血流图

    C. 脑电图   D. 磁共振成像

    E. 诱发电位

39. 以下叙述与患者诊断不相符的是

    A. 多在成年早期发病，女性多于男性

    B. 常累及脑室周围白质、脊髓、脑干、小脑和周围神经

    C. 绝大多数患者在临床上表现为空间和时间的多发性

    D. 多次缓解 - 复发，症状逐渐加重

    E. 主要与免疫、病毒感染、遗传及环境有关

（40 ~ 42 题共用题干）

    患者男性，45 岁，患有复发缓解型多发性硬化近 20 年，随病程进展，神经缺损症状逐渐恶化。1 周前，患者出现视力下降、协调性差，并伴有下肢痉挛性瘫痪。

40. 患者应选择的治疗药物是

    A. 干扰素 β

    B. 大剂量甲泼尼龙

    C. 金刚烷胺

    D. 索利那新

    E. 普瑞巴林

41. 患者双下肢有严重肌痉挛，行走困难。合理的对症治疗药物是

    A. 环磷酰胺   B. 巴氯芬

    C. 加巴喷丁   D. 阿米替林

    E. 普萘洛尔

42. 该患者出现明显尿频、尿急的原因是

    A. 异物刺激

    B. 残余尿量增多

    C. 膀胱提前排空

    D. 膀胱排空功能障碍

    E. 尿路感染

（43 ~ 46 题共用题干）

    患者女性，31 岁，因"感冒致发热后 1 周出现肢体麻木、行走无力，3 天后出现视物模糊、肢体无力加重"就诊。查体：神志清楚，言语流利，左眼内收欠充分，双眼向右视出现水平眼震，右侧肢体肌力 4 级，右侧病理征阳性，右半身痛觉减退。

43. 询问病史，患者在 1 年前出现左眼疼痛、视力下降，在当地医院诊断为视神经炎。患者优先考虑的诊断是

    A. 脑胶质瘤

    B. 重症肌无力

    C. 多发性硬化

    D. 肾上腺脑白质营养不良

    E. 弥漫性硬化

44. 患者经治疗后基本恢复正常。2 个月后又发生眩晕、复视，脑 MRI 发现左侧脑室旁和脑桥基底部偏右侧各见一类圆形的 T_1 低信号、T_2 高信号病灶，BAEP 脑干段受累，CSF - IgG OB （+）。则临床诊断是

    A. 临床确诊

    B. 实验室检查支持确诊

    C. 临床可能

    D. 实验室检查支持可能

    E. 影像学检查确诊

45. 患者接受了静脉注射甲泼尼龙的治疗。根据其临床表现和影像学检查，选择开始使用疾病免疫修饰治疗。关于疾病治疗的描述，以下正确的是

    A. 芬戈莫德与心动过速的药物不良反应有关

    B. 醋酸格拉默不可用于该患者的治疗

    C. 干扰素 β 可以降低患者的复发风险

D. 米托蒽醌口服疗法可用于该患者的治疗

E. 那他珠单抗和干扰素 β 联合疗法最常用于治疗该患者

46. 患者选择了干扰素 β 治疗。关于干扰素 β1b 治疗的描述，不正确的是

A. 患者两年内有 3 次临床发作，最近有活动性病变，可以使用干扰素 β1b 治疗

B. 干扰素 β 能抑制 T 淋巴细胞的激活，减少炎性细胞穿透血 – 脑屏障进入中枢神经系统

C. 干扰素 β1b 治疗通常需要维持 2 年以上

D. 干扰素 β1b 治疗通常需要维持 1 年以上

E. 常见的不良反应为疲倦、寒战、发热、肌肉疼痛、出汗

四、B1 型题

(47 ~ 48 题共用备选答案)

A. 视神经　　　　B. 内侧纵束

C. 动眼神经　　　D. 内侧丘系

E. 脑桥旁正中网状结构

47. MS 患者发生核间性眼肌麻痹的病变部位是

48. MS 患者发生一个半综合征的病变部位是

(49 ~ 51 题共用备选答案)

A. 肾上腺皮质激素　B. 干扰素 β

C. 环磷酰胺　　　　D. 硫唑嘌呤

E. 环孢素 A

49. MS 治疗中为预防复发，目前应用最广泛、疗效最为确定的药物是

50. 最适宜治疗快速进展型 MS 的药物是

51. MS 急性发作期的治疗一般首选

(52 ~ 53 题共用备选答案)

A. 复发缓解型　　　B. 继发进展型

C. 原发进展型　　　D. 进展复发型

E. 恶性型

52. 皮质类固醇激素主要用于治疗哪一类型的 MS

53. 多发性硬化的临床分型不包括

(54 ~ 56 题共用备选答案)

A. 视神经和脊髓

B. 脑桥基底部

C. 大脑半球，特别是枕叶

D. 大脑和脊髓

E. 周围神经

54. 急性播散性脑脊髓炎的病变位于

55. 视神经脊髓炎的病变位于

56. 脑桥中央髓鞘溶解的病变位于

五、X 型题

57. 下列关于神经系统主要疾病的临床特点，叙述正确的是

A. 脱髓鞘疾病常慢性起病，持续进展

B. 脑血管疾病通常起病急骤，症状在短时间内达到高峰

C. 代谢和营养障碍性疾病常发病缓慢，病程较长

D. 神经系统中毒性疾病可呈急性或慢性发病

E. 神经系统感染性疾病起病大多呈急性或亚急性

58. 关于脱髓鞘疾病的叙述，正确的是

A. 脱髓鞘疾病是一组以脑和脊髓的髓鞘破坏或髓鞘脱失病变为主要特征的疾病

B. 脱髓鞘疾病的病理特征性表现是脱髓鞘

C. 脱髓鞘疾病的神经细胞、轴突及其支持组织不完整

D. 脱髓鞘病损分布于中枢神经系统白质

E. 沿小静脉周围炎症细胞呈袖套状浸润

59. 关于多发性硬化和视神经脊髓炎的 MRI 检查，叙述正确的是
A. 两者均可有多发的脑和脊髓中的长 T_1、长 T_2 脱髓鞘改变
B. 视神经脊髓炎发病初期头部 MRI 多正常
C. 视神经脊髓炎脊髓纵向融合病变超过 3 个以上脊髓节段，通常达 6~10 个节段
D. MS 的脊髓病变平扫经常超过 1 个脊髓节段，强化后可达 2~5 个节段
E. 视神经脊髓炎的脊髓肿胀和钆强化较 MS 常见

60. 符合视神经脊髓炎辅助检查结果的是
A. CSF 中寡克隆区带检出率高于 MS
B. 1/3 单相型或复发型患者 CSF 单个核细胞数 >50×10^6/L
C. 复发型患者 CSF 蛋白增高
D. MRI 发现脊髓长节段炎性脱髓鞘病灶，连续长度≥3 个椎体节段
E. 视觉诱发电位异常

61. 对视神经脊髓炎诊断有帮助的检查结果是
A. 脊髓 MRI 显示病灶大于 3 个椎体节段
B. 脊髓 MRI 显示病灶小于 3 个椎体节段
C. 血清 AQP4 抗体阳性
D. 脑脊液 OB（＋）
E. 颅脑 MRI 未见异常

62. 关于多发性硬化的发作性症状，叙述正确的是
A. 常见的症状包括强直痉挛、感觉异常、构音障碍、共济失调、癫痫和疼痛不适
B. 发作时均有意识丧失和脑电图异常
C. 发作性的神经功能障碍每次持续数秒至数分钟不等
D. 过度换气、焦虑或维持肢体某种姿势可诱发

E. 发作时一般无意识丧失

63. 以下属于多发性硬化临床分型的是
A. 复发缓解型　　B. 继发进展型
C. 原发进展型　　D. 进展复发型
E. 良性型

64. 多发性硬化最常累及的部位有
A. 脑室周围　　B. 近皮质
C. 视神经　　　D. 脑干
E. 大脑皮质

65. 关于多发性硬化的病因与发病机制，以下叙述正确的是
A. 是一种自身免疫性疾病
B. T 细胞介导的免疫损伤
C. 贫穷的人群发病率高
D. 一些细胞因子参与发病过程
E. 遗传因素起重要作用

66. 临床确诊的多发性硬化的诊断标准包括
A. 病程中一次发作，一处病变临床证据
B. 病程中两次发作，两个分离病灶临床证据
C. 病程中两次发作，一处病变临床证据和另一部位病变亚临床证据
D. 病程中一次发作，两个分离病灶临床证据，CSF－IgG 寡克隆区带阳性
E. 病程中两次发作，一个临床或亚临床病变证据，CSF－IgG 寡克隆区带阳性

67. 多发性硬化的 MRI 表现包括
A. 斑块灶周围可有明显强化
B. 侧脑室周围多个类圆形斑块
C. 慢性病例可有脑白质萎缩
D. 脊髓内斑块状长 T_1、长 T_2 信号
E. 大脑皮质区大片状楔形长 T_1、长 T_2 信号

68. 多发性硬化可选用的诱发电位检查包括
A. 脑干听觉诱发电位

B. 视觉诱发电位

C. 磁刺激运动诱发电位

D. 体感诱发电位

E. 运动单位动作电位

69. 关于 MS 的干扰素 β 疗法，叙述正确的是

A. 能抑制 T 淋巴细胞的激活

B. 能减少炎性细胞穿透血 - 脑屏障进入中枢神经系统

C. 推荐用于治疗 RR - MS 患者

D. 包括 IFN - β1a 和 IFN - β1b 两类重组制剂

E. 适用于妊娠或哺乳期妇女

70. MS 的治疗原则包括

A. 杜绝复发

B. 控制急性期发作

C. 减轻症状

D. 缩短急性期病程

E. 改善预后

71. 用于治疗多发性硬化患者膀胱功能障碍的抗胆碱药物有

A. 索利那新　　　　B. 托特罗定

C. 非索罗定　　　　D. 奥昔布宁

E. 达伐吡啶

72. Wingerchuk 在 2006 年修订的 NMO 诊断标准中，必要条件包括

A. 视神经炎

B. 急性脊髓炎

C. 脊髓 MRI 异常病灶 ≥ 3 个椎体节段

D. 发作时头颅 MRI 阴性

E. 血清 NMO - IgG 阳性

73. 关于急性播散性脑脊髓炎的临床表现，以下叙述正确的有

A. 好发于成人，多有季节性流行

B. 感染或疫苗接种后 1～2 周急性起病，突然出现高热、头痛、头晕、全身酸

痛等

C. 严重时出现痫性发作、昏睡甚至深昏迷等

D. 锥体外系统受累可出现震颤和舞蹈样动作

E. 脊髓受累可出现受损平面以下的四肢瘫痪或截瘫

74. 关于急性播散性脑脊髓炎的诊断依据，正确的是

A. 感染或疫苗接种后急性起病的脑实质弥漫性损害、脑膜受累和脊髓炎症状

B. 外周血白细胞增多

C. CSF - MNC 增多

D. EEG 广泛中度异常

E. CT 或 MRI 显示脑和脊髓内多发散在病灶

75. 关于脑桥中央髓鞘溶解症的叙述，正确的是

A. 是以脑桥基底部对称性脱髓鞘为病理特征的可致死性疾病

B. 多在电解质紊乱、营养不良的疾病基础上发生

C. 常在原发病基础上突发中枢性四肢瘫、言语障碍、眼震、咀嚼和吞咽障碍

D. 应与脑桥基底部梗死、肿瘤和多发性硬化等鉴别

E. 预后与临床表现严重程度有关

76. 婴幼儿脑白质营养不良的诊断依据有

A. 进行性运动障碍

B. 视力减退

C. 精神异常

D. CT 或 MRI 证实两侧半球对称性白质病灶

E. 尿芳基硫酸酯酶 A 活性消失

第五章 神经系统变性疾病

一、A1 型题

1. 下列疾病属于非变性病性痴呆的是
   A. 额颞叶痴呆
   B. 血管性痴呆
   C. 路易体痴呆
   D. 帕金森病合并痴呆
   E. 皮质基底节变性

2. 最常见的变性病性痴呆是
   A. 帕金森病痴呆   B. 路易体痴呆
   C. 亨廷顿病   D. 额颞叶痴呆
   E. 阿尔茨海默病

3. 下列哪种药物慎用于痴呆患者
   A. 改善脑循环和脑代谢的药物
   B. 胆碱酯酶抑制剂
   C. 抗胆碱能药物
   D. 兴奋性氨基酸受体拮抗剂
   E. 神经生长因子

4. 关于额颞叶痴呆的特点，叙述不正确的是
   A. 中老年起病
   B. 起病隐匿
   C. 缓慢进展
   D. 认知障碍在先，人格和行为改变在后
   E. 人格和行为改变在先，认知障碍在后

5. Kluver – Bucy 综合征好发于
   A. 额颞叶痴呆   B. 血管性痴呆
   C. 路易体痴呆   D. 帕金森病痴呆
   E. 正常颅压脑积水

6. 行为异常型额颞叶痴呆患者早期的主要表现为
   A. 人格、情感和行为改变

B. 空间定向力障碍
   C. 记忆障碍
   D. 计算力障碍
   E. 感知觉障碍

7. 额颞叶痴呆的脑 MRI 表现为
   A. 局限性额叶和（或）前颞叶萎缩
   B. 海马萎缩
   C. 小脑萎缩
   D. 脑干萎缩
   E. 枕叶萎缩

8. 除哪项检查外，均有助于额颞叶痴呆的早期诊断
   A. 脑 CT   B. 脑 MRI
   C. EEG   D. PET
   E. SPECT

9. 路易体痴呆的临床表现不包括
   A. 波动性认知障碍
   B. 视幻觉
   C. 肌张力增高
   D. 运动迟缓
   E. 尿失禁

10. 路易体痴呆患者认知障碍的特点为
   A. 急进性   B. 暴发性
   C. 波动性   D. 可逆性
   E. 规律性反复与缓解交替

11. 路易体痴呆的病理特征为
   A. 老年斑   B. Pick 小体
   C. Lewy 体   D. 神经元的丢失
   E. 神经原纤维缠结

12. 可能与路易体痴呆有关的基因突变为

A. α-突触核蛋白　　B. APOE

C. tau 蛋白　　　　D. APP

E. PS1

13. 关于路易体痴呆的临床表现，叙述不正确的是

    A. 波动性认知障碍

    B. 体位性高血压

    C. 视幻觉

    D. 帕金森综合征

    E. 快速动眼期睡眠行为障碍

14. 以下方法可确诊阿尔茨海默病的是

    A. 神经量表检查

    B. 临床资料分析

    C. 脑脊液 tau 蛋白水平升高

    D. 头颅 CT 显示脑萎缩

    E. 病理活检

15. 老年期最常见的痴呆类型为

    A. 血管性痴呆　　　B. 帕金森病痴呆

    C. 路易体痴呆　　　D. 额颞叶痴呆

    E. 阿尔茨海默病（AD）

16. 以近事记忆障碍为早期和突出表现的是

    A. 血管性痴呆　　　B. 路易体痴呆

    C. Pick 病　　　　D. Alzheimer 病

    E. CJD

17. 控制 AD 患者精神症状可给予抗抑郁药物和抗精神病药物，使用这些药物的原则，不正确的是

    A. 最大剂量起始

    B. 增量间隔时间稍长

    C. 尽量使用最小有效剂量

    D. 个体化治疗

    E. 注意药物间的相互作用

18. 目前改善 AD 患者认知功能最常用的药物是

    A. 5-HT 再摄取抑制剂

    B. 乙酰胆碱酯酶抑制剂

    C. 扩血管药物

    D. 脑细胞代谢药

    E. 抗氧化剂

19. 血管性痴呆和 Alzheimer 病相比，损害较重的功能是

    A. 时间及地点定向功能

    B. 记忆功能

    C. 命名功能

    D. 复述功能

    E. 执行功能

20. 运动神经元病不易被损害的部位是

    A. 皮质锥体细胞　　B. 锥体束

    C. 脊髓前角　　　　D. 脊髓后角

    E. 脑干后组运动神经元

21. 运动神经元病早期最常受累的部位是

    A. 腰髓前角细胞　　B. 胸髓前角细胞

    C. 骶髓前角细胞　　D. 颈髓前角细胞

    E. 延髓脑神经核细胞

22. 运动神经元病受累的脑干运动神经核中，一般不被累及的是

    A. 舌下神经核　　　B. 迷走神经背核

    C. 动眼神经核　　　D. 面神经核

    E. 疑核

23. 进行性延髓麻痹的临床表现不包括

    A. 感觉障碍　　　　B. 声音嘶哑

    C. 吞咽困难　　　　D. 饮水呛咳

    E. 咀嚼无力

24. 运动神经元病最常见的类型是

    A. 原发性侧索硬化

    B. 肌萎缩侧索硬化

    C. 进行性延髓麻痹

    D. 进行性肌萎缩

    E. 慢性侧索硬化

25. 肌萎缩侧索硬化的最常见首发症状是
    A. 双上肢无力　　　B. 双下肢无力
    C. 一侧手无力　　　D. 延髓麻痹
    E. 假性延髓麻痹

26. 以下表现与运动神经元病不相符合的是
    A. 肌萎缩　　　　　B. 锥体束征
    C. 延髓麻痹　　　　D. 感觉障碍
    E. 肌无力

27. 部分家族性 ALS 患者存在的异常基因是
    A. Cu/Mn SOD – 1　　B. Cu/Zn SOD – 1
    C. Cu/Mn SOD – 2　　D. Cu/Zn SOD – 2
    E. SOD

28. 关于运动神经元病的神经电生理检查，叙述不正确的是
    A. 肌电图呈典型神经源性改变
    B. 神经传导速度多正常
    C. 肌电图呈肌源性改变
    D. 复合肌肉动作电位波幅减低
    E. 静息状态下可见纤颤电位、正锐波

29. 以下疾病不出现痴呆的是
    A. 亚急性硬化性全脑炎
    B. 进行性风疹性全脑炎
    C. 进行性肌阵挛性癫痫
    D. 肌萎缩侧索硬化
    E. 肾上腺脑白质营养不良

30. 以下针对运动神经元病和肌病的鉴别，无意义的是
    A. 家族史　　　　　B. 肌电图
    C. 肌萎缩　　　　　D. 感觉障碍
    E. 血清肌酸激酶

31. 多系统萎缩病理上不可能累及的部位是
    A. 纹状体 – 黑质系统
    B. 橄榄 – 脑桥 – 小脑系统
    C. 脊髓的中间内、外侧细胞柱
    D. 周围神经

    E. Onuf 核

32. 多系统萎缩与帕金森病、路易体痴呆一起被归为
    A. 突触核蛋白病　　B. tau 蛋白病
    C. Pick 小体病　　　D. Lewy 小体病
    E. 泛素相关变性病

二、A2 型题

33. 患者男性，62 岁，优秀话务员。近几年怀疑妻子有外遇，看电视时激动，控制不住情绪，外出走失 1 周找不到自己家，住在露天，公安人员收留送回家。吃饭用手抓着吃，近记忆力下降，行为幼稚。既往高血压病史 7 年，脑梗死后 10 个月。神经系统检查：血压 225/110mmHg，说话口齿不清，右侧下肢轻偏瘫症状，肌张力增高，巴氏征（＋）。精神检查：意识清晰，智力减退，个人生活不能自理，有二便失禁。本病例诊断考虑为
    A. 阿尔茨海默病
    B. 血管性痴呆
    C. 脑肿瘤所致精神障碍
    D. 脑炎所致精神障碍
    E. 精神发育迟滞

34. 患者男性，71 岁，近 5 个月来开始出现记忆力减退、不能识物，症状呈波动性，后逐渐出现行动迟缓、肌肉强直、幻视。脑电图检查未见异常，头颅 MRI 未见颞叶、脑干、小脑萎缩。患者最可能诊断为
    A. 阿尔茨海默病
    B. Pick 病
    C. 橄榄 – 脑桥 – 小脑萎缩
    D. 额颞叶痴呆
    E. 路易体痴呆

35. 患者男性，74 岁，既往无高血压病史。记忆力进行性下降 4 年。近来常因忘记关煤

气而引起厨房失火，不知如何烹饪，熟悉的物品说不出名称，只会说"那样东西"。夜间定向障碍，行为紊乱，肌力正常，无共济失调。头颅 CT 扫描示有广泛脑萎缩。考虑最可能的诊断是

A. 亨廷顿病

B. 多发梗死性痴呆

C. Creutzfeldt – Jakob 病

D. 阿尔茨海默病

E. Wilson 病

36. 患者女性，74 岁，家人发现其记忆力减退 2 年，表现为近记忆力减退明显而远记忆力相对保留，语言、视空间、执行、计算及理解、判断力均测试正常。该患者可诊断为

A. 轻度痴呆

B. 中度痴呆

C. 重度痴呆

D. 遗忘型轻度认知障碍

E. 非遗忘型轻度认知障碍

37. 患者女性，68 岁，因"近 2 年来常常忘事，经常因找不到东西怀疑被家人拿走"入院检查。查体发现患者社交礼仪良好，但有重复行为，如反复问同一个问题。神经系统检查未见明确阳性体征。患者最可能的诊断是

A. 路易体痴呆　　　B. 血管性痴呆

C. 额颞叶痴呆　　　D. 阿尔茨海默病

E. 帕金森病

38. 患者男性，31 岁，进行性上肢无力伴手肌萎缩 2 年。查体：双上肢三角肌、肱二头肌及前臂肌肉均轻度萎缩，双侧大、小鱼际肌与骨间肌明显萎缩；双侧三角肌肌力 4 级，肘关节屈、伸肌力 5 级，腕关节肌肉肌力 4 级，握拳肌力 4 级；双上肢肌张力低下，肱二头肌、肱三头肌肌腱反射未

见明显异常。患者应首先考虑的疾病是

A. 脑血管意外

B. 臂丛神经损伤

C. 进行性肌萎缩

D. 脊髓空洞症

E. 脊髓压迫症

39. 患者女性，50 岁，3 年来进行性四肢肌力减退，并出现双侧舌肌及上、下肢肌肉萎缩伴肌束颤动，双膝反射亢进，双 Babinski 征阳性，感觉正常。不饮酒，无家族史。患者应进行的检查是

A. 诱发电位　　　　B. 颈椎 X 线

C. 肌电图　　　　　D. 神经传导速度

E. 血清肌酸激酶（CK）

40. 患者女性，51 岁，右手持筷不灵活，渐出现右手"虎口"萎缩，无麻木或疼痛；萎缩渐向前臂、上臂发展，同时下肢出现痉挛性瘫痪。其最可能的诊断是

A. 脑梗死　　　　　B. 颈椎病

C. 脊髓肿瘤　　　　D. 运动神经元病

E. 纹状体 – 黑质变性

41. 患者男性，61 岁，震颤、肌强直、运动缓慢 4 年，呈进行性加重，应用左旋多巴治疗无效。否认有长期应用抗精神病药物史及相关疾病家族史。MRI 示脑桥轻度萎缩。该患者可考虑的诊断为

A. 脑炎后帕金森综合征

B. 进行性核上性麻痹

C. CO 中毒后帕金森综合征

D. 多系统萎缩

E. 药物引起的帕金森综合征

三、A3/A4 型题

（42～44 题共用题干）

患者男性，45 岁，发作性四肢抽搐 5 年，行为异常 3 年，智力下降。患者的两个舅舅均

在年轻时发现为精神异常，被诊为"精神病"，均于 40 岁左右去世，死因不详。入院进行神经系统检查发现患者神志清醒，语言刻板、重复，记忆力、定向力、计算力、理解判断力均下降；表情淡漠、呆板，行为异常。其余神经系统查体均未见明显异常。MMSE：4分。ADL：58 分。

42. 为明确诊断，最终需要进行的检查为

A. 脑电图

B. 头 MRI

C. 实验室血生化检查

D. 脑活检

E. 腰穿脑脊液检查

43. 若头颅 MRI 显示双侧额颞叶萎缩，脑活检病理见泛素染色阳性神经元，则诊断为

A. Alzheimer 病　　B. Pick 病

C. 额颞叶痴呆　　D. Lewy 体痴呆

E. 进行性核上性麻痹

44. 若此患者无抽搐，而表现为全身不自主运动，则可能的诊断为

A. Pick 病　　B. Alzheimer 病

C. 额颞叶痴呆　　D. 路易体痴呆

E. 亨廷顿病痴呆

（45～47 题共用题干）

患者男性，68 岁，本科学历，因"波动性认知障碍 1 年，症状加重伴跌倒 1 个月"入院。查体：面具脸，言语不清，答非所问，小碎步，双上肢呈齿轮样肌张力增高，闭目难立征（+）。辅助检查：MRI 示轻度脑萎缩改变。量表检查：MoCA 评分 11 分；认知损害领域依次为：延迟记忆 0 分，视空间与执行能力 0 分，注意力 1 分，定向力 2 分。

45. 该患者最可能的诊断是

A. 额颞叶痴呆　　B. 路易体痴呆

C. 血管性痴呆　　D. 阿尔茨海默病

E. 正常颅压性脑积水

46. 该疾病的早期临床表现不包括

A. 波动性认知障碍

B. 运动迟缓

C. 肌强直

D. 视幻觉

E. 尿失禁

47. 关于该疾病的描述，不正确的是

A. 痴呆症状一般早于或与帕金森综合征同时出现

B. 认知功能以注意、执行功能和视空间技能损害最明显

C. 静止性震颤常常不太明显

D. 发病机制与 APOE 基因相关

E. 50%～80% 的患者在疾病早期出现视幻觉

（48～50 题共用题干）

患者女性，57 岁，因"1 年来渐进性四肢肌力减弱，伴行走不便"入院。查体：四肢肌肉萎缩、痉挛，有肌束颤动，腱反射活跃，巴宾斯基征（+）。

48. 根据查体结果判断，患者的损伤部位可能位于

A. 脊髓前角

B. 脊髓后角

C. 上胸段脊髓横断面

D. 下胸段脊髓横断面

E. 脊髓侧角

49. 患者最可能诊断为

A. 横贯性脊髓炎　　B. 神经根性脊髓病

C. 脊髓空洞症　　D. 运动神经元病

E. 慢性炎症性周围神经病

50. 实验室检查可能会出现

A. 血清叶酸水平降低

B. 血清维生素 B_1 水平降低

C. 脑脊液中蛋白水平降低

D. 血清半胱氨酸水平降低

E. 脑脊液细胞数增多

(51～53 题共用题干)

患者男性，48 岁，因"双手骨间肌及大、小鱼际肌肌肉萎缩 1 年，双手指活动不灵 4 个月"入院。查体：双手远端肌力 4 级；双手骨间肌及大、小鱼际肌肌肉萎缩，以右侧为重；无感觉障碍；四肢腱反射减弱；双病理征阴性。

51. 患者应首选的检查为

A. 头颅 CT　　　　B. 肌电图

C. 脑电图　　　　D. 肌肉活检

E. 颈髓 MRI

52. 若肌电图显示神经源性改变，并见到纤颤电位和正锐波，神经传导速度正常。最可能的疾病是

A. 周围神经病　　B. 脊髓型颈椎病

C. 运动神经元病　D. 脊肌萎缩症

E. 多灶性运动神经病

53. 患者首选的病因治疗药物为

A. 利鲁唑　　　　B. B 族维生素

C. 丙种球蛋白　　D. 皮质激素

E. 新型钙通道阻滞剂

(54～56 题共用题干)

患者女性，54 岁，因"双下肢僵硬、乏力 2 年，双上肢乏力伴肌萎缩 1 年"入院。查体：双手大、小鱼际肌萎缩，可见肌纤维颤动，四肢痉挛性肌张力增高，四肢肌力 4 级，髌阵挛阳性、踝阵挛阳性，双侧 Babinski 征（＋）。

54. 病变累及的解剖结构是

A. 脊髓前角　　　　B. 上运动神经元

C. 下运动神经元　　D. 皮质脊髓束

E. 上、下运动神经元

55. 患者最可能诊断为

A. 脊髓痨

B. 脊髓空洞症

C. 肌萎缩侧索硬化

D. 脊髓亚急性联合变性

E. 进行性脊肌萎缩症

56. 帮助诊断的首选检查是

A. 腰穿脑脊液检查

B. 肌电图检查

C. 脊髓 CT

D. 脊髓 MRI

E. 叶酸及维生素 B_{12} 测定

(57～59 题共用题干)

患者女性，48 岁，因"双上肢无力伴肌萎缩、肉跳 1 年"就诊。无感觉障碍和尿失禁。查体：两侧肩部肌力 5 级，肘关节肌力 5 级，腕关节肌力 4 级，对掌肌及骨间肌的肌力 2～3 级，双上肢肌张力略增高，双侧肱二头肌、肱三头肌反射（＋＋＋），右侧 Hoffmann 征（＋）；左侧巴氏征（＋）；双侧大、小鱼际肌与骨间肌均有不同程度萎缩。

57. 患者首先可考虑的诊断是

A. 吉兰 - 巴雷综合征

B. 脊髓压迫症

C. 脊髓亚急性联合变性

D. 进行性脊肌萎缩症

E. 肌萎缩侧索硬化

58. 为了与脊髓空洞症进行鉴别诊断，除临床诊断外，患者还须首先进行的检查是

A. 腰椎穿刺　　　　B. 椎管造影

C. 脊柱 CT 扫描　　D. 诱发电位检测

E. 颈髓磁共振成像

59. 患者如做肌电图检查，正确的表现应为

A. 运动传导速度减低

B. 感觉传导速度减低

C. 进行性失神经支配和慢性神经再生

支配

D. 肌源性损害

E. 重复电刺激后动作电位幅度衰减 20%

（60～63 题共用题干）

患者男性，65 岁，因"构音障碍 2 年，进行性加重伴四肢无力 1 年"入院。患者 2 年前无明显诱因出现构音障碍，表现为说话速度变慢、吐字欠清、声音嘶哑，伴饮水呛咳，双侧口角间断流涎，伴面部表情减少、阵发性头痛，无肢体肌力下降、感觉异常，无听理解障碍。1 年前出现吞咽困难、强哭强笑；双下肢力量下降，行走速度减慢；双手力量下降，持重物费力；伴全身肉跳，易抽筋。

60. 若完善肌电图提示：神经传导速度正常，右肱二头肌、右第一骨间肌、左胸锁乳突肌、右胸 10 脊旁肌神经源性损害。患者最可能的诊断是

A. 颈椎病

B. 运动神经元病

C. 多灶性运动神经病

D. 肯尼迪病

E. 多系统萎缩

61. 该患者查体不可能发现的体征是

A. 双侧胸锁乳突肌、斜方肌萎缩，转颈、耸肩力弱

B. 四肢近端肌力 4 级，远端肌力 3 级

C. 腹壁浅反射消失

D. 双上肢肱二头肌反射、肱三头肌反射、桡骨膜反射对称（＋＋＋）

E. 双下肢深感觉障碍

62. 若患者后期出现认知功能下降，可能是由于合并了

A. 阿尔茨海默病　　B. 路易体痴呆

C. 血管性痴呆　　D. 额颞叶痴呆

E. 正常颅压性脑积水

63. 对于该患者，有循证医学证据的治疗是

A. 肌酸　　B. 神经生长因子

C. 辅酶 Q　　D. 干细胞治疗

E. 利鲁唑

四、B1 型题

（64～66 题共用备选答案）

A. 抑郁状态　　B. 谵妄

C. 幻觉　　D. 癫痫

E. 生活不能自理

64. 血管性痴呆患者最常见的伴随症状是

65. 路易体痴呆患者的精神障碍中最多见的是

66. Alzheimer 病患者后期的主要表现是

（67～68 题共用备选答案）

A. 运动皮质　　B. 脑干运动核

C. 脊髓前根　　D. 脊髓前角细胞

E. 锥体束

67. 进行性延髓麻痹主要累及

68. 原发性侧索硬化主要累及

五、X 型题

69. 以下哪些为神经变性病性痴呆

A. Pick 病　　B. 路易体痴呆

C. Binswanger 病　　D. 肝豆状核变性

E. 阿尔茨海默病

70. 以下属于非变性病性痴呆的是

A. 额颞叶痴呆　　B. 血管性痴呆

C. 朊蛋白病　　D. 维生素 B_{12} 缺乏

E. 亨廷顿病

71. 与痴呆进行鉴别过程中，正常颅压性脑积水的三大主征包括

A. 进行性智能衰退

B. 共济失调步态

C. 跨阈步态

D. 尿失禁

E. 痉挛性偏瘫步态

72. 具有激越和（或）攻击症状的痴呆综合征有

A. 阿尔茨海默病

B. 路易体痴呆

C. 额颞叶痴呆

D. 帕金森病痴呆

E. 血管性痴呆

73. 有助于阿尔茨海默病（AD）与血管性痴呆（VaD）鉴别的神经心理学测验有

A. Stroop 色词测验

B. 言语流畅性测验

C. 数字符号转换测验

D. 结构模仿

E. 迷宫测验

74. 阿尔茨海默病（AD）与血管性痴呆（VaD）的鉴别，叙述正确的有

A. AD 持续性进展；VaD 波动性进展

B. AD 为全面性痴呆，有人格损害；VaD 为斑片状损害，人格相对保留

C. AD 伴随精神行为异常，VaD 伴随局灶性神经系统症状与体征

D. AD 和 VaD 神经心理学检查均可见突出的早期情景记忆损害

E. AD 和 VaD 的 PET/SPECT 检查均可见颞、顶叶对称性血流低下

75. 阿尔茨海默病（AD）与路易体痴呆（DLB）的鉴别，叙述正确的有

A. 两者回忆及再认功能均相对保留

B. DLB 的言语流畅性、视觉感知及操作任务的完成等方面损害比 AD 轻

C. DLB 的认知水平损害比 AD 轻

D. DLB 的运动及神经精神障碍损害比 AD 重

E. DLB 患者的生活自理能力比 AD 差

76. 与额颞叶痴呆有关的基因突变中，最多见

的有

A. VCP 基因突变

B. GRN 基因突变

C. TARDP 基因突变

D. FUS 基因突变

E. tau 基因突变

77. 诊断路易体痴呆（DLB）的支持证据有

A. 反复跌倒、晕厥或短暂意识丧失

B. 自主神经功能紊乱

C. 脑卒中的局灶性神经系统体征或神经影像学证据

D. 间碘苄胍（MIBG）闪烁扫描提示心肌摄取率降低

E. SPFCT/PET 提示枕叶皮质的代谢率升高

78. 诊断路易体痴呆（DLB）必须具备的症状有

A. 进行性认知功能下降，以致明显影响社会或职业功能

B. 认知功能以注意、执行功能和视空间功能损害最明显

C. 反复发作的详细成形的视幻觉

D. REM 期睡眠行为障碍

E. 疾病早期可以没有记忆损害，但随着病程发展，记忆障碍越来越明显

79. 导致常染色体显性遗传的家族性阿尔茨海默病的突变基因有

A. tau 蛋白基因　　　B. APP 基因

C. ApoE 基因　　　　D. PS1 基因

E. PS2 基因

80. 阿尔茨海默病发病的危险因素有

A. 吸烟

B. 膳食因素

C. 低教育程度

D. 女性雌激素水平降低

E. 血管因素

81. 阿尔茨海默病的大体病理表现包括

    A. 脑的体积缩小和重量减轻

    B. 脑沟加深、变宽

    C. 脑回萎缩

    D. 侧脑室及第三脑室缩小

    E. 海马区萎缩

82. 有关 Alzheimer 病的发病机制，现有多种学说，其中影响较广的有

    A. β－淀粉样蛋白瀑布假说

    B. tau 蛋白学说

    C. 神经血管假说

    D. 细胞周期调节蛋白障碍假说

    E. 氧化应激假说

83. 阿尔茨海默病患者脑电图可出现广泛的 θ 活动，以下列哪些部位明显

    A. 额叶　　　　　B. 颞叶

    C. 顶叶　　　　　D. 枕叶

    E. 小脑

84. 对 AD 进行神经心理学检查的认知评估领域包括

    A. 记忆功能　　　B. 言语功能

    C. 定向力　　　　D. 应用能力

    E. 执行功能

85. 临床上常用的认知评估量表，属于精神行为评定量表的是

    A. 简易精神状况检查量表（MMSE）

    B. 蒙特利尔认知测验（MoCA）

    C. 总体衰退量表（GDS）

    D. 神经精神问卷（NPI）

    E. 汉密尔顿抑郁量表（HAMD）

86. 阿尔茨海默病轻度认知功能障碍期的表现包括

    A. 记忆力轻度受损

    B. 学习和保存新知识的能力下降

    C. 注意力、执行能力轻度受损

    D. 语言能力和视空间能力轻度受损

    E. 基本日常生活能力受限

87. 阿尔茨海默病需与下列哪些疾病鉴别

    A. 多系统萎缩　　B. 血管性痴呆

    C. 路易体痴呆　　D. 额颞叶痴呆

    E. 帕金森病痴呆

88. 以下治疗阿尔茨海默病的药物中，属于乙酰胆碱酯酶抑制剂的是

    A. 多奈哌齐　　　B. 奥拉西坦

    C. 石杉碱甲　　　D. 卡巴拉汀

    E. 美金刚

89. 关于阿尔茨海默病的影像学检查结果，正确的是

    A. CT 检查可见脑萎缩、脑室扩大

    B. 头颅 MRI 检查显示双侧颞叶、海马萎缩

    C. SPECT 灌注成像可见双侧颞叶的海马区血流和代谢降低

    D. PET 成像技术可见脑内的 Aβ 沉积

    E. 氟脱氧葡萄糖 PET 成像可见双侧颞叶的海马区血流和代谢增强

90. Alzheimer 病的治疗包括

    A. 加强支持治疗和对症治疗

    B. 化疗

    C. 改善认知功能药物治疗

    D. 控制精神症状药物治疗

    E. 康复治疗

91. 进行性肌萎缩之运动神经元变性累及的部位是

    A. 运动皮质

    B. 锥体束

    C. 脊髓前角细胞

    D. 脊髓前根

    E. 脑干运动神经核

92. 腰椎穿刺脑脊液中蛋白为 2.0g/L（200mg/dl），与下列哪些疾病不符合

　　A. 脑肿瘤

　　B. 脊髓压迫症

　　C. 结核性脑膜炎

　　D. 吉兰－巴雷综合征

　　E. 运动神经元病

93. 运动神经元病的病因和发病机制包括

　　A. 氧化应激

　　B. 兴奋性氨基酸毒性

　　C. 线粒体功能障碍

　　D. 自身免疫机制

　　E. 神经营养因子障碍

94. 上运动神经元损害表现包括

　　A. 腱反射亢进　　　B. 痉挛

　　C. 肌张力障碍　　　D. 阵挛

　　E. 肌力下降

95. 以下叙述正确的是

　　A. α－突触核蛋白是 Pick 小体的主要成分

　　B. 异常磷酸化的 tau 蛋白是神经原纤维缠结（NFT）的主要成分

　　C. β－淀粉样蛋白（Aβ）是神经炎性斑（NP）的主要成分

　　D. 神经元胞质内 Pick 小体仅见于 Pick 病

　　E. 神经炎性斑（NP）和神经原纤维缠结（NFT）仅见于阿尔茨海默病

96. 多系统萎缩的自主神经功能障碍表现有

　　A. 直立性（体位性）低血压

　　B. 男性勃起功能障碍

　　C. 腹泻

　　D. 吞咽困难

　　E. 瞳孔大小不等

第六章 周围神经疾病

一、A1 型题

1. 下列属于周围神经病变的是
    A. 双下肢痉挛性瘫痪
    B. 腱反射减弱或消失
    C. 腱反射亢进
    D. 病理反射阳性
    E. Kernig 征阳性

2. 原发性三叉神经痛查体可发现
    A. 面部有疼痛触发点
    B. 面部感觉减退
    C. 角膜反射消失
    D. 张口下颌偏斜
    E. 咀嚼肌萎缩

3. 神经系统检查时，原发性三叉神经痛相应的面部触觉与痛觉改变为
    A. 与健侧相似   B. 痛觉增高
    C. 痛觉减低   D. 触觉减低
    E. 触觉消失

4. 继发性三叉神经痛与原发性三叉神经痛的主要鉴别要点是前者
    A. 病程较长
    B. 疼痛较剧烈
    C. 发病年龄较轻
    D. 有神经系统阳性体征
    E. 药物疗效较差

5. 治疗三叉神经痛效果较好的药物是
    A. 地西泮   B. 氯氮䓬
    C. 苯妥英钠   D. 卡马西平
    E. 七叶莲

6. 原发性三叉神经痛的治疗原则，正确的是

A. 以止痛治疗为目的
B. 首选三叉神经脊束切断术
C. 首选神经阻滞治疗
D. 首选三叉神经周围支切断术
E. 首选经皮半月神经节射频电凝疗法

7. 目前广泛应用的治疗三叉神经痛最安全有效的手术方法是
    A. 三叉神经切断术
    B. 三叉神经显微血管减压术
    C. 三叉神经运动根部分切断术
    D. 三叉神经感觉根部分切断术
    E. 三叉神经 – 面神经吻合术

8. 经皮半月神经节射频电凝疗法治疗三叉神经痛，射频电极针通常加热至
    A. 35℃ ~45℃   B. 45℃ ~55℃
    C. 55℃ ~65℃   D. 65℃ ~75℃
    E. 75℃ ~85℃

9. 不适用于治疗原发性三叉神经痛的治疗方法是
    A. 大量维生素 B_{12} 肌内注射
    B. 封闭疗法
    C. 卡马西平口服
    D. 经皮半月神经节射频电凝疗法
    E. 大剂量激素冲击治疗

10. 关于原发性三叉神经痛的临床表现，不正确的是
    A. 发作表现为电击样、针刺样、刀割样或撕裂样的剧烈疼痛，为时短暂，每次数秒至 2 分钟
    B. 疼痛以面颊、上下颌及舌部最为明显

C. 口角、鼻翼、颊部和舌部为敏感区，
轻触即可诱发；洗脸、刷牙、咀嚼、
打哈欠和讲话等均可诱发

D. 严重者伴有面部肌肉的反射性抽搐，
口角牵向患侧，称为痛性抽搐

E. 一般伴有面瘫

11. 原发性三叉神经痛发生率最高的是以下哪
一支

A. 第2支　　　B. 第2、3支

C. 第1、2支　　D. 第1、3支

E. 第3支的运动支

12. 以下颜面部疼痛中，最易与三叉神经痛混
淆的是

A. 牙痛　　　B. 青光眼

C. 中耳炎　　D. 额窦炎

E. 上颌窦炎

13. 诱发三叉神经痛的动作，下述最准确的是

A. 洗脸　　　B. 刷牙

C. 咀嚼　　　D. 说笑

E. 以上都是

14. 有助于继发性三叉神经痛诊断的检查方
法，下述最准确的是

A. 头颅X线片　　B. 头颅CT

C. 头颅MRI　　D. 脑脊液

E. 以上都是

15. 原发性三叉神经痛患者服用卡马西平时一
般无需观察

A. 皮疹　　　B. 共济失调

C. 血常规　　D. 肝功能

E. 粪常规

16. 三叉神经痛不包括以下哪种病理改变

A. 神经节内节细胞消失

B. 神经纤维脱髓鞘或髓鞘增厚

C. 轴索变形

D. 颅后窝小的异常血管团压迫三叉神经

根或延髓外侧

E. 沃勒变性

17. 原发性三叉神经痛发作时的疼痛特点为

A. 疼痛多见于前额部

B. 持续性钝痛

C. 持续性刺痛

D. 发作性的剧烈短暂性电击样痛

E. 发作时伴有同侧面部感觉减退

18. 检查角膜反射时，如患者右侧角膜直接反
射存在、间接反射消失，说明病变在

A. 右侧三叉神经　　B. 左侧三叉神经

C. 右侧动眼神经　　D. 左侧动眼神经

E. 左侧面神经

19. 急性炎性脱髓鞘性多发神经根神经病的主
要死亡原因是

A. 呼吸衰竭　　　B. 肾衰竭

C. 循环衰竭　　　D. 肝衰竭

E. 严重感染

20. 有的急性炎性脱髓鞘性多发神经根神经病
患者以脑神经损害为首发症状，其中最常
见的受累神经是

A. 动眼神经　　　B. 舌咽神经

C. 舌下神经　　　D. 单侧面神经

E. 双侧面神经

21. 急性炎性脱髓鞘性多发神经根神经病在发
病前常有

A. 家族史　　　B. 感染病史

C. 糖尿病病史　　D. 外伤史

E. 药物中毒史

22. 急性炎性脱髓鞘性多发神经根神经病的临
床表现主要是

A. 四肢痉挛性瘫痪

B. 明显的括约肌功能障碍

C. 一侧周围性面瘫

D. 四肢感觉障碍重于运动障碍

E. 四肢对称性弛缓性瘫痪，可伴有脑神经支配的运动功能受累

23. 急性炎性脱髓鞘性多发神经根神经病较少见的临床表现为

A. 四肢无力　　B. 小腿肌压痛

C. 呼吸困难　　D. 双侧面瘫

E. 三叉神经痛

24. 与空肠弯曲菌感染有关的神经疾病是

A. 急性脊髓炎

B. 坐骨神经痛

C. 急性炎性脱髓鞘性多发神经根神经病

D. 慢性炎性脱髓鞘性多发神经根神经病

E. 面神经炎

25. 关于重症肌无力与急性炎性脱髓鞘性多发神经根神经病的鉴别点，下述最准确的是

A. 起病急缓　　B. 症状有无波动

C. 疲劳试验　　D. 新斯的明试验

E. 以上全部

26. 吉兰 - 巴雷综合征（GBS）的特征性改变是

A. 脑脊液蛋白 - 细胞分离现象

B. 窦性心动过速和 T 波改变等心电图异常

C. 神经传导速度减慢，远端潜伏期延长

D. 肌电图远端波幅减低，甚至引不出

E. 腓肠神经活检发现脱髓鞘及炎性细胞浸润

27. 表现呈急性运动轴索性神经病的吉兰 - 巴雷综合征最常见的感染病原体是

A. 空肠弯曲菌

B. 巨细胞病毒

C. EB 病毒

D. 乙型肝炎病毒

E. 水痘 - 带状疱疹病毒

28. 以下关于吉兰 - 巴雷综合征的叙述，不正确的是

A. 损害多数脊神经根和周围神经

B. 急性起病

C. 有脑脊液蛋白 - 细胞分离现象

D. 呈单时相自限性病程

E. 静脉注射免疫球蛋白（IVIG）治疗无效

29. 吉兰 - 巴雷综合征分型中最常见的是

A. 急性炎性脱髓鞘性多发神经根神经病（AIDP）

B. 急性运动轴索性神经病（AMAN）

C. 急性运动感觉轴索性神经病（AMSAN）

D. Miller - Fisher 综合征（MFS）

E. 急性泛自主神经病（APN）

30. 急性炎性脱髓鞘性多发神经根神经病的脑脊液表现为

A. 糖降低

B. 蛋白及细胞均增多

C. 淋巴细胞增多

D. 氯化物降低

E. 蛋白增高而细胞正常或接近正常

31. 急性炎性脱髓鞘性多发神经根神经病起病 1 周内最常见的临床表现是

A. 肌萎缩

B. 尿潴留

C. 四肢弛缓性瘫痪

D. 四肢"手套 - 袜套样"感觉减退

E. 脑脊液蛋白 - 细胞分离

32. 吉兰 - 巴雷综合征的病因，不正确的是

A. 确切病因未明

B. 与空肠弯曲菌感染无关

C. 可能与病毒感染有关

D. 某些自身免疫病可合并本病

E. 可发生于感染性疾病、疫苗接种后

33. 急性炎性脱髓鞘性多发神经根神经病的叙

述，不正确的是

A. 首发症状通常为肢体对称性弛缓性肌无力

B. 主要危险是呼吸肌麻痹

C. 脑神经损害以双侧面神经麻痹常见

D. 多数病例出现括约肌功能障碍

E. 大多数病例出现脑脊液蛋白 – 细胞分离

34. 急性炎性脱髓鞘性多发神经根神经病最严重的并发症是

A. 吞咽困难　　　B. 呼吸肌麻痹

C. 肺部感染　　　D. 心力衰竭

E. 心肌炎

35. 急性炎性脱髓鞘性多发神经根神经病与低钾型周期性瘫痪最主要的鉴别点是

A. 瘫痪的特点

B. 是否伴双侧面神经麻痹

C. 是否血钠降低

D. 是否血钾降低

E. 脑脊液改变

36. 急性炎性脱髓鞘性多发神经根神经病在周围神经病理上的主要特征是

A. 轴突变性　　　B. 节段性脱髓鞘

C. 神经元变性　　D. 沃勒变性

E. 细胞凋亡

37. 急性炎性脱髓鞘性多发神经根神经病患者合并呼吸肌麻痹时抢救的关键是

A. 减少肢体疼痛

B. 预防压疮及护理

C. 营养及维持水、电解质代谢平衡

D. 定时翻身、拍背，预防肺部感染

E. 呼吸功能监护和使用辅助呼吸器

38. 急性炎性脱髓鞘性多发神经根神经病的主要病变部位是

A. 周围神经

B. 脊髓、脊膜

C. 脊神经根 + 周围神经

D. 大脑

E. 小脑

39. 以下符合急性炎性脱髓鞘性多发神经根神经病脑脊液表现的是

A. 脑脊液一直正常

B. 细胞和蛋白均增高

C. 细胞增高而蛋白稍增高

D. 起病时蛋白明显增高

E. 起病后 2~4 周蛋白不同程度升高

40. 急性炎性脱髓鞘性多发神经根神经病的主要临床表现是

A. 肢体对称性麻木

B. 肢体对称性无力

C. 发作性肢体无力

D. 发作性肢体麻木

E. 双侧眼外肌瘫痪

41. 腓肠神经活检发现炎症性节段性脱髓鞘，有典型"洋葱头样"改变，应高度提示

A. AIDP

B. CIDP

C. Bell 麻痹

D. 中毒性周围神经病

E. 糖尿病周围神经病变

42. 慢性炎性脱髓鞘性多发神经根神经病（CIDP）的特点不包括

A. 只发生于儿童

B. 呈慢性进展或复发性病程

C. 起病隐袭，很少发现有前驱因素

D. 病理上炎症反应不明显，有"洋葱头样"改变

E. 激素疗效较肯定

43. 关于慢性炎性脱髓鞘性多发神经根神经病的治疗，错误的是

A. 应用皮质类固醇激素治疗

B. 血浆置换

C. 免疫球蛋白静脉滴注

D. 应用免疫抑制剂环磷酰胺等

E. 应用抗生素进行抗感染治疗

44. CIDP 的治疗应首选

A. 糖皮质激素   B. 血浆置换

C. 免疫抑制剂   D. B 族维生素

E. 促神经代谢药物

45. 鼓索以下特发性面神经麻痹的临床表现不包括

A. 麻痹侧耳后疼痛

B. 出现贝尔征

C. 露齿时口角歪向健侧

D. 患侧面部表情肌瘫痪

E. 舌前 2/3 味觉障碍

46. 特发性面神经麻痹的起病形式一般为

A. 突然起病   B. 亚急性起病

C. 急性起病   D. 慢性起病

E. 亚急性或慢性起病

47. 特发性面神经麻痹时 Bell 征是指

A. 患侧表情肌瘫痪，额纹消失，不能皱额蹙眉

B. 患侧鼻唇沟变浅，口角下垂

C. 颊肌瘫痪，食物易滞留于患侧齿龈

D. 眼裂不能闭合或者闭合不全，闭眼时患侧眼球向外下方转动，露出白色巩膜

E. 眼裂不能闭合或者闭合不全，闭眼时患侧眼球向外上方转动，露出白色巩膜

48. 特发性面神经麻痹在何部位易发生味觉障碍

A. 舌前 1/3   B. 舌后 1/3

C. 舌前 2/3   D. 舌后 2/3

E. 全舌部

49. 特发性面神经麻痹患者可以完成以下哪个动作

A. 咀嚼   B. 皱额

C. 闭目   D. 鼓腮

E. 吹口哨

50. 特发性面神经麻痹病变位于茎乳孔附近，表现为

A. 周围性面瘫   B. 中枢性面瘫

C. 听觉过敏   D. 听力减退

E. 味觉障碍

51. Bell 麻痹是茎乳孔内面神经非特异性炎症导致的

A. 截瘫   B. 偏瘫

C. 神经变性病   D. 中枢性面瘫

E. 周围性面瘫

52. 以下治疗不正确的是

A. 面神经炎用泼尼松

B. 三叉神经痛用卡马西平

C. 重症肌无力用新斯的明

D. 面神经炎用抗生素

E. 偏头痛用麦角胺咖啡因

53. 有助于判断特发性面神经麻痹预后的检查是

A. 脑电图   B. 脑 CT

C. 脑 MRI   D. 肌电图

E. 脑干诱发电位

54. Hunt 综合征病变部位在

A. 鼓索参与面神经处以上

B. 膝状神经节

C. 内耳孔

D. 茎乳孔

E. 面神经发出镫骨肌支以上

55. Hunt 综合征的表现不包括

A. 周围性面瘫

B. 舌前 1/3 味觉消失

C. 听觉过敏

D. 耳廓、外耳道感觉减退

E. 外耳道、鼓膜疱疹

56. 特发性面神经麻痹急性期治疗时应尽早使用的药物是

A. 皮质类固醇　　　B. 维生素 B_{12}

C. 按摩　　　　　　D. 针灸

E. 抗胆碱酯酶药物

57. 腕管综合征压迫损伤的神经是

A. 尺神经　　　　　B. 桡神经

C. 腋神经　　　　　D. 正中神经

E. 臂丛神经

58. 以下表现符合腕管综合征的是

A. 疼痛性跛行，小腿以下感觉异常，"4"字征阳性，Tinel 征阳性

B. 双手麻木、无力

C. 拇指、示指、中指感觉过敏或迟钝，大鱼际肌萎缩，拇指对掌无力，Tinel征和屈腕试验阳性

D. 拇指外展、伸直障碍，第 2～5 指掌指关节不能主动伸直

E. 小指对掌无力，手指内收、外展不灵活，小鱼际肌、骨间肌萎缩，环指、小指呈爪状畸形，Tinel 征和夹纸试验阳性

59. 关于腕管综合征的治疗，以下叙述不正确的是

A. 早期用非甾体抗炎药可减轻症状

B. 术后腕中立位夹板制动 3 周，避免手指屈伸活动

C. 症状严重，大鱼际肌明显萎缩者，可选用腕横韧带切开术

D. 正中神经损伤者注意保持手腕中立位，避免手腕过度活动

E. 放松手及腕部肌肉的锻炼，包括握拳

和放松、双手交叉环转等

60. 关于多发性神经病的病因，叙述正确的是

A. 都是全身性的

B. 都是局部性的

C. 多是全身性的

D. 多是局部性的

E. 可为全身性的，也可为局部性的

61. 多发性神经病是四肢远端对称性或非对称性的运动、感觉、自主神经功能障碍，本病是下列哪项神经元性瘫痪的临床综合征

A. 单神经元　　　　B. 感觉神经元

C. 上运动神经元　　D. 下运动神经元

E. 混合神经元

62. 在细小神经纤维受损的疾病如酒精中毒性多发性神经病，即使痛、温觉严重丧失时仍可存在的是

A. 腹壁反射　　　　B. 提睾反射

C. 膝腱反射　　　　D. 跖反射

E. 病理反射

二、A2 型题

63. 患者女性，61 岁，行走不稳，夜晚黑暗时加重；行走时双目注视地面，跨步大，举足高，踏步作响。应考虑为

A. 小脑性共济失调

B. 前庭性共济失调

C. 感觉性共济失调

D. 下肢痉挛性瘫痪

D. 下肢弛缓性瘫痪

64. 患者女性，63 岁，右面部发作性疼痛 1 年，诊断为原发性三叉神经痛。治疗应首选的方法为

A. 卡马西平口服

B. 周围支神经试行无水乙醇封闭

C. 三叉神经节射频电凝

D. 周围支神经切断术

E. 三叉神经感觉根切断术

65. 患者男性，39岁，左侧面部发作性电击样疼痛4个月，临床拟诊为三叉神经痛。患者不需要进行的三叉神经功能检查为

A. 感觉功能　　　B. 味觉功能

C. 角膜反射　　　D. 咀嚼肌功能

E. 运动功能

66. 患者男性，68岁，因"左侧面颊部阵发性烧灼样疼痛2个多月"就诊。每次发作持续10分钟左右。查体：左侧眼眶下面颊部痛觉减退，咀嚼肌无力，角膜反射似较右侧迟钝。以下处理正确的是

A. 首选卡马西平口服

B. 积极查找病因，对因处理

C. 一般无法明确病因，对症处理

D. 手术切断三叉神经周围支

E. 神经阻滞疗法

67. 患者男性，18岁，早晨起床后感到四肢无力，下肢重于上肢，下午症状加重，四肢不能活动并且出现呼吸困难及吞咽困难，发病前2周有上呼吸道感染史。查体：饮水呛咳，咽反射消失，四肢肌力0级，肌张力减低，各腱反射（-），感觉无障碍，双侧Babinski征（-），二便尚能自控。何时进行哪种检查对本病的诊断最有意义

A. 立即查血沉，血常规

B. 立即查脑电图

C. 立即行脑脊液检查

D. 立即行肌电图检查

E. 10天后检查脑脊液

68. 患者男性，31岁，因"四肢麻木、无力、酸痛，伴吞咽、发音困难15小时"入院。自述排尿无障碍。查体：四肢呈弛缓性瘫痪，四肢腱反射消失。起病后次日进行腰椎穿刺，脑脊液压力和实验室检查均正

常，肌酶正常。应考虑为

A. 急性脊髓炎

B. 多发性肌炎

C. 吉兰-巴雷综合征

D. 周期性瘫痪

E. 脊髓灰质炎

69. 患者男性，28岁，因"四肢无力6天"入院，小便正常。查体：四肢肌力0级，肌张力减低，各腱反射（-），感觉无障碍，双侧Babinski征（-）。脑脊液细胞数5×10^6/L，蛋白0.83g/L。以下疾病可能性最大的是

A. 多发性神经炎

B. 急性脊髓炎

C. 重症肌无力（全身型）

D. 脊髓灰质炎

E. 急性炎性脱髓鞘性多发神经根神经病

70. 患者男性，68岁，患急性炎性脱髓鞘性多发神经根神经病。住院期间早晨起床后突然出现痰液黏稠、咳不出，胸闷、气短伴颜面和口唇发绀的症状。针对患者此时的病情，应立即采取的急救措施是

A. 吸痰和吸氧

B. 抗生素和支气管舒张剂雾化吸入

C. 口对口人工呼吸

D. 肾上腺皮质激素肌内注射

E. 气管切开、吸痰及辅助机械呼吸

71. 患者男性，39岁，以"四肢对称性无力1天"就诊。自述无大、小便障碍。查体：四肢肌力2级，肌张力低下；四肢远端对称性痛觉减退。临床初步考虑为急性炎性脱髓鞘性多发神经根神经病。在病史询问中最有价值的是

A. 过度疲劳史

B. 长期饮酒史

C. 长期吸烟史

D. 有机磷农药中毒史

E. 发病前 1~3 周有上呼吸道或胃肠道感染史

72. 患者男性，28 岁，因出现"四肢无力 1 周，不能行走 2 天"为由入院。病前 10 天有"感冒"史。查体：双眼睑闭合无力，四肢肌力 3 级，肌张力减低，各腱反射（－），双侧 Babinski 征（－）。患者可考虑的诊断为

A. 脊髓灰质炎

B. 重症肌无力

C. 周期性瘫痪

D. 急性脊髓炎休克期

E. 急性炎性脱髓鞘性多发神经根神经病

73. 患者女性，35 岁，以"四肢无力 10 天"为主诉来诊。查体：四肢肌力 2 级，肌张力减低，各腱反射（－），伴肌压痛，大、小便能自控，无明显感觉障碍。腰穿脑脊液检查：白细胞数 $6 \times 10^6/L$，蛋白质 $0.9g/L$，糖 $2.9mmol/L$，氯化物 $125mmol/L$。诊断考虑为

A. 急性炎性脱髓鞘性多发神经根神经病

B. 重症肌无力

C. 急性硬脊膜外脓肿

D. 脊髓灰质炎

E. 周期性瘫痪

74. 患者男性，29 岁，因四肢弛缓性瘫痪入院。经完善检查后诊断为"急性炎性脱髓鞘性多发神经根神经病"。关于该患者预后的判断，以下叙述不正确的是

A. 病情发展到高峰时可累及呼吸肌，导致呼吸肌麻痹

B. 急性起病，四肢弛缓性瘫痪痊愈可能性极大

C. 患者若出现肢体和躯干的剧烈疼痛，预后差

D. 主观感觉障碍恢复较四肢瘫痪恢复快

E. 遗留有后遗症的可能性不大

75. 患者男性，32 岁，因"1 周前出现四肢麻木、瘫痪"入院。经检查诊断为慢性炎性脱髓鞘性多发神经根神经病（CIDP）。以下关于 CIDP 的叙述，不正确的是

A. 一般有前驱症状

B. 发病后症状达到高峰的时间超过 2 个月

C. 感觉和运动功能同时受到累及

D. 周围神经病理检查可以发现慢性脱髓鞘改变

E. 对称性肢体无力大多自远端向近端发展

76. 患者男性，30 岁，以"右耳疼痛、闭目不全，右口角流涎 1 周"为主诉入院。查体：右侧外耳道有较密集疱疹，右侧额纹消失、Bell 征阳性，右侧闭嘴无力、口角歪向左侧；余神经系统检查正常。下列治疗不正确的是

A. B 族维生素　　　B. 加巴喷丁

C. 皮质类固醇　　　D. 保护右眼角膜

E. 阿昔洛韦

77. 患者男性，58 岁，因"口角歪斜 1 周"就诊。查体：右侧额纹消失、眼睑不能闭合、鼻唇沟变浅，露齿时口角左偏。可能的诊断是

A. 右侧中枢性面神经麻痹

B. 左侧中枢性面神经麻痹

C. 右侧周围性面神经麻痹

D. 左侧周围性面神经麻痹

E. 双侧周围性面神经麻痹

78. 患者男性，35 岁，既往健康，午睡醒后出现口角歪斜。查体：左额纹浅、Bell 征阳性，左鼻唇沟浅，伸舌居中，其他未见异常。患者应首先采用的治疗方法为

A. 针灸

B. 口服肾上腺皮质激素

C. 口服青霉素

D. 口服血塞通（三七总皂苷）

E. 口服 B 族维生素

79. 患者男性，41 岁，因"右侧耳后痛 2 天，口角向左歪斜 1 天"来院就诊。查体：面部感觉正常，无眼震，四肢肌力正常，行走平稳。患者最可能伴有的体征是

A. 右侧眼睑闭合不全

B. 左侧眼睑闭合不全

C. 右侧眼球外展受限

D. 左侧眼球外展受限

E. 两眼向右凝视障碍

80. 患者女性，48 岁，因"左侧面部不适，外耳道疼痛 2 天"来院就诊。查体：左侧额纹消失，左侧闭眼不能，左侧鼻唇沟浅，露齿时口角右歪，左侧舌前 2/3 味觉减退，左外耳道见少量疱疹。该患者病变可能定位在

A. 左茎乳孔外侧面神经

B. 左茎乳孔后镫骨肌分支

C. 左镫骨肌分支处面神经

D. 左膝状神经节

E. 左脑桥小脑角

81. 患者女性，41 岁，因"1 周前头痛、咳嗽、低热，3 天前出现四肢无力伴手脚发麻，渐加重，1 天前出现复视"入院。查体：双眼球外展活动差，双眼闭合不全，额纹消失，不能鼓腮动作，四肢肌力 2 级，肌张力减低，各腱反射（-），感觉正常，双侧 Babinski 征（-）。患者首要的治疗药物为

A. 肾上腺皮质激素　　B. 氯化钾

C. 免疫球蛋白　　　　D. B 族维生素

E. 抗生素

82. 患者男性，38 岁，因"右大腿外侧麻木 2 年"求诊。查体：双下肢肌力 5 级，无肌肉萎缩，肌张力正常，膝腱反射和跟腱反射均正常，病理反射阴性；右大腿外侧有大片状痛觉减退区，约 15cm×20cm。患者最可能诊断为

A. 股神经炎　　　　B. 闭孔神经炎

C. 坐骨神经炎　　　D. 股外侧皮神经炎

E. 腰椎间盘突出症

83. 患者女性，61 岁，糖尿病病史 8 年、高血压病史 4 年。3 个月前因"双上、下肢相继出现麻木和无力"入院检查，症状以手、足为重。查体：四肢远端无力，双肘下和双膝下痛觉和触觉均减退，四肢腱反射未引出。患者最可能诊断为

A. 多发性肌炎

B. 运动神经元病

C. 多发性神经病

D. 脊髓亚急性联合变性

E. 急性炎性脱髓鞘性多发神经根神经病

84. 患者男性，61 岁，患有糖尿病 15 年。治疗糖尿病性多发性神经病所致疼痛的首选药物是

A. 大剂量维生素 B_{12}　B. 神经节苷脂

C. 卡马西平　　　　　D. 三磷酸腺苷

E. 维生素 B_6

三、A3/A4 型题

（85 ~ 88 题共用题干）

患者男性，68 岁，因"左面部发作性剧痛 1 年"入院。疼痛在上颌部及左侧面颊部最明显，自以上位置延至外眦下方，每次持续数秒，讲话、刷牙、进食和洗脸均可诱发疼痛。查体：神经系统无阳性体征。

85. 患者的诊断可考虑为

A. 牙痛

B. 舌咽神经痛

C. 蝶腭神经痛

D. 原发性三叉神经痛

E. 非典型面神经痛

86. 需与以下哪种疾病进行鉴别

A. 偏头痛

B. 蝶腭神经痛

C. 非典型面神经痛

D. 继发性三叉神经痛

E. 舌咽神经痛

87. 患者受累的神经为

A. 面神经

B. 三叉神经眼支

C. 三叉神经下颌支

D. 舌咽神经

E. 三叉神经上颌支

88. 治疗上首选的药物是

A. 卡马西平   B. 维生素 B 族

C. 糖皮质激素   D. 巴氯芬

E. 哌咪清

(89 ~ 92 题共用题干)

患者女性，49 岁，5 年来阵发性左侧面部剧烈疼痛，每次持续 10 ~ 20 秒，每日发作数十次，常因说话、进食、刷牙而诱发，不敢洗脸、说话或吃饭，面色憔悴、情绪低落。

89. 诊断考虑为

A. 偏头痛

B. 特发性面神经麻痹

C. 三叉神经痛

D. 丛集性头痛

E. 混合性头痛

90. 经查体发现左侧痛、温觉减退，深感觉及精细感觉存在，患者首选的检查为

A. 头颅 CT

B. 头颅 MRI

C. 经颅多普勒超声

D. 脑电图

E. 腰椎穿刺术

91. 患者除具有上述体征外，还伴有左眼内斜，右侧肢体肌力 4 级，右侧 Babinski 征（＋）。患者的病变部位可能在

A. 面神经   B. 颅底

C. 大脑皮质   D. 内囊

E. 脑干

92. 若患者经口服药治疗无效，辅助检查证实病变局部有异常血管团压迫，则应采取的治疗措施为

A. 联合多种抗癫痫药物治疗

B. 心理治疗

C. 射频电凝治疗

D. 局部封闭治疗

E. 手术治疗

(93 ~ 95 题共用题干)

患者男性，61 岁，2 年前出现左面部间断突发闪电样锐痛，持续时间 10 ~ 30 分钟，伴同侧面部、口腔黏膜及舌前部麻木，呈进行性加重，口服卡马西平效果欠佳。查体：患侧咀嚼肌萎缩无力、角膜反射迟钝，出现复视。既往有高血压病史 8 年余。头颅 CT 检查可见卵圆孔及圆孔扩大，鞍背及后床突受压破坏。

93. 最可能的诊断是

A. 原发性三叉神经痛

B. 颅底蛛网膜炎

C. 三叉神经鞘瘤

D. 脑膜瘤

E. 面神经炎

94. 本病的病变起源于

A. 面神经

B. 三叉神经感觉根

C. 三叉神经运动根

D. 三叉神经半月节

E. 颅底蛛网膜

95. 本病的治疗方案为

A. 激素治疗

B. 抗生素治疗

C. 肿瘤切除术

D. 三叉神经微血管减压术

E. 三叉神经感觉根切断术

(96~98 题共用题干)

患者男性，38 岁，8 天前因双侧肢体出现对称性瘫痪入院检查。自述无肢体麻木。发病前 2 周曾有腹泻史。查体：双上肢肌力 4 级，双下肢肌力 5 级，四肢肌张力减低，双侧腱反射（++），全身深、浅感觉正常。实验室检查：尿、粪常规正常；血 GM1－IgG（+）。神经传导测定：上、下肢周围神经损害，双侧正中神经、尺神经、腓总神经、胫后神经复合肌肉动作电位明显下降，运动传导速度正常；双侧正中神经、尺神经、腓肠神经、腓总神经感觉传导测定正常；双侧尺神经 F 波出现率下降。肌电图正常。

96. 患者最可能的诊断是

A. 多发性肌炎

B. 运动神经元病

C. 多灶性运动神经病

D. 血管炎性神经病

E. 吉兰－巴雷综合征（GBS）

97. 下一步应检查

A. 血清钾测定

B. 空腹血糖

C. 脑电图

D. 颅脑 MRI

E. 复查肌电图和神经传导速度，脑脊液检测

98. 若确诊为 GBS，患者首选的治疗方案是

A. B 族维生素

B. 其他免疫抑制药

C. 静脉注射免疫球蛋白

D. 血浆置换

E. 大剂量激素冲击治疗

(99~103 题共用题干)

患儿，女性，10 岁，因"四肢麻木、无力 3 天"求诊。7 天前有感冒病史。查体：脑神经正常，四肢肌力 3~4 级，感觉正常，双侧腱反射引不出，病理征（－）。血钾 3.5mmol/L。

99. 该患儿最可能的诊断为

A. 重症肌无力　　B. 脊髓灰质炎

C. 周期性瘫痪　　D. 多发性神经病

E. 吉兰－巴雷综合征

100. 该患儿入院 2 天后出现呼吸困难，最可能的原因为

A. 误吸

B. 合并肺炎

C. 呼吸肌麻痹

D. 上呼吸道感染加重

E. 心肌受累

101. 脑脊液检查的以下结果符合本病特征的是

A. 脑脊液蛋白和细胞数均正常

B. 脑脊液蛋白和细胞数均增高

C. 脑脊液蛋白增高而细胞数正常

D. 脑脊液蛋白正常而细胞数增高

E. 脑脊液糖和氯化物降低

102. 该病的病理特点为

A. 肌肉有炎性细胞浸润

B. 周围神经活检发现脱髓鞘

C. 周围神经活检发现有炎性细胞浸润

D. 周围神经有"洋葱皮样"改变

E. 周围神经和神经根的脱髓鞘及小血管

周围淋巴细胞、巨噬细胞的炎性反应

103. 治疗本病重症的关键是

 A. 皮质类固醇冲击治疗

 B. 血浆置换

 C. 康复治疗

 D. 抢救呼吸肌麻痹

 E. 静脉注射免疫球蛋白

（104～106 题共用题干）

  患者男性，28 岁，2 周前晨起出现双下肢无力，次日双上肢亦感沉重，伴双眼睑闭合不全；1 周后不能行走，双上肢不能抬举；今日上午声音嘶哑，胸闷、气促，无排尿障碍。查体：神清，构音障碍，呼吸困难，双侧周围性面瘫，双上肢肌力 3 级，双下肢肌力 1 级，四肢肌张力减低，各腱反射（－），双侧 Babinski 征（－）。

104. 患者的诊断考虑为

 A. 重症肌无力

 B. 急性脊髓炎

 C. 周期性瘫痪

 D. 脑桥肿瘤

 E. 急性炎性脱髓鞘性多发神经根神经病

105. 本疾病最重要的辅助检查是

 A. 肌电图　　　　B. 头颅 CT

 C. 脑脊液检查　　D. 血生化检查

 E. 头颅正侧位 X 线片

106. 治疗上最重要的是

 A. 补钾治疗

 B. 使用抗生素治疗

 C. 使用大剂量维生素治疗

 D. 使用大剂量激素治疗

 E. 血浆置换

（107～109 题共用题干）

  患者男性，28 岁，因"四肢麻木、无力、酸痛，伴吞咽、发音困难 20 小时"入院。排

尿无障碍。查体：四肢呈弛缓性瘫痪，四肢腱反射消失。起病后次日腰穿，脑脊液压力和化验均正常。

107. 肌酶正常，此病的典型病理改变为

 A. 有髓神经纤维轴索 Wallerian 变性

 B. 无髓神经纤维变性

 C. 有髓神经纤维节段性脱髓鞘

 D. 无髓神经纤维 Wallerian 变性

 E. 有髓神经纤维轴索和髓鞘同时累及

108. 该病的神经电生理改变为

 A. 主要出现波幅下降

 B. 早期 F 波正常

 C. H 反射正常

 D. 主要为神经传导速度显著减慢

 E. 传导速度减慢和波幅下降均存在显著改变

109. 应当特别注意的并发症为

 A. 癫痫发作　　　　B. 呼吸衰竭

 C. 上消化道出血　　D. 急性肺炎

 E. 高血压脑病

（110～112 题共用题干）

  患者男性，38 岁，因"3 天来四肢无力"求诊。发病前 1 周曾有过流涕、咽痛、咳嗽症状。查体：神清，双侧周围性面瘫，四肢肌力 0 级，肌张力减低，各腱反射消失，四肢呈"手套－袜套样"痛觉减退，双侧 Babinski 征阴性。

110. 该患者最可能累及的神经结构为

 A. 皮质脊髓束　　B. 脊神经感觉根

 C. 脊神经运动根　D. 脊髓前连合

 E. 脊髓丘脑束

111. 如患者出现眼球固定，饮水呛咳，吞咽困难，声音嘶哑，双侧咽反射（－），伸舌不能。此时，首先应进行的处置是

 A. 皮质类固醇静脉滴注

B. 免疫球蛋白静脉滴注

C. 辅助呼吸

D. 抗生素治疗

E. β 受体阻断剂

112. 经治疗 3 天，患者出现呼吸困难、口唇发绀、痰多咳不出。此时应进行的处理是

　　A. 吸痰和吸氧

　　B. 口对口人工呼吸

　　C. 支气管舒张剂雾化吸入

　　D. 肾上腺皮质激素肌内注射

　　E. 气管插管、呼吸机辅助呼吸

（113～118 题共用题干）

　　患者男性，48 岁，因 "2 周前发热，流清水样鼻涕" 在门诊拟诊为 "上呼吸道感染"，后入院治疗。入院前 1 天患者自述四肢末端发麻、乏力。入院后查体：神清，双侧额纹减少，双侧眼裂闭合欠佳，双侧鼻唇沟浅，露齿困难。双上肢肌力 3 级，双下肢肌力 4 级，肌张力低下，双侧肱二头肌反射（+）、膝腱反射（-），肘、膝关节远端肢体痛觉减退。

113. 该患者最可能诊断为

　　A. 贝尔麻痹

　　B. 上颈髓压迫症

　　C. 急性脊髓炎

　　D. 周期性瘫痪

　　E. 急性炎性脱髓鞘性多发神经根神经病

114. 关于该病的发病机制，近年来的研究进展认为是

　　A. 病毒直接侵犯所致

　　B. 空肠弯曲菌直接侵犯所致

　　C. 病毒、细菌双重直接侵犯所致

　　D. 白细胞功能异常所致

　　E. 微生物感染后的自身免疫性疾病

115. 这类患者最常见的脑神经损害表现为

　　A. 舌咽神经麻痹

　　B. 迷走神经麻痹

　　C. 三叉神经麻痹

　　D. 周围性面神经麻痹

　　E. 中枢性面神经麻痹

116. 该类患者最常出现的临床表现为

　　A. 四肢弛缓性肌无力

　　B. 四肢腱反射减弱

　　C. 鼻唇沟变浅，口角歪斜

　　D. 出现 Kernig 征和 Lasegue 征阳性

　　E. 声音嘶哑，吞咽困难

117. 该患者于发病第 3 周进行的最具特征性的实验室检查是

　　A. 血清钾显著低于正常

　　B. 血白细胞计数及分类异常

　　C. 血清中检测出特异性病毒抗体

　　D. 脑脊液蛋白 - 细胞分离现象

　　E. 脑脊液中大量细胞出现

118. 若该患者在发病 1 周后突然发生呼吸困难、口唇发绀伴意识模糊。以下处理措施首先考虑的是

　　A. 立即给予呼吸兴奋剂治疗

　　B. 立即纠正低血钾

　　C. 立即血浆置换治疗

　　D. 气管插管，机械辅助呼吸

　　E. 大剂量皮质激素冲击疗法

（119～124 题共用题干）

　　患者男性，25 岁，因 "四肢无力、麻木 2 周" 求诊。发病 2 周前有腹泻史。查体：神志清楚，双侧周围性面瘫。四肢肌力 2 级，肌张力低、腱反射消失，腓肠肌压痛，双下肢 "短袜套样" 痛觉异常。脑脊液检查：白细胞 4×10^6/L，蛋白 0.6g/L，糖 3.2mmol/L，氯 122mmol/L。

119. 该患者最可能的诊断是

A. 多发性肌炎

B. 重症肌无力

C. 低钾性麻痹

D. 急性脊髓炎

E. 吉兰－巴雷综合征

120. 面神经炎与本病伴随的面瘫的主要临床鉴别点是

A. 有无感染病史

B. 有无乳突压痛

C. 有无 Bell 征

D. 能否鼓腮

E. 是否伴随肢体活动障碍

121. 典型的脑脊液改变出现在

A. 病程第 1 周   B. 病程第 2 周

C. 病程第 3 周   D. 病程第 4 周

E. 病程第 5 周

122. 不推荐使用的治疗措施是

A. 血浆置换

B. 支持、对症治疗

C. 保持呼吸道通畅

D. 糖皮质激素治疗

E. 静脉注射免疫球蛋白

123. 若患者在入院后第 3 天出现气促、呼吸困难、咳嗽无力、口唇发绀,在吸氧(5L/min)的条件下动脉氧分压为 60mmHg。应立即采取

A. 给予尼可刹米、洛贝林等呼吸兴奋剂

B. 口服抗生素

C. 肌注新斯的明

D. 气管插管、辅助呼吸

E. 静脉滴注地塞米松

124. 该病最可能的主要死亡原因为

A. 严重的营养不良

B. 肺栓塞

C. 心搏骤停

D. 心力衰竭

E. 呼吸肌麻痹

(125 ~ 128 题共用题干)

患者女性,56 岁,4 个月前出现四肢无力、麻木,未引起重视;后病情逐渐加重,且出现四肢末端烧灼感、走路不稳,吐字不清,饮水呛咳,入院治疗。大、小便正常,家族无类似病史。查体:体温 36.7℃,神志清楚,双侧咽反射减弱,四肢肌力 4 级,四肢末端针刺觉、震动觉减弱,四肢腱反射减弱,四肢轻度肌萎缩,双侧 Romberg 征(+)。

125. 患者首先应进行的检查是

A. 脑电图   B. CT

C. X 线   D. 诱发电位

E. 脑脊液检查

126. 如果以上检查均正常,为了确诊应进行的检查为

A. 腓肠神经活检

B. MRI

C. 肌电图

D. 重复脑脊液检查

E. 化验血钾

127. 可能的诊断是

A. 运动神经元病

B. 多灶性运动神经病

C. CIDP

D. 复发型 AIDP

E. 遗传性感觉运动性神经病

128. 首选的治疗方法是

A. 皮质类固醇

B. 免疫抑制剂

C. 中医中药

D. 免疫球蛋白静脉滴注

E. 血浆置换

(129 ~ 131 题共用题干)

患者男性，61 岁，2 天前受凉，今晨自觉耳内疼痛。查体：右侧额纹变浅，右眼睑闭合不全，右鼻唇沟浅，示齿口角左偏。

129. 最可能的诊断为

    A. 三叉神经痛   B. Bell 麻痹

    C. 重症肌无力   D. GBS

    E. 多发性神经病

130. 以下治疗不正确的是

    A. 泼尼松   B. 阿昔洛韦

    C. 维生素 B_1 D. 氨基己酸

    E. 康复治疗

131. 关于本病的描述，不正确的是

    A. 病因尚不明确

    B. 年轻患者起病后 1 ~ 3 周开始恢复

    C. 可予皮质类固醇治疗

    D. 腰穿脑脊液有蛋白 – 细胞分离

    E. 年轻患者预后好

(132 ~ 133 题共用题干)

患者男性，58 岁，高血压病史 15 年。因"感觉右耳后疼痛 3 天，口漏 1 天"入院。查体：口角向左侧偏斜，右眼不能闭合，右侧额纹和鼻唇沟消失，同时伴右耳耳鸣，舌前 2/3 味觉减退。

132. 病变部位最可能在

    A. 右侧面神经茎乳孔病变

    B. 右侧面神经鼓索支病变

    C. 右侧面神经镫骨肌支病变

    D. 右侧面神经膝状神经节病变

    E. 右侧脑桥小脑角病变

133. 应首先采用的治疗是

    A. 肾上腺皮质激素

    B. 维生素 B_{12}

    C. 按摩

    D. 针灸

    E. 胆碱酯酶抑制剂

(134 ~ 136 题共用题干)

患者男性，28 岁，因"口角歪斜 2 天"来诊。2 天前午睡时受凉，醒后发现口角歪斜。今日右眼闭合困难、流泪，右耳后疼痛。查体：右侧额纹变浅，右侧眼睑闭合不全，右侧鼻唇沟变浅，示齿口角偏向左侧，右侧其他脑神经检查未见异常；四肢肌力、肌张力正常，巴宾斯基征（－）。

134. 患者最可能诊断为

    A. 脑干脑炎

    B. 特发性面神经麻痹

    C. 重症肌无力

    D. 急性脑血管病

    E. 急性炎性脱髓鞘性多发神经根神经病

135. 通常不采用的治疗方案是

    A. B 族维生素

    B. 抗生素

    C. 抗病毒药

    D. 激素

    E. 恢复期可行针灸、理疗

136. 为了判断恢复程度，应做的检查是

    A. 脑脊液

    B. 脑电图

    C. 颅脑 MRI

    D. 面神经传导速度

    E. 面神经病理

(137 ~ 138 题共用题干)

患者男性，32 岁，因"3 天前受凉后耳后痛"求诊。查体：右侧面部周围性面瘫。

137. 患者最可能的诊断为

    A. GBS

    B. 周期性瘫痪

    C. 特发性面神经麻痹

D. 多发性硬化

E. 多发性神经根炎

138. 患者的病变部位为

A. 三叉神经　　B. 面神经

C. 滑车神经　　D. 皮质脊髓束

E. 皮质脑干束

(139 ~ 141 题共用题干)

患者男性，48 岁，因"早晨起床后口角流涎"来诊。3 天前曾有冷风吹面史。查体：左侧额纹少，左侧鼻唇沟浅，露齿时口角右歪，左眼闭合时有贝尔征。

139. 患者最可能诊断为

A. 急性炎性脱髓鞘性多发神经根神经病

B. 桥脑肿瘤

C. 脑桥小脑角肿瘤

D. 三叉神经麻痹

E. 面神经炎

140. 本病患者中不可能出现的表现是

A. 舌前 2/3 味觉障碍

B. 听觉过敏

C. Hunt 综合征

D. 患侧不能皱眉

E. 瞳孔对光反射异常

141. 对于该患者的描述，不正确的是

A. 应排除颅后窝病变

B. 病因不明确，可能与免疫反应异常有关

C. 该患者多在起病后 1 ~ 2 周内开始恢复

D. 应采取措施保护暴露的角膜

E. 脑脊液检查发现有蛋白 - 细胞分离现象

(142 ~ 145 题共用题干)

患者男性，61 岁，晨起时感觉左耳后疼痛，翌日晨洗脸、漱口时发现左口角流口水，味觉减退，听觉过敏。查体：左眼闭合不全，

左侧额纹消失，口角偏向右侧，余神经系统未见异常。

142. 病变部位可能在

A. 面神经

B. 三叉神经

C. 神经 - 肌肉接头处

D. 皮质延髓束

E. 前庭蜗神经

143. 诊断考虑为

A. 左耳大神经痛

B. 右侧特发性面神经麻痹

C. 左侧特发性面神经麻痹

D. 多发性硬化

E. 脑桥病变

144. 不需与以下哪个疾病进行鉴别诊断

A. 吉兰 - 巴雷综合征

B. 耳源性面神经麻痹

C. 颅后窝肿瘤或脑膜炎

D. 神经莱姆病

E. 肌营养不良症（Becker 型）

145. 应首先给予的治疗措施为

A. 抗感染　　B. 康复

C. 护眼　　D. 理疗

E. 尽早使用皮质类固醇

(146 ~ 147 题共用题干)

患者男性，48 岁，因"突发头晕伴口角向右侧歪斜 1 天"入院。1 天前受凉后突发头晕伴视物旋转，左耳耳鸣伴听力下降，口角向右侧歪斜，闭目困难。既往有 8 年脑卒中病史。查体：自发眼震，听力下降，左侧周围性面瘫，左侧外耳道可见破溃疱疹。

146. 关于患者病情的描述，不正确的是

A. 带状疱疹所致

B. 中枢性眩晕可能性大

C. 周围性眩晕可能性大

D. 属于系统性眩晕

E. 属于 Hunt 综合征表现

147. 以下治疗措施不正确的是

　　A. 抗病毒治疗　　B. 糖皮质激素

　　C. 神经营养药　　D. 改善微循环

　　E. 前庭抑制剂长期使用

（148～151 题共用题干）

　　患者女性，49 岁，因"渐进性肢体麻木半年"来诊。患者半年前开始出现双侧足趾麻木，此后症状逐渐向上发展，出现双膝麻木、针刺感。1 个月前出现双侧股部和双手麻木感，并出现双手活动不灵活。神经系统查体：脑神经检查未见异常，双足固有肌轻度萎缩，四肢肌力 5 级，肌张力稍低，双侧踝反射消失，双侧膝腱反射减弱，双上肢腱反射（＋＋）且对称，双侧膝关节以下振动觉、针刺觉明显减退，双手轻触觉和针刺觉减退，Romberg 征（－）。神经传导测定：运动传导测定双侧腓总神经、胫后神经复合肌肉动作电位波幅下降，运动传导速度正常；双侧正中神经、尺神经正常。感觉传导测定双侧腓肠神经、腓总神经感觉神经电位未引出，双侧正中神经、尺神经感觉神经电位波幅明显降低。F 波测定：双侧正中神经、尺神经、胫后神经正常。肌电图：双侧胫前肌呈神经源性损害。

148. 根据该患者神经受累的范围，疾病类型属于

　　A. 单神经病

　　B. 脊肌萎缩症

　　C. 多发性周围神经病

　　D. 多发性单神经病

　　E. 多发性神经根神经病

149. 其神经病变最可能的病理基础是

　　A. 原发性脱髓鞘

　　B. 原发性轴索损害

　　C. 神经元变性

D. 脱髓鞘继发轴索损害

E. 感觉神经元变性

150. 引起该疾病最不可能的病因是

　　A. 缺血（血管炎）

　　B. 中毒

　　C. 营养障碍

　　D. 代谢障碍

　　E. 感染或炎症

151. 对明确诊断价值最小的检查是

　　A. 血生化

　　B. 肌电图

　　C. 血糖、维生素 B_{12} 水平测定

　　D. 毒物筛查

　　E. 髓鞘相关糖蛋白（MAG）抗体

四、B1 型题

（152～153 题共用备选答案）

　　A. 压迫所致　　B. 异常放电

　　C. 异位冲动　　D. 形成伪突触

　　E. 神经传导形成短路

　　原发性三叉神经痛病因尚未明了，但部分学者提出了以下学说

152. 周围学说认为原发性三叉神经痛的病因是

153. 中枢学说认为原发性三叉神经痛的病因是

（154～155 题共用备选答案）

　　A. 面部的剧烈电击、针刺样、刀割样或撕裂样疼痛，常有扳机点

　　B. 疼痛为持续性伴感觉减退、角膜反射迟钝等，常合并其他脑神经损害症状

　　C. 扁桃体、舌根、咽及耳道深部剧痛，有疼痛触发点

　　D. 持续性钝痛，局限于牙龈部，可因进食冷、热食物加剧

　　E. 分布于一侧或双侧下面部，部位模糊

不定，深在弥散

154. 舌咽神经痛表现为

155. 三叉神经痛表现为

(156 ~ 160 题共用备选答案)

A. 多发神经根和周围神经节段性脱髓鞘

B. 广泛的脑神经运动纤维和脊神经前根
及运动纤维轴索病变

C. 广泛神经根和周围神经运动与感觉纤
维的轴索变性

D. 眼肌麻痹、共济失调和腱反射消失

E. 自主神经受累

156. AIDP 的主要病变为

157. AMAN 的主要病变为

158. AMSAN 的主要病变为

159. MFS 的主要临床特点为

160. APN 的主要病变为

(161 ~ 162 题共用备选答案)

A. 皮质类固醇激素   B. B 族维生素

C. 针灸   D. 按摩

E. 抗生素

161. 促进特发性面神经麻痹神经髓鞘恢复宜
选用

162. 减轻特发性面神经麻痹急性期神经水肿
宜选用

五、X 型题

163. 糖尿病性多发性周围神经病的常见临床
表现不包括

A. 慢性起病，逐渐进展

B. 感觉异常症状突出，可有"手套 – 袜
套样"感觉障碍

C. 肌无力症状较轻，腱反射无改变

D. 可出现肌萎缩

E. 可出现体位性低血压

164. 关于原发性三叉神经痛的描述，不正确
的是

A. 多见于中老年人

B. 三叉神经第 2、3 支较少见

C. 常有"触发点"或"扳机点"

D. 常伴疼痛侧角膜反射消失

E. 严重者伴面肌痛性抽搐

165. 三叉神经痛的扳机点包括

A. 鼻翼   B. 口角

C. 舌部   D. 颊部

E. 乳突

166. 以下可作为原发性三叉神经痛诊断依据
的是

A. 面部感觉减退

B. 面部有扳机点

C. 角膜反射迟钝

D. 下颌反射亢进

E. 神经系统无阳性体征

167. 关于原发性三叉神经痛的特点是

A. 常局限于三叉神经第 2、3 支

B. 面部短暂的发作性剧痛

C. 伴有面部感觉减退

D. 有扳机点

E. 可引起面肌痛性抽搐

168. 治疗三叉神经痛的药物有

A. 卡马西平   B. 苯妥英钠

C. 加巴喷丁   D. 普瑞巴林

E. 甲氨蝶呤

169. 以下症状与三叉神经痛有关的是

A. 痛性抽搐

B. 扳机点

C. 闭眼时露出白色巩膜

D. 视物成双

E. 周期性发作

170. 吉兰 – 巴雷综合征的主要病理改变有

A. 周围神经组织小血管周围淋巴细胞、
巨噬细胞浸润

B. 神经纤维脱髓鞘

C. 神经胶质细胞增生

D. 轴突变性

E. 神经元坏死

171. 不支持吉兰－巴雷综合征（GBS）诊断的表现有

A. 肢体对称性弛缓性肌无力

B. 以膀胱或直肠功能障碍为首发症状或持久的膀胱和直肠功能障碍

C. 脑脊液单核细胞数超过 50×10^6/L

D. 脑脊液出现分叶核白细胞

E. 存在明确的感觉平面

172. 关于急性运动轴索性神经病（AMAN），以下叙述正确的有

A. 可发生于任何年龄，儿童更常见

B. 多有腹泻和上呼吸道感染等前驱症状

C. 少见空肠弯曲菌感染

D. 对称性肢体无力

E. 有明显感觉异常

173. 以下症状符合急性炎性脱髓鞘性多发神经根神经病的是

A. 小腿肌肉压痛

B. 四肢无力

C. 呼吸困难

D. 三叉神经瘫痪多见

E. 双侧面瘫多见

174. 典型的急性炎性脱髓鞘性多发神经根神经病中可能出现的临床表现有

A. 呼吸困难　　B. 腱反射消失

C. 病理征阳性　　D. 感觉障碍平面

E. 构音障碍

175. 以下关于 CIDP 的叙述，不正确的是

A. CIDP 的临床特点是慢性病程但不会复发

B. CIDP 发病率较 AIDP 低

C. CIDP 患者体内发现针对空肠弯曲菌及巨细胞病毒免疫反应的证据

D. CIDP 在各年龄均可发病，其中以儿童多见

E. CIDP 病前多有前驱感染

176. 慢性炎性脱髓鞘性多发神经根神经病可出现的神经电生理改变有

A. 神经传导速度明显减慢

B. F 波潜伏期延长

C. 传导阻滞

D. 异常波形离散

E. 早期失神经电位

177. 关于特发性面神经麻痹，以下叙述不正确的是

A. 与嗜神经病毒感染有关

B. 常在受凉或上呼吸道感染后发病

C. 多为慢性起病

D. 双侧受累多见

E. 多数患者不能恢复

178. 特发性面神经麻痹急性期常选用的治疗方法为

A. 超短波透热疗法

B. 红外线照射疗法

C. 局部热敷

D. 面－舌下神经吻合术

E. 面－副神经吻合术

179. 腕管综合征的神经电生理改变包括

A. 正中神经传导异常

B. 拇短展肌神经源性损害

C. 尺神经传导异常

D. 桡神经传导正常

E. 桡侧腕屈肌神经源性损害

180. 关于多发性神经病的临床表现，以下叙述正确的有

A. 疾病早期表现为四肢腱反射减弱或

消失

B. 肢体远端上运动神经元性瘫痪

C. 肢体远端对称性分布的感觉障碍

D. 肢体远端皮肤发凉、多汗或无汗等自主神经障碍

E. 病情发展由肢体近端向远端，病情缓解则由远端向近端

181. 关于多发性神经病，以下叙述正确的是

A. 属于多发性神经损害

B. 四肢远端"手套－袜套样"感觉障碍

C. 四肢远端弛缓性瘫痪

D. 四肢远端皮肤发凉、少汗等

E. 脑脊液检查蛋白增高，细胞数明显增多

182. 可以引起呼吸肌麻痹的疾病包括

A. 急性炎性脱髓鞘性多发神经根神经病

B. 高颈段急性横贯性脊髓炎

C. 脊髓灰质炎

D. 重症肌无力

E. 脊髓蛛网膜炎

183. 人类免疫缺陷病毒可以引起的周围神经病变类型为

A. 远端对称性多发性神经病

B. 多种类型单神经病

C. 慢性进展性脊髓病

D. 感觉性共济失调性神经病

E. 进行性多发性神经根神经病和神经节神经炎

第七章　脊髓疾病

一、A1 型题

1. 对鉴别上、下运动神经元瘫痪没有意义的是
- A. 肌萎缩
- B. 腱反射
- C. 病理反射
- D. 肌张力
- E. 肌力

2. 一横贯性脊髓病变患者，在乳头平面以下出现浅感觉障碍，查体不能发现的体征为
- A. 大、小便障碍
- B. 交叉性瘫痪
- C. 双下肢上运动神经元瘫痪
- D. 双下肢深感觉障碍
- E. 双下肢下运动神经元瘫痪

3. 脊髓休克时不会出现的表现为
- A. 损害平面以下弛缓性瘫痪
- B. 肌张力减低
- C. 腱反射增强
- D. 病理反射阴性
- E. 尿潴留

4. 脊髓圆锥综合征一般不存在的症状是
- A. 真性尿失禁
- B. 双下肢上运动神经元性瘫痪，锥体束征阳性
- C. 肛门周围和会阴部皮肤感觉缺失
- D. 肛门反射消失和性功能障碍
- E. 以上均不正确

5. 脊髓圆锥病变和马尾神经根病变的临床表现之不同点为
- A. 是否有下肢瘫痪
- B. 是否有锥体束征
- C. 是否有肌张力增高
- D. 是否有腹壁反射改变
- E. 是否有括约肌障碍

6. 关于脊髓休克的描述，下列不正确的是
- A. 病变脊髓节段以下肌张力降低
- B. 病变脊髓节段以下弛缓性瘫痪
- C. 病变脊髓节段以下腱反射消失
- D. 病变脊髓节段以下痛、温觉消失
- E. 病变脊髓节段以下病理征阳性

7. 急性脊髓炎的感觉障碍类型为
- A. 末梢型
- B. 神经干型
- C. 后根型
- D. 传导束型
- E. 后角型

8. 关于急性脊髓炎，以下叙述正确的是
- A. 发病前有发热、上呼吸道感染、腹泻史
- B. 脑脊液可检出病毒抗体
- C. 脊髓和脑脊液中可分离出病毒
- D. 无大、小便功能障碍
- E. 病变部位以腰髓多见

9. 急性脊髓炎的临床表现，不正确的是
- A. 病前常有感染或疫苗接种史
- B. 急性起病，较早进入脊髓休克期
- C. 损害平面以下传导束型感觉障碍
- D. 脑脊液压力增高明显
- E. 可有大、小便功能障碍

10. 急性脊髓炎早期可出现尿潴留，膀胱无充盈感，呈
- A. 无张力性神经源性膀胱
- B. 反射性神经源性膀胱
- C. 痉挛性膀胱

D. 失张力性膀胱

E. 张力性神经源性膀胱

11. 急性脊髓炎休克期的典型表现是

A. 弛缓性瘫痪，节段性感觉障碍，大、小便正常

B. 弛缓性瘫痪，节段性感觉障碍，尿潴留

C. 痉挛性瘫痪，节段性感觉障碍，大、小便失禁

D. 弛缓性瘫痪，节段性感觉障碍，大、小便正常

E. 痉挛性瘫痪，"手套-袜套样"感觉障碍，大、小便正常

12. 急性上升性脊髓炎与吉兰-巴雷综合征的鉴别要点是

A. 发病年龄

B. 是否有病前感染病史

C. 是否有下运动神经元瘫痪

D. 是否发生呼吸肌麻痹

E. 感觉障碍的形式不同

13. 急性脊髓炎与脊髓肿瘤最重要的鉴别点在于前者通常无

A. 神经根症状

B. 传导束型感觉障碍

C. 双下肢瘫痪

D. 尿便障碍

E. 椎管梗阻现象

14. 急性脊髓炎急性期的治疗首选

A. 加强护理

B. 皮质类固醇激素冲击治疗

C. 巴氯芬口服

D. B 族维生素口服

E. 康复治疗

15. 急性脊髓炎不再保留导尿的指征为

A. 当膀胱功能恢复，残余尿量少于

100ml 时

B. 当膀胱功能恢复，残余尿量少于 150ml 时

C. 当膀胱功能恢复，残余尿量少于 200ml 时

D. 当膀胱功能恢复，残余尿量少于 250ml 时

E. 当膀胱功能恢复，残余尿量少于 300ml 时

16. 脊髓亚急性联合变性的主要病因是

A. 叶酸缺乏　　　B. 恶性贫血

C. 维生素 B_{12} 缺乏　D. 胃肠道疾病

E. 髓鞘形成障碍

17. 脊髓亚急性联合变性可出现精神症状的原因为

A. 大脑白质受累　B. 大脑灰质受累

C. 脑干受累　　　D. 周围神经受累

E. 以上均不正确

18. 脊髓亚急性联合变性累及的部位包括

A. 乳头体、丘脑内侧核群、第四脑室底灰质

B. 脊髓后索、侧索、周围神经

C. 脊髓后索、脊髓小脑束和锥体束

D. 脊髓前角和侧索

E. 以上均不正确

19. 关于脊髓亚急性联合变性早期的神经症状表现，不正确的是

A. 双下肢无力、发硬

B. 双手动作笨拙

C. 步态不稳

D. 步态蹒跚

E. Romberg 征阴性

20. 脊髓空洞症双侧浅感觉与深感觉分离性障碍的产生与下列哪一结构的破坏有关

A. 脊髓后根

B. 脊髓后角

C. 灰质前连合

D. 丘脑腹后外侧核

E. 大脑皮质中央后回

21. 脊髓空洞症大多数病变首先侵犯

A. 脊髓前角

B. 脊髓后角

C. 脊髓白质

D. 脊髓灰质前连合

E. 脊髓灰质后连合

22. 确诊脊髓空洞症首选的辅助检查方法是

A. 脊柱 X 线平片　　B. 脊髓血管造影

C. DMCT　　　　　D. 脊髓 MRI

E. 腰椎穿刺

23. 对鉴别脊髓空洞症和颈椎病最有价值的是

A. 是否有神经根痛

B. 是否有上肢肌萎缩

C. 感觉障碍特点

D. 是否有颈部活动受限

E. 是否有颈部后仰时疼痛

24. 呈 "短上衣" 分布的节段性分离性感觉障碍最常见于

A. 急性脊髓炎　　　B. 脊髓压迫症

C. 脊髓灰质炎　　　D. 脊髓空洞症

E. 脊髓亚急性联合变性

25. 对鉴别脊髓空洞症和肌萎缩侧索硬化症最有价值的是

A. 起病年龄

B. 有无肌无力

C. 有无肌萎缩

D. 有无腱反射亢进及病理反射

E. 有无感觉障碍和营养障碍

26. 临床上脊髓空洞症最常合并的畸形为

A. 扁平颅和脑积水

B. Arnold - Chiari 畸形

C. 脊髓血液循环异常

D. 脊髓神经管闭合不全

E. 脊柱裂、颈肋和弓形足

27. 压迫性与非压迫性脊髓病变最主要的鉴别依据是

A. 有无神经根痛

B. 上、下肢瘫痪的顺序

C. 脑脊液蛋白是否增高

D. 有无脊椎压痛、畸形和破坏

E. 腰穿压颈试验是否通畅

28. 脊髓压迫症的最常见病因是

A. 脊椎疾病　　　　B. 脊髓髓内肿瘤

C. 脊髓空洞症　　　D. 急性脊髓炎

E. 椎管内脊髓外肿瘤

29. 急性脊髓压迫症减压应在

A. 24 小时内　　　　B. 18 小时内

C. 12 小时内　　　　D. 6 小时内

E. 3 小时内

30. 以下疾病中，一般不引起伴有胸节水平感觉障碍的截瘫的是

A. 急性脊髓炎

B. 脊髓硬脊膜外脓肿

C. 运动神经元病

D. 胸椎间盘突出所致脊髓压迫症

E. 转移癌所致脊髓压迫症

31. 腰穿脑脊液中蛋白为 0.95g/L，以下疾病与此结果不符的是

A. 脑肿瘤

B. 结核性脑膜炎

C. 脊髓压迫症

D. 脊髓短暂性缺血发作

E. 急性炎性脱髓鞘性多发神经根神经病

32. 脊髓短暂性缺血发作的典型临床表现为

A. 括约肌障碍

B. 神经根性疼痛

C. 间歇性出现病理反射

D. 病变平面以下深感觉缺失

E. 间歇性跛行和下肢远端发作性无力

33. 脊髓缺血最好发于
   A. T_4 节段   B. C_2 节段
   C. T_8 节段   D. L_3 节段
   E. S_2 节段

二、A2 型题

34. 患者女性，61岁，因"1周前出现双下肢无力、行走困难"入院。查体：双下肢肌力0级，肌张力减低，腱反射（+），双侧 Babinski 征（-），深、浅感觉无障碍。诊断应考虑为
   A. 脊髓中央动脉综合征
   B. 脊髓短暂性缺血发作
   C. 脊髓后动脉综合征
   D. 马尾性间歇性跛行
   E. 脊髓前动脉综合征

35. 患者男性，25岁，不慎被汽车撞伤，当时昏迷，醒后感四肢麻木、无力。查体：神清，四肢中枢性瘫痪，颈4以下有深、浅感觉障碍。患者的受损部位可能位于
   A. 颈膨大   B. 腰膨大
   C. 胸髓   D. 高颈髓
   E. 脑部

36. 患者男性，38岁，因"1年来腰背痛，2个月来双下肢无力、麻木，排尿不畅，便秘"入院。查体：双下肢肌张力增高，下肢肌力4级，腱反射亢进，Babinski 征（+）；脐部以下感觉减退。应首选且最能明确诊断的辅助检查是
   A. 腰穿脑脊液检查
   B. 腰椎 MRI
   C. 胸椎 MRI
   D. 颈椎 MRI

E. 头颅 MRI

37. 患者女性，45岁，因"脐右侧阵发性疼痛半年，右下肢无力2个月"求诊。查体：右下肢肌力3~4级、腱反射（++++），左侧腹股沟区以下痛觉减退、触觉存在，右侧 Babinski 征（+）。则患者的病变水平为
   A. 脊髓右半侧 T_{10} 平面水平
   B. 脊髓左半侧 T_{10} 平面水平
   C. 脊髓右半侧 T_{12} 平面水平
   D. 脊髓左半侧 T_{12} 平面水平
   E. 脊髓 L_1 完全横贯性损害

38. 患者男性，32岁，2天前突发胸背部痛继而下肢无力、麻木，排尿困难。无视物成双、饮水呛咳、吞咽困难。起病前1周有"感冒"病史。查体：体温37.8℃，呼吸18次/分，脉搏75次/分。双下肢肌张力减低，腱反射消失，病理反射（-）。最可能的诊断是
   A. 吉兰-巴雷综合征
   B. 髓内肿瘤
   C. 髓外肿瘤
   D. 急性脊髓炎
   E. 颈椎病

39. 患者女性，38岁，因"进行性双下肢瘫痪，大、小便障碍2天"入院。体温正常。胸4水平以下深、浅感觉丧失和截瘫（横贯性损伤）。查体：脑脊液检查压力正常；白细胞 $80×10^6/L$，淋巴细胞占80%；蛋白轻度增高。患者最可能的诊断为
   A. 急性脊髓炎   B. 脊髓出血
   C. 脊髓肿瘤   D. 多发性硬化
   E. 急性硬膜外脓肿

40. 患者男性，39岁，因"感冒后出现双下肢无力，感觉消失伴尿潴留1天"求诊。查

体：肌张力减弱，腱反射消失，双侧剑突以下感觉消失，病理征未引出。患者运动障碍的机制是

A. 脊髓突然失去高位中枢的调节

B. 脊髓高位中枢损伤性刺激

C. 脊髓高位中枢抑制减弱

D. 脊髓横断面损伤性刺激

E. 脊髓高位中枢过度抑制

41. 患者男性，38岁，因"双下肢麻木、无力伴腰部束带感1天，尿潴留3小时"入院。发病前1周有2天腹泻史。查体：$T_{7\sim8}$棘突叩击痛，T_{10}平面以下针刺痛觉明显减退，下腹壁反射消失，双下肢肌力1~2级，腱反射及病理反射均未引出。患者可初步诊断为

A. 脊髓肿瘤　　　　B. 急性脊髓炎

C. 脊髓血管病　　　D. 周期性瘫痪

E. 吉兰-巴雷综合征

42. 患者女性，55岁，因"四肢刺痛、麻木不适3年；逐渐加重伴行走困难，如踩棉花感近1年"来诊。既往有胃病史10年，曾检查血糖正常，体检轻度贫血。为明确诊断需要完善的进一步检查是

A. 肌电图　　　　　B. 骨髓穿刺

C. EEG　　　　　　D. CT

E. 血清维生素B_{12}测定

43. 患者男性，41岁，因左上肢力弱伴肌肉萎缩，逐渐发展至右上肢1年余；近半年出现行走难入院。查体：脑神经（-）。双上肢肌肉明显萎缩，远端肌力3级，近端肌力4级，可见明显肌束颤动；双下肢肌力5级，肌张力明显升高。四肢腱反射亢进，病理征（+），共济运动正常，深、浅感觉正常。以下检查最有助于明确诊断的是

A. 颈椎MRI　　　　B. 肌电图

C. 肌肉活检　　　　D. 脑脊液检查

E. 肺功能检查

44. 患者男性，46岁，2年前发现右胸和背部下方疼痛；1年半前发现右下肢无力，左下肢对疼痛和温度感觉迟钝；近半年来双下肢均无力，上楼困难，脐水平以下感觉明显减退；3个月来出现排尿困难和便秘，1个月来不能行走。查体：双上肢正常，双下肢肌力2级，双下肢肌张力高、膝反射和跟腱反射亢进，双下肢病理反射阳性；双胸7、8以下痛觉、温度觉、位置觉和音叉振动觉明显减退。患者最可能的定性诊断为

A. 脊髓炎　　　　　B. 脊髓蛛网膜炎

C. 脊髓空洞症　　　D. 脊髓髓外肿瘤

E. 脊髓髓内肿瘤

45. 患者女性，38岁，因"近1年来胸背部麻木，逐渐发展至双足部；8个月来双下肢无力，小便不易解出"入院。查体：双下肢肌张力增高，膝反射和跟腱反射亢进，双侧巴氏征（+），T_{10}以下针刺觉减退。患者的诊断考虑为

A. 脊柱结核

B. 脊髓出血

C. 脊髓内占位性病变

D. 硬膜外转移性肿瘤

E. 脊髓外硬膜下神经鞘瘤

46. 患者男性，49岁，因"1年来缓慢出现双下肢行走困难逐渐加重伴排尿费力"入院。查体：脑神经和双上肢正常，双下肢肌力3~4级，左侧重于右侧；剑突下痛、温觉明显减退，双下肢深感觉减退；双膝反射和跟腱反射亢进，双侧病理征阳性。腰椎穿刺脑脊液呈淡黄色，压颈试验上升、下降均缓慢，蛋白质含量1.05g/L，其余正常。该患者的可能诊断为

A. 急性脊髓炎　　　B. 脊髓压迫症

C. 多发性硬化　　　D. 颈椎病

E. 重症肌无力

47. 患者男性，42岁，因"进行性双下肢麻木、无力半年，伴背部疼痛"求诊。查体：脐水平以下感觉减退，双下肢肌力 4 级，伴肌张力增高、腱反射亢进、病理征阳性。此时患者的首要处理是

A. 尽快查明病因

B. 给予神经营养药

C. 给予镇静药

D. 加强功能锻炼

E. 大剂量维生素、激素治疗

48. 患者男性，70岁，1天前清晨因双侧季肋部疼痛醒来，发现双下肢不能活动。查体：双下肢肌力 1 级，T_6 以下痛觉、温度觉消失并呈束带感，深感觉正常，尿潴留。诊断考虑为

A. 脊髓前动脉综合征

B. 腰椎间盘突出症

C. 大脑前动脉供血区脑梗死

D. 急性脊髓炎

E. 急性炎性脱髓鞘性多发神经根神经病

49. 患者男性，62岁，以"行走一段距离后出现双侧下肢沉重、无力，休息后即缓解，反复发作 5 天"为主诉来诊，每次发作症状持续 30 分钟后完全恢复，神经系统检查无阳性体征。该患者诊断首先考虑为

A. 颈内动脉系统短暂性脑缺血发作

B. 椎-基底动脉系统短暂性脑缺血发作

C. 脊髓短暂性缺血发作

D. 马尾性间歇性跛行

E. 下肢血管性间歇性跛行

三、A3/A4 型题

(50～53 题共用题干)

患者男性，29岁，5天前感冒，2天前出现双下肢无力并逐渐加重至完全不能活动，遂入院。入院后查体：双下肢远端、近端肌力 0 级，肌张力低，腱反射减弱，病理反射未引出，剑突以下痛、温觉和深感觉消失，腹壁反射和提睾反射消失，小便潴留，脊柱无压痛。

50. 该患者的病损定位于

A. 胸 6 平面髓外横贯性损伤

B. 胸 8 平面髓内横贯性损伤

C. 胸 6 平面髓内横贯性损伤

D. 胸 6 平面髓外半侧损伤

E. 胸 8 平面髓内半侧损伤

51. 若患者为左侧脊髓损伤，查体可见

A. 左侧病损平面以下肢体弛缓性瘫痪，深感觉消失，触觉障碍；右侧浅感觉障碍

B. 左侧病损平面以下肢体痉挛性瘫痪，深感觉消失，触觉消失，浅感觉障碍

C. 左侧病损平面以下肢体痉挛性瘫痪，深感觉消失，触觉障碍；右侧浅感觉障碍

D. 右侧病损平面以下肢体痉挛性瘫痪，深感觉消失，触觉障碍；右侧浅感觉障碍

E. 右侧病损平面以下肢体痉挛性瘫痪，深感觉消失，触觉障碍，浅感觉障碍

52. 若患者脊髓后索损伤，查体可见

A. 闭眼能确定关节位置

B. 闭眼能指鼻准确

C. 闭眼能维持身体直立不摇晃

D. 受损的对侧有痛觉障碍

E. 闭眼不能确定各关节的位置

53. 若患者为脊髓内的肿瘤，浅感觉障碍特点由内至外为

A. 颈—胸—腰—骶

B. 骶—腰—胸—颈

C. 同时出现

D. 无明显规律

E. 胸—腰—颈—骶

（54~55 题共用题干）

患者男性，28 岁，因"2 天来胸背部疼痛；今晨出现双下肢无力，伴大、小便障碍"求诊。查体：脐以下各种感觉障碍，双下肢肌力 0 级，无病理反射。

54. 患者最可能的诊断应为

A. 脊髓出血　　B. 脊髓肿瘤

C. 急性脊髓炎　D. 大脑旁脑膜瘤

E. 吉兰 - 巴雷综合征

55. 首先应做的最具有诊断意义的检查是

A. 腰穿脑脊液检查　B. 头部 MRI

C. 颈椎 MRI　　D. 胸椎 MRI

E. 腰椎 MRI

（56~58 题共用题干）

患者男性，49 岁，因"双下肢进行性瘫痪，伴排尿障碍 1 天"来诊。发病前有低热不适，数小时内迅速出现症状。查体：剑突以下深、浅感觉障碍，双下肢弛缓性瘫痪，尿潴留。

56. 患者最可能的诊断为

A. 脊髓出血

B. 脊髓肿瘤

C. 急性脊髓炎

D. 急性硬膜外脓肿

E. 急性多发性神经病

57. 患者病变定位于

A. 脊髓高位颈段

B. 脊髓颈膨大

C. 脊髓上胸段（$T_{1~6}$）

D. 脊髓下胸段（$T_{7~12}$）

E. 脊髓圆锥

58. 患者发生双下肢运动障碍的原因是

A. 脊髓休克

B. 脊髓总体反射

C. 下运动神经元损害

D. 脊髓半切综合征

E. 脊髓前角综合征

（59~62 题共用题干）

患者男性，31 岁，因"近 4 天来双下肢进行性无力，伴大、小便潴留"求诊。病前有发热及全身酸痛史。查体：T_4 以下痛、温觉及深感觉障碍，双下肢肌力、肌张力减低。

59. 患者最可能的诊断为

A. 吉兰 - 巴雷综合征

B. 脊髓出血

C. 急性硬膜外脓肿

D. 急性脊髓炎

E. 脊髓肿瘤

60. 该病例病变定位于

A. 高颈髓

B. 颈膨大

C. 腰髓

D. 上胸髓（$T_{2~6}$）

E. 下胸髓（$T_{7~12}$）

61. 该病的典型 MRI 改变为

A. 病变部位脊髓增粗，髓内斑点状或片状短 T_1、短 T_2 信号

B. 病变部位脊髓增粗，髓内斑点状或片状长 T_1、长 T_2 信号

C. 病变部位脊髓增粗，髓内斑点状或片状长 T_1、短 T_2 信号

D. 病变部位脊髓增粗，髓内斑点状或片状短 T_1、长 T_2 信号

E. 病变部位脊髓变细萎缩，髓内斑点状或片状长 T_1、长 T_2 信号

62. 该病的典型脑脊液（CSF）改变为

A. 白细胞数正常或增高〔（10~100）× 10^6/L〕，中性粒细胞为主，蛋白正常

或轻度增高（0.5~1.2g/L），糖、氯化物正常

B. 白细胞数正常，蛋白、糖、氯化物正常

C. 白细胞数增高［（100~1000）×10^6/L］，蛋白正常或轻度增高（0.5~1.2g/L）

D. 白细胞数正常或增高［（10~100）×10^6/L］，淋巴细胞为主，蛋白正常或轻度增高（0.5~1.2g/L），糖、氯化物正常

E. 白细胞数正常或增高［（10~100）×10^6/L］，淋巴细胞为主，蛋白正常或轻度增高（0.5~1.2g/L），糖、氯化物降低

（63~66题共用题干）

患者男性，45岁，因"劳累、着凉后自觉双下肢麻木、无力，随即出现尿潴留、截瘫"求诊。病前2周曾有过发热、轻咳，因截瘫10天病情未好转而入院。

63. 为初步确定诊断，应特别注意的体征为

A. 腱反射增强

B. 肌张力增高或减低

C. 能否引出病理反射

D. 有无"手套-袜套样"感觉障碍

E. 有无躯干某一平面以下各种感觉减退或消失

64. 患者查体：双下肢肌力0级，肌张力低，腱反射消失，上腹壁反射（+），中、下腹壁反射（-），平脐以下深、浅感觉消失，双侧Babinski征（-）。据此推断最可能的病变部位在

A. 腰骶部神经根　　B. 腰髓第1节段

C. 胸髓第2节段　　D. 胸髓第6节段

E. 胸髓第10节段

65. 患者的诊断考虑为

A. 脊髓出血

B. 急性脊髓炎

C. 急性硬膜外脓肿

D. 多发性硬化

E. 脊柱结核

66. 本病的治疗不应包括

A. 糖皮质激素

B. 大剂量免疫球蛋白

C. 选用适当的抗感染药物

D. 留置导尿行膀胱冲洗

E. 病情不见好转可手术治疗

（67~70题共用题干）

患者男性，49岁，因"近2个月四肢末端麻木，进行性行走不稳如踩棉花样，闭眼时明显"求诊。有胃溃疡出血后胃大部切除手术史。

67. 临床首先考虑的诊断为

A. 末梢神经炎

B. 多发性脑梗死

C. 吉兰-巴雷综合征

D. 小脑性共济失调

E. 脊髓亚急性联合变性

68. 为明确诊断，患者需要进行以下检查，其中哪项检查意义不大

A. 血常规、生化检查

B. 血清维生素B_{12}

C. 胃液分析

D. 脊髓MRI

E. 腰穿脑脊液检查

69. 以下检查对诊断最有帮助的是

A. 血维生素B_{12}浓度测定

B. 腰穿脑脊液检查

C. 脑CT

D. 肌电图

E. 腰椎MRI

70. 该患者体检时可能发现的异常体征不包括

A. 痉挛性轻瘫　　B. 腱反射亢进

C. 视力下降　　　D. 病理征阴性

E. 上、下肢远端痛觉缺失

（71~74 题共用题干）

患者男性，31 岁，近 4 年来多次出现双上肢被热水烫伤，夜间睡眠时有双上肢烧灼感，未予重视。近 2 年来出现双手骨间肌萎缩。查体：意识清楚，言语流利，脑神经未查及阳性定位体征。双上肢针刺觉减退，冷、热水刺激感觉消失，双手骨间肌及小鱼际肌欠饱满，肱二头肌、肱三头肌反射减低；双下肢肌力 4 级，肌张力增高，双侧 Babinski 征（+）。四肢关节位置觉、音叉振动觉正常。颅脑 MRI 未见异常。

71. 患者病变定位于

A. $C_{7~8}$　　　　　B. $C_5 ~ T_2$

C. $T_{1~2}$　　　　　D. $C_8 ~ T_1$

E. $C_{3~6}$

72. 进一步应检查

A. 颈椎 X 线片　　B. 颈椎 MRI

C. 颅脑 MRI　　　D. 颈椎血管 DSA

E. 腰椎穿刺查脑脊液

73. 患者就诊期间又出现左侧瞳孔缩小，眼裂变小，眼球内陷；左侧面部无汗。此时病变累及部位为

A. 左 $C_8 ~ T_1$ 侧角　　B. 右 $C_8 ~ T_1$ 侧角

C. 左 $S_{2~4}$ 侧角　　　D. 左 $C_8 ~ T_1$ 前角

E. 左 $C_{3~5}$ 侧角

74. 患者目前可诊断为

A. 急性脊髓炎　　B. 脊髓空洞症

C. 视神经脊髓炎　D. 脊髓血管畸形

E. 颈椎病

（75~79 题共用题干）

患者男性，49 岁，自诉 4 个月前过度弯腰时出现背部有塌陷的感觉，以后胸椎中下段棘突区疼痛且在咳嗽时加重；3 天前出现便秘，下腹部与双下肢麻木；入院当日双下肢无力，不能走路，伴排尿困难。既往无特殊病史。查体：双侧下肢肌力 0 级，膝反射亢进，腹壁反射消失，脐水平可触及膀胱上缘，肛门括约肌松弛，中胸部棘突明显叩痛，肋缘下痛觉减退，双侧 Babinski 征（+）。

75. 根据病史与检查，患者最可能的诊断是

A. 肌病

B. 周围神经病

C. 脊髓疾病

D. 神经 – 肌肉接头疾病

E. 以上均不是

76. 根据异常的检查所见，说明病变已侵犯

A. 红核脊髓束和皮质脊髓束

B. 脊髓丘脑束和网状脊髓束

C. 皮质脊髓束和脊髓丘脑束

D. 脊髓丘脑束和薄束

E. 顶盖脊髓束和皮质脊髓束

77. 从感觉、运动和反射异常的最高水平来考虑，患者脊髓病损的定位是

A. 颈髓　　　　　B. 胸髓

C. 腰髓　　　　　D. 骶髓

E. 尾髓

78. 此患者首先应进行的辅助检查是

A. 腰椎穿刺　　　B. 胸椎 MRI

C. 脊髓造影　　　D. 胸椎 CT

E. 诱发电位

79. 腰椎穿刺和压颈试验

A. 需要立即进行，目的是观察椎管有无梗阻

B. 需要进行，目的是观察脑脊液蛋白有无增加

C. 应予进行，放脑脊液不超过 5ml

D. 应予进行，但只应使用 22 号细腰椎穿

刺针

   E. 非必要尽量不进行，穿刺后脊髓压迫
症状有加重的危险性

（80~83题共用题干）

   患者女性，61岁，因"半年来逐渐出现
左上肢放射性疼痛，伴左胸部疼痛"求诊。
查体：双上肢肌力4$^-$级，伴肌束震颤和肌萎
缩；双下肢4级。排尿困难。双膝、踝反射
（+++），双侧Babinski征（+）。腰椎穿
刺：脑脊液呈淡黄色，压力180mmH$_2$O，白细
胞数5×10^6/L，蛋白2.25g/L，糖2.9mmol/L，
氯化物125mmol/L。压颈试验不通畅。

80. 患者最可能的诊断为

   A. 急性脊髓炎

   B. 多发性神经病

   C. 脊髓压迫症

   D. 急性脊髓灰质炎

   E. 急性炎性脱髓鞘性多发神经根神经病

81. 患者的病变部位可能在

   A. 高颈段脊髓   B. 胸段脊髓

   C. 颈膨大   D. 颅后窝

   E. 周围神经

82. 为明确病因，应首选的检查为

   A. 脑电图   B. 脊柱X线平片

   C. 体感诱发电位   D. 脊髓MRI检查

   E. 脊髓造影

83. 通过各项辅助检查后已确诊，首选的治
疗是

   A. 皮质类固醇激素治疗

   B. 康复治疗

   C. 病因治疗

   D. 大剂量维生素B$_{12}$治疗

   E. 抗血小板聚集治疗

（84~86题共用题干）

   患者女性，48岁，因"9个月来有时右

背痛，右下肢逐渐无力伴左足麻木，并向上扩
展"求诊。背痛在夜间明显，呈烧灼样，咳
嗽时加剧。查体：右下肢肌力3级，肌张力增
高，腱反射亢进；左侧T$_4$以下痛、温觉消失，
运动觉及振动觉消失；右侧Babinski征阳性。
辅助检查：腰椎穿刺椎管不全梗阻，脑脊液蛋
白0.65g/L，其余化验结果正常。

84. 患者的脊髓病变节段平面的定位在

   A. C$_2$ B. C$_4$

   C. T$_2$ D. T$_4$

   E. T$_{10}$

85. 脊髓病变横向定位在

   A. 右侧髓内病变

   B. 左侧髓内病变

   C. 右侧髓外硬膜内病变

   D. 左侧髓外硬膜内病变

   E. 左侧硬脊膜外病变

86. 最可能的诊断是

   A. 慢性脊髓炎   B. 脊髓压迫症

   C. 脊髓血管畸形   D. 多发性硬化

   E. 脊髓蛛网膜炎

（87~89题共用题干）

   患者男性，38岁，因"腰背痛近1年，
加重伴双下肢麻木、无力2个月"入院。症
状呈进行性发展，麻木由下肢向上发展，近2
天大、小便困难。查体：双下肢肌张力增高、
肌力3级，剑突以下感觉减退，双膝反射亢
进，双侧Babinski征（+）。

87. 该患者临床应首先考虑

   A. 吉兰-巴雷综合征

   B. 横贯性脊髓炎

   C. 脊髓血管畸形并发出血

   D. 脊髓外占位性病变

   E. 髓内肿瘤

88. 以下检查对明确诊断最有价值的是

   A. 腰穿脑脊液检查 B. 脊柱X线平片

C. 颅脑 CT D. 胸髓 MRI

E. 腰髓 MRI

89. 该患者应首选的治疗方法为

A. 手术尽快去除压迫

B. 应用 B 族维生素

C. 应用神经保护剂

D. 康复及功能锻炼

E. 临床观察

四、B1 型题

（90～93 题共用备选答案）

A. Morvan 征 B. Brun 征

C. 总体反射 D. Charcot 关节

E. 马鞍回避

90. 第四脑室内有蒂的肿瘤或囊肿悬浮于脑脊液中，当头位改变时突然梗阻第四脑室正中孔和侧孔，导致颅内压骤升。患者突发眩晕、呕吐、意识障碍。称为

91. 有助于鉴别脊髓髓内、外病变，髓内压迫性病变感觉障碍自病变节段向下发展，鞍区（$S_{3～5}$）分布区感觉保留至最后才受累。称为

92. 因无痛觉，手指或足趾常受伤而形成顽固性溃疡，甚至末端发生无痛性坏死或脱落。称为

93. 属神经源性关节病变，表现为关节肿大、关节面磨损，骨皮质萎缩、骨质脱钙，多侵犯上肢关节，不伴疼痛，活动时有响声。称为

（94～96 题共用备选答案）

A. 高颈髓 B. 颈膨大

C. 腰膨大 D. 胸髓

E. 脊髓圆锥

94. 横贯性损害表现为四肢呈上运动神经元性瘫痪的脊髓节段为

95. 横贯性损害表现为双上肢呈下运动神经元

性瘫痪，双下肢呈上运动神经元性瘫痪的脊髓节段为

96. 横贯性损害表现为无肢体瘫痪的脊髓节段为

（97～100 题共用备选答案）

A. $C_{2～4}$ B. $C_8～T_1$

C. $C_{3～5}$ D. $C_{5～6}$

E. $C_{6～7}$

97. 肱二头肌反射中枢位于

98. 肱三头肌反射中枢位于

99. 哪段脊髓侧角发出的交感神经纤维支配同侧的瞳孔开大肌、上睑板肌、眼眶肌、面部血管和汗腺

100. 哪段脊髓损害会出现膈肌瘫痪、呼吸困难

五、X 型题

101. 以下在损伤时会出现分离性感觉障碍的有

A. 延髓外侧部 B. 脊髓后索

C. 脊髓后角 D. 脊髓后根

E. 脊髓丘脑束

102. 关于脊髓血管畸形，以下叙述正确的有

A. 病变多见于胸腰段

B. 缓慢起病者多见

C. 有症状缓解期

D. 以感觉障碍为主

E. 突然发病者为畸形血管破裂所致

103. 关于脊髓半切综合征的叙述，正确的是

A. 患侧血管舒缩功能障碍

B. 患侧精细触觉障碍

C. 患侧损害平面以下的上运动神经元受损

D. 对侧痛、温觉障碍

E. 对侧深感觉障碍

104. 上运动神经元性瘫痪的临床特点为

A. 呈单瘫、偏瘫或截瘫，瘫痪肌肉不萎缩

B. 瘫痪肌肉张力增高

C. 深、浅反射消失，不出现病理反射

D. 肌电图显示神经传导正常，无失神经电位

E. 上肢的伸肌比屈肌瘫痪轻，下肢的屈肌比伸肌瘫痪轻

105. 下运动神经元性瘫痪的临床表现为

A. 受损的下运动神经元支配的肌力减退

B. 肌张力减低或消失，肌肉松弛

C. 外力牵拉时有阻力

D. 腱反射减弱或消失

E. 肌肉无明显萎缩

106. 脊髓髓内传导束呈层次排列，以下叙述不正确的是

A. 脊髓丘脑束：自内而外为 S－L－T－C

B. 皮质脊髓束：自内而外为 C－T－L－S

C. 后索：自内而外为 S－L－T－C

D. 后索：自内而外为 C－T－L－S

E. 脊髓丘脑束：自内而外为 C－T－L－S

107. 患者男性，39 岁，因"感痛觉、温度觉障碍自上向下发展，伴排尿困难 3 年，近 1 个月出现后背部疼痛"入院。查体：针刺觉减退的平面在平乳头水平，Babinski 征（＋）。脊髓 MRI 扫描考虑为脊髓肿瘤。以下判断正确的是

A. 属于髓外肿瘤

B. 脊髓损害的真正上界位于 $T_{2\sim3}$ 水平

C. 脊髓丘脑束受损

D. 皮质脊髓束受损

E. 脊神经根受压

108. 关于急性脊髓炎，以下叙述正确的是

A. 为非感染性炎症性脊髓炎

B. 病损平面以下肢体瘫痪

C. 传导束型感觉障碍

D. 导致急性横贯性脊髓损害

E. 无二便失禁

109. 急性脊髓炎与吉兰-巴雷综合征的鉴别要点是前者

A. 有传导束型感觉障碍

B. 多表现有双下肢瘫痪

C. 有严重的排尿、排便障碍

D. 可伴有脑神经受累

E. 有脑脊液蛋白-细胞分离

110. 急性脊髓炎常见的并发症是

A. 肺部感染　　　B. 泌尿道感染

C. 压疮　　　　　D. 关节挛缩

E. 躁狂症

111. 关于脊髓亚急性联合变性的叙述，不正确的是

A. 主要由叶酸缺乏所致

B. 不出现精神症状

C. 常累及脑神经

D. 以皮质脊髓束和脊髓丘脑束受损为主

E. 括约肌障碍出现较晚

112. 脊髓亚急性联合变性出现双下肢瘫痪的临床特点，正确的是

A. 呈不完全性痉挛性瘫痪

B. 肌张力增高

C. 腱反射亢进

D. 肌张力不变

E. 病理反射阴性

113. 患者女性，55 岁，因"进行性行走不稳，如脚踩棉花感半个月"求诊。有胃大部切除术史。查体：双下肢振动觉、位置觉减退，肌力 4 级。患者可选用的治疗药物有

A. B 族维生素　　　B. 叶酸

C. 铁剂　　　　　　D. 激素

E. 胃蛋白酶合剂

114. 脊髓空洞症常见的神经源性关节和皮肤营养障碍包括

A. Charcot 关节　　B. 弓形足

C. Morvan 征　　D. 脊柱畸形

E. 小脑扁桃体下疝畸形

115. 脊髓空洞症的临床表现包括

A. 分离性感觉障碍

B. 自发性疼痛

C. 肌萎缩

D. 腱反射活跃

E. 脑脊液糖、氯化物低，蛋白高

116. 脊髓休克时可出现

A. 骨骼肌紧张性降低或消失

B. 外周血管扩张

C. 血压上升

D. 发汗反射增强

E. 尿潴留及直肠内粪积聚

117. 中央动脉综合征的临床表现包括

A. 病变水平相应节段的下运动神经元性瘫痪

B. 肌张力减低

C. 肌萎缩

D. 感觉障碍

E. 锥体束损害

118. 脊髓前动脉的供血区包括

A. 脊髓前角、侧角

B. 灰质连合

C. 后角基部

D. 前索和侧索前部

E. 后索和侧索后部

119. 以下疾病累及脊髓前角细胞的是

A. 肌萎缩侧索硬化

B. 进行性脊肌萎缩

C. 脊髓空洞症

D. 脊髓灰质炎

E. 脊髓亚急性联合变性

120. 产生上运动神经元性瘫痪的受损部位为

A. 皮质脊髓束

B. 皮质脑干束

C. 脊髓前角细胞

D. 大脑皮质运动区

E. 脊髓丘脑束

第八章　癫　痫

一、A1 型题

1. 继发性癫痫的定义是指

    A. 临床上不能分类的癫痫

    B. 脑结构或功能异常的癫痫

    C. 抗癫痫药物无法控制的癫痫

    D. 脑部无病损或代谢异常的癫痫

    E. 从婴儿期起始的癫痫

2. 根据病因最常见的癫痫类型是

    A. 症状性癫痫　　　B. 特发性癫痫

    C. 隐源性癫痫　　　D. 妊娠性癫痫

    E. 经期性癫痫

3. 以下癫痫不属于根据病因分类的是

    A. 特发性癫痫及癫痫综合征

    B. 癫痫持续状态

    C. 症状性癫痫及癫痫综合征

    D. 隐源性癫痫

    E. 状态关联性癫痫发作

4. 以下叙述不符合癫痫发作特征的是

    A. 癫痫发作分为部分性发作和全面性发作两个主要类型

    B. 单纯部分性发作起始于脑局部，不伴意识障碍

    C. 全面性发作起始于脑局部，不伴有意识障碍

    D. 癫痫发作起始的异常放电源于一侧脑部的，为部分性发作

    E. 癫痫发作起始的异常放电源于两侧脑部的，为全面性发作

5. 有关癫痫，以下叙述不正确的是

    A. 癫痫发作的病理生理基础是大脑神经元的异常过度放电

    B. 一名患者只能有一种癫痫发作形式

    C. 癫痫发作是大脑神经元异常过度同步放电引起的短暂性大脑功能障碍

    D. 癫痫和癫痫发作都是症状

    E. 癫痫的特征性脑电图改变可有棘-慢波、尖波等

6. 检查继发性癫痫病因的最有效方法之一是

    A. 24 小时脑电图监测

    B. 脑 MRI 检查

    C. 经颅多普勒超声

    D. 各种诱发脑电图

    E. 分析癫痫临床发作类型

7. 可直接导致癫痫患者发作的是

    A. 脑电图上有痫样放电

    B. CT 或 MRI 上有病灶

    C. 癫痫病理灶

    D. 脑电图上有局灶性异常改变

    E. 致痫灶

8. 关于特发性癫痫的诊断，叙述正确的是

    A. 多数为中枢神经系统的离子通道病

    B. 各个年龄段都可以发病

    C. 远期预后不确定

    D. 颅脑 MRI 检查正常即可以诊断特发性癫痫

    E. 患者常有认知功能损害

9. 癫痫患者的病理改变多样化，最主要的是

    A. 门区异形神经元

    B. 齿状回结构异常

    C. 苔藓纤维出芽

D. 细胞骨架结构异常

E. 海马硬化

10. 关于癫痫和癫痫发作，以下叙述不正确的是

A. 癫痫发作是因大脑神经元异常和过度超同步化放电所造成的一过性症状和（或）体征

B. 某些癫痫发作可以不诊断为癫痫

C. 诊断癫痫需要具有反复癫痫发作的倾向

D. 针对个体患者，癫痫发作具有一过性、发作性以及形式多变的特点

E. 癫痫常伴有相应的神经生物、认知、心理及社会等方面的改变

11. 以下癫痫发作类型中无意识障碍的是

A. 部分性发作继发泛化

B. 复杂部分性发作

C. 单纯部分性发作

D. 失神发作

E. 强直-阵挛发作

12. 全面强直-阵挛发作的治疗过程中突然停药，可以引起

A. 失神发作 　　 B. 复杂部分性发作

C. 单纯部分性发作 　　 D. 肌阵挛性发作

E. 癫痫持续状态

13. 对各型癫痫都有一定疗效的药物是

A. 乙琥胺 　　 B. 苯妥英钠

C. 卡马西平 　　 D. 丙戊酸钠

E. 苯巴比妥

14. 全面性发作中的阵挛性发作多见于

A. 中年人 　　 B. 老年人

C. 青壮年 　　 D. 儿童及青少年

E. 婴幼儿

15. 癫痫全面强直-阵挛发作的主要临床特征为

A. 发作性头痛

B. 短暂意识不清

C. 神志清楚，一侧肢体抽搐发作

D. 意识丧失，四肢强直，继之阵挛性抽搐

E. 发作性四肢抽搐

16. 临床上癫痫发作与假性癫痫发作的主要鉴别为发作时有

A. 全身抽搐

B. 突然跌倒

C. 呼吸急促，喉中发出叫声

D. 双手紧握，下肢强直

E. 伴瞳孔散大，对光反射消失

17. 假性癫痫发作的临床表现不包括

A. 舌咬伤，尿失禁，瞳孔散大、对光反射消失

B. 闭眼，哭叫，过度换气

C. 常常于有人在场时发病

D. 四肢强直持续一天

E. 暗示治疗可戏剧般好转

18. 抗癫痫药物种类的正确选择主要根据

A. 癫痫发作的次数

B. 患者的年龄

C. 患者及家属的意愿

D. 不良反应的大小

E. 癫痫发作类型和癫痫综合征类型

19. 关于抗癫痫药物的不良反应，以下叙述不正确的是

A. 大多数抗癫痫药都有不良反应

B. 用药前应检查肝、肾功能和血、尿常规

C. 用药后需每月监测血、尿常规，每季度监测肝、肾功能

D. 剂量相关性不良反应最常见，减量或停药可消失

E. 安全性高，极少出现不良反应，无需

监测肝、肾功能及血、尿常规

20. 难治性癫痫是指

A. 患者坚持正规服药，仍有癫痫频繁发作

B. 用过 3 种以上的抗癫痫药物，仍有癫痫频繁发作

C. 用过各种类型的抗癫痫药物，仍有癫痫频繁发作

D. 治疗 2 年以上，每月仍然有 4 次以上的癫痫发作

E. 治疗 2 年以上，血药浓度在有效范围内，每月仍然有 4 次以上的癫痫发作

21. 关于癫痫，下列哪种情况一经诊断，就应用药

A. 首次发作　　B. 人生中偶发几次

C. 一年发作一次　　D. 一年发作两次

E. 半年内发作两次以上

22. 癫痫单纯部分性发作中，听觉性特殊感觉性发作的病灶在

A. 枕叶

B. 扣带回

C. 顶叶

D. 额叶眶部或杏仁核

E. 颞叶外侧或岛回

23. 癫痫手术治疗的最佳适应证是

A. 失神性发作

B. 复杂部分性发作

C. 单纯部分性发作

D. 难治性复杂部分性发作

E. 肌阵挛性发作

24. 癫痫大发作时，首先要

A. 给氧　　　　B. 保暖

C. 防止骨折　　D. 注意呼吸道通畅

E. 立即把患者搬到床上

25. 抗癫痫药物治疗后癫痫没有再发作，关于停止其药物治疗，下述不正确的是

A. 全面强直－阵挛发作在完全控制 4～5 年后

B. 强直性发作在完全控制 4～5 年后

C. 失神发作在完全控制 6 个月后

D. 阵挛性发作在完全控制 2 年后

E. 不少于 1～1.5 年无发作者方可停药

26. 对于癫痫的药物治疗剂量，最理想的决策是

A. 根据医生的经验

B. 根据血药浓度，即使无发作也要血药浓度达标

C. 从小剂量开始，逐渐增加，达到既能控制癫痫，又无明显不良反应时为止

D. 开始用大剂量，快速控制癫痫

E. 根据患者用药经验

27. 卡马西平和奥卡西平均会加重

A. 继发性全面强直－阵挛发作

B. 不对称强直性发作

C. 杰克逊发作

D. 失神和肌阵挛发作

E. 复杂部分性发作

28. 癫痫诊断主要依靠详细询问病史，了解发作期的临床表现，在辅助检查中最重要的项目是

A. 脑电图　　　　B. 头颅 CT

C. 头颅 MRI　　　D. 脑脊液穿刺

E. 功能影像如 PET、SPECT

29. 关于抗癫痫药的联合治疗，叙述不正确的是

A. 选择药理作用机制不同的药物联合应用

B. 合并用药时要注意药物的相互作用

C. 尽量选用不良反应相同的药物合用

D. 不宜合用化学结构相同的药物

E. 一种药物的肝酶诱导作用可加速另一种药物的代谢

30. 全面性肌阵挛发作的临床表现不包括

A. 快速、短暂、触电样肌肉收缩

B. 常成簇发生，声、光等刺激可诱发

C. 新出现的全面性多棘 – 慢复合波

D. 双侧对称的 3 Hz 棘 – 慢综合波

E. 复合波与发作具有锁时关系

31. 需与全面强直 – 阵挛发作鉴别的主要疾病是

A. 舞蹈病　　　　B. 破伤风

C. 去大脑强直　　D. 去皮质强直

E. 癔症

32. 以下说法不正确的是

A. 地西泮是治疗癫痫持续状态的首选药，静注可迅速控制发作，但作用时间较短，可单独用于控制癫痫持续状态

B. 氯硝西泮除静注以控制癫痫持续状态外，主要用于肌阵挛发作

C. 氯硝西泮对各型癫痫都有效，而以失神发作、婴儿痉挛和肌阵挛发作疗效好

D. 静注氯硝西泮控制癫痫持续状态作用既迅速而又持久，对心血管及呼吸的抑制较地西泮弱

E. 初期的一线药物均可用于抗癫痫的辅助用药，用于治疗难治性癫痫持续状态

33. 关于癫痫的表现，以下叙述正确的是

A. 癫痫发作一定要有抽搐

B. 癫痫发作一定要有意识的丧失

C. 不影响自主神经功能

D. 失神发作的患者无意识障碍

E. 可表现为感觉、运动、精神、意识、行为、自主神经功能异常或兼而有之

34. 不典型失神发作的特点是

A. 起始和终止均较典型失神发作迅速

B. 肌张力改变不明显

C. 常有肌阵挛

D. EEG 上每秒 3 周期的棘 – 慢波

E. 意识障碍发生及停止较慢

35. 关于失张力发作，以下叙述不正确的是

A. 意识障碍所致

B. 姿势性张力丧失所致

C. 表现为垂颈、张口、肢体下垂

D. 表现为躯干失张力跌倒或猝倒发作

E. 发作期的脑电图为多棘 – 慢波或低电位活动

36. 全面强直 – 阵挛发作与典型失神发作合并发生时，药物治疗首选

A. 地西泮（安定）　B. 乙琥胺

C. 苯妥英钠　　　　D. 苯巴比妥

E. 丙戊酸钠

37. 关于癫痫的治疗原则，以下叙述不正确的是

A. 尽可能联合用药原则

B. 个体化用药原则

C. 长期用药原则

D. 停药应遵循缓慢和逐渐减量的原则

E. 增药可适当快，减药一定要慢

38. 关于癫痫的用药治疗原则，叙述不正确的是

A. 根据癫痫发作类型选用有效抗癫痫药物

B. 应从小剂量开始，逐渐增加剂量

C. 药物无效时，应立即停药而改为其他抗癫痫药

D. 若药物导致 Stevens – Johnson 综合征，应立即停药

E. 若单种药物效果不理想，可加用第二

种抗癫痫药合并用药

39. 癫痫持续状态的治疗关键是

A. 控制感染

B. 保持呼吸道通畅

C. 保持水、电解质的平衡

D. 减轻脑水肿

E. 终止癫痫的发作

40. 全面强直-阵挛发作持续状态必须从速控制发作，并保持不再复发的时间至少为

A. 6 小时   B. 12 小时

C. 24 小时   D. 48 小时

E. 72 小时

41. 治疗癫痫持续状态的首选药物是

A. 甘露醇脱水

B. 苯妥英钠静脉推注

C. 苯巴比妥肌内注射

D. 地西泮静脉推注，然后静脉滴注维持

E. 水合氯醛灌肠

42. 癫痫患者可以使用多药联合治疗的情况不包括

A. 有多种类型的发作

B. 对部分单药治疗无效的患者

C. 针对药物的不良反应

D. 针对患者的特殊情况

E. 根据患者的要求

43. 关于抗癫痫药物的用法，以下叙述不正确的是

A. 苯妥英钠的治疗有效剂量与中毒剂量相近，超过常规剂量很容易产生中毒症状

B. 丙戊酸钠的治疗有效剂量与中毒剂量相近，超过常规剂量很容易产生中毒症状

C. 丙戊酸钠的治疗范围大，开始即可给予常规剂量

D. 卡马西平由于自身诱导作用使代谢逐渐加快，半衰期缩短，需逐渐加量

E. 拉莫三嗪应该逐渐加量，1 个月左右达治疗剂量，否则容易出现不良反应

44. 癫痫患者进行脑电图检查可以

A. 发现病灶

B. 找出最佳治疗方案

C. 支持临床诊断，但不能否定临床诊断

D. 判断有无智力低下

E. 估计下次发作何时到来

45. 对癫痫诊断意义较小的脑电图波形是

A. 棘波

B. 尖波

C. 3Hz 棘-慢复合波

D. 1~2.5Hz 尖-慢复合波

E. 节律性 θ 波暴发

46. West 综合征脑电图的典型表现为

A. 多棘-慢波

B. 局限性慢波

C. 高度节律失调

D. 棘-慢组合波

E. 双侧枕区棘-慢组合波或尖波

47. 失神发作的脑电图表现是

A. 尖-慢组合波

B. 高峰失律波

C. 不规则棘-慢波

D. 双侧对称 3Hz 棘-慢组合波

E. 局灶性痫样放电

48. 强直性发作的典型脑电图表现为

A. 尖-慢组合波

B. 暴发性多棘波

C. 高峰失律波

D. 2~3Hz 棘-慢组合波

E. 局灶性痫样放电

49. 以下脑电图改变不正确的是

A. 小发作为规律和对称的 3 周/秒棘 – 慢波，背景活动正常

B. 不典型失神发作为较慢而不规则的棘 – 慢波或尖 – 慢波，背景活动异常

C. 单纯部分性发作，脑电图变化在症状同侧相应的皮质区域

D. 强直性发作为低电位 10 周/秒的多棘波，波幅渐增高

E. 婴儿痉挛症为弥漫性高电位的不规则慢波活动，间杂有棘波和尖波

二、A2 型题

50. 患者男性，38 岁，因"打球后突发头痛、呕吐，伴右上肢 Jackson 癫痫半分钟，先后发作 2 次"求诊。神经系统检查：颈项有阻力，右上肢肌力 3 级，右上肢肱二头肌、肱三头肌腱反射亢进，余无异常。脑脊液均匀血性。镜检红细胞满视野，糖和氯化物正常。为明确病因，最佳的检查是

A. CT   B. MRI

C. 脑电图   D. 经颅多普勒超声

E. 脑血管造影

51. 患者男性，25 岁，2 个月来发作性右上肢抽搐，每次持续 5 ~ 20 秒，1 天可发作 5 ~ 10 次。患者最可能诊断为

A. 小舞蹈病   B. 肌阵挛发作

C. 癫痫小发作   D. 精神运动性癫痫

E. 单纯运动性发作

52. 患者女性，38 岁，白天在一般日常生活及工作中突然全身肌肉软弱无力，张口、垂颈、不能说话，瘫倒在地，持续 30 秒后缓解，发作时无意识障碍，每月发作 1 ~ 2 次。该患者最可能诊断为

A. 重症肌无力   B. 周期性瘫痪

C. 癔症性瘫痪   D. 失张力发作

E. 发作性睡病

53. 患者男性，38 岁，有癫痫病史。3 个月来有反复发作的右手及右上肢抽搐，每次持续 1 分钟左右，意识清醒。下列哪项是最可能的诊断

A. 复杂部分性发作

B. 单纯部分性发作

C. 典型失神发作

D. 强直 – 阵挛性发作

E. 自动症

54. 患者男性，22 岁，9 岁开始发病。表现为发作性一侧面肌抽搐，持续 1 ~ 2 分钟，多在夜间发作，2 ~ 3 个月发作 1 次。头部 MRI 检查未见异常。EEG 为背景活动正常基础上，中央 – 颞区高波幅棘 – 慢波。口服卡马西平有效，16 岁以后未再发病。患者最可能的诊断是

A. 颞叶癫痫

B. 顶叶癫痫

C. 额叶癫痫

D. 青少年肌阵挛癫痫

E. 伴中央 – 颞部棘波的良性儿童癫痫

55. 患儿男，4 岁，因"发热、躁动伴四肢频繁抽搐 2 天"入院。住院后诊断为病毒性脑炎，1 个月后出院。出院后仍有发作性意识障碍伴四肢抽搐，每次持续 2 分钟左右，每天发作 2 ~ 3 次，发作间期完全正常。患儿首选的治疗措施为

A. 静脉注射地西泮

B. 口服卡马西平

C. 口服乙琥胺

D. 静脉注射硫喷妥钠

E. 手术治疗

56. 患者男性，18 岁，有 4 年癫痫大发作病史，现服用苯妥英钠治疗后，病情较稳定，每年发作 3 ~ 4 次。以下叙述错误的是

A. 坚持上课

B. 少看电视

C. 养成规律的生活习惯

D. 不乘坐高空游览车

E. 暑期天天去游泳，加强体质锻炼

57. 患者女性，36岁，反复发作瞪视不动、意识模糊、奔跑、游走等1年多，每次持续约30分钟逐渐清醒，事后对上述行为毫无记忆。患者最可能诊断为

A. 癔症　　　　　B. Jackson 癫痫

C. 精神分裂症　　D. 感染性精神病

E. 精神运动性发作

58. 患者男性，21岁，因诊断为失神发作用乙琥胺治疗5个月。最近，家人发现其发作形式与既往明显不同。最可能原因是用乙琥胺治疗小发作时诱发

A. 其他疾病

B. 精神运动性发作

C. 局限性发作

D. 小发作的形式改变

E. 癫痫大发作

59. 患者男性，16岁，2～3岁时有高热惊厥病史，在教室上课中突然发愣、推动课桌、由前排推到后排，持续2分钟停止。当时同学喊他，但他不予理睬，事后不能回忆。1～2个月发作1次。EEG 为双侧颞叶棘波。患者最可能的诊断为

A. 青少年期失神癫痫

B. 额叶癫痫

C. 颞叶癫痫

D. 顶叶癫痫

E. 原发性阅读性癫痫

60. 患者女性，25岁，因"阵发性意识丧失伴四肢抽搐5个月"求诊。脑电图示癫痫样放电，神经系统检查无阳性体征。现拟用

抗癫痫药治疗，首选的治疗药物为

A. 卡马西平　　　B. 地西泮

C. 乙琥胺　　　　D. 氯硝西泮

E. 扑米酮

61. 患者男性，38岁，因"持续性头痛5个月伴右侧肢体阵发性抽搐"求诊。眼底检查示双侧视神经乳头水肿，左侧严重。以下操作不恰当的是

A. 给予卡马西平0.1g，每日3次

B. 头颅 CT 检查

C. 脑电图检查

D. 收住入院进一步检查

E. 腰椎穿刺查脑脊液

62. 患者女性，22岁，站立3小时后，突然头晕、恶心、眼前发黑，然后意识丧失、跌倒，四肢强直，伴面色苍白、出汗，约持续10秒后意识清醒。神经系统查体未见阳性体征。血糖化验为4mmol/L，头颅 MRI 检查未见异常。最可能的诊断是

A. 晕厥　　　　　B. 强直性发作

C. 低血糖症　　　D. 假性癫痫发作

E. 椎 - 基底动脉供血不足

63. 患者男性，61岁，因"半年内出现3次突然不能言语，每次持续30分钟左右，第3次伴右侧肢体麻木"入院。既往有房颤病史，神经系统检查正常。患者的诊断考虑为

A. 癫痫小发作

B. 偏头痛

C. 颈椎病

D. 短暂性脑缺血发作（TIA）

E. 顶叶肿瘤

64. 患者男性，61岁，因"9小时前突然不能说话，右侧肢体无力，持续约20分钟后症状完全消失；8小时后又出现不能讲话，

右侧上、下肢不能活动"急诊入院。查体：神志清楚，血压正常，说话流利，面纹对称，伸舌居中，四肢肌力，腱反射正常，无病理反射，感觉正常。患者最可能的诊断是

A. 癫痫发作

B. 短暂性脑缺血发作

C. 癔症发作

D. 左侧基底节出血

E. 左侧大脑中动脉血栓形成

65. 患者女性，36岁，因"突然发生左侧手指抽搐，逐渐向手腕、前臂、肩部及左侧半身扩展"急诊入院。以下诊断最可能的是

A. Jackson 癫痫发作

B. Lennox – Gastaut 综合征

C. 复杂部分性发作

D. 全面强直 – 阵挛发作

E. 失神发作

66. 患者女性，31岁，1年来多次晕厥，常在饭前发作，发作前伴恐惧感及心悸、出汗。发病以来食欲好，体重增加，但记忆力差，患者发现晕厥发作前及时进食可预防或缩短晕厥时间。患者的诊断考虑为

A. 癫痫

B. 心血管疾病

C. 脑血管疾病

D. 促胃液素（胃泌素）瘤

E. 胰岛素瘤

67. 患者女性，61岁，因"突然不能说话伴左侧肢体无力，5~6分钟后恢复，反复发作4天"为由求诊。查体：神清，语利，脑神经检查正常，四肢活动自如，双侧Babinski征（–）。患者首先应考虑的诊断为

A. 癔症发作

B. 脑栓塞

C. 局灶性癫痫发作

D. 颈内动脉系统 TIA

E. 椎 – 基底动脉系统 TIA

68. 患者女性，28岁，因"生气后突然哭闹，四肢强直，持续2小时"急诊入院。无尿便失禁。查体：闭眼不语，双侧瞳孔直径2mm，对光反射灵敏，四肢僵直，无锥体束征。患者考虑诊断为

A. 癫痫发作　　　　B. 癔症样发作

C. 精神分裂症　　　D. 小脑出血

E. 晕厥

69. 患者女性，25岁，与邻居发生口角，被对方打了一耳光。患者走回家中，取一菜刀追赶对方，被石头绊倒，当即神志不清，牙关紧闭，双手握拳，四肢僵硬，呼之不应。半小时后由家人送来急诊，尚未清醒。目前经初步处理后，患者逐渐清醒。为了防止患者复发，下一步最宜采取的治疗措施是

A. 生物反馈治疗　　B. 物理治疗

C. 药物治疗　　　　D. 针灸治疗

E. 心理治疗

70. 患儿男，7岁，进餐时突发神志丧失，手中夹的菜跌落，几秒钟后即醒，事后对发作全无记忆。脑电图示3周/秒棘 – 慢波规律性和对称性发放。患儿最可能的诊断是

A. 复杂部分性发作

B. 单纯部分性发作

C. 典型失神发作

D. 杰克逊（Jackson）癫痫

E. 不能分类的癫痫发作

71. 患儿男，10岁，老师发现其上课时经常愣神，双眼瞪视前方，呼之不应，持续数秒缓解。关于患儿治疗药物的选择，最正确

的是

A. 首选苯妥英钠，次选卡马西平

B. 首选卡马西平，次选苯妥英钠

C. 首选丙戊酸钠，次选苯巴比妥

D. 首选乙琥胺，次选丙戊酸钠

E. 首选 ACTH，次选氯硝西泮

72. 患者男性，39 岁，发作时先觉得胃部一股气体上升，并有咀嚼、吞咽动作，喃喃自语，不断走动，似在找东西，持续约 4 分钟。患者的癫痫发作类型是

A. 强直 – 阵挛性发作

B. 典型失神发作

C. 复杂部分性发作

D. 短暂性脑缺血发作

E. 假性癫痫发作

73. 患儿男，8 岁，智力低下，发作时出现强烈的点头、屈体样动作，每次发作持续此姿势 5 ~ 8 秒，常摔伤头部，伴颜面苍白、瞳孔散大。脑电图示暴发性多棘波。该患儿的癫痫发作类型是

A. 肌阵挛发作

B. 强直性发作

C. 复杂部分性发作

D. 全面强直 – 阵挛发作

E. 发作性睡病

74. 患儿男，出生后 7 个月开始反复发作性快速点头样痉挛伴双上肢外展，双下肢和躯干屈曲。1 ~ 2 岁发现有智力低下。EEG 为高度节律失调。4 岁后发作停止。最可能的诊断

A. 特异性综合征

B. 特殊综合征

C. West 综合征

D. 早期肌阵挛性脑病

E. Lennox – Gastaut 综合征

75. 患儿女，8 岁，自 3 岁起有发作性四肢抽搐伴意识障碍，一直服用卡马西平，近 4 年无抽搐发作。患儿下一步应采取的治疗措施为

A. 改服丙戊酸钠

B. 改服苯妥英钠

C. 停药观察，症状复发继用卡马西平

D. 逐渐减量，1 年内无发作可停药

E. 保持原剂量，定期复查血药浓度

76. 患儿女，3 岁，因"反复发作性愣神 1 年余"就诊。患儿 1 年前逐渐出现发作性意识障碍，家属诉其经常发呆，双眼凝视，持物落地，10 余秒钟缓解。患儿对发作过程无记忆，无肢体抽搐，无头痛、头晕等。脑电图见 3Hz 棘 – 慢复合波。造成该患儿意识障碍的最可能原因是

A. 肌阵挛发作　　　B. 失神发作

C. 颞叶癫痫　　　　D. 癔症样发作

E. 短暂性脑缺血发作

三、A3/A4 型题

(77 ~ 79 题共用题干)

患者男性，38 岁，因"颅脑外伤后出现左上肢发作性抽动，持续 1 分钟左右；逐渐波及下肢和面部"求诊。意识清楚。

77. 患者的癫痫发作形式最可能是

A. 自动症

B. 过度运动发作

C. 复杂部分性发作

D. 肌阵挛发作

E. 局灶性运动发作伴 Jackson 发作

78. 根据发作形式，患者的癫痫发作起源部位可能是

A. 岛叶　　　　　B. 右侧辅助运动区

C. 右侧中央前回　D. 右侧顶叶

E. 右侧内侧颞叶

79. 首选的治疗药物是

    A. 卡马西平   B. 丙戊酸钠

    C. 托吡酯   D. 苯巴比妥

    E. 卡马西平 + 丙戊酸钠

（80 ~ 82 题共用题干）

    患者男性，28 岁，既往体健，因"寡言少语 1 个月，反复抽搐 1 周"入院。患者 1 个月前出现性格改变，与家人交流减少，不爱社交，衣着邋遢。1 周前出现四肢抽搐，持续 3 分钟后缓解，有舌咬伤，发作后意识障碍半小时，至当地精神病医院就诊，住院期间有再发类似抽搐数次。否认发热、恶心、呕吐等不适。查体：缄默状态，呼之不应，留置胃管，查体不能配合。

80. 该患者诊断为癫痫，首先考虑的病因是

    A. 脑炎

    B. 脑外伤

    C. 局灶性皮质发育不良

    D. 脑肿瘤

    E. 脑血管病

81. 该患者目前无需完善的检查是

    A. 腰穿   B. 头颅 MRI

    C. 肌电图   D. 脑电图

    E. 自身免疫性脑炎抗体

82. 该患者自身免疫性脑炎抗体送检显示 NMDAR 抗体 1：100 阳性，行脑电图检查，可能看到的特异性现象是

    A. 极度 δ 刷   B. 暴发 – 抑制

    C. 高度失律   D. 低电压

    E. K – 综合波

（83 ~ 84 题共用题干）

    患儿男，8 岁，因"逐渐出现言语减少、词义失认，伴多动和注意力障碍半年"入院。发病以来睡眠中强直 – 阵挛发作 1 次。既往体健，无异常家族史。

83. 最可能的诊断是

    A. 颞叶癫痫

    B. 额叶癫痫

    C. 儿童良性癫痫伴中央 – 颞部棘波

    D. Landau – Kleffner 综合征（LKS）

    E. Lennox – Gastaut 综合征（LGS）

84. 患儿脑电图检查最可能的特征性表现是

    A. 双侧性棘 – 慢复合波（1.0 ~ 2.5Hz）

    B. 睡眠中持续颞区为著的癫痫样放电

    C. 双侧 3Hz 棘 – 慢复合波

    D. 无特异性改变

    E. 不对称、不规则高波幅慢波和多灶性尖 – 慢/棘 – 慢复合波

（85 ~ 86 题共用题干）

    患儿女，11 岁，因"发作性右侧肢体无力半年"来诊。每次发作持续 30 分钟左右缓解，不伴抽搐及意识障碍。既往体健。

85. 患儿的发作症状最可能诊断为

    A. 短暂性脑缺血发作（TIA）

    B. 全面性癫痫发作

    C. 失张力发作

    D. 负性肌阵挛发作

    E. 肌阵挛发作

86. EEG：未发现癫痫样放电，但在过度换气中诱发反应性慢波。经颅多普勒超声（TCD）：双侧颈内动脉末端狭窄。患儿最可能的诊断是

    A. 脑血管畸形

    B. 烟雾病

    C. 青少年肌阵挛癫痫

    D. 进行性肌阵挛癫痫

    E. Sturge – Weber 综合征

（87 ~ 88 题共用题干）

    患者男性，41 岁，因"反复发作性四肢抽搐伴意识丧失 3 年"入院。入院前 8 小时四

肢抽搐频繁发作，每次 15～25 分钟，伴尿失禁及舌咬伤。发作间歇期意识不清。既往粪便中曾有白色节片。头颅 CT 扫描可见多发性钙化灶。

87. 诊断应首先考虑为

A. 原发性癫痫

B. 手足搐搦症

C. 癔症性抽搐

D. 脑囊虫病继发癫痫

E. 多发性脑肿瘤继发癫痫

88. 患者采用的急诊治疗措施是

A. 静脉注射地西泮（安定）

B. 肌内注射地西泮

C. 肌内注射氯丙嗪

D. 肌内注射苯巴比妥

E. 静脉注射洛贝林

(89～91 题共用题干)

患者女性，28 岁，因"凌晨发生发作性神志丧失，四肢抽搐，意识一直不清醒"入院。2 年来一直有发作性症状，已开启抗癫痫药物治疗，但服药不规律。来院后又有 1 次四肢抽搐发作。

89. 患者应首选的治疗药物是

A. 地西泮 10mg 静脉注射

B. 苯妥英钠 0.25g 肌内注射

C. 地西泮 20mg 肌内注射

D. 副醛 5ml 灌肠

E. 苯巴比妥 0.5g 肌内注射

90. 患者目前处于下列哪一种状态

A. 癫痫持续状态

B. 强直-阵挛发作

C. 单纯部分性发作继发全面性发作

D. 复杂部分性发作继发全面性发作

E. 癫痫发作后昏睡期

91. 患者发作控制，清醒后应做的处理是

A. 调换其他抗癫痫药物

B. 询问近期服药情况，嘱正规服药

C. 加大服药剂量，嘱正规服药

D. 加用另一种抗癫痫药物

E. 停药观察 1 周后再考虑用药

(92～94 题共用题干)

患者男性，38 岁，突然意识不清，跌倒，全身强直数秒钟后抽搐，咬破舌。2 分钟后抽搐停止。醒后活动正常。

92. 首先应考虑的疾病是

A. 脑出血　　　　B. 脑血栓形成

C. 脑栓塞　　　　D. 癫痫

E. 蛛网膜下腔出血

93. 应进一步做的检查是

A. 头颅 X 线片　　B. 脑电图

C. 脑脊液检查　　D. 脑血管造影

E. 经颅多普勒超声（TCD）

94. 患者治疗的首选药物是

A. 降颅压药　　　B. 溶栓药

C. 止血药　　　　D. 扩血管药

E. 抗癫痫药

(95～96 题共用题干)

患者男性，69 岁，因"发作性右侧肢体抖动，有时伴有一过性意识障碍 1 个月"来诊。意识障碍持续 2 分钟左右，自行缓解。1 年前左侧大脑中动脉区梗死。

95. 最可能的诊断是

A. 晕厥　　　　　B. 癫痫发作

C. 低血糖症　　　D. 帕金森病

E. 短暂性脑缺血发作（TIA）

96. 患者的抗癫痫药物治疗中需要注意的事项，不正确的是

A. 老年人药物剂量应该减少

B. 应尽可能选择非肝酶诱导或者抑制的药物

C. 应减少或者避免应用对认知功能有影响的药物

D. 避免用造成或者加重骨质疏松的药物

E. 宜多药联合治疗

（97~99 题共用题干）

患儿男，13 岁，因"反复发作左手抽动半年"来诊。发作逐渐频繁，持续时间逐渐延长，并出现认知功能衰退和左侧肢体瘫痪。既往体健，家族史正常。

97. 患儿最可能诊断为

A. 颞叶癫痫

B. 进行性肌阵挛癫痫

C. 青少年肌阵挛癫痫

D. Rasmussen 综合征

E. 儿童良性癫痫伴中央 – 颞部棘波

98. 患者进行了相关检查，最可能的检查结果是

A. 脑电图背景活动正常

B. 脑电图呈现全身性癫痫样放电

C. 神经影像学检查提示正常

D. 神经影像学检查提示右侧外侧裂、额叶进行性萎缩

E. 神经影像学检查提示右侧额叶血管畸形

99. 患者应用卡马西平、丙戊酸钠治疗效果不佳，下一步最适宜的治疗方案是

A. 生酮饮食

B. 换用新型抗癫痫药物治疗

C. 迷走神经刺激治疗

D. 换用促肾上腺皮质激素（ACTH）治疗

E. 手术治疗

（100~102 题共用题干）

患者男性，28 岁，因"突发四肢抽搐伴意识丧失 3 分钟"入院。神经系统查体无定位体征。意识逐渐恢复后，仍感到头痛、无力、昏睡，对抽搐全无记忆。

100. 追问病史时需特别注意

A. 家族史　　　　B. 外伤史

C. 疫苗接种史　　D. 药物过敏史

E. 以前有无类似发作史

101. 如果检查发现脑电图有棘 – 慢综合波持续发放，最可能的诊断是

A. 癔症　　　　　B. 晕厥

C. 癫痫　　　　　D. 发作性低血糖症

E. 短暂性脑缺血发作

102. 如果患者在既往 5 年内有同样发作，但未采取治疗，此时应首选的治疗药物为

A. 苯妥英钠　　　B. 卡马西平

C. 乙琥胺　　　　D. 氯化钙

E. 地西泮

四、B1 型题

（103~107 题共用备选答案）

A. 乙琥胺　　　　B. 苯妥英钠

C. 卡马西平　　　D. 丙戊酸钠

E. 地西泮（安定）

103. 癫痫强直性发作的首选治疗药物可选用

104. 癫痫持续状态急救的首选药物是

105. 能治疗癫痫发作而无镇静、催眠作用的药物是

106. 癫痫复杂部分性发作的治疗首选

107. 癫痫单纯失神发作的治疗首选

（108~110 题共用备选答案）

A. 中央后回　　　B. 黑质 – 纹状体

C. 颞叶　　　　　D. 枕叶

E. 顶叶

108. 复杂部分性发作的病损在

109. 躯体感觉性癫痫发作的病灶部位在

110. 脑叶出血最常见的部位在

（111~114 题共用备选答案）

A. 三相波

B. 双侧对称 3Hz 棘 – 慢综合波

C. 中央 – 颞区高波幅棘 – 慢波

D. 弥漫性慢波

E. 多棘波和多棘 – 慢复合波

111. 儿童良性癫痫伴中央 – 颞区棘波（BECT）的典型脑电图表现为

112. 伴肌阵挛的脑电图表现为

113. 失神发作的典型脑电图表现为

114. 肝性脑病的脑电图表现为

五、X 型题

115. 癫痫、癫痫综合征的国际分类中包括

A. 痫样发作

B. 特殊综合征

C. 全面性癫痫和癫痫综合征

D. 与部位有关（局灶性、局限性和部分性）癫痫和癫痫综合征

E. 不能确定为部分性或全面性的癫痫或癫痫综合征

116. 癫痫发作的临床特征有

A. 发作性　　　　B. 刻板性

C. 短暂性　　　　D. 重复性

E. 长期性

117. 单纯部分性发作包括

A. 部分运动性发作

B. 部分感觉性发作

C. 肌阵挛发作

D. 自主神经性发作

E. 精神性发作

118. 发作性睡病与癫痫的区别在于前者具有以下特征

A. 不可抑制的睡眠

B. 睡眠瘫痪

C. 入睡前幻觉

D. 猝倒

E. 有抽搐

119. 以下癫痫综合征中，禁忌外科切除术的有

A. 进行性肌阵挛癫痫

B. 伴有海马硬化的颞叶内侧癫痫

C. 获得性失语癫痫

D. Dravet 综合征

E. Rasmussen 综合征

120. 患者女性，32 岁，临床诊断为特发性癫痫，病史已 3 年。主要表现为全面强直 – 阵挛发作，每月发作 2 ~ 3 次。患者的正确防治措施是

A. 应根据各种不同的病因，进行有针对性的治疗

B. 避免疲劳、高热、饮酒、激烈运动等诱发因素

C. 发作时应尽快静脉注射地西泮以制止发作

D. 药物应用需待癫痫完全控制 4 ~ 5 年后才可考虑终止

E. 根据脑电图和颅脑 CT 的变化，决定抗癫痫药的应用时间

121. 对于癫痫的药物治疗，以下说法正确的是

A. 根据药物的半衰期可将日剂量分次服用

B. 应用药物前检查肝、肾功能和血、尿常规

C. 增药可适当慢，减药一定要快

D. 先用一种药物，不能控制可加用其他药物

E. 当完全控制和不产生严重毒性反应不能同时兼顾时，应满足完全控制

122. 癫痫诊断的主要依据是

A. 病史　　　　B. EEG

C. TCD　　　　D. 颈动脉超声

E. 神经影像学及实验室检查

123. 假性癫痫发作与癫痫发作的鉴别点为
    A. 无意识障碍
    B. 心理因素
    C. 肢体抽动不规则、时间长
    D. 症状富有戏剧性、暗示性
    E. EEG 上无癫痫波

124. 以下药物与卡马西平合用治疗难治性癫痫时，应适当增加剂量的是
    A. 拉莫三嗪   B. 托吡酯
    C. 非尔氨酯   D. 加巴喷丁
    E. 氨己烯酸

125. 关于典型失神发作，以下叙述正确的是
    A. 青春期继续发作 B. 持续时间短暂
    C. 突然发作   D. 突然停止
    E. 发作频率高

126. 以下关于苯妥英钠的叙述，正确的有
    A. 对 GTCS 和部分性发作有效
    B. 可加重失神和肌阵挛发作
    C. 婴幼儿和儿童适宜服用
    D. 半衰期长
    E. 饱和后增加较小剂量即达到中毒剂量

127. Lennox - Gastaut 综合征常见的发作形式包括
    A. 强直性发作   B. 典型失神发作
    C. 不典型失神发作 D. 肌阵挛发作
    E. 失张力发作

128. 脑电图改变呈现暴发 - 抑制的癫痫综合征有
    A. 婴儿痉挛症
    B. Lennox - Gastaut 综合征
    C. 大田原综合征

D. 进行性肌阵挛
E. 早发性肌阵挛性脑病

129. 晕厥与癫痫的鉴别为前者
    A. 短暂意识障碍
    B. 常有诱因
    C. 抽搐少见
    D. 面色苍白、出汗
    E. EEG 上无癫痫波

130. 药物难治性癫痫最常用的手术方法有
    A. 前颞叶切除术和选择性杏仁核、海马切除术
    B. 颞叶以外的脑皮质切除术
    C. 癫痫病灶切除术
    D. 大脑半球切除术
    E. 迷走神经刺激术

131. 以下属于卡马西平引起的与剂量相关的副作用有
    A. 头晕、视物模糊
    B. 中性粒细胞减少
    C. 低钠血症
    D. 再生障碍性贫血
    E. 皮疹

132. 癫痫持续状态的对症处理措施，正确的有
    A. 保持呼吸道通畅，必要时可以考虑气管插管或气管切开
    B. 尽可能对患者进行心电、血压、呼吸、脑电的监测
    C. 用大剂量的醒脑药物
    D. 定时进行血气分析、生化全项检查
    E. 查找诱发癫痫持续状态的原因并治疗

第九章 神经－肌肉接头和肌肉疾病

一、A1 型题

1. 肌束颤动的病变多定位于

    A. 大脑   B. 脊髓前角

    C. 脊髓后角   D. 周围神经

    E. 锥体束

2. 重症肌无力造成肌无力的原因是

    A. 产生 AChR 抗体使 AChR 受损或减少

    B. 阻碍 ACh 与 AChR 结合

    C. 使 ACh 合成和释放减少

    D. 阻碍钙离子进入神经末梢

    E. 使胆碱酯酶活性受到抑制导致 ACh 作用过度延长

3. 重症肌无力最常受累的肌肉是

    A. 面肌   B. 咽喉肌

    C. 眼外肌   D. 四肢肌

    E. 咀嚼肌

4. 关于新生儿型重症肌无力，以下叙述不正确的是

    A. 患儿的母亲肯定是重症肌无力患者

    B. 患儿的血清中可以检出 AchR－Ab

    C. 患儿出生后即出现症状，持续数日或数周后随抗体滴度降低而症状消失

    D. 患儿的父亲肯定是重症肌无力患者

    E. 临床表现出生后哭声低、吸吮无力、肌张力低、动作减少

5. 哪种类型的重症肌无力在血清中查不到 AChR－Ab

    A. 新生儿型

    B. 先天性肌无力综合征

    C. 青少年型

    D. 成年型

    E. 重症患者

6. 重症肌无力的患者一般不累及的肌肉为

    A. 眼外肌   B. 延髓肌肉

    C. 颈项肌肉   D. 肢带肌肉

    E. 瞳孔括约肌

7. 以下辅助检查方法不用于诊断重症肌无力的是

    A. 疲劳试验

    B. AChR 抗体滴度的检测

    C. 腾喜龙或新斯的明试验

    D. 重复神经电刺激

    E. 肌肉活检

8. 重症肌无力的辅助检查结果，错误的是

    A. 血常规检查正常

    B. 尿常规检查正常

    C. 脑脊液常规检查正常

    D. 胸部 X 线和 CT 平扫可发现胸腺瘤

    E. 电生理检查神经－肌肉传递正常

9. 以下药物中，可降低重症肌无力患者肌膜兴奋性，患者应禁用的药物是

    A. 氢氯噻嗪   B. 甲泼尼龙

    C. 地塞米松   D. 环磷酰胺

    E. 奎尼丁

10. 重症肌无力患者合并肺部感染不宜使用的抗生素是

    A. 甲硝唑   B. 青霉素

    C. 庆大霉素   D. 氯霉素

    E. 头孢氨苄

11. 肾上腺糖皮质激素治疗重症肌无力最应

注意

A. 剂量不宜太大

B. 剂量增加不宜太快

C. 症状可以暂时加重

D. 不宜在饭前服

E. 不宜与抗胆碱酯酶药同时用

12. 可以改善重症肌无力症状的药物是

A. 抗生素   B. 免疫抑制剂

C. 糖皮质激素   D. 免疫球蛋白

E. 胆碱酯酶抑制剂

13. 重症肌无力患者出现眼睑下垂，还可能伴有的表现是

A. 眼球震颤   B. 斜视和复视

C. 调节反射消失   D. 角膜反射消失

E. 瞳孔光反射消失

14. 在重症肌无力的新斯的明试验中，可用于对抗新斯的明毒蕈碱样反应的药物是

A. 依酚氯铵   B. 阿托品

C. 糖皮质激素   D. 免疫抑制剂

E. 澳吡斯的明

15. 重症肌无力患者最常伴有

A. 胸腺瘤

B. 胸腺异常

C. 甲状腺功能亢进症

D. 系统性红斑狼疮

E. 肺癌

16. 重症肌无力患者眼部症状不包括

A. 上睑下垂

B. 复视

C. 瞳孔散大，对光反射丧失

D. 眼球固定

E. 展神经麻痹

17. 哪种类型的成年型重症肌无力对药物治疗的反应比较敏感

A. ⅡA 型（轻度全身型）

B. ⅡB 型（中度全身型）

C. Ⅲ型（急性重症型）

D. Ⅳ型（迟发重症型）

E. Ⅴ型（肌萎缩型）

18. 常导致重症肌无力病情恶化的为女性生命周期的哪一期

A. 绝经期   B. 月经期

C. 妊娠期   D. 哺乳期

E. 青春期

19. 治疗重症肌无力首选的药物为

A. 毛果芸香碱   B. 乙酰胆碱

C. 毒扁豆碱   D. 澳吡斯的明

E. 肾上腺素

20. 重症肌无力眼外肌麻痹与其他疾病引起的眼外肌麻痹区别主要在

A. 有复视

B. 有眼球震颤

C. 视野改变

D. 视力改变

E. 症状有波动，疲劳后加重，休息后缓解

21. 重症肌无力的治疗方法不包括

A. 抗生素

B. 肾上腺糖皮质激素，免疫抑制剂

C. 胆碱酯酶抑制剂

D. 血浆置换，免疫球蛋白

E. 胸腺切除手术治疗

22. 重症肌无力患者应禁用和慎用的药物是

A. 利尿剂

B. 胆碱酯酶抑制剂

C. 免疫抑制剂

D. 肾上腺糖皮质激素

E. 氨基糖苷类抗生素

23. 重症肌无力患者做 X 线胸片检查的目的是

A. 检查是否合并有肺部感染

B. 检查是否有异位甲状腺

C. 检查是否有肺结核

D. 检查是否有膈肌麻痹

E. 检查是否有胸腺瘤

24. 血浆置换疗法适用哪种类型的重症肌无力

    A. 眼肌型   B. 新生儿型

    C. 轻度全身型   D. 中度全身型

    E. 重症肌无力危象和难治性重症肌无力

25. 胸腺切除手术不适用的重症肌无力患者为

    A. 单纯眼肌型者

    B. 胸腺肥大和高 AChR 抗体效价者

    C. 伴有胸腺瘤的重症肌无力者

    D. 年轻女性全身型者

    E. 对抗胆碱酯酶药物治疗反应不满意者

26. 低钾型周期性瘫痪的肌肉病理特征性改变是

    A. 肌纤维坏死   B. 破碎红细胞

    C. 肌浆网空泡化   D. 肌纤维变性

    E. 糖原脂肪增多

27. 高钾型周期性瘫痪的特征不包括

    A. 呈常染色体显性遗传

    B. 肌强直

    C. 肌电图可见强直电位

    D. 血钾和尿钾高

    E. 每次发作可持续数天或数天以上

28. 低钾型周期性瘫痪发生肌无力的常见诱因是

    A. 饱餐   B. 闷热

    C. 出汗   D. 大笑

    E. 嗜盐

29. 低钾型周期性瘫痪属于

    A. 骨骼肌钠离子通道病

    B. 骨骼肌钾离子通道病

    C. 骨骼肌氯离子通道病

    D. 骨骼肌钙离子通道病

    E. 骨骼肌钾离子和氯离子通道病

30. 周期性瘫痪最常累及的肌肉是

    A. 眼外肌

    B. 咽喉肌

    C. 四肢近端肌肉

    D. 尿道和肛门括约肌

    E. 肋间肌和膈肌

31. 可以出现肌强直的周期性瘫痪是

    A. 低钾型周期性瘫痪

    B. 高钾型周期性瘫痪

    C. 正常血钾型周期性瘫痪

    D. 心律失常型周期性瘫痪

    E. 甲亢性周期性瘫痪

32. 低钾型周期性瘫痪患者 24 小时口服补钾的总量为

    A. 5g   B. 10g

    C. 15g   D. 20g

    E. 25g

33. 低钾型周期性瘫痪发作期的治疗，叙述正确的是

    A. 快速口服补钾

    B. 静脉补钾

    C. 口服乙酰唑胺

    D. 静脉滴注皮质类固醇

    E. 口服保钾利尿剂（螺内酯）

34. 高钾型周期性瘫痪严重发作的首选治疗措施是

    A. 进食碳水化合物

    B. 口服排钾利尿剂（氢氯噻嗪）

    C. 口服乙酰唑胺

    D. 静脉滴注皮质类固醇

    E. 10% 葡萄糖加胰岛素静脉滴注或 10% 葡萄糖酸钙静脉推注

35. 治疗正常钾型周期性瘫痪的措施，不包括的是

A. 在间歇期给予氟氢可的松和乙酰唑胺

B. 大量生理盐水静脉滴注

C. 10% 葡萄糖酸钙 10ml，2 次/日静脉注射

D. 钙片每天 0.6～1.2g，分 1～2 次口服

E. 乙酰唑胺 0.25g，2 次/日

36. 对反复发作的周期性瘫痪，为明确有无相关性疾病存在，应该进行的检查为

A. 胸部 X 线片　　　B. 血 T_3、T_4

C. 头颅 CT　　　　D. 尿常规

E. 血糖

37. 以反复发作的骨骼肌弛缓性瘫痪为特征的疾病为

A. 进行性肌营养不良症

B. 多发性肌炎

C. 周期性瘫痪

D. 先天性肌强直

E. 少年近端型脊髓性肌萎缩症

38. 周期性瘫痪不应有的表现是

A. 骨骼肌弛缓性瘫痪

B. 大、小便障碍

C. 脑脊液正常

D. 血清钾正常

E. 腱反射减弱

39. 预防性治疗正常钾型周期性瘫痪，下列哪项最常用

A. 口服补钾　　　　B. 糖皮质激素

C. 乙酰唑胺　　　　D. 静脉补钾

E. 维生素类

40. 关于多发性肌炎的叙述，不正确的是

A. 首发症状通常为四肢近端无力

B. 表现为上楼、起蹲困难以及梳头困难

C. 可有颈部肌肉无力，表现为抬头困难

D. 眼外肌经常受累

E. 常伴有关节、肌肉痛

41. 多发性肌炎一般不累及

A. 四肢近端肌肉　　B. 颈部肌肉

C. 咽喉肌　　　　　D. 呼吸肌

E. 眼外肌

42. 多发性肌炎的表现特点，不正确的是

A. 对称性的四肢近端肌、颈肌、咽肌无力

B. 肌肉假性肥大

C. 有明显的肌肉疼痛和压痛

D. 少数患者伴有红斑狼疮、硬皮病、类风湿关节炎等自身免疫性疾病

E. 部分患者消化道、心脏、肾脏也可以受累

43. 以下肌病有明显肌肉压痛的是

A. 进行性肌营养不良症

B. 线粒体肌病

C. 先天性肌强直

D. 强直性肌营养不良症

E. 多发性肌炎

44. 多发性肌炎的临床特点，不正确的是

A. 四肢对称性近端肌无力

B. 首发症状多为站立、上下楼和梳头困难

C. 常伴肌肉酸痛和压痛

D. 红细胞沉降率和血清肌酸激酶（CK）等正常

E. 可伴颈肌无力，表现抬头困难

45. 多发性肌炎的肌肉活检病理表现为

A. 肌肉活检发现包涵体颗粒和包涵体

B. 骨骼肌的炎性改变，肌纤维变性、坏死，炎症细胞浸润

C. 肌肉活检见破碎红纤维

D. 肌纤维坏死和再生，出现肌细胞萎缩与代偿性增大镶嵌分布特点

E. 非特异性肌源性损害

46. 多发性肌炎的首选治疗药物是

    A. 维生素

    B. 肾上腺糖皮质激素

    C. 免疫抑制剂

    D. 免疫球蛋白

    E. 抗生素

47. 肌营养不良症的腓肠肌假肥大主要是由于

    A. 肌肉过度运动

    B. 周围肌肉萎缩

    C. 肌肉内脂肪浸润

    D. 肌细胞代偿性肥大

    E. 以上都不是

48. 以下关于进行性肌营养不良症的叙述，不正确的是

    A. 是一组遗传性肌肉变性疾病

    B. 病情进展缓慢，症状进行性加重

    C. 累及肢体和头面部肌肉，少数有心肌受累

    D. 对称性肌无力、肌萎缩，无感觉障碍

    E. 肌电图运动单位电位时限增宽、波幅增高，多相波增多

49. 关于进行性肌营养不良症，以下叙述不正确的是

    A. 肌电图运动单位电位时限增宽、波幅减低，多相波增多

    B. 早期血清肌酸激酶（CK）水平可达正常人的 50 倍

    C. 免疫组化可见抗肌萎缩蛋白缺失或减少

    D. DMD 是我国最常见的 X 连锁隐性遗传性肌病

    E. 假肥大型肌营养不良症（DMD 和 BMD）基因是已知人类基因中最大的

50. 由于腹肌和髂腰肌无力，患者自仰卧位起立时必须先翻身转为俯卧位，然后两手支撑床面或地面，下肢缓慢站立的过程称之为

    A. 病理反射　　　B. Gowers 征

    C. 疲劳试验　　　D. 总体反射

    E. 共济失调

51. 关于进行性肌营养不良症，以下叙述不正确的是

    A. 肌无力和肌萎缩多为对称性

    B. Duchenne 型肌营养不良症是抗肌萎缩蛋白基因缺陷所致

    C. Duchenne 型肌营养不良症患儿心肌受累较多见

    D. Becker 型肌营养不良症的症状与 Duchenne 型肌营养不良症相似，但病情轻微

    E. 眼咽型肌营养不良症可见特殊的肌病面容"斧头脸"

52. 与 Duchenne 型肌营养不良症发病相关的蛋白是

    A. 抗肌萎缩蛋白　　　B. 肌球蛋白

    C. 肌动蛋白　　　　　D. 肌钙蛋白

    E. 原肌球蛋白

53. 进行性肌营养不良症中最常见的类型是

    A. 先天性肌营养不良症

    B. Duchenne 型肌营养不良症

    C. Becker 型肌营养不良症

    D. 肢带型肌营养不良症

    E. 面肩肱型肌营养不良症

54. 进行性肌营养不良症中病情最严重的是

    A. 先天性肌营养不良症

    B. Duchenne 型肌营养不良症

    C. Becker 型肌营养不良症

    D. 肢带型肌营养不良症

    E. 面肩肱型肌营养不良症

55. Duchenne 型肌营养不良症病理性基因突变

与其发病直接相关，其结果引起

A. 葡萄糖-6-磷酸脱氢酶缺如或减少

B. 氨基己糖酐酶缺如或减少

C. 肌球蛋白缺如或减少

D. 抗肌萎缩蛋白缺如或减少

E. 肌动蛋白缺如或减少

56. 大多数 Duchenne 型肌营养不良症患儿有肌肉假肥大的症状，最易累及的肌肉为

A. 腓肠肌   B. 三角肌

C. 臀肌   D. 股四头肌

E. 冈下肌

57. 肌营养不良症患者骨盆带肌肉无力，行走时有何种典型步态

A. 拖曳步态   B. 跨阈步态

C. 慌张步态   D. 醉酒步态

E. 摇摆的"鸭步"

58. 进行性肌营养不良症患者体检时最具价值的体征是

A. 偏身瘫痪

B. 偏身痛觉减退

C. 共济失调表现

D. 一侧肱二头肌反射亢进

E. 双侧肩关节骨骼肌萎缩

59. 进行性肌营养不良症的临床特点，以下叙述不正确的是

A. 肌肉出现对称性的无力

B. 肌肉无力常伴有肌肉疼痛

C. 肌肉无力一般以近端重于远端

D. 肌电图可以发现肌源性的改变

E. 一般伴随肌酶升高

60. Becker 型肌营养不良症患者不会出现的临床表现是

A. 常染色体隐性遗传

B. 首先累及骨盆带肌和下肢近端肌肉

C. 有腓肠肌假肥大

D. 血清肌酸激酶（CK）增高

E. 尿中肌酸增加，肌酐减少

61. BMD 与 DMD 的主要区别，不正确的是

A. BMD 起病年龄稍迟

B. BMD 进展速度缓慢

C. BMD 病情较轻

D. BMD 患者心脏经常受累

E. BMD 患者智力正常

62. 关于 Duchenne 型肌营养不良症的辅助检查，以下叙述不正确的是

A. 血肌酸激酶、乳酸脱氢酶异常显著增高

B. 晚期血清肌酸激酶（CK）值明显增高

C. 肌电图呈现肌源性肌电损害

D. 抗肌萎缩蛋白基因检查可以发现基因缺陷

E. 肌肉 MRI 检查提示变性的肌肉有"蚕食现象"

63. Duchenne 型肌营养不良症患者多在 20～30 岁死于

A. 脑疝   B. 肾衰竭

C. 呼吸衰竭   D. 心力衰竭

E. 消耗性疾病

64. 假肥大型肌营养不良症的遗传类型为

A. X 连锁显性遗传

B. X 连锁隐性遗传

C. 常染色体显性遗传

D. 常染色体隐性遗传

E. Y 连锁显性遗传

65. 关于肢带型肌营养不良症的叙述，不正确的是

A. 具有高度遗传异质性和表型异质性

B. 大多数属于常染色体显性遗传

C. 发病与肌膜蛋白和近膜蛋白的异常有关

D. 直接影响肌细胞膜上的抗肌萎缩蛋白－糖蛋白复合体的结构和功能

E. 蛋白缺失会影响整个肌细胞膜结构的稳定

66. 由于自身抗体作用于突触前膜电压依赖性钙离子通道使 ACh 释放减少所致的肌无力是

A. Lambert－Eaton 综合征

B. 美洲箭毒中毒

C. 肉毒毒素中毒

D. 重症肌无力

E. 多发性肌炎

67. Lambert－Eaton 综合征造成肌无力的原因是

A. 产生 AChR 抗体使 AChR 受损或减少

B. 使胆碱酯酶活性受到抑制导致 ACh 作用过度延长

C. 使 ACh 合成和释放减少

D. 阻碍钙离子进入神经末梢

E. 阻碍 ACh 与 AChR 结合

68. 下列哪项检查最具有线粒体肌病及线粒体脑肌病的特征改变

A. 肌电图的改变

B. 脑脊液乳酸增高

C. 肌肉活检见 RRF 纤维

D. 实验室检查可以发现血清乳酸、丙酮酸增高

E. 电镜下可发现线粒体异常，线粒体呼吸链酶异常

69. 线粒体脑肌病的临床类型不包括

A. 慢性进行性眼外肌瘫痪（CPEO）

B. Kearns－Sayre 综合征（KSS）

C. MELAS 综合征

D. MERRF 综合征

E. Lambert－Eaton 综合征

70. 线粒体脑肌病与线粒体肌病的临床鉴别在于

A. 发病的年龄

B. 极度的不能耐受疲劳

C. 是否伴有肌肉的压痛

D. 是否有肌肉萎缩

E. 除了肢体肌无力的症状外还有各种不同的脑部症状

71. 慢性进行性眼外肌瘫痪无需与下列哪种疾病鉴别

A. 重症肌无力

B. 眼咽型肌营养不良症

C. Miller－Fisher 综合征

D. 多发性肌炎

E. 眼肌型肌营养不良症

72. 肌强直是由于

A. Dys 异常引起

B. 低钾引起

C. 自身免疫异常引起

D. Dys 缺失引起

E. 肌膜对某些离子通透性异常引起

73. 强直性肌营养不良症是一种多系统受累的

A. 常染色体隐性遗传性疾病

B. 常染色体显性遗传性疾病

C. X 性连锁显性遗传性疾病

D. X 性连锁隐性遗传性疾病

E. Y 性连锁遗传性疾病

74. 患者躯干和四肢近端肌肉叩击后出现局部肌球现象，数秒钟后消失，该体征可见于

A. 多发性肌炎

B. 强直性肌营养不良症

C. 进行性肌营养不良症

D. 低钾型周期性瘫痪

E. 脊髓性肌萎缩症

75. 强直性肌营养不良症的临床表现不包括

A. 握拳难以放松

B. 常先累及头面部肌肉

C. 出现"斧状脸"

D. 上睑下垂、眼球活动受限

E. 出现构音障碍、吞咽困难

76. "斧状脸"和"鹅颈"症状是下列哪种类型肌病的特征性表现

    A. DMD

    B. BMD

    C. 强直性肌营养不良症

    D. 肢带型肌营养不良症

    E. 面肩肱型肌营养不良症

77. 由于对氯离子通透性降低而导致的肌病为

    A. 高钾型周期性瘫痪

    B. 低钾型周期性瘫痪

    C. 正常钾型周期性瘫痪

    D. 先天性肌强直症

    E. 多发性肌炎

78. 强直性肌营养不良症的治疗药物不包括

    A. 普鲁卡因胺　　　　B. 硫酸奎宁

    C. 卡马西平　　　　　D. 苯妥英钠

    E. 地西泮

二、A2 型题

79. 患儿男，10 岁，近 3 个月来表现为右眼睑不完全下垂，伴有看东西叠影，症状有波动，早晨起床后较轻。最可能的诊断是

    A. 右动眼神经麻痹

    B. 右面神经麻痹

    C. 肌营养不良

    D. 重症肌无力（眼肌型）

    E. 面肌痉挛

80. 患者女性，32 岁，睁眼困难伴复视 2 年，晨轻暮重，休息后好转。以下检查不可用于明确诊断的是

    A. 新斯的明试验　　　B. 疲劳试验

C. 腾喜龙试验　　　　D. 椎管造影

E. 乙酰胆碱受体抗体测定

81. 患者男性，48 岁，右睑下垂 5 个月，晨轻暮重。近 1 个月出现吞咽困难，四肢无力。近日来发热、咳嗽，言语无力，10 分钟前呼吸困难、口唇发绀。为明确诊断，应即刻采取的措施是

    A. 静推地塞米松

    B. 静推头孢曲松钠

    C. 静推腾喜龙

    D. 进行 X 线胸片检查

    E. 立即口服溴吡斯的明

82. 患者男性，52 岁，因四肢无力诊断为重症肌无力。患者长期口服新斯的明治疗，症状控制尚可。近日口服某药物而致症状加重，可能为下列哪种药物

    A. 醋酸泼尼松　　　　B. 阿莫西林

    C. 新霉素　　　　　　D. 维生素 B_1

    E. 复方盐酸伪麻黄碱

83. 患者男性，34 岁，双眼睑下垂、复视 1 年。以溴吡斯的明治疗，症状一度缓解。近期出现屈颈、抬头无力，四肢疲软，但无明显咽喉肌受累，生活多可自理。该患者属于重症肌无力中的哪一型

    A. 眼肌型　　　　　　B. 延髓肌型

    C. 轻度全身型　　　　D. 脊髓肌型

    E. 肌萎缩症型

84. 患者女性，39 岁，双眼睑下垂 1 周，疑为重症肌无力，予以新斯的明试验，一般肌内注射剂量为

    A. 0.01mg　　　　　　B. 0.05mg

    C. 0.1mg　　　　　　D. 0.5～1mg

    E. 5mg

85. 患者男性，31 岁，因"清晨欲起床时，发现四肢不能活动"急诊入院。既往有甲亢

病史 4 年。查体：突眼（±），眼睑及眼球活动自如，甲状腺Ⅱ度肿大，双下肢腱反射减退，无感觉障碍及肌萎缩，血钾 2.8mmol/L，尿钾 7.0mmol/24h。患者最可能诊断为

A. 重症肌无力

B. 甲亢伴低钾型周期性瘫痪

C. 原发性醛固酮增多症

D. 感染性多发性神经炎

E. 神经垂体瘤

86. 患者男性，23 岁，早晨醒来发现四肢无力，不能起床。查体发现四肢肌张力减低，腱反射减低，感觉正常，病理征（−）。心电图示 U 波。最可能的诊断是

A. 低钾型周期性瘫痪

B. 正常钾型周期性瘫痪

C. 高钾型周期性瘫痪

D. 多发性肌炎

E. 癔症性瘫痪

87. 患者男性，29 岁，因"突发四肢乏力不适 1 天"求诊，下肢明显。发病前有饮酒史，既往曾发作 2 次，每次发作腰穿脑脊液检查常规及生化无异常发现。查体：四肢肌力减低，肌张力下降，腱反射消失，感觉正常。患者最可能的诊断是

A. 吉兰 – 巴雷综合征

B. 脊髓肿瘤

C. 急性脊髓炎

D. 周期性瘫痪

E. 颈椎病

88. 患者男性，39 岁，因"四肢无力半年"就诊。四肢无力最早表现为上楼困难，逐渐加重，无大、小便障碍。查体：四肢近端肌力 4 级、远端 4～5 级，腱反射稍减低，病理征（−），感觉无异常，皮肤无异常。血清肌酸激酶（CK）水平增高。

肌电图示肌源性损害。该患者最可能诊断为

A. 多发性肌炎

B. 正常钾型周期性瘫痪

C. 低钾型周期性瘫痪

D. 高钾型周期性瘫痪

E. 慢性炎性脱髓鞘性多发神经根神经病

89. 患者女性，48 岁，因"四肢肌肉酸痛、乏力半年，间断低热伴体重下降 2 个月"入院，近 2 周自觉吞咽困难。化验 ANA 阴性，CK 及 LDH 明显升高。患者最可能的诊断是

A. 食管贲门失弛缓症

B. 多发性肌炎

C. 系统性红斑狼疮

D. 食管肿瘤

E. 重症肌无力

90. 患者男性，41 岁，乏力 4 个月，四肢肌肉疼痛，上肢上举、下肢下蹲困难 2 周，颈部及前胸出现弥漫性暗紫红色斑疹。患者最可能的诊断为

A. 重症肌无力　　B. 荨麻疹

C. 皮肌炎　　　　D. 系统性红斑狼疮

E. 风湿性多肌痛

91. 患者男性，31 岁，表现为进行性四肢无力伴疼痛 3 个月。血清 CK 5000U/L，肌电图呈肌源性损害，糖皮质激素治疗后症状逐步好转。最可能的诊断为

A. 重症肌无力

B. 慢性吉兰 – 巴雷综合征

C. 多发性肌炎

D. 包涵体肌炎

E. 肌营养不良症

92. 患者男性，55 岁，出现进行性的四肢肌肉无力和萎缩 2 年，家族中无类似发病者。肌电图检查提示肌源性损害，肌酶检查发

现 CK 轻度升高，给予肾上腺皮质激素治疗无效。下列哪项检查对诊断最有帮助

A. 血常规生化检查

B. 血免疫学检查

C. 肌肉活检

D. 肌电图重频刺激

E. 神经传导速度检查

93. 患者男性，24 岁，因"近 3 年来出现眼睑闭合无力、吹哨与鼓腮困难"求诊。查体时发现有"肌病面容"和"翼状肩胛"症状，肌电图显示为肌源性损害。患者临床最可能诊断为

A. 低钾型周期性瘫痪

B. 先天性肌强直症

C. 原发性侧索硬化

D. 面肩肱型肌营养不良症

E. Duchenne 型肌营养不良症

94. 患者男性，40 岁，因"近 3 个月不明原因消瘦且感四肢无力、口干"求诊。查体：眼球运动自如，无复视，四肢近端肌力 4 级、远端 5 级，腱反射明显减低，病理征（－）。血生化正常，X 线胸片怀疑占位性病变。该患者最可能的诊断是

A. 多发性肌炎

B. Lambert－Eaton 综合征

C. 重症肌无力

D. 进行性肌营养不良症

E. 低钾型周期性瘫痪

95. 患者男性，35 岁，2 年来逐渐地出现手指做细活不灵便，握力减弱，前臂非常消瘦，用力握物时即便想松开也不能立即张开手掌。额部脱发明显，已成秃头，其伯父也有类似症状。可用作此患者治疗的药物是

A. 抗癫痫药　　　B. 抗胆碱酯酶药

C. 肾上腺皮质激素　D. 钾盐

E. 普鲁卡因胺

96. 患者女性，18 岁，因"全身无力 2 年"入院治疗。经诊断为重症肌无力，服用溴吡斯的明后症状减轻。近日感冒后发热且感到呼吸困难。既往青霉素过敏史。查体：口唇轻度发绀，双肺呼吸音明显减低，可闻及湿啰音，眼球活动自如，四肢肌力 2 级，病理征（－），感觉正常。以下处理不正确的是

A. 应用卡那霉素

B. 应用胆碱酯酶抑制剂

C. 应用糖皮质激素

D. 吸氧、吸痰、保持呼吸道通畅

E. 应用免疫球蛋白

三、A3/A4 型题

(97～99 题共用题干)

患者女性，39 岁，因"1 个月来消瘦、乏力、怕热、手颤，夜间突然出现双下肢软瘫"入院。神志清。查体：血压 140/80mmHg，血清钾 3.0mmol/L，心率 100 次/分，律齐，甲状腺轻度增大、无血管杂音。

97. 导致患者双下肢软瘫的直接原因可能是

A. 脑栓塞　　　　B. 血钾异常

C. 重症肌无力　　D. 呼吸性碱中毒

E. 运动神经元病

98. 为明确诊断，应首先进行的检查项目是

A. 头颅 CT，血糖测定

B. 肌电图，血电解质测定

C. 血气分析，血电解质测定

D. 胸部 CT，血抗乙酰胆碱受体抗体测定

E. 血电解质测定，甲状腺功能测定

99. 应对患者进行的急诊处理为

A. 螺内酯治疗

B. 纠正电解质紊乱

C. 静脉滴注氯化钾及胰岛素

D. 溴吡斯的明和糖皮质激素治疗

E. 脱水降颅压治疗

(100～103 题共用题干)

患者男性，63 岁，因"左侧眼睑下垂 1 年，四肢无力半年，呼吸困难 2 天"入院。以上症状均有"晨轻暮重"的特点。此次感冒后出现呼吸困难，当地医院已经给予溴吡斯的明口服，剂量达到每日 480mg，仍然感到呼吸困难。既往健康。查体：呼吸频率 24 次/分，呼吸动度减弱，口唇轻度发绀，双肺可闻及湿啰音。左侧眼裂减小，无复视，但有吞咽困难和构音障碍，抬头不能。四肢肌力 4 级，腱反射正常，病理征（-），感觉正常。疲劳试验和新斯的明试验均阳性。胸部 CT 扫描示胸腺增生。

100. 患者可诊断为

　　A. 重症肌无力Ⅰ型

　　B. 重症肌无力ⅡA 型

　　C. 重症肌无力ⅡB 型

　　D. 重症肌无力Ⅲ型

　　E. 重症肌无力Ⅳ型

101. 下列哪项方法可较安全地提示服用大剂量溴吡斯的明是造成患者呼吸困难的原因

　　A. 肌内注射新斯的明

　　B. 肌内注射阿托品

　　C. 观察患者瞳孔大小

　　D. 静脉注射地西泮

　　E. 口服普萘洛尔

102. 若血气分析示：pH 7.30，SpO_2 85%，$PaCO_2$ 70mmHg，PaO_2 59mmHg。以下措施有可能加重目前患者病情而不能采用的是

　　A. 气管插管并辅助通气

　　B. 气管插管后停用胆碱酯酶抑制剂

　　C. 气管插管后大剂量糖皮质激素冲击

　　D. 血浆置换

E. 暂时不进行气管插管，使用呼吸兴奋剂

103. 该患者首选的治疗为

　　A. 免疫抑制剂　　　B. 胸腺切除术

　　C. 辅助通气　　　　D. 使用抗生素

　　E. 激素冲击疗法

(104～108 题共用题干)

患儿女，7 岁，因"右眼睑下垂 1 个月，下午较早晨明显"入院。病前无明显诱因。查体：右眼睑下垂，眼球各方向运动均受限，两侧瞳孔等大，对光反射正常，令其反复做睁 - 闭眼动作后，上睑下垂加重。

104. 患儿最可能的诊断是

　　A. 动眼神经麻痹

　　B. 重症肌无力眼肌型

　　C. 慢性进行性眼外肌麻痹

　　D. 周期性瘫痪

　　E. 多发性硬化

105. 最有助于诊断的辅助检查是

　　A. 心电图　　　　　B. 肌酶谱测定

　　C. 血清钾测定　　　D. 血乳酸测定

　　E. 血抗 AChR 抗体测定

106. 患者首选的治疗方法是

　　A. 溴吡斯的明口服

　　B. 静注大剂量免疫球蛋白

　　C. 胸腺切除

　　D. 静滴环磷酰胺

　　E. 血浆置换

107. 该患者做 X 线胸片检查的目的是

　　A. 检查是否合并肺内感染

　　B. 检查是否合并肺癌

　　C. 检查是否有胸腺瘤

　　D. 检查是否合并肺结核

　　E. 检查是否有膈肌麻痹

108. 若患者合并肺部感染，应首选的抗生

素是

A. 青霉素　　　　B. 链霉素

C. 庆大霉素　　　D. 卡那霉素

E. 阿米卡星

（109～110 题共用题干）

患者男性，64 岁，出现四肢无力 2 个月。下肢近端骨盆带肌无力尤为明显，双侧膝、踝反射消失，患肌短暂收缩后肌力增强，而持续收缩后呈病态疲劳；伴有口干、少汗、阳痿、便秘。

109. 患者最可能诊断为

A. 重症肌无力

B. 多发性肌炎

C. 肌营养不良症

D. 肌萎缩侧索硬化

E. Lambert－Eaton 综合征

110. 最有助于明确诊断的方法是

A. 新斯的明试验

B. 腾喜龙试验

C. 胸部 X 线摄片

D. 神经电生理检查

E. 抗 AChR 抗体测定

（111～113 题共用题干）

患儿男，6 岁，因"上楼困难半年"来诊。查体：双下肢无力，近端为主；腓肠肌肥大。

111. 患儿最可能诊断为

A. 皮肌炎

B. 进行性肌营养不良症

C. 强直性肌营养不良症

D. 重症肌无力

E. 脂质贮积病

112. 肌肉活检不可能见到

A. 间质增生　　　　B. 肌纤维肥大

C. 炎细胞浸润　　　D. 破碎红纤维

E. 核内移

113. 患者饮食应遵循的原则，不正确的是

A. 低脂饮食　　　　B. 少量多餐

C. 高糖饮食　　　　D. 多食水果、蔬菜

E. 保证维生素 D 及钙的摄入

四、B1 型题

（114～115 题共用备选答案）

A. 双侧下肢诸肌　　B. 眼外肌

C. 双侧上肢诸肌　　D. 肋间肌，膈肌

E. 四肢远端肌肉

114. 周期性瘫痪在发病时通常首先累及的肌肉为

115. 重症肌无力在发病时通常首先累及的肌肉为

（116～117 题共用备选答案）

A. 胃癌

B. 前列腺癌

C. 小细胞肺癌

D. 胸腺增生或胸腺瘤

E. 乳腺癌

116. Lambert－Eaton 综合征患者最常伴发何种肿瘤

117. 重症肌无力常合并哪种疾病

（118～119 题共用备选答案）

A. 面部表情肌

B. 呼吸肌和延髓肌

C. 腓肠肌

D. 臀肌

E. 三角肌

118. 假肥大型肌营养不良症的肌肉假肥大主要发生在

119. 重症肌无力患者哪组肌如急骤发生严重无力，以至不能维持换气功能即为危象

（120～121 题共用备选答案）

A. Osserman 分型 Ⅰ 型

B. Osserman 分型 Ⅱ A 型

C. Osserman 分型 Ⅱ B 型

D. Osserman 分型 Ⅲ 型

E. Osserman 分型 Ⅳ 型

120. 患者女性，30 岁，四肢无力 1 个月，晨起或经休息后减轻，下午或劳累时加重。近 1 周出现饮水呛咳、吞咽困难、抬头无力，2 天前感冒后觉呼吸困难。该患者为

121. 患者女性，40 岁，双侧眼睑下垂、四肢无力 5 年，呈"晨轻暮重"波动性变化，服用溴吡斯的明可缓解。该患者为

（122～126 题共用备选答案）

　　A. 阻碍钙离子进入神经末梢，造成 ACh 释放障碍

　　B. ACh 合成和释放减少

　　C. 乙酰胆碱酯酶活性降低而出现突触后膜过度去极化

　　D. 抗 AChR 抗体破坏突触后膜 AChR

　　E. 与 AChR 结合，阻止 ACh 与受体的结合

122. 重症肌无力神经－肌肉接头病变的机制是

123. Lambert－Eaton 综合征神经－肌肉接头病变的机制是

124. 肉毒杆菌中毒神经－肌肉接头病变的机制是

125. 有机磷中毒神经－肌肉接头病变的机制是

126. 美洲箭毒中毒神经－肌肉接头病变的机制是

（127～129 题共用备选答案）

　　A. 低频刺激递增

　　B. 低频刺激先递减后递增

　　C. 高频刺激递增

　　D. 低频刺激递减

　　E. 骨骼肌对任何刺激没有反应

127. Lambert－Eaton 综合征的重复神经电刺激的特点是

128. 重症肌无力的重复神经电刺激的特点是

129. 周期性瘫痪严重发作期的神经电生理改变是

五、X 型题

130. 以下药物中，可加剧重症肌无力患者神经－肌肉接头传递障碍的是

　　A. 氨基糖苷类抗生素

　　B. 新霉素

　　C. 多黏菌素

　　D. 巴龙霉素

　　E. 奎尼丁

131. 重症肌无力受累肌肉组可见于

　　A. 颈肌　　　　　B. 延髓肌

　　C. 眼外肌　　　　D. 咀嚼肌

　　E. 瞳孔括约肌

132. 重症肌无力可疑病例可通过以下哪些检查确诊

　　A. 新斯的明试验

　　B. 抗 AChR 抗体滴度增高

　　C. 血、尿、脑脊液检查

　　D. 腾喜龙试验

　　E. 重复神经电刺激

133. 重症肌无力肌疲劳试验包括的内容有

　　A. 令患者连续睁－闭眼观察睑裂大小

　　B. 令患者连续咀嚼动作

　　C. 令患者连续两臂平举

　　D. 令患者连续蹲、立

　　E. 肌内注射新斯的明

134. 周期性瘫痪包括的类型有

　　A. 低钾型周期性瘫痪

　　B. 低钠型周期性瘫痪

　　C. 高钾型周期性瘫痪

　　D. 正常钾型周期性瘫痪

　　E. 高钠型周期性瘫痪

135. 多发性肌炎可采用的治疗方法有
    A. 肾上腺糖皮质激素
    B. 免疫抑制剂
    C. 免疫球蛋白
    D. 手术治疗
    E. 基因治疗

136. 当多发性肌炎患者使用激素治疗不满意时，可使用的药物有
    A. 甲氨蝶呤   B. 硫唑嘌呤
    C. 环磷酰胺   D. 环孢素 A
    E. 免疫球蛋白

137. Duchenne 型肌营养不良症与 Becker 型肌营养不良症共有的临床特点包括
    A. 性连锁隐性遗传
    B. 腓肠肌假肥大
    C. 远端肢体无力
    D. 血清 CK 水平增高
    E. 肌电图和肌肉病理呈肌病改变

138. Kearns–Sayre 综合征临床表现的三联征包括
    A. 慢性进行性眼外肌瘫痪
    B. 视网膜色素变性
    C. 心脏传导阻滞
    D. 小脑性共济失调
    E. 脑脊液蛋白增高

139. 下列疾病中属自身免疫病的有
    A. 重症肌无力
    B. Lambert–Eaton 综合征
    C. 进行性肌营养不良症
    D. 慢性炎症性脱髓鞘性多发神经根神经病
    E. 多发性肌炎

140. 以下患者可能出现反复血钾降低的是
    A. 低钾型周期性瘫痪
    B. 原发性醛固酮增多症
    C. 应用噻嗪类利尿剂
    D. 肾小管酸中毒
    E. 应用皮质类固醇

141. 以下疾病属于炎性肌病的是
    A. 重症肌无力
    B. 多发性肌炎
    C. 皮肌炎
    D. Lambert–Eaton 综合征
    E. 包涵体肌炎

142. 下列疾病使用新斯的明或腾喜龙后临床症状可改善的是
    A. 重症肌无力
    B. 有机磷农药中毒
    C. 多发性肌炎
    D. Lambert–Eaton 综合征
    E. 肉毒杆菌毒素中毒

第十章　运动障碍性疾病

一、A1 型题

1. 诊断震颤麻痹最重要的依据是

    A. 确切的病史及体征　B. 脑脊液检查

    C. 头部 CT　　　　　　D. 头部 MRI

    E. 脑电地形图

2. 以下关于帕金森病（PD）的叙述，不正确的是

    A. PD 又称震颤麻痹

    B. 是一种神经系统变性疾病

    C. 约 10% 的 PD 患者有家族史，绝大多数患者为散发性

    D. 我国 65 岁以上人群患病率为 1700/10 万，与欧美国家相似

    E. 我国患病率随年龄增加而降低，男性稍高于女性

3. 慌张步态的表现不包括

    A. 行走时躯干弯曲向前

    B. 起步慢、止步难

    C. 走路步基宽大

    D. 上肢协同摆动消失

    E. 见于帕金森病

4. 关于帕金森病的主要体征，叙述正确的是

    A. 静止性震颤、肌强直、不安腿综合征

    B. 静止性震颤、面具脸、肌强直

    C. 运动迟缓、搓丸样动作、肌强直

    D. 静止性震颤、运动迟缓、肌强直

    E. 静止性震颤、面具脸、运动迟缓

5. 帕金森病最常见的首发症状是

    A. 静止性震颤　　　　B. 铅管样肌强直

    C. 齿轮样肌强直　　　D. 慌张步态

    E. 小脑步态

6. 帕金森病的典型表现不包括

    A. 在肢体随意运动时震颤加强

    B. 关节被动运动时有肌强直

    C. 睡眠时震颤消失

    D. 书写出现"小字征"

    E. 紧张或激动时震颤加剧

7. 以下关于帕金森病的病理改变，叙述不正确的是

    A. 黑质致密区多巴胺（DA）能神经元变性

    B. 胞浆内出现路易（Lewy）小体

    C. 纹状体 DA 递质浓度显著降低

    D. 黑色素消失

    E. 病变部位在脊髓

8. 帕金森病病理损害的主要部位是

    A. 黑质致密区　　　　B. 蓝斑

    C. 脑干的中缝核　　　D. 迷走神经背核

    E. 额叶

9. 帕金森病的主要生化改变是

    A. 乙酰胆碱酯酶活力增加

    B. 乙酰胆碱含量减少

    C. 多巴脱羧酶含量减少

    D. 多巴胺含量减少

    E. 多巴胺含量增多

10. 帕金森病常见的运动症状不包括

    A. 静止性震颤　　　　B. 运动迟缓

    C. 肌强直　　　　　　D. 姿势平衡障碍

    E. 认知障碍

11. 抗帕金森病药物治疗中晚期常见的并发症

包括

A. 痴呆

B. 恶心、呕吐、低血压

C. 便秘和排尿困难

D. 下肢网状青斑

E. 症状波动或异动症

12. 帕金森病常见的步态是

A. 剪刀步态   B. 慌张步态

C. 醉酒步态   D. 跨阈步态

E. 摇摆步态

13. 帕金森病患者晚期出现的肌张力障碍多为

A. 扭转痉挛

B. 上运动神经元斜颈

C. 手足徐动

D. 痛性足痉挛

E. 眼睑痉挛

14. 对帕金森病的叙述，不正确的是

A. 多在中老年期发病

B. 主要表现为静止性震颤、运动迟缓、肌强直

C. 常规辅助检查无特殊发现

D. 抗胆碱能药物适用于震颤明显的较年轻患者

E. 早期发现、早期治疗可治愈

15. 最常用于治疗震颤明显的年轻帕金森病患者的抗胆碱能药物为

A. 苯海索   B. 丙环定

C. 甲磺酸苯扎托品   D. 东莨菪碱

E. 环戊哌丙醇

16. 下列药物中具有抗晕动病及抗帕金森病作用的药物是

A. 阿托品   B. 东莨菪碱

C. 哌仑西平   D. 后马托品

E. 山莨菪碱

17. 具有抗病毒作用的抗帕金森病药物是

A. 左旋多巴   B. 卡比多巴

C. 金刚烷胺   D. 溴隐亭

E. 司来吉兰

18. 65 岁以上患者，或伴有智能减退的帕金森病患者的首选治疗药物为

A. 美多巴   B. 苯海索（安坦）

C. 金刚烷胺   D. 多巴胺

E. 多巴胺受体激动剂

19. 以下关于肝豆状核变性疾病的叙述，不正确的是

A. 遗传性脑部变性疾病

B. 有精神症状

C. 无肝硬化症状

D. 有角膜 K-F 环

E. 有锥体外系症状

20. 肝豆状核变性（WD）的遗传方式为

A. 常染色体显性遗传

B. 常染色体隐性遗传

C. X 染色体显性遗传

D. X 染色体隐性遗传

E. Y 染色体遗传

21. 关于肝豆状核变性的发病机制，以下叙述不正确的是

A. 是一种遗传性铜代谢障碍所致的肝硬化和以基底核为主的脑部变性疾病

B. 为常染色体显性遗传，故常见连续多代发病家族史

C. 基因定位于 13q14.3，很可能编码一种与金属转运有关的 P 型 ATP 酶

D. 90% 以上的患者血清铜蓝蛋白明显减少，而肝内前铜蓝蛋白正常，所以铜蓝蛋白合成障碍是本病最基本的遗传缺陷

E. 由于铜不能与铜结合蛋白结合，过量铜沉积于肝、脑等组织而致病

22. 肝豆状核变性疾病最早发生变性的部位是

A. 壳核　　　　　B. 苍白球

C. 尾状核　　　　D. 大脑皮质

E. 黑质

23. 肝豆状核变性的神经症状，不正确的是

A. 肢体舞蹈样动作

B. 手足徐动样动作

C. 肌张力障碍

D. 静止性、意向性震颤

E. 摇摆步态

24. 肝豆状核变性的实验室检查结果，正确的是

A. 血清铜和血清铜蓝蛋白减少，尿铜和肝铜增高

B. 血清铜和尿铜减少，血清铜蓝蛋白和肝铜增高

C. 血清铜蓝蛋白减少，血清铜、尿铜和肝铜增高

D. 血清铜和肝铜减少，血清铜蓝蛋白和尿铜增高

E. 尿铜和肝铜减少，血清铜和血清铜蓝蛋白增高

25. 肝豆状核变性最重要的体征是

A. 神经系统症状　　B. 肝脏症状

C. 角膜K－F环　　　D. 皮肤色素沉着

E. 肾损害

26. 治疗Wilson病的首选药物是

A. D－青霉胺　　　B. 三乙基四胺

C. 二巯丁二酸钠　　D. 二巯丙醇

E. 二巯丙磺酸

27. 小舞蹈病的临床表现不包括

A. 舞蹈样动作　　　B. 挤奶妇手法

C. 角膜K－F环　　　D. 精神症状

E. 可伴有心脏病

28. 不自主舞蹈样动作不可导致

A. 步态笨拙　　　B. 持物跌落

C. 动作不稳　　　D. 暴发性言语

E. 挤奶妇手法

29. 小舞蹈病患儿可出现的症状为

A. 高热　　　　　B. 脑膜炎

C. 肾炎　　　　　D. 关节炎

E. 肾病综合征

30. 小舞蹈病的诊断依据不包括

A. 儿童或青少年起病

B. 有风湿热或链球菌感染史

C. 亚急性或急性起病的舞蹈症

D. 肌张力低下、肌无力

E. 智能障碍

31. 小舞蹈病与下列哪一种病原体感染有关

A. 金黄色葡萄球菌

B. A组β溶血性链球菌

C. 肺炎支原体

D. 李斯特杆菌

E. 结核杆菌

32. 以下关于小舞蹈病的治疗，叙述不正确的是

A. 可适当应用镇静药

B. 病症轻者，可不用青霉素或其他抗生素

C. 可给予水杨酸钠或泼尼松进行免疫疗法

D. 舞蹈症状可用氯丙嗪

E. 治愈后还应定期随访

33. 亨廷顿病的遗传方式为

A. 常染色体显性遗传

B. 常染色体隐性遗传

C. X染色体连锁显性遗传

D. X染色体连锁隐性遗传

E. Y染色体遗传

34. 亨廷顿病患者的CAG拷贝数越多，则

A. 发病年龄越早，临床症状越轻

B. 发病年龄越晚，临床症状越重

C. 发病年龄越早，临床症状越重

D. 发病年龄越晚，临床症状越轻

E. 发病年龄越晚，死亡越早

35. 亨廷顿病患者生化物质不减少的是

A. γ–氨基丁酸　　B. 多巴胺

C. 乙酰胆碱　　　D. P物质

E. 脑啡肽

36. 亨廷顿病的临床特征不包括

A. 多发于老年人　　B. 缓慢进展

C. 舞蹈样动作　　　D. 精神异常

E. 痴呆

37. 确诊亨廷顿病要依靠

A. EEG检查

B. MRI检查

C. 基因检测

D. 病理检查

E. 根据发病年龄以及慢性进行性舞蹈样动作、精神症状和痴呆等临床症状

38. 亨廷顿病可出现的锥体外系症状不包括

A. 以舞蹈样不自主运动最常见

B. 肌张力障碍

C. 动作迟缓

D. 静止性震颤

E. 肌强直

39. 以下肌张力障碍中，遗传方式大多为X染色体连锁隐性遗传的是

A. 原发性扭转痉挛

B. 多巴反应性肌张力障碍

C. 家族性局限性肌张力障碍

D. 肌张力障碍–帕金森综合征

E. 以上全部

40. 继发性肌张力障碍的病理变化较少累及

A. 纹状体　　　　B. 丘脑

C. 蓝斑　　　　　D. 大脑皮质

E. 脑干网状结构

41. 下列药物较少引起继发性肌张力障碍的是

A. 奥氮平　　　　B. 氟哌啶醇

C. 奋乃静　　　　D. 左旋多巴

E. 甲氧氯普胺

42. 治疗多巴反应性肌张力障碍的特效药是

A. 苯海索　　　　B. 左旋多巴

C. 硫必利　　　　D. 罗平尼罗

E. 普拉克索

43. 关于多巴反应性肌张力障碍，以下叙述不正确的是

A. 多于儿童期发病

B. 缓慢起病

C. 步态表现为腿僵直、足屈曲或外翻

D. 合并帕金森综合征

E. 长期服用左旋多巴会出现相关运动并发症

44. 扭转痉挛与舞蹈症的鉴别，叙述不正确的是

A. 舞蹈症的不自主运动速度快

B. 舞蹈症的运动模式变幻莫测

C. 舞蹈症运动模式相对固定

D. 舞蹈症无持续性姿势异常

E. 舞蹈症伴肌张力降低

45. 关于僵人综合征的症状，叙述不正确的是

A. 发作性躯干肌以及四肢近端肌的紧张、僵硬和强直

B. 面肌和肢体远端肌也经常受累

C. 僵硬可明显限制患者的主动运动

D. 僵硬常伴有疼痛

E. 肌电图检查在休息和肌肉放松时均可出现持续运动单位电活动

46. 原发性震颤的遗传方式为

A. 常染色体显性遗传

B. 常染色体隐性遗传

C. X 染色体显性遗传

D. X 染色体隐性遗传

E. Y 染色体遗传

47. 关于原发性震颤的症状，叙述不正确的是

A. 隐匿起病，缓慢进展

B. 可见于任何年龄

C. 震颤是唯一的临床症状

D. 头部经常累及

E. 下肢经常受累

48. 原发性震颤症状可减轻的情形为

A. 饮酒　　　　　B. 情绪激动

C. 紧张　　　　　D. 疲劳

E. 寒冷

二、A2 型题

49. 患者男性，35 岁，因"4 个月前逐渐出现四肢发硬、双手震颤、持筷不稳"来院就诊。家人发现其表情呆板，言语减少，时有不自主发笑，且急躁、易忘事。查体：仅见四肢肌张力呈铅管样强直，其余体征正常。4 个月前有一氧化碳中毒史，曾昏迷 1 天。否认高血压病史及家族史。患者最可能的诊断为

A. 帕金森综合征　　B. 运动神经元病

C. 原发性震颤　　　D. 帕金森病

E. 颈椎病

50. 患者男性，72 岁，因"行动迟缓、肢体震颤半年"入院，确诊为"帕金森病"，既往有"青光眼"病史 2 年。该患者不能使用的药物是

A. 苯海索　　　　B. 金刚烷胺

C. 卡左双多巴　　D. 多巴丝肼

E. 吡贝地尔

51. 患者男性，61 岁，2 年前开始出现行动迟缓、步态缓慢、肢体震颤，自左上肢开始

逐渐波及左下肢，静止时震颤明显，行头颅 MRI 检查未见明显异常。患者最正确的诊断是

A. 脑梗死　　　　B. 帕金森病

C. 肝豆状核变性　D. 特发性震颤

E. 橄榄 – 脑桥 – 小脑萎缩

52. 患者女性，62 岁，右侧肢体震颤、表情淡漠、行走不稳 2 个月。体检：双侧上肢静止性震颤，右侧肢体出现铅管样肌强直，肌力、反射、感觉均正常，慌张步态。以下哪种药物不能服用

A. 卡比多巴　　　B. 左旋多巴

C. 安坦　　　　　D. 利血平

E. 溴隐亭

53. 患者男性，68 岁，3 年前出现手指发抖，动作迟缓变少，小步走路且不稳。查体：血压 130/90mmHg，心、肺查体未见异常。面具脸，慌张步态，步态不稳，指端震颤，左侧肢体肌张力呈齿轮样增高。头颅 MRI 扫描未显示异常，实验室检查未见异常。该患者的诊断为

A. 亨廷顿病　　　B. 帕金森病

C. 多发性硬化　　D. 肝豆状核变性

E. 脑梗死

54. 患者男性，56 岁，近来出现动作缓慢和双手抖动。到医院检查后诊断为帕金森病。对于该病，以下症状一般不会出现的是

A. 协调运动减少

B. 静止性震颤

C. 全身肌肉强直

D. 走路呈"慌张步态"

E. 出现偏瘫症状

55. 患者男性，58 岁，2 年来无原因出现左上肢哆嗦、行动缓慢，近 1 月来扩展至左下肢哆嗦。查体：表情呆板，动作缓慢，左

侧肢体呈齿轮样肌强直，Babinski 征
（－）。CT（头部）未见异常。患者治疗
宜选用的药物是

A. 安坦　　　　　B. 左旋多巴

C. 金刚烷胺　　　D. 盐酸氟桂利嗪

E. 普拉克索

56. 患者男性，58 岁，因"四肢震颤、强直，
运动迟缓"求诊，诊断为帕金森病，并给
予左旋多巴治疗。以下不属于左旋多巴不
良反应的是

A. "开－关"现象

B. 胃肠道症状

C. 口干，眼花，面红，无汗

D. 舞蹈样动作

E. 精神症状

57. 患者男性，71 岁，确诊为帕金森病后给予
多巴丝肼治疗 5 年，近 1 年每次服药后 1
～2 小时出现手足徐动样不自主运动。考
虑为左旋多巴的哪项并发症

A. 剂末恶化　　　B. "开－关"现象

C. 症状波动　　　D. 异动症

E. 精神症状

58. 患者男性，68 岁，渐起四肢抖动伴行动迟
缓 2 年。查体：面具脸，慌张步态，下颌
及四肢静止性震颤，四肢肌张力增高且呈
齿轮样强直，腱反射亢进，病理反射未引
出。治疗首选

A. 左旋多巴　　　B. 溴隐亭

C. 金刚烷胺　　　D. 外科治疗

E. 干细胞移植

59. 患者男性，19 岁，因"行动迟缓 3 年"求
诊。查体：面部表情少，四肢肌张力呈铅
管样增高，步行运动迟缓，双眼角膜与巩
膜交界处见褐色环。该患者可能诊断为

A. 帕金森病　　　B. 帕金森综合征

C. 特发性震颤　　　D. 小舞蹈病

E. 肝豆状核变性

60. 患者男性，28 岁，门诊检查疑为肝豆状核
变性，对此患者进行了化验检查。以下结
果不正确的是

A. 血清铜蓝蛋白下降

B. 血清铜下降

C. 尿铜增高

D. 肝铜增高

E. 血清铜氧化酶活性增高

61. 患儿女，12 岁，因"1 个月前咽喉痛、关
节痛伴发热，持续 2～3 天"入院。诊断
为"急性扁桃体炎"。1 天前出现右手及
右下肢为主的不随意运动，逐渐加重，无
规律地挤眉弄眼，睡眠中症状完全消失，
紧张时加重。血清抗链"O"增高。患者
首先诊断为

A. 帕金森综合征　　　B. 小舞蹈病

C. 习惯性痉挛　　　D. 癔症

E. 亨廷顿舞蹈病

62. 患儿女，13 岁，1 周前咳痰伴发热，近 2
天出现肢体不自主运动伴挤眉弄眼。患儿
最可能的诊断是

A. 小舞蹈病　　　B. 结节性硬化症

C. Meige 综合征　　　D. 手足徐动症

E. 亨廷顿舞蹈病

三、A3/A4 型题

（63～65 题共用题干）

　患者男性，66 岁，因"双手抖动伴动作
缓慢 5 年"求诊。查体：记忆力稍差，拇指与
示指呈搓丸样静止性震颤，铅管样肌强直，手
指扣纽扣、系鞋带等困难，书写时字越写越
小，慌张步态。

63. 患者最可能的诊断是

A. 抑郁症

B. 肝豆状核变性

C. 帕金森病

D. 特发性震颤

E. 阿尔茨海默（Alzheimer）病

64. 以下检查对本病的诊断价值最大的是

    A. 病史和体格检查

    B. 肝肾功能和血清铜蓝蛋白检查

    C. 腰穿脑脊液检查

    D. 抑郁和智能量表测试

    E. 头颅 CT 和 MRI

65. 治疗本病最基本、最有效的药物是

    A. D - 青霉胺　　B. 复方左旋多巴

    C. 普萘洛尔　　D. 抗胆碱酯酶药

    E. 抗胆碱能药

（66 ~ 68 题共用题干）

    患者男性，71 岁，诊断帕金森病 5 年，间断服用安坦治疗。近 1 个月病情加重，出现吞咽困难，说话含糊不清，四肢僵硬，卧床不起。

66. 治疗效果不好的原因可能性最大的是

    A. 药量不足　　B. 出现并发症

    C. 药物毒副作用　　D. 药物选择不合理

    E. 吸烟与嗜酒

67. 治疗药物应首选

    A. 美多芭　　　　B. 安坦

    C. 金刚烷胺　　　D. 司来吉兰

    E. 溴隐亭

68. 当连续应用复方左旋多巴制剂后疗效仍不好时，应先采取哪种治疗方法

    A. 停用该药

    B. 增加剂量

    C. 加用 DA 受体激动剂

    D. 伽玛刀治疗

    E. 立体定向手术治疗

（69 ~ 71 题共用题干）

    患者男性，64 岁，近 3 年来动作缓慢，始动及停步或转弯时困难，逐渐出现走路慌张不稳。无外伤及中毒史。血黏度高，脑 CT 检查有脑萎缩和腔隙性脑梗死。神经系统检查发现肌张力增高，服用普鲁卡因胺治疗未见缓解。

69. 患者最可能诊断为

    A. 老年性震颤

    B. 甲状腺功能亢进症

    C. 帕金森病

    D. 特发性良性震颤

    E. 脑动脉粥样硬化

70. 最应该采用的治疗方法是

    A. 手术治疗　　　B. 药物治疗

    C. 功能锻炼　　　D. 理疗

    E. 中医中药治疗

71. 假如此患者服用多巴丝肼，多日后效果不好应

    A. 立即停药

    B. 增加剂量

    C. 立即换药

    D. 加用其他药物辅助

    E. 以上都不对

（72 ~ 74 题共用题干）

    患者男性，75 岁，3 年来无诱因逐渐出现行动缓慢，行走时上肢无摆动，前倾体态。双手有震颤，双侧肢体肌张力增高。无智能和感觉障碍，无锥体束损害征。

72. 患者最可能诊断为

    A. 帕金森病　　　B. 扭转痉挛

    C. 阿尔茨海默病　　D. 肝豆状核变性

    E. 脑动脉粥样硬化

73. 为患者选择的最适当的治疗药物应为

    A. 苯海索　　　　B. 复方左旋多巴

    C. 司来吉兰　　　D. 溴隐亭

    E. 维生素 E

74. 选用上述治疗的目的是

A. 增强体质　　　B. 治愈疾病

C. 改善症状　　　D. 预防并发症

E. 阻止疾病的进行

(75～76 题共用题干)

患者男性，19 岁，因"不明原因的肝功能异常"入院。实验室检查：ALT 180U/L，AST 60U/L。肝 B 型超声检查：肝不大，表面高低不平，实质内回声弥漫性不均匀，可见散在分布结节状高回声。

75. 最可能的诊断是

A. 血吸虫病　　　B. 肝豆状核变性

C. 病毒性肝炎　　D. 肝肿瘤

E. 肝囊肿

76. 为明确诊断，首选检查是

A. 24 小时尿铜检测

B. 血清铜蓝蛋白检测

C. ATP7B 基因检测

D. 肝脏 CT 扫描

E. 肝脏 MRI 扫描

(77～79 题共用题干)

患者男性，45 岁，因"肢体不自主扭动 10 余年伴精神和智能衰退 3 年"入院。查体：定向力差，言语不连贯，智商低于正常。全身不自主活动，挤眉弄眼，扮鬼脸，双上肢不自主地扭动，耸肩扭颈，四肢肌力尚正常，腱反射正常，病理征（－）。患者家族中每代均有类似临床表现的患者。

77. 根据病史和症状、体征，患者可临床诊断为

A. 帕金森病

B. 肝豆状核变性

C. Huntington 舞蹈病

D. 小舞蹈病

E. 迟发性运动障碍

78. 本病确诊须依靠

A. 病理检查

B. EEG 特征性改变

C. 颅脑 CT、MRI 扫描

D. 基因诊断

E. 临床表现为进行性运动异常、精神障碍和痴呆

79. 患者以下检查结果不会出现的是

A. 颅脑 CT、MRI 扫描示大脑皮质和尾状核萎缩

B. 脑电图检查示弥漫性异常

C. MRI T_2 加权像示壳核信号增强

D. MR 波谱（MRS）示大脑皮质及基底核乳酸水平增高

E. 脑内生化检查示 GABA、ACh 及其合成酶明显增强，DA 含量正常或减低

(80～82 题共用题干)

患者男性，39 岁，因"头部不自主向一侧扭转 2 小时"就诊。2 小时前自觉受凉后出现头部不自主向一侧扭转，张口略困难。查体：意识清楚，言语流利，张口略困难，颈部肌张力增高，不自主向一侧扭转，四肢肌力正常。

80. 该患者最可能的诊断是

A. 脑梗死　　　　B. 周围神经病

C. 肌张力障碍　　D. 帕金森病

E. 肌营养不良症

81. 对诊断上述疾病帮助最大的是

A. 肌电图　　　　B. 肌酶

C. 服药史　　　　D. 肌肉 MRI

E. 颅脑 MRI

82. 以下处置不正确的是

A. 停用甲氧氯普胺

B. 多饮水，促进药物排出

C. 应用苯海索等药物对症处理

D. 应用氟哌啶醇

E. 临时使用地西泮

(83 ~ 85 题共用题干)

患者男性，42 岁，军人。因"双手不自主震颤 1 年"就诊。患者 1 年前在示范站姿手枪射击时发现右手不自主震颤，后发展至双手有不自主震颤，紧张和注意力集中于双手时加重，因影响射击训练和书写而就诊。仔细询问病史，患者在饮啤酒后，震颤可明显减轻。查体：脑神经正常，四肢肌力、肌张力正常，腱反射正常，病理征（-）。

83. 患者最可能诊断为

A. 震颤麻痹

B. 甲亢性震颤

C. 特发性震颤

D. 肝豆状核变性

E. 多巴反应性肌张力障碍

84. 患者可选用的治疗药物为

A. 多巴胺   B. 多巴丝肼

C. 苯海索   D. 普萘洛尔

E. 司来吉兰

85. 患者震颤的特点是

A. 静止性震颤，运动时减轻

B. 姿势性震颤，运动时加重

C. 意向性震颤，静止时减轻

D. 静止性震颤，睡眠中消失

E. 姿势性震颤，睡眠中加重

四、B1 型题

(86 ~ 88 题共用备选答案)

A. *DJ - 1*   B. *DYT*1

C. *GCH - 1*   D. *IT*15

E. *Parkin*

86. 亨廷顿病的致病基因是

87. 原发性扭转痉挛的致病基因是

88. 多巴反应性肌张力障碍的致病基因是

(89 ~ 90 题共用备选答案)

A. 药物治疗

B. 局部注射 A 型肉毒素治疗

C. 口服药物 + 选择性局部注射 A 型肉毒素治疗

D. 手术治疗

E. 心理治疗

89. 局灶型或节段型肌张力障碍首选的治疗是

90. 全身性肌张力障碍宜采用的治疗是

(91 ~ 92 题共用备选答案)

A. 上运动神经元性瘫痪

B. 下运动神经元性瘫痪

C. 小脑病变

D. 帕金森病

E. 舞蹈病

91. 铅管样强直可见于

92. 齿轮样强直可见于

(93 ~ 96 题共用备选答案)

A. 感觉过度   B. 感觉过敏

C. 感觉倒错   D. 感觉异常

E. 扩散性疼痛

93. 轻微刺激引起的强烈感觉是

94. 某患者自觉左侧肢体似有蚂蚁爬行，此种感觉障碍为

95. 在感觉障碍之基础上的刺激是

96. 对刺激产生的错误感觉，如冷的刺激产生热的感觉是

五、X 型题

97. 基底核的组成结构有

A. 尾状核   B. 壳核

C. 苍白球   D. 丘脑底核

E. 黑质

98. 65 岁以下帕金森病且不伴智能减退的老年患者，若无明显震颤，可采取的治疗措施有

A. 非麦角类 DR 激动剂

B. MAO – B 抑制剂

C. 金刚烷胺

D. 复方左旋多巴

E. 抗胆碱能药

99. 复方左旋多巴的周围性副作用有

A. 恶心、呕吐　　B. 低血压

C. 心律失常　　　D. 症状波动

E. 异动症

100. 以下属于麦角类 DR 激动剂的有

A. 溴隐亭　　　　B. 培高利特

C. 卡麦角林　　　D. 麦角乙脲

E. 普拉克索

101. 震颤麻痹患者服用左旋多巴期间禁用

A. 维生素 B_6　　B. 吩噻嗪类药物

C. 利血平　　　　D. 安坦（苯海索）

E. 金刚烷胺

102. 以下关于抗胆碱能药治疗震颤麻痹的说法，正确的有

A. 苯海索是主要用药

B. 主要适用于震颤明显且年轻患者

C. 老年患者提倡使用

D. 闭角型青光眼及前列腺肥大患者禁用

E. 影响认知是其中副作用之一

103. 原发性帕金森病的主要症状和体征有

A. 静止性震颤

B. 双眼向下凝视麻痹

C. 肌强直

D. 运动迟缓

E. 姿势反射消失

104. 帕金森病包括的致病基因有

A. *UCH – L1*　　　B. *ATP7B*

C. *α – synuclein*　D. *Parkin*

E. *IT15*

105. 目前可用于治疗帕金森病的药物有

A. 左旋多巴　　　B. 托卡朋

C. 司来吉兰　　　D. 培高利特

E. 普拉克索

106. 肝豆状核变性的临床诊断标准有

A. 肝病史、肝病征或锥体外系表现

B. 血清铜蓝蛋白显著降低和（或）肝铜增高

C. 角膜 K – F 环

D. 阳性家族史

E. 血清铜显著减少和（或）尿铜增高

107. 肝豆状核变性的影像学表现不包括

A. 双侧丘脑病变

B. 双侧豆状核病变

C. 双侧尾状核头部病变

D. 胼胝体病变

E. 双侧海马结构病变

108. 肝豆状核变性患者可以食用的饮食有

A. 坚果类　　　　B. 巧克力

C. 动物肝和血　　D. 高氨基酸饮食

E. 高蛋白饮食

109. 肝豆状核变性可以使用脾切除术，脾切除术的适用证包括

A. 严重脾功能亢进患者

B. 长期白细胞和血小板显著减少患者

C. 经常出血或（和）感染患者

D. 因白细胞和血小板降低致青霉胺不能应用患者

E. 青霉胺效果不明显患者

110. 小舞蹈病的病理改变是可逆性炎症改变和神经细胞弥漫性变性，侵犯的部位是

A. 黑质　　　　　B. 小脑齿状核

C. 大脑皮质　　　D. 丘脑底核

E. 纹状体

111. 小舞蹈病的临床表现包括

A. 舞蹈样症状　　B. 肌力减退
C. 肌张力减低　　D. 行为异常
E. 强迫观念

112. 小舞蹈病的对症治疗药物包括
A. 甘露醇　　B. 氯丙嗪
C. 氟哌啶醇　　D. 奋乃静
E. 丙戊酸钠

113. 亨廷顿病患者的病理变化主要位于
A. 黑质　　B. 视丘
C. 大脑皮质　　D. 齿状核
E. 纹状体

114. 在有症状的亨廷顿病患者中，可缓解症状的药物有
A. 左旋多巴　　B. 氟哌啶醇
C. 氯丙嗪　　D. 奋乃静
E. 硫必利

115. 肌张力障碍根据症状分布可分为
A. 局灶型　　B. 节段型
C. 特发型　　D. 偏身型
E. 全身型

116. 可导致继发性肌张力障碍的神经变性病有
A. 肝豆状核变性
B. 苍白球 - 黑质 - 红核色素变性

C. 进行性核上性麻痹
D. 大脑类脂质沉积
E. 家族性基底核钙化

117. 以下属于局限性扭转性肌张力障碍的是
A. 痉挛性斜颈
B. 书写痉挛
C. 口 - 下颌肌张力障碍
D. 睑痉挛
E. 面肌痉挛

118. Meige综合征应与以下哪种疾病进行鉴别
A. 舞蹈症
B. 僵人综合征
C. 颞下颌关节紊乱综合征
D. 下颌错位咬合
E. 面肌痉挛

119. 治疗原发性震颤的一线药物有
A. 普萘洛尔　　B. 扑痫酮
C. 阿普唑仑　　D. 加巴喷丁
E. 托吡酯

120. 脑深部电刺激术治疗原发性帕金森病时的手术靶点有
A. 丘脑腹外侧核　　B. 丘脑腹中间核
C. 尾状核　　D. 苍白球内侧部
E. 丘脑底核

第十一章 头 痛

一、A1 型题

1. 出现某些征兆时需要重视继发性头痛的可能，以下不属于继发性头痛征兆的是
   A. 发热
   B. 妊娠或产后的患者
   C. 新发或突发头痛
   D. 45 岁以下
   E. 触发性头痛（体力活动、咳嗽、Valsalva 动作等触发）

2. 无疼痛感觉的部位是
   A. 硬脑膜动脉　　　　B. 大脑白质
   C. 骨膜　　　　　　　D. 基底动脉
   E. 帽状腱膜

3. 以下最常见的原发性头痛类型是
   A. 无先兆偏头痛
   B. 有先兆偏头痛
   C. 丛集性头痛
   D. 三叉自主神经头痛
   E. 低颅压性头痛

4. 以下关于头痛的叙述，不正确的是
   A. 指外眦、外耳道与枕外隆突连线以上部位的疼痛
   B. 指外眦、外耳道与枕外隆突连线以下至下颌部的疼痛
   C. 不是一种单纯的疾病，是由许多病因引起的临床综合征
   D. 蛛网膜下腔出血是急性头痛的常见原因
   E. 良性颅内压增高是亚急性头痛的原因之一

5. 关于偏头痛的病因，以下叙述不正确的是

   A. 大多数患者有家族史
   B. 偏头痛与大脑神经细胞的兴奋性紊乱相关
   C. 内分泌和代谢因素不参与偏头痛的发病
   D. 奶酪、腊肉、火腿、巧克力可诱发偏头痛发生
   E. 紧张、焦虑、应激等情绪障碍可诱发偏头痛发生

6. 无先兆偏头痛的头痛发作通常位于
   A. 双侧眼眶部　　　　B. 整个头部
   C. 双侧枕部　　　　　D. 一侧枕部
   E. 额颞部

7. 以下关于视网膜性偏头痛的叙述，不正确的是
   A. 为反复发生的完全可逆的双眼视觉障碍
   B. 视觉症状仅局限于单眼
   C. 视觉症状包括闪烁、暗点或失明
   D. 缺乏起源于脑干或大脑半球的神经缺失或刺激症状
   E. 在发作间期眼科检查正常

8. 偏头痛和高血压头痛的头痛性质为
   A. 胀痛　　　　　　　B. 钝痛
   C. 搏动性疼痛　　　　D. 针刺样疼痛
   E. 持续性疼痛

9. 普通型和典型偏头痛两者的区别之一，在于后者一定有
   A. 畏光、畏声　　　　B. 恶心、呕吐
   C. 搏动性头痛　　　　D. 先兆症状
   E. 神经系统检查无异常

10. 常与月经有明显关系的偏头痛类型是

A. 无先兆偏头痛

B. 典型先兆偏头痛

C. 脑干先兆性偏头痛

D. 偏瘫性偏头痛

E. 视网膜性偏头痛

11. 关于偏头痛的叙述，不正确的是

A. 属于继发性头痛

B. 具有发作性的特征

C. 偏侧、中重度、搏动样头痛

D. 伴有恶心、呕吐

E. 声、光刺激或日常活动均可加重头痛

12. 以下行为可减轻头痛发作的是

A. 摇头　　　　B. 活动

C. 饮酒　　　　D. 饥饿

E. 睡眠

13. 以下症状不属于无先兆偏头痛表现的是

A. 畏光、畏声

B. 恶心、呕吐

C. 视觉先兆

D. 单侧额颞部疼痛

E. 头皮触痛

14. 妊娠期偏头痛可使用的治疗药物为

A. 舒马曲普坦口服

B. 佐米曲普坦口服

C. 布洛芬口服

D. 麦角胺口服

E. 双氢麦角胺肌注

15. 有先兆偏头痛最常见的先兆是

A. 感觉先兆　　B. 言语先兆

C. 嗅觉先兆　　D. 运动先兆

E. 视觉先兆

16. 最常见的有先兆偏头痛类型为

A. 典型先兆偏头痛

B. 脑干先兆性偏头痛

C. 偏瘫性偏头痛

D. 视网膜性偏头痛

E. 无梗死的持续先兆

17. 眼肌麻痹型偏头痛最常受累的脑神经是

A. 动眼神经　　B. 滑车神经

C. 展神经　　　D. 三叉神经

E. 面神经

18. 以下关于基底型偏头痛的叙述，不正确的是

A. 先兆症状明显源自脑干和（或）两侧大脑半球

B. 可见构音障碍、眩晕、耳鸣、听力减退先兆症状

C. 可出现运动无力先兆症状

D. 视觉先兆症状常累及双眼

E. 常伴恶心、呕吐

19. 无先兆偏头痛应该具备的特征不包括

A. 单侧性

B. 搏动性

C. 日常活动后头痛会加重

D. 语言功能障碍

E. 中重度头痛

20. 中重度偏头痛首选的治疗药物为

A. 萘普生　　　B. 阿司匹林

C. 布洛芬　　　D. 双氯芬酸

E. 麦角胺

21. 临床用于偏头痛预防性治疗的药物不包括

A. 阿米替林　　B. 奋乃静

C. 美托洛尔　　D. 氟桂利嗪

E. 普萘洛尔

22. 用于偏头痛发作期治疗的特异性药物不包括

A. 尼莫地平　　B. 那拉曲普坦

C. 舒马曲普坦　D. 麦角胺

E. 双氢麦角胺

23. 以下属于偏头痛特异性止痛药的是
    A. 布洛芬   B. 萘普生
    C. 哌替啶   D. 舒马曲普坦
    E. 氟桂利嗪

24. 严重偏头痛时不宜选用的药物是
    A. 普萘洛尔   B. 双氢麦角胺
    C. 哌替啶   D. 可待因
    E. 氯丙嗪

25. 可用于预防慢性偏头痛的药物是
    A. 托吡酯   B. 卡马西平
    C. 乙琥胺   D. 左乙拉西坦
    E. 氯硝西泮

26. 关于偏头痛防治的描述，最正确的是
    A. 偏头痛患者必须使用预防性药物
    B. 偏头痛发作时，必须使用特异性镇痛药
    C. 偏头痛频繁发作时，必须关注生活方式和偏头痛触发因素
    D. 偏头痛频繁发作时，必须频繁使用镇痛药，以免影响生活质量
    E. 偏头痛患者应严格避免所有理论上可能的诱发食物

27. 偏头痛发作期的推荐药物不包括
    A. 非甾体抗炎药
    B. 其他非特异性镇痛药
    C. 曲普坦类药物
    D. 阿片类药物
    E. 麦角胺类药物

28. 关于丛集性头痛，叙述最正确的是
    A. 有先兆症状
    B. 女性比男性更容易患丛集性头痛
    C. 疼痛只会局限于一侧三叉神经第一支的分布区
    D. 发作常有周期性，如在每年某些季节多发、在每天的某些时刻多发

E. 在间歇期，饮酒或血管扩张药可诱发头痛发作

29. 发作期可出现行为反应的头痛类型是
    A. 有先兆偏头痛   B. 无先兆偏头痛
    C. 紧张型头痛   D. 低颅压性头痛
    E. 丛集性头痛

30. 丛集性头痛的发作持续时间为
    A. ≤3 小时   B. 3～24 小时
    C. 24～36 小时   D. 36～72 小时
    E. >72 小时

31. 丛集性头痛的发作开始位于
    A. 双侧眼眶部或额颞部
    B. 一侧眼眶部或额颞部
    C. 双侧枕部
    D. 一侧枕部
    E. 整个头部

32. 丛集性头痛发作时的表现是
    A. 绝大多数患者不会出现坐卧不宁、激越、攻击性增强等情绪与行为反应
    B. 常伴有头痛侧结膜充血、流泪、流涕
    C. 常伴有恶心、呕吐
    D. 不伴有瞳孔缩小和眼睑下垂
    E. 不会出现心动过缓、眩晕、共济失调、晕厥、血压升高、胃酸增多等症状

33. 丛集性头痛缓解期的预防性用药不包括
    A. 维拉帕米   B. 锂盐
    C. 皮质类固醇   D. 托吡酯
    E. 阿米替林

34. 关于紧张型头痛的描述，最正确的是
    A. 紧张型头痛不如偏头痛常见
    B. 紧张型头痛的疼痛程度通常比偏头痛要严重
    C. 紧张型头痛不影响日常生活与工作
    D. 紧张型头痛，女性患者是男性患者的数倍

E. 日常体力活动常常会加重紧张性头痛

35. 临床最常见的原发性头痛是

A. 丛集性头痛

B. 偏头痛

C. 紧张型头痛

D. 药物过量使用性头痛

E. 三叉自主神经头痛

36. 全头部紧缩性或压迫性疼痛常常提示

A. 紧张型头痛　　　　B. 复杂性偏头痛

C. 丛集性头痛　　　　D. 普通偏头痛

E. 血管性头痛

37. 关于紧张型头痛，以下叙述不正确的是

A. 女性多见

B. 随年龄的增长，患病率增加

C. 疼痛多位于双侧枕颈部

D. 疼痛部位肌肉可有触痛或压痛点

E. 头痛期间日常生活与工作常不受影响

38. 频发性和慢性紧张型头痛患者可使用的药物不包括

A. 阿米替林　　　　B. 多塞平

C. 盐酸乙哌立松　　D. 巴氯芬

E. 阿司匹林

39. 关于紧张型头痛的防治，叙述最正确的是

A. 均应给予预防性用药

B. 曲普坦类药物是治疗紧张型头痛的特效药

C. 咖啡因是治疗紧张型头痛的特效药

D. 急性发作时首选阿米替林

E. 频繁发作时，应考虑并发焦虑、抑郁的可能

40. 关于腰穿后头痛的叙述，不正确的是

A. 常在腰穿之后立即出现

B. 可伴颈部僵硬

C. 常是直立性头痛

D. 摇头、咳嗽、打喷嚏、屏气用力时也

可引发头痛

E. 头痛多为双侧对称性，可放射至颈肩背部

41. 腰穿后头痛的典型表现为

A. 直立时加重　　　　B. 恶心和呕吐

C. 闪烁性盲点　　　　D. 畏光

E. 压迫感

42. 引起继发性低颅压性头痛的最常见原因为

A. 自发性脑脊液漏

B. 硬膜或腰椎穿刺

C. 头颈部外伤及手术

D. 脑室分流术

E. 脊柱创伤及手术

43. 引起低颅压性头痛的脑脊液压力低于

A. 60mmH$_2$O　　　　B. 70mmH$_2$O

C. 80mmH$_2$O　　　　D. 90mmH$_2$O

E. 100mmH$_2$O

44. 与体位密切相关的头痛是

A. 有先兆偏头痛

B. 无先兆偏头痛

C. 丛集性头痛

D. 紧张型头痛

E. 低颅压性头痛

45. 低颅压性头痛的脑脊液检查结果中不可出现

A. 脑脊液压力 <60mmH$_2$O

B. CSF 细胞数轻度增加

C. 脑脊液蛋白质含量增高

D. 脑脊液白细胞增多

E. 糖和氯化物正常

46. 以下关于低颅压性头痛的治疗，叙述不正确的是

A. 头低足高位

B. 口服补液

C. 绑腹带

D. 静脉输注大量生理盐水

E. 立即行硬膜外血贴治疗

二、A2 型题

47. 患者女性，32 岁，因"阵发性一侧头痛
    10 余年"求诊。头痛部位左右不定，伴呕
    吐，每次疼痛持续 7 ~ 9 小时，常于月经
    期发作。头痛发作前，眼前有暗点、亮
    光，持续 10 分钟左右。神经系统检查未
    见异常。患者最可能的诊断为
    A. 蛛网膜下腔出血
    B. 三叉神经痛
    C. 偏头痛
    D. 脑出血
    E. 脑肿瘤

48. 患者女性，28 岁，双眼左侧视野见暗点、
    闪光、亮线，持续 15 分钟后，出现右侧
    额颞部搏动性疼痛，伴恶心、呕吐、畏
    光、面色苍白、出汗，持续 7 小时，休息
    入睡后缓解，次日晨起后症状消失。最可
    能的诊断是
    A. 无先兆偏头痛　　B. 典型先兆偏头痛
    C. 脑干先兆偏头痛　D. 丛集性头痛
    E. 紧张型头痛

49. 患者女性，51 岁，原有右侧颞部偏头痛发
    作史 5 年，近 1 年来未有发作。2 年来患
    者心前区绞痛，血压异常升高而诊断为高
    血压、冠心病。今日突然头痛伴恶心。测
    血压 180/105mmHg。患者最不适当的处
    理是
    A. 立即给予麦角胺口服
    B. 硝苯地平 10mg 舌下含服
    C. 利血平 0.5mg 肌内注射
    D. 吲哚美辛 25mg 口服
    E. 地西泮 5mg 口服

50. 患者女性，25 岁，常在月经期反复出现右

额颞部搏动性疼痛，多伴恶心、呕吐、出
汗、面色苍白，持续 2 ~ 3 天，常服用布
洛芬以缓解头痛。患者可诊断为
A. 紧张型头痛　　B. 丛集性头痛
C. 有先兆偏头痛　D. 基底型偏头痛
E. 无先兆偏头痛

51. 患者男性，31 岁，有偏头痛病史 11 年，
    近 3 个月来偏头痛发作频繁且程度较重，
    影响工作和生活。为控制症状，急性期应
    首选的药物为
    A. 舒马曲普坦　　B. 布洛芬
    C. 氟桂利嗪　　　D. 丙戊酸
    E. 普萘洛尔

52. 患者男性，39 岁，自 13 岁起反复出现发
    作性右侧偏瘫，有时伴言语不清或右侧肢
    体麻木感，5 ~ 10 分钟后出现左侧额颞部
    搏动样疼痛。偏瘫及头痛在 1 ~ 2 小时后
    可完全缓解，每年有 2 ~ 3 次发作，每次
    表现类似。脑电图及脑 CT 均正常。诊断
    最可能为
    A. 癫痫　　　　　B. 丛集性头痛
    C. 偏瘫性偏头痛　D. 紧张型头痛
    E. 多发性硬化

53. 患者女性，45 岁，头痛发作病史 20 余年，
    多为右侧头部搏动样痛或胀痛。近 3 年
    来，头痛发作频繁，几乎每天头痛。目前
    每天每隔 3 ~ 4 小时服用舒马曲普坦，但
    药效消退时头痛加重。针对此患者的治
    疗，不合适的是
    A. 停用舒马曲普坦　B. 使用托吡酯
    C. 加用锂盐　　　　D. 长期规律随诊
    E. 认知行为治疗

54. 患者女性，21 岁，由于近期学习压力大，
    产生了紧张、焦虑，下午出现左侧颞部搏
    动性头痛，伴恶心、呕吐、畏光，上楼时

头痛加重，持续 5 小时后入睡，次日晨起症状消失。近 1 年来有过多次类似症状发生。最可能的诊断是

A. 典型先兆偏头痛　B. 无先兆偏头痛

C. 紧张型头痛　　　D. 丛集性头痛

E. 动脉瘤破裂致蛛网膜下腔出血

55. 患者女性，41 岁，近 10 多年来经常双侧额颞部或全头部呈紧束压迫感，无恶心、呕吐，日常体力活动不加重头痛。近 3 年来发作逐渐频繁，每月有 20 多天出现头痛。患者的预防性用药应首选

A. 丙戊酸　　　　B. 托吡酯

C. 阿米替林　　　D. 普萘洛尔

E. 舒马曲普坦

56. 患儿男，4 岁，行走不稳、头痛、呕吐 1 个月，X 线片示颅缝增宽、脑回压迹加深。最可能的诊断是

A. 脑膜炎　　　　　B. 颅内肿瘤

C. 血管神经性头痛　D. 头痛型癫痫

E. 动脉瘤

57. 患者女性，26 岁，腰椎穿刺后出现双侧枕部、额部钝痛，摇头、咳嗽时加重，坐起或站立时头痛，伴恶心、呕吐，平卧后症状缓解。查体：颈强直。患者最可能的诊断是

A. 脑膜炎　　　　　B. 紧张型头痛

C. 低颅压性头痛　　D. 蛛网膜下腔出血

E. 偏头痛持续状态

三、A3/A4 型题

(58 ~ 60 题共用题干)

患者女性，46 岁，突然出现头痛伴喷射性呕吐 2 次，呈刀劈样剧烈头痛，既往无类似发作史。查体：血压 140/80mmHg，神志清楚，颈部抵抗，脑神经（-），眼底未见异常，四肢腱反射迟钝，四肢肌力、肌张力正

常，双侧 Kernig 征（+），双下肢病理征（-）。

58. 为明确诊断，首选的检查是

A. TCD　　　　　B. 腰穿

C. 头颅 MRI　　　D. 头颅 CT + CTA

E. 脑电图

59. 目前首先考虑的诊断是

A. 丛集性头痛

B. 蛛网膜下腔出血

C. 中枢神经系统感染

D. 三叉神经痛

E. 颅内占位性病变

60. 如患者头颅 CT 检查示蛛网膜下腔出血，为减轻患者头痛症状，不推荐使用的方法是

A. 口服布洛芬

B. 静脉滴注尼莫地平

C. 静脉滴注甘露醇

D. 去枕平卧休息

E. 适当抬高床头卧床休息

(61 ~ 62 题共用题干)

患者女性，23 岁，因"发作性右侧额颞部搏动性头痛，伴呕吐 2 年"求诊。每月发作 1 ~ 2 次，均于月经前发作。神经系统无阳性体征发现。

61. 该患者最可能的诊断是

A. 典型偏头痛　　　B. 紧张型头痛

C. 丛集性头痛　　　D. 无先兆偏头痛

E. 基底动脉型偏头痛

62. 以下发病机制中对患者起主导作用的是

A. 内分泌因素　　　B. 5 - HT 学说

C. 遗传学说　　　　D. 变态反应性因素

E. 癫痫样放电

(63 ~ 65 题共用题干)

患者女性，32 岁，因"反复头痛 5 年余"

入院。自述每次发作前约 1 小时出现心烦、眼前有异彩和暗点，持续约半小时，之后有搏动样头痛，伴恶心、呕吐和畏光，休息及睡眠后多可缓解。有头痛家族史，查体无异常体征，头颅 CT 检查未见异常。

63. 患者最可能的诊断为

　　A. 三叉神经痛　　　B. 丛集性头痛

　　C. 紧张型头痛　　　D. 有先兆偏头痛

　　E. 青光眼

64. 若患者近 1 个月头痛频繁发作，每周发作 3～4 次，且口服萘普生头痛仍不能很好缓解。为终止头痛急性发作，应选用的药物是

　　A. 布洛芬　　　　　B. 哌替啶

　　C. 麦角胺　　　　　D. 吗啡

　　E. 丙戊酸

65. 为预防头痛发作，可选用

　　A. 氟桂利嗪　　　　B. 舒马曲普坦

　　C. 麦角胺　　　　　D. 阿司匹林

　　E. 地西泮

（66～69 题共用题干）

　　患者男性，21 岁，因"反复发作右侧肢体麻木、无力伴右额颞部搏动样疼痛"入院。右侧肢体无力在头痛消失后约 1 小时即可完全缓解。头颅 MRI 检查无异常。家庭中有类似患者。

66. 该患者最可能诊断为

　　A. 基底型偏头痛

　　B. 遗传性头痛

　　C. 偏头痛等位发作

　　D. 家族性偏瘫性偏头痛

　　E. 常为偏头痛前驱的儿童周期性综合征

67. 若患者头痛发作程度较轻，则首选药物治疗是

　　A. 非甾体抗炎药　　B. 阿片类药物

　　C. 麦角类制剂　　　D. 曲普坦类药物

　　E. CGRP 受体拮抗剂

68. 若患者头痛发作程度严重，可直接选用的治疗药物是

　　A. 麦角类制剂　　　B. 非甾体抗炎药

　　C. 钙通道阻滞剂　　D. 抗癫痫药

　　E. 5－HT 受体拮抗剂

69. 若患者头痛频繁发作，每周发作 3 次以上，为预防发作可选用的药物是

　　A. 双氯芬酸　　　　B. 醋酸泼尼松

　　C. 氟桂利嗪　　　　D. 曲马多

　　E. 佐米曲普坦

（70～73 题共用题干）

　　患者女性，27 岁，近期工作压力大，紧张、失眠，右侧额颞部搏动性头痛，伴恶心、呕吐、畏光和畏声；做家务事时会加重头痛，持续数小时后休息入睡，次日晨起时症状缓解。近 7 年来有过多次类似症状发生。

70. 最可能的诊断是

　　A. 无先兆偏头痛

　　B. 典型先兆偏头痛

　　C. 药物过度使用性头痛

　　D. 丛集性头痛

　　E. 低颅压性头痛

71. 如果头痛为轻度，发作时可给予的药物是

　　A. 曲马多　　　　　B. 布洛芬

　　C. 丙戊酸　　　　　D. 阿米替林

　　E. 泼尼松

72. 如果头痛程度严重，上题所用药物效果不明显，发作时可以选用的药物是

　　A. 曲马多　　　　　B. 布洛芬

　　C. 丙戊酸　　　　　D. 舒马曲普坦

　　E. 普萘洛尔

73. 如果头痛发作频繁，近 2 个月每月发作 3～5 次，每次持续 3～5 天，难以坚持工作。除了使用上题药物之外，还应选用的药物是

A. 曲马多　　　　　B. 布洛芬

C. 托吡酯　　　　　D. 锂盐

E. 舒马曲普坦

(74～77题共用题干)

患者女性，50岁，青春期后首次出现头痛，在围绝经期头痛加重，头痛为右侧额颞部和眶周区搏动性疼痛，严重时伴恶心、呕吐、畏光、畏声，头痛发作前有闪光。近1年来发作频率逐渐增加，1个月内发作数次，每次持续至少12小时。

74. 该患者目前的临床诊断是

A. 有先兆偏头痛　　B. 无先兆偏头痛

C. 丛集性头痛　　　D. 紧张型头痛

E. 非偏头痛性血管性头痛

75. 追问病史，患者近2年来因头痛长期服用"索密痛片"以控制症状，每3～4小时服用1次。该患者目前的治疗措施中，不正确的是

A. 立即停用"索密痛片"

B. 长程频繁规律随诊至少半年

C. 治疗戒断症状

D. 加用预防性药物，如托吡酯

E. 长时程坚持行为治疗

76. 在戒除治疗的药物中，可以立即撤去的药物不包括

A. 对乙酰氨基酚　　B. 阿司匹林

C. 麦角胺咖啡因　　D. 舒马曲普坦

E. 苯巴比妥

77. 最不容易引起药物过度使用性头痛的药物是

A. 麦角胺　　　　　B. 曲普坦类

C. 阿片类药物　　　D. 复方止痛药物

E. 非甾体抗炎药

(78～80题共用题干)

患者女性，25岁，近2年来月经期间发作性右侧颞部剧烈头痛，发作后常有疲劳、倦怠、无力、食欲差，有家族性头痛史。近3个月来疼痛性质较前剧烈，每次发作持续时间3～4天。

78. 该患者发作期应首先选择的治疗药物是

A. 普萘洛尔　　　　B. 萘普生

C. 布洛芬　　　　　D. 舒马曲普坦

E. 阿米替林

79. 为预防患者再次发作，应选择的药物是

A. 普萘洛尔　　　　B. 舒马曲普坦

C. 酒石酸麦角胺　　D. 苯巴比妥

E. 曲马多

80. 如患者准备怀孕，以下叙述不正确的是

A. 指导患者进行非药物治疗，如针灸、认知行为治疗等，以控制头痛发作次数和程度

B. 指导患者保持良好的健康生活方式，减少劳累等诱发因素

C. 为减少药物的不良反应，须等到头痛完全缓解再怀孕

D. 推拿和生物反馈治疗在围孕期是安全的治疗方式

E. 有明确证据表明卵圆孔未闭导致的偏头痛，可以行手术封堵后再怀孕

(81～83题共用题干)

患者男性，38岁，近10年来多于秋冬季节交替时，夜间出现左侧眼球深部、眼眶及眶周、额部和颞部剧烈疼痛，会痛醒，伴左眼流泪、结膜充血、鼻溢液，坐卧不宁，烦躁易怒，每次持续1小时左右。隔天发作或每天发作，发作时疼痛难忍，捶头。神经影像学检查未见异常。

81. 患者最可能的诊断是

A. 无先兆偏头痛

B. 典型先兆偏头痛

C. 紧张型头痛

D. 丛集性头痛

E. 颞动脉炎

82. 患者发作时首选的治疗是

A. 吸氧 　　　　B. 布洛芬

C. 咖啡因 　　　D. 丙戊酸

E. 维拉帕米

83. 如果患者类似症状继续发作持续 1 个月，可以选用的预防性药物是

A. 阿米替林 　　B. 文拉法辛

C. 咖啡因 　　　D. 曲马多

E. 维拉帕米

（84～86 题共用题干）

患者男性，28 岁，左侧眼部、颞部疼痛，伴左眼充血和流泪。头痛多发生在夜间，反复发作 6 周后可缓解数月。

84. 患者最可能的诊断为

A. 偏头痛 　　　B. 丛集性头痛

C. 鼻窦炎 　　　D. 紧张型头痛

E. 颅内肿瘤

85. 最可能的病因是

A. 颅内压增高

B. 脑血管畸形

C. 脑供血不足

D. 颅内、外血管扩张

E. 颅内静脉窦血栓形成

86. 治疗措施不包括

A. 睡前服用麦角胺咖啡因

B. 服用镇静剂

C. 服用钙通道阻滞剂

D. 预防性用药

E. 手术治疗

（87～89 题共用题干）

患者女性，25 岁，因"反复头痛 5 年"求诊。头痛部位不定，多为双侧持续性钝痛，有头部压迫感或紧箍样感。查体：颈肩部肌肉紧张，双侧耳后有固定压痛，按压后减轻。神经系统检查正常。

87. 患者诊断应首先考虑为

A. 偏头痛 　　　B. 脑肿瘤

C. 丛集性头痛 　D. 紧张型头痛

E. 脑血管畸形

88. 与题中头痛的发病机制有关的是

A. 内分泌与代谢性因素

B. 精神高度紧张

C. 遗传因素

D. 饮食不调

E. 头颈部肌肉收缩或缺血

89. 发作性紧张型头痛宜选用的药物是

A. 托吡酯 　　　B. 利扎曲普坦

C. 对乙酰氨基酚 D. 双氢麦角胺

E. 麦角胺咖啡因

（90～92 题共用题干）

患者男性，38 岁，持续性头痛 6 天。自觉后枕部紧箍样疼痛，无恶心，无畏光、畏声。查体：体温 36.5℃，血压 120/70mmHg，眼压无异常，张口颞颌关节无弹响，双颞肌和枕肌明显压痛，余神经检查无异常。脑 MRI 无异常。

90. 最可能的诊断是

A. 颈椎病 　　　B. 紧张型头痛

C. 血管性头痛 　D. 无先兆偏头痛

E. 颞颌关节紊乱

91. 头痛发作时应给予

A. 吸氧 　　　　B. 布洛芬

C. 咖啡因 　　　D. 曲马多

E. 维拉帕米

92. 如果患者类似发作持续 1 个月，可以选用的预防性药物是

A. 阿米替林 　　B. 文拉法辛

C. 咖啡因 　　　D. 曲马多

E. 维拉帕米

(93～95 题共用题干)

患者女性，36 岁，近 12 年来经常双侧额颞部或全头部紧束压迫感，无恶心、呕吐，可以坚持工作和做家务。近 2 年来发作逐渐频繁，每月至少 15 天出现头痛。

93. 该患者还可能出现的症状不包括

A. 常伴有头昏、失眠、焦虑或抑郁等症状

B. 也可出现恶心、畏光或畏声等症状

C. 可有肌肉触痛或压痛点

D. 应激和精神紧张常加重病情

E. 头痛期间日常生活与工作常受影响

94. 追问患者病史，头痛每次发作持续 6～8 小时缓解，无畏光、畏声。临床目前诊断为

A. 慢性紧张型头痛

B. 频发性紧张型头痛

C. 偶发性紧张型头痛

D. 丛集性头痛

E. 偏头痛

95. 该患者预防性治疗的首选药物是

A. 米氮平　　　　B. 阿米替林

C. 文拉法辛　　　D. 托吡酯

E. 加巴喷丁

(96～97 题共用题干)

患者女性，36 岁，2 小时前因车祸致左顶枕部着地，当时有约 10 分钟意识不清，醒后头痛，左耳流血性脑脊液，四肢活动好，病理征（－）。头颅 CT 扫描示左顶枕部头皮软组织肿胀。

96. 患者最可能的诊断为

A. 脑震荡

B. 脑挫伤，脑脊液耳漏

C. 颅底骨折，脑脊液耳漏

D. 颅骨骨折，脑脊液耳漏

E. 脑干损伤

97. 以下处理不正确的是

A. 卧床休息

B. 观察病情

C. 给予止血药物

D. 给予广谱抗生素

E. 左外耳道冲洗

(98～100 题共用题干)

患者女性，31 岁，头痛 3 天，坐起或站立时头痛，伴恶心、呕吐，平卧后头痛、呕吐等症状缓解。腰穿见脑脊液压力为 50mmH$_2$O。

98. 患者最可能的诊断是

A. 偏头痛　　　　B. 紧张型头痛

C. 丛集性头痛　　D. 脑膜炎

E. 低颅压性头痛

99. 不合适的处理是

A. 去枕平卧

B. 口服补液

C. 绑腹带

D. 静脉输注大量生理盐水

E. 复查腰穿

100. 为进一步明确病因，还需要完善的操作不包括

A. 追问患者既往的病史，有无头颅或颈部外伤史，有无脊柱手术病史

B. 追问患者有无大量出汗、高热、休克病史

C. 完善头颅平扫＋增强 MRI 检查

D. 完善血液学检查，如血常规、血生化、血糖等

E. 进行脑电图检查

四、B1 型题

(101～105 题共用备选答案)

A. 坐起或站立时头痛，伴恶心、呕吐，平卧后头痛、呕吐等症状缓解

B. 单侧搏动样头痛，伴恶心、呕吐、畏光，活动后加重，休息后缓解

C. 双侧头痛，紧束压迫感，也可出现恶心、畏光、畏声，活动后无明显加重

D. 一侧眼球深部、眼眶及眶周、额部和颞部剧烈疼痛，伴同侧结膜充血、流泪、流涕

E. 头痛几乎每天发生，每天多次服用镇痛药，药效消失时头痛加重

101. 偏头痛的典型临床表现可为

102. 紧张型头痛的典型临床表现可为

103. 丛集性头痛的典型临床表现可为

104. 药物过度使用性头痛的典型临床表现可为

105. 低颅压性头痛的典型临床表现可为

（106~108 题共用备选答案）

A. 托吡酯　　　　B. 利扎曲普坦

C. 对乙酰氨基酚　D. 双氢麦角胺

E. 尼莫地平

106. 以下属于偏头痛预防用药的是

107. 严重偏头痛发作期治疗首选

108. 发作性紧张型头痛时宜选用

（109~111 题共用备选答案）

A. 刺痛　　　　　B. 刀劈样疼痛

C. 爆炸样疼痛　　D. 搏动性疼痛

E. 紧箍样胀痛

109. 丛集性头痛的性质为

110. 紧张型头痛的性质为

111. 偏头痛的头痛性质为

（112~115 题共用备选答案）

A. 有先兆偏头痛　B. 无先兆偏头痛

C. 偏瘫性偏头痛　D. 紧张型头痛

E. 丛集性头痛

112. 易合并出现药物过度使用性头痛的是

113. 伴有 Horner 征的疾病是

114. 偏头痛中最常见的类型是

115. 男性患者居多的头痛疾病是

（116~121 题共用备选答案）

A. 阿米替林　　　B. 布洛芬

C. 托吡酯　　　　D. 舒马曲普坦

E. 维拉帕米

116. 轻度偏头痛发作时最适合选用

117. 重度偏头痛发作时最适合选用

118. 紧张型头痛发作时最适合选用

119. 丛集性头痛发作时最适合选用

120. 紧张型头痛预防性用药最适合选用

121. 丛集性头痛预防性用药最适合选用

五、X 型题

122. 可引起亚急性头痛的病因有

A. 紧张型头痛　　B. 丛集性头痛

C. 颅内占位型病变 D. 良性颅内压增高

E. 高血压性头痛

123. 有先兆偏头痛最常见的先兆表现是

A. 视野缺损　　　B. 闪光

C. 暗点　　　　　D. 视物变形

E. 感觉先兆

124. 偏头痛的预防性治疗药物有

A. 曲普坦类药

B. β 肾上腺素能受体拮抗剂

C. 钙通道阻滞剂

D. 抗癫痫药

E. 抗抑郁药

125. 关于偏头痛的叙述，不正确的是

A. 发作前大多有先兆症状

B. 发作时可有感觉异常或运动障碍

C. 限于一侧的搏动性头痛

D. 常伴有恶心、呕吐、发热

E. 活动时加重，睡眠后减轻

126. 关于偏头痛的预防性治疗，以下叙述正确的有

A. 适用于每周发作 1 次以上且严重影响日常生活和工作的患者

B. 适用于急性期治疗无效，或因副作用和禁忌证无法进行急性期治疗者

C. 适用于偏瘫性偏头痛、基底型偏头痛

或偏头痛性梗死患者

D. 药物治疗应从足剂量单药开始

E. 发作频率降低80%以上可认为预防性治疗有效

127. 麦角类制剂的禁忌证是

A. 产后子宫出血　　B. 产后子宫复原

C. 催产　　　　　　D. 引产

E. 偏头痛

128. 以下关于丛集性头痛的临床表现，叙述不正确的是

A. 以男性多见

B. 有先兆症状

C. 常在早晨起床后发作

D. 发作频度不一

E. 通常伴有恶心、呕吐

129. 关于丛集性头痛发作的临床表现，以下叙述不正确的是

A. 头痛发作为一侧或双侧

B. 头痛发作可持续数周至数月

C. 头痛呈成串发作

D. 发作期后可有间歇期

E. 在间歇期饮酒或服用血管扩张药可诱发头痛发作

130. 以下关于发作性偏侧头痛的叙述，正确的有

A. 好发于女性

B. 一侧颞部剧烈头痛

C. 伴对侧眼睑下垂

D. 伴同侧结膜充血

E. 吲哚美辛控制不佳

131. 丛集性头痛急性期的治疗药物有

A. 泼尼松　　　　B. 维拉帕米

C. 双氢麦角胺　　D. 舒马曲普坦

E. 吸氧

132. 丛集性头痛的预防性治疗药物有

A. 锂制剂　　　　B. 吲哚美辛

C. 糖皮质激素　　D. 双氢麦角胺

E. 维拉帕米

133. 紧张型头痛和颅内压增高的头痛性质为

A. 胀痛　　　　　B. 钝痛

C. 持续性疼痛　　D. 针刺样疼痛

E. 搏动性疼痛

134. 用于治疗偶发性紧张型头痛患者的药物有

A. 阿司匹林　　　B. 对乙酰氨基酚

C. 盐酸乙哌立松　D. 巴氯芬

E. 阿米替林

135. 紧张型头痛的临床特点，不正确的是

A. 成年男性多见

B. 均为一侧性头痛

C. 呈间断性重度钝痛

D. 多有失眠、焦虑或抑郁症状

E. 颈部或肩背部肌肉僵硬感

136. 以下关于低颅压性头痛的临床表现，叙述正确的是

A. 自发性者无明显性别差异，继发性者多见于体弱女性

B. 头痛以单侧颞部或额部多见

C. 立位时头痛出现或加重，卧位时减轻或消失

D. 可伴有后颈部疼痛或僵硬、恶心、呕吐

E. 多数患者可出现意识障碍、帕金森样症状、痫呆

137. 低颅压性头痛的颅脑 MRI 检查可表现为

A. 弥漫性硬脑膜强化

B. 硬膜下积液

C. 脑静脉窦扩大

D. 垂体缩小

E. 小脑扁桃体下疝畸形

第十二章 眩 晕

一、A1 型题

1. 关于眩晕的诊断思路，以下叙述不正确的是
- A. 眩晕的问诊要点包括发作情况、伴随症状、诊疗经过、相关既往史及其他病史的问诊等
- B. 对眩晕患者需要进行全面的体格检查，包括神经专科、内科、耳科、眼科等多方面
- C. 眩晕患者需重点检查听力、外耳道、鼓膜；必要时进行诱发试验，有无眼球震颤、共济失调等
- D. 眩晕患者均需要做冷热水试验以了解前庭功能情况
- E. 根据眩晕患者病情开具相关辅助检查协助诊断

2. 以下关于眩晕的叙述，不正确的是
- A. 临床按眩晕的性质，分为真性眩晕与假性眩晕
- B. 按病变的解剖部位，可将眩晕分为系统性眩晕和非系统性眩晕
- C. 非系统性眩晕是眩晕的主要病因
- D. 系统性眩晕由前庭神经系统病变引起
- E. 非系统性眩晕由前庭系统以外病变引起

3. 梅尼埃病的主要临床表现是
- A. 发作性头痛
- B. 发作性黑矇
- C. 发作性肢体无力
- D. 发作性腹痛
- E. 发作性眩晕及波动性听力下降

4. 听神经瘤的最常见症状为
- A. 头痛、呕吐
- B. 面部麻木、痛觉减退
- C. 眩晕，单侧耳鸣、耳聋
- D. 吞咽困难、进食呛咳
- E. 小脑性共济失调

5. 属于引起中枢性眩晕的疾病是
- A. 迷路卒中
- B. 前庭神经元炎
- C. 小脑梗死
- D. 梅尼埃病
- E. 良性发作性位置性眩晕

6. 眩晕的最常见病因是
- A. 颈椎病
- B. 前庭神经元炎
- C. 梅尼埃病
- D. 椎－基底动脉供血不足
- E. 良性发作性位置性眩晕

7. 关于梅尼埃病的叙述，正确的是
- A. 引起中枢性眩晕
- B. 引起周围性眩晕
- C. 引起非系统性眩晕
- D. 眩晕发作持续时间不超过 1 分钟
- E. 诊断必须具备眩晕、耳鸣、听力下降及耳闷、耳胀感

8. 在眩晕的诊断中最重要的体征是
- A. 眼震
- B. 肢体肌力
- C. 共济失调
- D. 脑膜刺激征
- E. 感觉异常

9. 眩晕伴平衡障碍多见于

A. 椎 - 基底动脉系统 TIA

B. 颈内动脉血栓形成

C. 大脑前动脉血栓形成

D. 大脑中动脉血栓形成

E. 大脑后动脉血栓形成

10. 良性发作性位置性眩晕的诊断依据是

A. 病理征

B. 冷热水试验

C. 头位运动诱发的短暂眩晕

D. 位置试验出现眼震

E. 位置试验诱发的特征性眼震和伴随的眩晕症状

11. 良性发作性位置性眩晕最有效的治疗方法是

A. 确诊后给予手法复位治疗

B. 无需治疗

C. 口服止晕药物

D. 激素治疗

E. 静脉输注活血药物

12. 眩晕伴眼震，无听力障碍，见于

A. 前庭神经核性病变

B. 前庭神经核上性病变

C. 前庭神经核下性病变

D. 前庭神经病变

E. 耳蜗神经病变

13. 关于周围性眩晕的特点，叙述不正确的是

A. 眩晕感严重，持续时间短

B. 眼震幅度大、形式多变、眼震方向不一致

C. 有平衡障碍，倾倒方向与头位有关

D. 常伴有明显耳鸣、听力减退

E. 有严重的恶心、呕吐等自主神经症状

14. 以下疾病可引起中枢性眩晕的是

A. 梅尼埃病　　　B. 脑动脉硬化

C. 迷路炎　　　　D. 前庭神经元炎

E. 迷路卒中

15. 关于非系统性眩晕，以下叙述不正确的是

A. 为假性眩晕

B. 临床表现为头晕眼花、站立不稳

C. 经常伴有恶心、呕吐

D. 通常无外界环境或者自身旋转感或摇摆感

E. 眼外肌麻痹、屈光不正可引起

16. 良性发作性位置性眩晕（BPPV）的持续时间通常是

A. 数秒，不超过 1 分钟

B. 数分钟，不超过 1 小时

C. 数小时

D. 数天，不超过 1 周

E. 数天至数周

17. 以下眩晕性疾病中，无反复发作性特点的是

A. 良性发作性位置性眩晕（BPPV）

B. 前庭神经元炎

C. 偏头痛相关性眩晕

D. 后循环 TIA

E. 梅尼埃病

18. 对疑似良性发作性位置性眩晕（BPPV），推荐的常规检查为

A. 颅脑 CT/MRI

B. 颈椎 CT/MRI

C. 经颅多普勒超声（TCD）

D. 听力和前庭功能检查

E. 位置诱发试验

19. 关于中枢性眩晕的特点，以下叙述不正确的是

A. 前庭神经核或小脑病变可引起

B. 椎 - 基底动脉供血不足是常见原因

C. 眩晕感较轻，但持续时间长

D. 伴耳鸣、听力减退

E. 自主神经症状少有或不明显

20. 关于中枢性眩晕与周围性眩晕的叙述，不正确的是
    A. 前者症状偏重，持续时间较短；后者症状较轻，持续时间较长
    B. 前者眼震幅度较大、形式多变，眼震方向不一致
    C. 后者常伴有耳鸣及听力下降
    D. 前者可见于多发性硬化、脑梗死等，后者常见于迷路炎、中耳炎
    E. 前者倾倒方向不定，后者倾倒方向与眼震慢相一致

21. 关于眩晕、头晕及头昏的描述，错误的是
    A. 眩晕通常表现为对视空间位置变化的错误体验
    B. 头晕常表现为头重脚轻和摇晃不稳感为主，多于体位改变时加重
    C. 眩晕多数损伤了前庭系统，所以多伴有平衡障碍
    D. 周围性眩晕的发生主要是由于颅内脑部病变引起
    E. 头昏通常表现为持续的头脑昏昏沉沉，以不清晰感为主，多伴有头闷、头胀、健忘、乏力及其他神经症或躯体性疾病症状

22. 鉴别系统性眩晕与非系统性眩晕的关键点在于
    A. 伴随耳鸣或者听力变化
    B. 身体的不平衡感
    C. 自身或周围环境的运动错觉
    D. 恶心、呕吐等自主神经症状突出
    E. 头重脚轻感

二、A2 型题

23. 患者男性，63 岁，经常在晨醒翻身同时出现严重眩晕，1 分钟内眩晕自然消失，无

耳鸣及意识丧失，查体神经系统体征正常。在检查台刚平卧即开始出现眩晕、恶心，一坐起立即缓解，再躺下时无复发。最可能的诊断为
    A. Wallenberg 综合征
    B. 梅尼埃病
    C. 前庭神经元炎
    D. 椎 – 基底动脉供血不足
    E. 良性发作性位置性眩晕

24. 患者女性，21 岁，因"视物旋转、呕吐 1 周"来诊，经诊断为右前庭神经病变。与本病不符的症状和体征是
    A. 严重眩晕，转头可使症状加重，闭目不减轻
    B. 水平性眼震或水平加旋转性眼震
    C. 站立不稳，平衡障碍
    D. 伴恶心、呕吐及面色苍白
    E. 指鼻试验手指向左侧倾斜

三、A3/A4 型题

(25 ~ 27 题共用题干)

患者女性，28 岁，因"突发头晕 2 天"入院。2 天前无明显诱因突发头晕伴视物旋转，伴耳鸣及听力下降，改变头位使眩晕加重。查体：听力下降，可见自发性眼震，眼震方向不随凝视方向变化。

25. 以下叙述正确的是
    A. 患者眼震特征常见于周围性眩晕
    B. 患者眼震特征常见于中枢性眩晕
    C. 需考虑 BPPV
    D. 可确诊前庭神经元炎
    E. 需考虑后循环缺血

26. 眼震电图检查显示左侧前庭功能减退，为确立诊断，还需要进行的检查是
    A. 脑磁共振　　　　B. 胸部 CT
    C. 肌电图　　　　　D. 颈椎磁共振

E. 腰穿

27. 患者拒绝行进一步诊治，对症处理后症状缓解出院。1 个月后复查脑磁共振病灶消失。2 个月后症状再发，再次复查磁共振显示右侧垂直于侧脑室长轴的 DWI 异常信号，轻度强化。腰穿脑脊液。IgG 寡克隆区带（＋）。目前最可能的诊断为

    A. 脑梗死　　　　　B. 脑胶质瘤

    C. 多发性硬化　　　D. 结节病

    E. 肝豆状核变性

（28～30 题共用题干）

    患者男性，72 岁，因"头晕 1 周"来诊。1 周前逐渐出现头晕伴视物旋转，行走困难。入院后查体可见粗大的旋转性自发性眼震，改变凝视方向后眼震方向发生变化。携带外院磁共振显示小脑萎缩。

28. 以下叙述正确的是

    A. 中枢性眩晕可能性大

    B. 周围性眩晕可能性大

    C. 脑血管病相关眩晕可能性大

    D. 考虑前庭神经元炎可能性大

    E. 考虑梅尼埃病可能性大

29. 对该患者的病史应重点询问的内容不包括

    A. 既往是否有癫痫病史及药物使用史

    B. 家族中是否有类似患者

    C. 前驱感染病史

    D. 酗酒史

    E. 吸烟史

30. 询问患者有癫痫病史，长期服用卡马西平，需要重点检查的项目是

    A. 肌电图

    B. 脑血管检查

    C. 脑电图

    D. 前庭功能监测

    E. 卡马西平血药浓度测定

（31～33 题共用题干）

    患者男性，47 岁，因"突然眩晕、恶心、呕吐伴耳鸣 2 小时"就诊。1 周前有"上感"病史，改变头位眩晕加重。查体：听力下降，水平眼震。

31. 患者出现以上症状的原因最可能是

    A. 中枢性眩晕　　　B. 血管性晕厥

    C. 周围性眩晕　　　D. 非系统性眩晕

    E. 以上均不是

32. 患者出现眩晕的病变部位为

    A. 前庭感受器及前庭神经颅外段

    B. 前庭神经颅内段

    C. 前庭神经核

    D. 核上纤维

    E. 内侧纵束

33. 关于此型眩晕的特点，叙述不正确的是

    A. 眩晕感严重，持续时间短

    B. 眼震幅度大、形式多变，眼震方向不一致

    C. 有平衡障碍，倾倒方向与头位有关

    D. 常伴有明显耳鸣、听力减退

    E. 有严重的恶心、呕吐等自主神经症状

（34～36 题共用题干）

    患者女性，61 岁，因"头晕伴行走不稳 12 小时"求诊。走路时突发头晕伴视物旋转，行走时向右侧歪斜，无恶心、呕吐，无耳鸣、听力下降，无其他伴随症状。上述症状持续不缓解。急诊入院后查体可见双眼自发性眼震，向左侧凝视时可见左向眼震，向右侧凝视时未见明显眼震，甩头试验（－）。

34. 患者入院后首选的检查是

    A. 位置实验　　　　B. 脑磁共振

    C. 眼震电图　　　　D. 脑电图

    E. 经颅多普勒超声

35. 若患者查脑磁共振显示双侧小脑后下动脉

分布区脑梗死，头颈 CTA 未见明显异常。脑血管病的病因学检查不包括

A. 动态心电图   B. 心脏经食管超声

C. TCD 发泡试验   D. 右心声学造影

E. 脑电图

36. 患者 TCD 发泡试验阳性，但心脏经食管超声、动态心电图、右心声学造影均为阴性，下一步最需要完善的检查是

A. 肺动脉 CTA   B. 下肢静脉彩超

C. 冠脉造影   D. 脑电图

E. 颅内动脉高分辨磁共振

（37~38 题共用题干）

患者男性，25 岁，因"头晕伴行走不稳 1 个多月"入院。1 个月前逐渐出现非旋转型头晕，伴行走不稳，脚踩棉花感，双足尖麻木。入院后查体：无自发性眼震，无听力下降，Romberg 征（+），行走不稳，双下肢深感觉障碍，双下肢病理征（+）。

37. 患者的头晕应属于

A. 假性眩晕   B. 周围性眩晕

C. 中枢性眩晕   D. 系统性眩晕

E. 位置性眩晕

38. 追问病史，患者长期在娱乐场所工作，最可能的病因是

A. 吸烟   B. 饮酒

C. 营养不良   D. 吸食笑气

E. 减肥

（39~42 题共用题干）

患者男性，51 岁，因"突发头晕伴视物旋转 1 天"入院。1 天前晨起向左侧翻身时突发头晕伴视物旋转，无耳鸣及听力下降，持续 10 秒左右缓解。急诊入院，查体无自发性眼震、无明显神经系统体征。

39. 为明确诊断，首选应进行的检查是

A. 脑磁共振   B. 头颈 CTA

C. 脑电图   D. 位置试验

E. 肌电图

40. 患者向左侧转头时可诱发向地性眼震，幅度较大；向右侧转头时也可见向地性眼震，幅度较小。据此可判断

A. 病灶为右侧后半规管管内结石

B. 病灶为左侧后半规管管内结石

C. 病灶为右侧水平半规管管内结石

D. 病灶为左侧水平半规管管内结石

E. 病灶为左侧水平半规管壶腹嵴帽结石

41. 患者最合适的治疗措施是

A. Barbecue 法   B. Epley 法

C. 前庭康复   D. 前庭抑制剂

E. 抗焦虑药物

42. 复位完成后患者最合适的体位是

A. 左侧卧位   B. 平卧位

C. 右侧卧位   D. 半卧位

E. 头低足高卧位

四、B1 型题

（43~45 题共用备选答案）

A. 椎-基底动脉系统

B. 颈内动脉血栓形成

C. 大脑前动脉血栓形成

D. 大脑中动脉血栓形成

E. 大脑后动脉血栓形成

43. 单眼失明累及的血管为

44. 运动性失语累及的血管为

45. 眩晕伴吞咽困难累及的血管为

五、X 型题

46. 关于眩晕患者的前庭抑制剂对症治疗，以下叙述不正确的是

A. 目的是去除眩晕的病因

B. 目的是尽快消除或缓解患者的眩晕症状

C. 使用足量、足疗程的前庭抑制剂

D. 前庭抑制剂可用于前庭功能永久损害的患者

E. 非前庭性头晕的患者一般也要使用前庭抑制剂缓解症状

47. 眩晕基本的眼科检查有

A. 视觉诱发电位　　B. 视力

C. 视野　　　　　　D. 复相（像）分析

E. 眼底检查

48. 通过结构性问询，获知头晕、眩晕伴随有听力减退，疑诊应考虑为

A. 后循环缺血性卒中

B. 梅尼埃病

C. 迷路炎

D. 前庭神经元炎

E. 偏头痛相关性眩晕

49. 治疗眩晕常用的苯二氮䓬类前庭抑制剂有

A. 苯巴比妥钠　　　B. 氯丙嗪

C. 地西泮　　　　　D. 艾司唑仑

E. 氟哌利多

50. 前庭神经元炎的诊断标准有

A. 发病前 1~2 周常有上呼吸道感染史

B. 好发于青壮年

C. 伴耳蜗症状及体征

D. 不伴脑干症状及体征

E. 患耳冷热试验反应减弱或消失

51. 患者出现中枢性眩晕的病变部位为

A. 前庭感受器及前庭神经颅外段

B. 前庭神经颅内段

C. 前庭神经核

D. 核上纤维

E. 小脑和大脑皮质

第十三章　睡眠障碍

一、A1 型题

1. 多种原因会导致失眠症等睡眠障碍，属于生理因素的是

　　A. 车船、飞机上睡眠环境的变化

　　B. 关节痛、肌痛

　　C. 焦虑和抑郁

　　D. 中枢兴奋药

　　E. 生活不良事件

2. 占失眠原因的 35% ~44% 的因素是

　　A. 心理因素　　　　B. 错误信念

　　C. 生理因素　　　　D. 环境因素

　　E. 遗传因素

3. 心理-生理性失眠又称为

　　A. 主观性失眠　　　B. 特发性失眠

　　C. 习得性失眠　　　D. 假性失眠

　　E. 继发性失眠

4. 针对失眠症状，一般首选苯二氮䓬受体激动剂（BZRAs）类药物中的

　　A. 短效　　　　　　B. 短-中效

　　C. 中效　　　　　　D. 中-长效

　　E. 长效

5. 睡眠卫生教育中，建议患者进行规律锻炼，但不宜安排在就寝前多长时间之内锻炼

　　A. 1 小时　　　　　B. 2 小时

　　C. 3 小时　　　　　D. 4 小时

　　E. 5 小时

6. 目前可用于儿童失眠的药物是

　　A. 唑吡坦　　　　　B. 阿普唑仑

　　C. 佐匹克隆　　　　D. 艾司唑仑

　　E. 尚无批准药物

7. 刺激控制疗法是基于

　　A. 条件反射原理

　　B. 非条件反射原理

　　C. 消退原理

　　D. 强化原理

　　E. 操作性条件反射原理

8. 关于催眠，以下叙述不正确的是

　　A. 暗示是催眠的基础

　　B. 催眠是将被催眠者诱导到一种特殊意识状态

　　C. 催眠后催眠者可对被催眠者进行各种疾病治疗

　　D. 催眠后被催眠者意识域缩小，暗示感受性升高

　　E. 催眠后被催眠者的感知觉不会变化

9. 目前唯一获批准治疗失眠的选择性 H_1 受体拮抗剂是

　　A. 多塞平（1 ~3mg）

　　B. 多塞平（3 ~6mg）

　　C. 多塞平（1 ~6mg）

　　D. 多塞平（2 ~6mg）

　　E. 苯海拉明

二、A2 型题

10. 患者男性，54 岁，自觉睡眠不好 2 年余，入睡困难为主，常常要到凌晨 3 点才能睡着，晨起感觉头昏眼花，日间工作效率低下。患者自述心情尚好，就是想解决睡眠问题。无烟酒等成瘾物质嗜好，躯体检查无异常发现。患者可诊断为

　　A. 失眠症　　　　　B. 焦虑症

C. 神经衰弱　　　　D. 早期精神分裂症

E. 醒觉不全综合征

11. 患者女性，51 岁，因"入睡困难、夜眠差
4 个月"就诊。4 个月前无明显诱因出现
入睡困难，需要 2 ~ 3 小时才能睡着，严
重时整夜未眠；入睡后睡眠浅，易醒，醒
后不易再次入睡，多梦。因不满意睡眠质
量而心烦、急躁。次日精神差、乏力，注
意力不集中，记忆力差，明显影响日常家
务活动。患者无明显焦虑、抑郁等精神健
康问题。最可能的诊断是

A. 短期失眠症　　　B. 发作性睡病

C. 适应性失眠症　　D. 一过性失眠症

E. 慢性失眠症

三、A3/A4 型题

(12 ~ 14 题共用题干)

患者男性，45 岁，3 年前无明显原因出现
睡眠不好，开始表现为入睡困难，每晚仅仅能
够睡 3 小时左右，白天感到疲乏、无力。曾自
服中药治疗，效果不佳。近 3 个月几乎整夜无
法睡着，白天严重影响工作，患者未述其他
不适。

12. 该患者最可能的诊断是

A. 嗜睡症　　　　　B. 睡行症

C. 失眠症　　　　　D. 夜惊症

E. 醒觉不全综合征

13. 对该患者诊断最有帮助的检查是

A. 头颅 CT　　　　　B. B 超

C. 多导睡眠图检查　D. 普通脑电图

E. 地塞米松抑制试验

14. 该患者合适的治疗药物是

A. 文拉法辛　　　　B. 利培酮

C. 阿普唑仑　　　　D. 氟哌啶醇

E. 曲唑酮

(15 ~ 17 题共用题干)

患者女性，43 岁，半年前因偶然一次失
眠，后不断担心，继而形成习惯性失眠。查体
无异常。精神专科检查：神情憔悴，有轻度抑
郁症状，无烦躁不安，无精神病性症状，余未
见异常。实验室检查：脑 MRI 未见异常。既
往健康，无阳性病史。

15. 患者最可能的诊断为

A. 抑郁症　　　　　B. 躁狂发作

C. 精神分裂症　　　D. 慢性失眠症

E. 强迫症

16. 患者目前最佳的处理方案是

A. 继续观察

B. 氟西汀治疗

C. 认知疗法

D. 氟西汀 + 认知疗法

E. 镇静催眠药 + 认知疗法

17. 认知疗法中最重要的技术环节是

A. 渐进式放松

B. 指引性想象

C. 纠正对睡眠的错误态度和信念

D. 在正常就寝时进行相反的意念控制

E. 减少患者夜间花在床上的觉醒时间，同时
禁止日间打盹

(18 ~ 20 题共用题干)

患者男性，16 岁，体型正常。2 个月前老
师反映患者上课无精打采，时常伏在桌上睡
觉，老师布置的作业不能按时完成。近 1 周开
始，患者睡眠更多，睡眠时无明显鼾声，可唤
醒。起病以来饮食正常，未出现猝然倒地的现
象，无明显孤僻、懒散等表现，情绪略显低
落，自觉上课没有意思。当地医院行脑电图检
查为正常睡眠脑电波，其余检查未见明显
异常。

18. 需要对患者最先询问的病史为

A. 夜间睡眠情况

B. 明确有无自杀意念

C. 询问同学关系

D. 询问家庭关系

E. 既往学习成绩

19. 患者 3 个月前因考试发挥欠佳后渐逐渐出现入睡困难，有时需要 1~2 小时才能睡着，做梦多，第 2 天情绪不高，上课易困倦。患者最可能的诊断是

A. 嗜睡症　　　　B. 焦虑症

C. 失眠症　　　　D. 抑郁症

E. 睡眠不足综合征

20. 患者给予苯二氮䓬类药物助眠，关于苯二氮䓬类药物的作用机制，叙述正确的是

A. 直接和 GABA 受体结合，增加 GABA 神经元的功能

B. 与苯二氮䓬受体结合，生成新的抑制性蛋白起作用

C. 不通过受体，直接抑制中枢神经系统的功能

D. 与其受体结合后促进 GABA 与相应受体结合，增加 Cl^- 通道开放频率

E. 与其受体结合后促进 GABA 与相应受体结合，增加 Cl^- 通道开放时间

四、B1 型题

(21~25 题共用备选答案)

A. 半衰期最短

B. 半衰期最长

C. 没有明显抗焦虑作用

D. 抗精神病药物

E. 具有抗抑郁和催眠双重作用

21. 咪达唑仑的药理特点是

22. 阿戈美拉汀的药理特点是

23. 卡马西平的药理特点是

24. 地西泮的药理特点是

25. 喹硫平的药理特点是

五、X 型题

26. 以下关于苯二氮䓬类助眠药物的叙述，正确的是

A. 是目前使用最广泛的催眠药

B. 可缩短入睡时间

C. 减少觉醒时间和次数

D. 增加总睡眠时间

E. 不易形成药物依赖、停药反跳和记忆力下降

27. 睡眠药物的使用原则有

A. 足量给药　　　　B. 间断给药

C. 长期用药　　　　D. 减药缓慢

E. 逐渐停药

28. 以下属于长效苯二氮䓬类睡眠药物的是

A. 替马西泮　　　　B. 地西泮

C. 氯硝西泮　　　　D. 溴替唑仑

E. 氟硝西泮

29. 以下睡眠药物中，主要用于入睡困难和醒后难以入睡的是

A. 替马西泮　　　　B. 咪达唑仑

C. 去羟西泮　　　　D. 溴替唑仑

E. 劳拉西泮

第十四章　神经系统常见危重症

一、A1 型题

1. 中昏迷与深昏迷最有价值的鉴别点是
  A. 无自主运动
  B. 不能唤醒
  C. 对外界刺激无反应
  D. 大、小便失禁
  E. 深、浅反射均消失

2. 意识模糊的叙述，不准确的是
  A. 注意力减退
  B. 情感反应淡漠
  C. 定向力障碍
  D. 语言缺乏连贯性
  E. 对外界刺激无反应

3. 意识包括意识内容和觉醒状态两个组成部分，意识内容障碍是下面哪部分中枢神经系统病变
  A. 双侧大脑皮质
  B. 脑干上部和丘脑网状激活系统
  C. 间脑和脑干
  D. 基底节
  E. 脑桥基底部

4. 脑死亡的确定标准，不正确的是
  A. 对外界刺激无任何反应，无任何自主运动，脊髓反射也不存在
  B. 脑干反射完全消失，瞳孔散大固定
  C. 自主呼吸停止，需要人工呼吸机维持换气
  D. 脑电图提示脑电活动消失，呈一直线
  E. 经颅多普勒超声提示无脑血流灌注现象

5. 无动性缄默症的临床表现不包括

  A. 二便失禁
  B. 肌张力减低
  C. 有锥体束征
  D. 存在觉醒－睡眠周期
  E. 强烈刺激不能改变意识状态

6. 运动性失语患者与闭锁综合征患者都是不能说话，能理解别人说的话，二者之间最主要的区别在于
  A. 前者一侧偏瘫，后者双侧瘫
  B. 前者发音器官肌肉无瘫痪，后者则瘫痪
  C. 两者意识状态不同
  D. 前者可用手势表达，后者仅可用眼球上下运动表达思想
  E. 以上都不是

7. 关于去皮质综合征，以下叙述正确的是
  A. 皮质下功能丧失
  B. 意识丧失，睡眠和觉醒周期也丧失
  C. 对光反射、角膜反射甚至咀嚼与吞咽动作、防御反射均存在
  D. 可有吸吮、强握等原始反射及自发动作
  E. 双侧锥体束征阴性

8. 植物状态是指大脑半球严重受损而功能相对保留的脑组织是
  A. 双侧大脑皮质
  B. 中脑腹侧
  C. 丘脑网状激活系统
  D. 脑干
  E. 基底节

9. 植物状态的临床表现不包括
  A. 呼之不应

B. 无觉醒 – 睡眠周期

C. 不能与外界交流

D. 大、小便失禁

E. 自发无意义的哭、笑

10. 无动性缄默症是中枢神经系统哪部分损害引起的意识障碍

  A. 基底节   B. 间脑和脑干

  C. 双侧大脑皮质   D. 中脑腹侧

  E. 脑干上部和丘脑网状激活系统

11. 不会引起弥漫性颅内压增高的疾病为

  A. 弥漫性脑膜脑炎

  B. 弥漫性脑水肿

  C. 交通性脑积水

  D. 蛛网膜下腔出血

  E. 颅内占位性病变

12. 颅内压增高的最常见原因是

  A. 脑组织体积增加

  B. 颅内占位性病变

  C. 闭塞性脑血管病

  D. 脑脊液增加（脑积水）

  E. 颅腔狭小

13. 根据颅内血肿引起颅高压或早期脑疝症状所需的时间，急性期血肿是指

  A. <3 小时   B. <3 天

  C. 3 天~3 周   D. >3 周

  E. 以上均不是

14. 关于良性颅内压增高的叙述，不正确的是

  A. 又称为"假脑瘤"

  B. 临床表现为颅内压增高，伴头痛、呕吐及视力障碍

  C. 神经系统检查有展神经麻痹

  D. 头颅 CT 或 MRI 显示有脑室扩大或颅内占位性病变

  E. 多数患者可自行缓解，预后良好

15. 下列颅脑损伤最急需处理的是

A. 头皮裂伤

B. 顶部凹陷性骨折，深度达 1.5cm

C. 开放性颅脑损伤，脑组织外溢

D. 颅内血肿伴脑疝形成

E. 以上均不是

16. 脑疝引起严重临床症状和体征的主要原因是

  A. 疝入的脑组织压迫脑干

  B. 脑血液循环障碍引起的脑水肿

  C. 压迫脑血管引起的脑组织缺血、坏死

  D. 影响脑脊液循环而出现梗阻性脑积水

  E. 直接压迫脑神经而出现神经功能障碍

17. 脑疝形成的基础是

  A. 脑外伤

  B. 脑水肿

  C. 颅内压增高

  D. 颅内占位性病变

  E. 颅腔各部分之间存在着压力差

18. 颅内压过高时，为预防脑疝最好选用

  A. 呋塞米   B. 阿米洛利

  C. 螺内酯   D. 乙酰唑胺

  E. 甘露醇

19. 为防止脑疝的发生，以下检查最重要的是

  A. 脑电图

  B. 眼底检查

  C. 经颅多普勒超声（TCD）检查

  D. 头颅 CT 检查

  E. 头颅 MRI 检查

20. 小脑幕切迹疝时，出现瞳孔散大、上睑下垂的原因是

  A. 动眼神经受压

  B. 眼神经受压

  C. 眼神经、动眼神经受压

  D. 面神经、动眼神经受压

  E. 三叉神经受压

21. 脑出血患者出现两侧瞳孔不等大、昏迷加深，常可提示
     A. 颞叶钩回疝　　　B. 小脑扁桃体疝
     C. 脑室出血　　　　D. 小脑出血
     E. 脑叶出血

22. 关于癫痫持续状态（SE）传统的定义，以下叙述正确的是
     A. 短时间内有频繁的癫痫发作
     B. 30 分钟内有 2 次以上的发作
     C. 2 次发作之间有定向力障碍
     D. 1 小时内有 2 次以上发作
     E. 一次发作持续时间超过 30 分钟或在 2 次发作之间意识不清楚

23. 癫痫持续状态最常见的原因是
     A. 过量饮酒
     B. 过度疲劳
     C. 发生感染
     D. 不规范使用 AEDs 治疗
     E. 不恰当地停用 AEDs

24. 重症肌无力患者出现危象时，其主要的临床征兆是
     A. 眼球运动障碍
     B. 吞咽困难
     C. 构音障碍
     D. 呼吸肌无力，不能维持正常换气功能
     E. 四肢无力加重

25. 重症肌无力危象与其他危象不易区别时，可采取的最佳方法是
     A. 肌内注射新斯的明
     B. 肌内注射苯丙酸诺龙
     C. 静脉注射依酚氯铵
     D. 口服溴吡斯的明
     E. 疲劳试验

26. 重症肌无力致死的主要原因是
     A. 眼外肌麻痹　　　B. 四肢无力

     C. 吞咽困难　　　　D. 构音障碍
     E. 危象

27. 重症肌无力因肺部感染给予相应治疗，3 天后发生危象，这时首先应
     A. 鉴别危象类型，给予针对性治疗
     B. 积极治疗肺部感染
     C. 保证呼吸道通畅和正常换气
     D. 停用导致病情加重的药物
     E. 肌内注射阿托品 1mg

28. 治疗胆碱能危象，以下叙述不正确的是
     A. 停用或减少抗胆碱酯酶药物的剂量
     B. 加大抗胆碱酯酶药物的剂量
     C. 雾化吸入，吸痰，保持呼吸道通畅
     D. 控制感染，加强护理，防止并发症
     E. 必要时气管切开，呼吸机辅助呼吸

29. 以下可区分胆碱能危象和肌无力危象的是
     A. 肌无力程度
     B. 是否有病理征
     C. 呼吸的深浅和快慢
     D. 瞳孔大小、出汗多少
     E. 是否有肢体麻木

30. 重症肌无力危象处理中最重要的措施是
     A. 保持呼吸道通畅，必要时气管切开，呼吸机辅助呼吸
     B. 肌内注射新斯的明
     C. 静脉注射腾喜龙
     D. 大剂量激素冲击疗法
     E. 大剂量免疫球蛋白静脉滴注

31. 有关反拗危象，以下叙述不正确的是
     A. 是对抗胆碱酯酶药不敏感所致
     B. 腾喜龙试验无反应
     C. 应停用抗胆碱酯酶药
     D. 对气管插管或气管切开的患者可采用大剂量类固醇激素治疗
     E. 可用阿托品对抗

32. 重症肌无力患者发生危象，有呼吸肌麻痹的症状，应立即
    A. 应用糖皮质激素
    B. 使用抗胆碱酯酶抑制剂
    C. 高流量吸氧
    D. 气管切开，呼吸机辅助呼吸
    E. 加大新斯的明的用量

33. 可用于轻、中度慢性阻塞性肺疾病和阻塞性睡眠呼吸暂停低通气综合征患者的失眠药物是
    A. 艾司唑仑   B. 阿普唑仑
    C. 氯硝西泮   D. 佐匹克隆
    E. 劳拉西泮

34. 下面情况比较适合采用钻孔引流 + 尿激酶治疗的硬膜外血肿是
    A. 幕上血肿 >60ml，中线移位 >1cm，神志昏迷
    B. 出现脑疝
    C. 神志清楚，幕上血肿 ≤60ml，中线移位 ≤1cm
    D. 并发严重脑挫裂伤
    E. 任何类型的硬膜外血肿

二、A2 型题

35. 患者男性，39 岁，臀部脓肿后，测血钠 112mmol/L，治疗过程中发现患者四肢不能活动、不能进食。查体：能睁闭眼，眼球不能向两侧转动，四肢肌力 0 级，不能张口和露齿，双侧 Babinski（+）。该患者的意识状态是
    A. 昏迷   B. 嗜睡
    C. 无动性缄默症   D. 闭锁综合征
    E. 去大脑强直状态

36. 患者男性，54 岁，因"进行性记忆力下降伴行走不稳 1 年"入院。患者有长期大量饮酒史，每天饮白酒超过 1000ml。患者入

院后给予酒精戒断治疗，出现错觉和幻觉，患者恐惧和兴奋不安交替，大喊大叫，甚至出现冲动攻击行为。病情呈波动性，夜间加重、白天减轻。患者的意识障碍属于
    A. 意识模糊   B. 谵妄状态
    C. 朦胧状态   D. 漫游性自动症
    E. 最低意识状态

37. 患者男性，56 岁，因"急起头痛、意识障碍 1 小时"诊断为脑出血收入院。患者在治疗过程中，出现呼吸、心搏骤停，紧急行气管插管术。行气管插管术的主要目的是
    A. 清除呼吸道分泌物，增加肺泡有效通气量
    B. 减少气道阻力及无效腔
    C. 防止舌后坠
    D. 为气道雾化或湿化提供条件
    E. 进行有效人工呼吸，增加肺泡有效通气量

38. 患者男性，55 岁，因"高温天外出劳作后出现头痛、乏力、恶心、意识模糊"急诊入院。查体：嗜睡，体温 41.0℃，血压 120/60mmHg，脉搏 115 次/分，呼吸 26 次/分。皮肤干热，颈无抵抗，双侧瞳孔等大正圆，直径约 2mm，对光反射迟钝。四肢肌张力低，肌力检查不能配合，双侧病理征（－）。急诊头颅 CT 未见明显异常。首先考虑的诊断是
    A. 中暑先兆   B. 热射病
    C. 热痉挛   D. 热衰竭
    E. 电解质紊乱

39. 患者女性，50 岁，因"头痛、呕吐 2 月余"来院就诊，呕吐为喷射性，眼底检查见视神经乳头水肿。若行腰穿检查，颅内压可能为

A. 60mmH$_2$O　　　B. 100mmH$_2$O

C. 120mmH$_2$O　　　D. 160mmH$_2$O

E. 250mmH$_2$O

40. 患者男性，29 岁，因"外伤性脑内血肿、颅内压增高"入院。患者不适宜进行的处理措施为

A. 卧床，密切观察病情变化

B. 应用利尿剂

C. 脑室引流

D. 腰穿放脑脊液

E. 应用脱水剂

41. 患者男性，48 岁，因"6 小时前从汽车上摔下，左枕部着力，意识昏迷"急诊入院。查体：进行性意识障碍，右侧瞳孔散大，对光反射（－），左侧肢体偏瘫，左侧病理征（＋）。诊断应首先考虑为

A. 左枕部急性硬膜外血肿

B. 左枕部急性硬膜下血肿

C. 左枕部脑挫裂伤

D. 右额颞急性硬膜外血肿

E. 右额颞急性硬膜下血肿

42. 患者男性，40 岁，因"5 小时前左颞部被木棒击伤"急诊入院。伤后有短暂昏迷后清醒。1 小时前再次昏迷。查体：左侧瞳孔散大，右侧肢体偏瘫且病理征（＋）。患者最可能诊断为

A. 急性硬膜下血肿伴脑疝

B. 急性硬膜外血肿伴脑疝

C. 脑挫裂伤伴脑疝

D. 原发性脑干损伤

E. 脑损伤伴脑疝

43. 患者女性，50 岁，因"2 小时前被木棒击伤左颞部"急诊入院。伤后头痛、呕吐，1 小时前意识不清。查体：中度昏迷，左瞳散大，右侧肢体病理征（＋）。诊断可

考虑为

A. 颅骨凹陷性骨折伴脑疝

B. 急性硬膜外血肿伴脑疝

C. 急性硬膜下血肿伴脑疝

D. 脑挫裂伤伴脑疝

E. 脑损伤伴脑疝

44. 患者男性，68 岁，因"生气后突发头痛、呕吐，右侧肢体无力 1 小时，昏迷 10 分钟"来急诊入院。查体：血压 220/130mmHg，中度昏迷，右鼻唇沟浅，右侧肢体肌力 0 级，右侧 Babinski 征（＋）。头颅 CT 扫描示左基底节区有一个直径 5cm 左右的高密度影。入院 2 小时后左瞳孔直径 5mm，对光反射消失；右瞳孔直径 2mm，对光反射存在。最恰当完善的诊断为

A. 脑血栓形成合并脑疝

B. 脑栓塞合并脑疝

C. 脑出血合并脑疝

D. 蛛网膜下腔出血

E. 脑出血

45. 患者男性，36 岁，农民。因"发热、嗜睡、头痛 4 天，神志不清 1 天"入院。查体：呈昏迷状。体温 40℃，呼吸表浅，节律不齐，双侧瞳孔不等大，颈部强直，膝反射亢进，巴氏征、克氏征、布氏征均阳性。血 WBC 15×10^9/L，N 0.75，L 0.25。脑脊液：WBC 18×10^6/L，N 0.4，L 0.6，糖 4mmol/L，氯化物 125mmol/L，蛋白 0.6g/L，涂片和细菌培养均阴性。对该患者进行的处理，不正确的是

A. 改善通气状态，促进气体交换

B. 纠正缺氧和二氧化碳潴留

C. 解除脑水肿、脑疝症状

D. 大量补充液体及钠盐

E. 补充液体主要用葡萄糖液 +1/4 量含钠

液体

46. 患者男性，56 岁，因 "3 小时前生气后突然头痛、呕吐，右侧肢体无力，5 分钟后意识不清" 入院。有 6 年高血压病史。查体：血压 180/120mmHg，中度昏迷，瞳孔直径 2mm，对光反射存在，右侧鼻唇沟浅，右侧上、下肢痛刺激无反应，右侧病理征（+）。急查脑 CT，见左侧豆状核区有一高密度影，左侧脑室体部和枕角内有高密度影。来院 2 小时后，瞳孔直径左侧 5mm、右侧 2mm，对光反射左侧消失、右侧存在。最可能的诊断为

    A. 基底节出血
    B. 脑梗死，脑疝形成
    C. 基底节出血，继发性脑室出血
    D. 基底节出血，颞叶钩回疝形成
    E. 基底节出血，继发性脑室出血，颞叶钩回疝形成

47. 患者女性，16 岁，3 年来间断出现发作性四肢抽搐、神志不清，10 分钟后可缓解。今日再次出现上述症状发作，但意识一直未恢复，入院后又有一次四肢抽搐、意识模糊。该患者最可能的诊断是

    A. 肌阵挛性发作
    B. 癫痫持续状态
    C. 癫痫强直性大发作
    D. 癫痫强直 - 阵挛发作
    E. 癫痫单纯部分发作

48. 患者女性，因重症肌无力住院治疗。在治疗过程中出现症状加重，呼吸困难，瞳孔缩小，唾液增多，腹痛，肌束颤动。可能是发生了

    A. 反拗危象　　　　B. 肌无力危象
    C. 胆碱能危象　　　D. 中毒性休克
    E. 急腹症

49. 患者女性，32 岁，双睑下垂 1 年，晨轻暮重。1 周前受凉感冒，出现咳嗽、咳痰，2 天前出现呼吸困难。最可能的诊断是

    A. 重症肌无力危象
    B. 胆碱能危象
    C. 反拗危象
    D. 动眼神经麻痹
    E. 多发性硬化

50. 患者男性，60 岁，既往有慢性支气管炎病史 10 年。1 周前因感冒后咳嗽加重。查体：神志模糊，两肺哮鸣音，心率 120 次/分。血气分析：pH 7.30，PaO_2 50mmHg，$PaCO_2$ 80mmHg。下列治疗措施正确的是

    A. 静脉滴注尼可刹米
    B. 静脉滴注毛花苷丙
    C. 静脉滴注 5% 碳酸氢钠
    D. 静脉注射呋塞米
    E. 人工通气治疗

51. 患者男性，35 岁，慢性呼吸衰竭病史，近 1 周病情加重，肺部啰音增多。经对症支持治疗后，病情好转，但不能改善的是

    A. 神经精神症状　　B. 心律失常
    C. 肺气肿　　　　　D. 蛋白尿
    E. ALT 升高，黄疸

52. 患者男性，62 岁，因 "慢性阻塞性肺疾病并发呼吸衰竭" 来院急诊。呼吸空气时其动脉血气示 pH 7.30，$PaCO_2$ 60mmHg，PaO_2 45mmHg。其氧疗原则应为

    A. 以将 PaO_2 提高至正常水平为度
    B. 间歇吸氧
    C. 低流量持续吸氧
    D. 高压氧舱治疗
    E. 持续气道正压给氧

53. 患者男性，30 岁，因 "感染性休克" 入院。入院后咳粉红色痰、气短，血动脉氧

分压降至 60mmHg 以下。此时应首先考
虑为

A. 肺泡毛细血管广泛破裂

B. ARDS

C. 急性左心衰竭

D. 肺内继发性炎症

E. 缺血性肺组织坏死

54. 患者男性，58 岁，因肺心病致呼吸衰竭入
院。入院查体神志清晰，血气分析：PaO_2
30mmHg，$PaCO_2$ 60mmHg。吸氧后神志不
清，血气分析：PaO_2 70mmHg，$PaCO_2$
80mmHg。该患者病情恶化的原因最可
能是

A. 感染加重　　　B. 气道阻力增加

C. 氧疗不当　　　D. 心力衰竭加重

E. 周围循环衰竭

55. 患者男性，67 岁，因"腹泻 15 次、呕吐
6 次"入院。有糖尿病病史。大便先为糊
状，后为水样便。无发热、腹痛，无里急
后重，无咳嗽、咳痰，尿量比平日明显减
少。查体：皮肤弹性轻度减低，眼窝稍下
陷，指纹稍皱。粪常规：未见红、白细
胞。血常规：Hb 158g/L，WBC 11.4 ×
10^9/L，N 0.78，L 0.20。治疗 1 天后出现
咳血痰、极度气促、不能平卧，肺部闻及
大量水泡音。此时可能是

A. 急性肺出血

B. 并发细菌性肺炎

C. 急性左心衰竭

D. 急性肺栓塞

E. 成人急性呼吸窘迫综合征

56. 患者男性，24 岁，突发胸闷、气急 1 天，
感胸部不适，轻微咳嗽，系弯腰拾物后出
现。1 个月前体检无异常。提示最可能的
病因为

A. 自发性气胸　　　B. 气管异物

C. 左心衰竭　　　D. 支气管哮喘

E. 右心衰竭

57. 患儿男，4 岁，因"发热 2 天，反复抽搐
2 小时"急诊入院。查体：体温 41.5℃，
深度昏迷，呼吸呈叹息样。拟诊为乙型脑
炎。根据患者的临床表现，以下不正确
的是

A. 高热可加重病情，应积极降温

B. 告诉家长，患儿预后较差

C. 估计近期内将出现脑疝而危及生命

D. 告诉家长，假若患儿存活，可能留有
后遗症

E. 告诉家长，经抢救可顺利恢复，不留
后遗症

三、A3/A4 型题

(58～59 题共用题干)

　　患者男性，23 岁，1 小时前骑车时摔倒导
致头部着地，现主诉头痛、恶心、呕吐，后出
现意识障碍。

58. 为明确诊断，该患者首先应做的检查是

A. X 线头颅平片　　　B. 头部 CT

C. 头部 MRI　　　D. 血常规

E. 放射性核素显像

59. 患者头颅 CT 检查提示右侧颞骨内板下双
凸透镜形高密度影，边界锐利，血肿范围
未超过颅缝。最可能的诊断是

A. 脑挫裂伤　　　B. 硬膜下血肿

C. 硬膜外血肿　　　D. 蛛网膜下腔出血

E. 颞叶血肿

(60～62 题共用题干)

　　患者女性，46 岁，为炼钢厂工人，2 小时
前在工作状态下出现意识不清，被同事发现后
送至医院就诊。患者同事亦有头晕、乏力不
适。患者既往体健，家属否认有高血压、糖尿
病病史。查体：血压 110/70mmHg，嗜睡，口

唇黏膜呈樱桃红色，四肢肌张力偏低，病理征未引出。

60. 该患者最可能的诊断是

    A. 脑梗死   B. 脑出血

    C. 低血糖昏迷   D. 一氧化碳中毒

    E. 癔症

61. 为明确诊断，最有鉴别意义的实验室或影像检查是

    A. 血液中 COHb 浓度

    B. 血气分析结果

    C. 头颅 CT

    D. 头颅 MRI

    E. 肾功能

62. 患者最有效的治疗方法是

    A. 清除氧自由基

    B. 改善脑水肿

    C. 保护肾功能

    D. 活血化瘀治疗

    E. 急诊高压氧治疗

（63～64 题共用题干）

    患者男性，68 岁，既往有糖尿病病史。患者急性发病后四肢不能动弹，不能言语，不能吞咽，但意识清楚并能以睁眼、闭眼和眼球的上下活动与医生建立联系。

63. 这种意识状态是

    A. 意识缺乏症   B. 无动性缄默症

    C. 闭锁综合征   D. 去皮质综合征

    E. 脑死亡

64. 该患者的病变部位在

    A. 双侧壳核   B. 双侧丘脑

    C. 双侧丘脑下部   D. 脑桥背外侧

    E. 脑桥基底部

（65～68 题共用题干）

    患者男性，71 岁，"2 小时前被家人发现呼之不应"就诊。晨起患者被家人发现呼之不应，既往有高血压、糖尿病病史。

65. 为进一步明确病史，患者急诊应完善的检查不包括

    A. 头颅 CT   B. 头颅 MRI

    C. 血糖   D. 血生化

    E. 脑电图

66. 患者急诊血糖 8.6mmol/L。查体：双眼向左侧凝视，双侧瞳孔等大等圆，直径约 3.0mm，对光反射存在，对疼痛刺激有躲避反应，但不能睁眼和回答问题，右侧肢体肌力降低，右侧巴宾斯基征阳性。该患者的意识状态属于

    A. 嗜睡   B. 昏睡

    C. 浅昏迷   D. 中昏迷

    E. 深昏迷

67. 首先考虑的临床诊断是

    A. 脑梗死

    B. 脑出血

    C. 低血糖昏迷

    D. 糖尿病酮症酸中毒

    E. 中枢神经系统感染

68. 该患者有意识障碍，判断患者是否存在肢体瘫痪的方法不包括

    A. 将患者上肢抬高后让其自然下落，瘫痪侧下落速度较快

    B. 将患者仰卧，下肢伸直，两膝并拢，检查者将其分开，轻瘫侧较易移动

    C. 将患者仰卧，双下肢伸直位，瘫痪侧下肢外旋

    D. 针刺患者肢体皮肤，健侧可见回避动作，瘫痪侧回避动作消失或明显减弱

    E. 患者瘫痪侧肢体有肌张力异常改变

（69～71 题共用题干）

    患者男性，48 岁，因"急起胡言乱语 1 天，加重伴意识障碍 6 小时"就诊。患者 1 天前被家人发现胡言乱语，词不达意，烦躁不安，送当地医院就诊，治疗过程中出现意识障

碍。查体：体温 38.7℃，昏睡，颈项强直，双侧瞳孔等大等圆，直径约 2.5mm，对光反射敏感，四肢肌力、肌张力基本正常，Kernig 征（＋）。

69. 首先考虑的临床诊断是

A. 癫痫

B. 脑梗死

C. 脑出血

D. 中枢神经系统感染

E. 精神分裂症

70. 为明确诊断，最有针对性的检查是

A. 头颅 CT　　　　B. 头颅 MRI

C. 脑电图　　　　D. TCD

E. 腰穿脑脊液检查

71. 患者在治疗中出现意识障碍进一步加重。查体：体温 39.0℃，呼吸浅快，双侧瞳孔等大等圆，直径约 3.0mm，对光反射迟钝，角膜反射减弱，强烈疼痛刺激时可见防御反射活动。该患者的意识障碍程度为

A. 嗜睡　　　　B. 昏睡

C. 浅昏迷　　　D. 中昏迷

E. 深昏迷

(72～75 题共用题干)

患者男性，21 岁，因"发热 1 周，意识障碍 1 天"来诊。患者 1 周前受凉后出现发热，体温最高 39℃，伴咽痛，自服感冒药，症状无明显缓解。1 天前患者逐渐出现意识不清，对答不切题，家属送至急诊就诊。查体：体温 39.1℃，血压 105/60mmHg，脉搏 95 次/分，呼吸 22 次/分。呼唤可睁眼，时间、地点定向力正常，颈抵抗，双侧瞳孔等大等圆（直径约 3mm），对光反射灵敏，四肢无自主活动，双侧巴宾斯基征（－）。

72. 该患者目前的意识状态为

A. 嗜睡　　　　B. 昏睡

C. 浅昏迷　　　D. 中昏迷

E. 深昏迷

73. 该患者意识障碍首先考虑的原因是

A. 脑梗死　　　　B. 脑出血

C. 颅内感染　　　D. 药物中毒

E. 电解质紊乱

74. 为进一步明确诊断，最有针对性的检查是

A. 经颅多普勒超声

B. 头颅 MRI

C. 腰椎穿刺

D. 脑电图

E. 全脑血管造影

75. 若该患者腰穿脑脊液压力 400mmH$_2$O，则对明确病原有帮助的检查是

A. NMO 抗体　　　B. 潘氏试验

C. 墨汁染色　　　D. 寡克隆区带

E. NMDA 抗体

(76～79 题共用题干)

患者男性，68 岁，因"1 天前突发右侧肢体无力"入院。既往心房颤动病史 10 余年，服用华法林治疗，未检测国际标准化比值（INR）。查体：体温 37.5℃，血压 165/90mmHg，脉搏 85 次/分，呼吸 26 次/分。患者呼之不应，压眶见痛苦表情，双侧瞳孔等大等圆（直径约 3mm），对光反射灵敏，右侧鼻唇沟浅，右侧上、下肢肌力 0 级，右侧巴宾斯基征（＋）。急诊头颅 CT 提示左侧大脑半球脑梗死。INR 1.05。

76. 该患者目前的意识状态是

A. 嗜睡　　　　B. 昏睡

C. 浅昏迷　　　D. 中昏迷

E. 深昏迷

77. 患者入院后予脱水降颅压等对症治疗。次日患者意识障碍加重，并出现呼吸深大，左侧瞳孔直径 4.5mm、右侧瞳孔直径 2mm，对光反射消失，双侧巴宾斯基征（＋）。此时应尽快完善的检查是

A. 头颅 CT

B. 头颅 MRI

C. 脑电图

D. 腰穿脑脊液检查

E. TCD

78. 检查提示左侧额、颞、顶叶和基底节区大片低密度影，脑室受压变形，中线结构移位。则患者意识障碍加重的原因考虑为

A. 大面积脑梗死致脑疝形成

B. 脑出血

C. 癫痫持续状态

D. 脑静脉血栓形成

E. 肺部感染

79. 患者经气管插管机械通气、去骨瓣减压、脱水降颅压以及抗感染治疗半个月后，拔除气管插管，患者仍存在意识障碍，右侧肢体对刺痛无反应，右侧巴宾斯基征（＋）。3 天后患者突发四肢抽搐，双眼上视，持续 20 分钟未能缓解。此时患者意识障碍原因应考虑为

A. 癫痫持续状态　　B. 新发脑梗死

C. 肺栓塞　　　　　D. 阿 – 斯综合征

E. 脑出血

（80～81 题共用题干）

患者男性，50 岁，因"车祸伤后 3 月余"入院，患者 3 月余前外出时不慎被汽车撞倒，致头部受伤，当时昏迷，在当地医院住院治疗，头颅 CT 示双侧额叶挫裂伤、脑干出血。予以脱水降颅压、对症支持、高压氧等治疗后，患者神志未见明显恢复。查体：体温 36.7℃，呼之不应，自发睁眼，双侧瞳孔等大等圆，直径约 2.5mm，对光反射灵敏，有时见吸吮、咀嚼、吞咽动作，四肢肌张力正常，未见自主活动，双侧巴宾斯基征（－）。

80. 该患者的意识状态为

A. 浅昏迷

B. 无动性缄默症

C. 去皮质综合征

D. 植物状态

E. 闭锁综合征

81. 若患者经积极治疗后 1 年，意识状态仍未恢复，称为

A. 持续性植物状态　　B. 睁眼昏迷

C. 最小意识状态　　　D. 脑死亡

E. 永久性植物状态

（82～86 题共用题干）

患者男性，28 岁，因"2 天前不明原因出现干咳、胸闷，继之气喘，静滴氨茶碱无效"急诊入院。近 3 年来，秋季常出现发作性咳嗽、气短。查体：端坐呼吸，发绀，双肺呼吸音降低，有散在哮鸣音，心界不大，无杂音，脉搏 120 次/分，有奇脉。

82. 诊断首先考虑为

A. 慢性支气管炎　　B. 支气管哮喘

C. 肺源性心脏病　　D. 急性心包炎

E. 心源性哮喘

83. 最适宜的治疗是

A. 免疫治疗　　　B. 抗生素治疗

C. 利尿剂治疗　　D. 抗凝治疗

E. β_2 受体激动剂治疗

84. 若该患者突起胸痛，显著呼吸困难、发绀、烦躁不安，一侧胸部饱满膨隆，呼吸运动消失，语颤消失，叩诊呈鼓音，听诊呼吸音明显减弱或消失。表明该患者可能并发了

A. 气胸　　　　B. 纵隔气肿

C. 肺不张　　　D. 感染

E. 肺心病

85. 如要明确诊断，最需进行的检查是

A. 心电图

B. 动脉血气分析

C. 胸部 X 线检查

D. 支气管舒张试验

E. PEF 及其变异率测定

86. 诊断明确后，适宜的治疗是

A. 抗感染治疗　　B. 排气治疗

C. 外科手术治疗　D. 高浓度吸氧

E. 糖皮质激素治疗

（87～89 题共用题干）

患者男性，71 岁，因"咳嗽、咳脓痰伴气急加重 2 周，早晨起床后神志恍惚"求诊。有 10 年慢性阻塞性肺气肿病史。查体：嗜睡，口唇青紫，两肺满布湿啰音，心率 116 次/分，心律齐。血压 190/105mmHg。神经系统检查未发现异常。

87. 该患者最可能的诊断为

A. 脑血管意外　　B. 呼吸衰竭

C. 左心衰竭　　　D. 右心衰竭

E. 高血压危象

88. 为明确诊断还需要进行的辅助检查为

A. 动脉血气分析　B. 心电图

C. 头颅 CT　　　　D. 脑电图

E. 肾动脉造影

89. 此时最主要的处理措施为

A. 使用降压药　　B. 使用镇静药

C. 使用利尿剂　　D. 吸入倍氯米松

E. 氧疗 + 呼吸兴奋剂

（90～92 题共用题干）

患者男性，48 岁，因"反复发生夜间呼吸困难 1 个月，加重 1 天"就诊。查体：血压 180/110mmHg，呼吸急促，双肺散在哮鸣音，双肺底可闻及细湿啰音，心率 130 次/分。

90. 此患者最需鉴别的是

A. 慢性支气管炎与急性支气管炎

B. 肺心病与冠心病

C. 支气管哮喘与心源性哮喘

D. 双肺炎症与肺间质纤维化

E. 左心衰竭与 ARDS

91. 在没有确诊情况下，不宜应用的药物为

A. 氨溴索　　　　B. 氨茶碱

C. 呋塞米　　　　D. 吗啡

E. 糖皮质激素

92. 如无法在短期内做出鉴别又急需尽快缓解呼吸困难，可选用

A. 吗啡　　　　　B. 氨茶碱

C. 泼尼松　　　　D. 痰液稀释剂

E. 止咳糖浆

（93～95 题共用题干）

患儿男，4 岁，因"阵发性头痛 2 个月，突然剧烈头痛、反复呕吐半天"急诊入院。查体：神志清醒，双瞳孔大小、对光反射正常，颈项强直。半小时后突然呼吸停止，心跳存在。

93. 患儿的诊断是

A. 垂体腺瘤　　　B. 急性脑水肿

C. 急性脑膜炎　　D. 枕骨大孔疝

E. 急性脊髓炎

94. 单纯小脑幕裂孔疝的临床症状不包括

A. 昏迷

B. 呕吐

C. 偏瘫

D. 双侧瞳孔大小多变

E. 患侧瞳孔散大

95. 小脑幕裂孔疝最有意义的临床定位体征是

A. 患侧肢体活动减少甚或消失

B. 对侧腹壁反射消失

C. 患侧瞳孔散大

D. 对侧肢体腱反射亢进

E. 患侧下肢病理反射阳性

四、B1 型题

（96～99 题共用备选答案）

A. 嗜睡　　　　　B. 昏睡

C. 浅昏迷　　　　D. 谵妄

E. 意识模糊

96. 患者女性，20岁，能被唤醒，醒后能简单回答问题及勉强配合检查，停止刺激后又继续入睡。患者的意识状态是

97. 患者男性，30岁，因"1小时前颅脑外伤"住院治疗。该患者需要强烈刺激或反复高声呼唤才能唤醒，醒后表情茫然，反应迟钝，只能做出简短的回答，停止刺激后又很快入睡。患者的意识状态是

98. 患者男性，32岁，意识完全丧失，高声喊叫不能唤醒，压眶刺激面部有痛苦表情，但不能清醒，有咳嗽反射，生命体征无明显改变。患者的意识状态是

99. 患者女性，35岁，因"发热，胡言乱语3天，夜间较重"求诊。查体：体温39.6℃，患者在不停地和人说话，述说看见猫在房间里跑，但对检查者问话无反应。患者的意识状态是

（100~102题共用备选答案）

    A. 大脑皮质、皮质下网状结构

    B. 脑干上部或丘脑

    C. 延髓

    D. 丘脑

    E. 脑桥

100. 偏身感觉障碍伴自发性疼痛和感觉过度的病变部位是

101. 昏迷是中枢神经系统哪一部位发生高度抑制结果

102. 无动性缄默症的病变部位在

（103~106题共用备选答案）

    A. 上肢屈曲，下肢伸直

    B. 上肢伸直，下肢屈曲

    C. 四肢屈曲

    D. 四肢伸直

    E. 四肢瘫痪

103. 去大脑强直，表现为

104. 去皮质强直，表现为

105. 闭锁综合征，表现为

106. 无动性缄默症，表现为

（107~108题共用备选答案）

    A. 有机磷农药中毒

    B. 脑血管意外

    C. 一氧化碳中毒

    D. 酮症酸中毒

    E. 中枢神经系统感染

107. 患者女性，55岁，1小时前被发现在家中昏迷。既往无高血压、糖尿病病史，否认烟酒嗜好。查体：体温36.5℃，血压110/60mmHg，脉搏95次/分，呼吸28次/分。浅昏迷，颈无抵抗；双侧瞳孔等大等圆，直径约3mm，对光反射存在；压眶有痛苦表情。口唇樱桃红色，口角无歪斜，四肢无自主活动，肌张力低，双侧病理征（−）。急诊头颅CT未见明显异常。该患者目前首先考虑的诊断是

108. 患者男性，35岁，与家人争吵后外出，2小时后被发现在路边昏迷。既往无高血压、糖尿病病史，否认烟酒嗜好。查体：体温36.0℃，血压100/60mmHg，脉搏105次/分，呼吸28次/分。昏迷，皮肤湿冷，颈无抵抗；双侧瞳孔针尖样，直径约1mm，对光反射迟钝。四肢无自主活动，肌张力低，双侧病理征（−）。急诊头颅CT未见明显异常。该患者目前首先考虑的诊断是

（109~113题共用备选答案）

    A. 高血压脑病

    B. 吗啡、巴比妥类药物中毒

    C. 化脓性脑脊髓膜炎

    D. 重度休克

    E. 蛛网膜下腔出血

109. 意识障碍伴发热，提示

110. 意识障碍伴呼吸缓慢，提示

111. 意识障碍伴血压下降心率过缓，提示

112. 意识障碍伴血压急剧、持续升高，提示

113. 剧烈头痛、恶心、呕吐，继而出现意识障碍，提示

A. 瞳孔扩大　　　B. 心动过缓

C. 肌束颤动　　　D. 流涎、多汗

E. 腹痛、腹泻和呕吐

五、X 型题

114. 意识障碍可分为觉醒度下降和意识内容变化两方面。觉醒度下降表现为

　　A. 嗜睡　　　　B. 昏睡

　　C. 昏迷　　　　D. 意识模糊

　　E. 闭锁综合征

115. 谵妄的病情表现有

　　A. 持续几秒　　B. 夜间加重

　　C. 白天减轻　　D. 呈波动性

　　E. 常持续数小时和数天

116. 容易发生脑疝的疾病是

　　A. 大脑半球胶质瘤

　　B. 小脑髓母细胞瘤

　　C. 垂体瘤

　　D. 良性高颅压

　　E. 脑膜炎

117. 重症肌无力患者出现胆碱能危象时临床表现为

118. 引起良性颅内压增高的原因有

　　A. 内分泌和代谢紊乱

　　B. 血液及结缔组织病

　　C. 颅内静脉窦血栓形成

　　D. 维生素 A、四环素等药物

　　E. 脑脊液蛋白含量降低

119. 昏迷患者神经系统检查的重点包括

　　A. 昏迷程度　　B. 感觉功能

　　C. 运动功能　　D. 眼部体征

　　E. 呼吸形式

120. 去皮质综合征的临床表现包括

　　A. 双眼凝视或眼球无目的转动

　　B. 存在睡眠和觉醒周期

　　C. 有吸吮、强握等原始反射

　　D. 大、小便失禁

　　E. 四肢肌张力增高，双侧锥体束征阳性

121. 有助于脑死亡判定的辅助检查包括

　　A. 脑电图　　　B. 经颅多普勒超声

　　C. 体感诱发电位　D. 脑干诱发电位

　　E. 头颅常规磁共振

第十五章　内科系统疾病的神经系统表现

一、A1 型题

1. 属于氨中毒引起肝性脑病的主要机制是

   A. 氨导致蛋白质代谢障碍

   B. 氨干扰脑的能量代谢

   C. 氨取代正常神经递质

   D. 氨引起神经传导异常

   E. 氨使氨基酸代谢不平衡

2. 肝性脑病的诱因不包括

   A. 上消化道出血　　B. 高钾性酸中毒

   C. 大量排钾利尿　　D. 高蛋白饮食

   E. 便秘

3. 肝性脑病前驱期的主要表现是

   A. 性格改变

   B. 计算能力减退

   C. 定向力减退

   D. 巴宾斯基（Babinski）征阳性

   E. 生理反射亢进

4. 肺性脑病常由下列哪种情况引起

   A. 利尿过猛　　　　B. 强心苷类中毒

   C. 氧过多　　　　　D. 感染极期

   E. 缺氧和 CO_2 潴留

5. 肺性脑病的神经精神症状表现，不正确的是

   A. 定向力和判断力障碍

   B. 兴奋、烦躁不安

   C. 胡言乱语、幻觉、妄想

   D. 嗜睡、昏迷

   E. 颅内压降低

6. 肺性脑病的检查结果，不正确的是

   A. 血常规：红细胞增多，血红蛋白也增高

   B. 脑脊液：常见压力增高在 $200mmH_2O$ 以上

   C. 脑电图：可有额、顶叶弥漫性 θ 波和 δ 波改变

   D. 经颅多普勒超声检查：收缩峰高尖，舒张峰低平

   E. 经颅多普勒超声检查：平均血流速度升高

7. 肺性脑病狂躁不安的处理是

   A. 重点改善通气功能

   B. 可给予大量地西泮

   C. 必要时可用吗啡、哌替啶

   D. 可用大量的奋乃静肌内注射

   E. 不宜用水合氯醛保留灌肠

8. 肾性脑病的临床表现中，哪种状态最不常见

   A. 神经衰弱综合征　　B. 抑郁状态

   C. 意识障碍　　　　　D. 痴呆状态

   E. 躁狂状态

9. 关于系统性红斑狼疮的脑部损害表现，叙述不正确的是

   A. 出现偏瘫、失语

   B. 出现脑神经麻痹、锥体束征

   C. 出现舞蹈样和投掷样等不自主动作

   D. 表现为头痛、呕吐、视神经乳头水肿等脑膜脑炎样症状

   E. 精神症状表现为思维障碍、记忆丧失，但定向力无障碍

10. 系统性红斑狼疮脑脊液的检查结果，不正确的是

A. 脑脊液压力降低

B. 白细胞增高

C. 蛋白定量增高

D. 糖及氯化物正常

E. 脑脊液白蛋白/血清白蛋白比率上升

11. 关于干燥综合征，以下叙述不正确的是

    A. 主要累及外分泌腺体

    B. 分为原发性和继发性两类

    C. 是一种自身免疫性疾病

    D. 很少累及外分泌腺体

    E. 可伴发肾小管性酸中毒

12. 干燥综合征累及肾脏时最常见的表现是

    A. Ⅰ型肾小管性酸中毒

    B. Ⅱ型肾小管性酸中毒

    C. Ⅲ型肾小管性酸中毒

    D. Ⅳ型肾小管性酸中毒

    E. 肾小球肾炎

13. 干燥综合征患者初期最常侵犯的器官是

    A. 皮肤   B. 唾液腺和泪腺

    C. 心脏   D. 神经系统

    E. 肾脏

14. 系统性血管炎的血清标志性抗体是

    A. ANA   B. ENA

    C. APLA   D. ANCA

    E. ASMA

15. 有关系统性血管炎，以下叙述正确的是

    A. 显微镜下多血管炎在肾组织上常有大量免疫复合物沉着

    B. ANCA 阳性就可诊断系统性血管炎

    C. 系统性血管炎是一组遗传性疾病

    D. 韦格纳肉芽肿是以呼吸道受累为主的坏死性肉芽肿性血管炎

    E. 结节性多动脉炎所致肾脏损害在病理学表现为肾小球炎症

16. 除下列哪项外均参与了血管炎的发病过程

A. 巨噬细胞   B. 淋巴细胞

C. 中性粒细胞   D. 单核细胞

E. 内皮细胞

二、A2 型题

17. 患者女性，53 岁，因"腹痛、腹胀、低热 4 周，表情淡漠、嗜睡 1 天"入院。腹部 B 超：肝实质弥漫性病变、脾大及腹水。对该患者诊断最有意义的阳性体征是

    A. 肌张力增高   B. Babinski 征阳性

    C. 扑翼样震颤阳性   D. 腹壁反射消失

    E. 腱反射亢进

18. 患者女性，69 岁，因慢性阻塞性肺疾病并发感染住院。患者出现以下哪种表现可提示为肺性脑病先兆

    A. 瞳孔不等大

    B. 心率加快，血压升高

    C. 呼吸急促

    D. 烦躁、嗜睡

    E. 尿量减少

19. 患者男性，30 岁，诊断为系统性红斑狼疮（SLE）。则患者最常见的头痛类型是

    A. 紧张型头痛

    B. 偏头痛

    C. 无菌性脑膜炎所致头痛

    D. 霹雳样头痛

    E. 高血压所致头痛

20. 患者女性，40 岁，有发热、全身关节酸痛、紫癜样皮疹 1 年，既往有反复支气管哮喘、过敏性鼻炎发作史 2 年。血常规检查：WBC 10.1×10^9/L，中性粒细胞68%，嗜酸性粒细胞16%。IgE 升高，p−ANCA 阳性。该患者最可能的诊断是

    A. Wegener 肉芽肿

    B. 过敏性紫癜

    C. 变应性肉芽肿性血管炎（Churg−

Strauss 综合征）

D. 支气管哮喘

E. 结节性多动脉炎

三、A3/A4 型题

（21～22 题共用题干）

患者男性，46 岁，腹腔积液 1 个月。6 天前反复呕血、黑便，经抢救治疗后好转。目前病情稳定，近日来嗜睡、认人不清。

21. 以下诊断最合适的是

A. 贫血　　　　　　B. 失血性休克

C. 氮质血症　　　　D. 电解质紊乱

E. 肝性脑病

22. 以下检查对诊断最无帮助的是

A. 脑电图　　　　　B. 扑翼样震颤

C. 血氨　　　　　　D. 诱发电位

E. 脑 CT

（23～25 题共用题干）

患者男性，56 岁，因"腹胀伴腹部逐渐增大半年，嗜睡、晚间烦躁不安半个月"来诊。12 年前曾患无黄疸性肝炎。查体：意识模糊，皮肤轻度黄染，有腹腔积液。

23. 对诊断最有意义的检查是

A. 血氨检查

B. 单胺氧化酶检查

C. 碱性磷酸酶检查

D. 甲胎蛋白检查

E. 颅脑 CT 检查

24. 入院后患者烦躁不安加重，且出现抽搐。此时最好选用

A. 副醛（三聚乙醛）

B. 地西泮

C. 氯丙嗪

D. 哌替啶

E. 苯巴比妥

25. 随后患者出现意识不清，呈昏迷状态。此

时可选用但需慎用的药物是

A. 葡萄糖　　　　　B. 胰岛素

C. 谷氨酸钠（钾）　D. 阿托品

E. 甲氯芬酯（氯酯醒）

（26～30 题共用题干）

患者男性，61 岁，因"呼吸困难加重 2 天，意识障碍 1 小时"来诊。慢性支气管炎、肺气肿病史 20 年，冠心病病史 5 年。查体：浅昏迷，呼吸困难，口唇发绀，球结膜轻度水肿，血压 170/110mmHg；双肺散在干啰音，中下部湿啰音；心率 128 次/分，节律不整，肝略大，下肢水肿（±）。

26. 患者的主要诊断是

A. 冠心病，心力衰竭，心律失常

B. 高血压病，脑出血

C. 肺心病，冠心病，呼吸衰竭

D. 呼吸衰竭，肺性脑病

E. 肺心病，冠心病，心力衰竭，呼吸衰竭

27. 以下检查对诊断最重要的是

A. 床头 X 线胸片　　B. 动脉血气分析

C. 床头心电监测　　D. 血液肾功能测定

E. 头颅 CT 检查

28. 患者抢救过程中需特别注意的是

A. 保持呼吸道通畅

B. 大量快速使用利尿剂

C. 迅速纠正心律失常

D. 强心、利尿、扩血管综合措施

E. 足量的止血药物及脑保护措施

29. 该患者经抢救治疗后意识一度清醒，随即又出现谵妄、躁动，最可能的原因是

A. 呼吸性酸中毒加重

B. 颅内出现新的出血灶

C. 心力衰竭加重

D. 肺部感染

E. 血压波动

30. 患者应采取的措施为

A. 地西泮 10mg，肌内注射

B. 急查血电解质、肾功能、血气分析

C. 复查头颅 CT 或采取快速降颅压措施

D. 毛花苷丙 0.2mg，静脉注射

E. 加用广谱、高效抗生素及降血压药

（31～36 题共用题干）

患者女性，82 岁，因"咳嗽、咳痰、喘息 35 年，活动后气促 6 年，加重伴嗜睡 3 天"就诊。患者有 34 年慢性阻塞性肺疾病病史，曾反复发作，多次住院治疗。5 年前出现活动后气促，爬 2 层楼即感明显气短，外院确诊为"慢性肺源性心脏病"，未正规治疗。1 周前患者受凉后再次出现咳嗽、咳痰、喘息，咳少许黄白色黏痰。3 天前家属发现患者出现意识淡漠、嗜睡，遂入院。查体：体温 36.0℃，血压 110/70mmHg，脉搏 118 次/分，呼吸 28 次/分；嗜睡，球结膜充血、水肿，双侧瞳孔等大、正圆，口唇发绀，面色潮红，颈软，颈静脉充盈；双肺呼吸音粗，可闻及散在干、湿啰音，无胸膜摩擦音；心音低钝遥远，心律不齐，$P_2 > A_2$；腹软，肝右季肋下 3.0cm，质软；双下肢水肿（＋）；巴宾斯基征（－）。

31. 患者意识淡漠、嗜睡最可能的原因是

A. 脑梗死　　　　B. 低血糖

C. 药物中毒　　　D. 高血压脑病

E. 肺性脑病

32. 患者应首先进行的检查是

A. 颅脑 CT　　　　B. 血气分析

C. 胸部 X 线片　　D. 脑电图

E. 腰椎穿刺

33. 血气分析：pH 7.23，PaO_2 55mmHg，$PaCO_2$ 103mmHg。血常规：WBC 11.8×10^9/L，N 0.88，PLT 308×10^9/L，Hb 149g/L。床边胸部 X 线片：慢性支气管炎、肺气肿改变。以

下处理不正确的是

A. 持续低流量吸氧

B. 给予碳酸氢钠静脉滴注纠酸治疗

C. 抗感染治疗

D. 盐酸氨溴索静脉滴注

E. 呋塞米静脉注射

34. 患者经药物治疗后病情进一步恶化，血氧进一步下降，呼吸浅弱，呼之不应。以下处理措施不正确的是

A. 给予高流量（10L/min）吸氧治疗

B. 机械通气治疗

C. 甲泼尼龙静脉滴注

D. 心电监护

E. 氨茶碱静脉滴注

35. 患者并发肝大的原因为

A. 急性肝炎

B. 冠心病并发心力衰竭

C. 重症感染

D. 肝硬化

E. 肺源性心脏病失代偿期

36. 此患者应慎用

A. 抗生素　　　　B. 祛痰药

C. 镇静药　　　　D. 呼吸兴奋药

E. 肾上腺皮质激素

（37～41 题共用题干）

患者男性，71 岁，因"反复咳嗽、咳痰、喘息 33 年，加重 1 天"就诊。33 年前受凉后出现咳嗽、咳白黏痰，伴有轻度喘息，无胸痛及咯血。就诊于当地医院，诊断为"支气管肺炎"，给予抗感染、祛痰等治疗（具体药物不详）后缓解。此后患者反复出现咳嗽、咳痰、喘息症状，每年发作累计大于 4 个月，未系统诊治。6 天前受凉后咳嗽、咳痰再次加重，咳黄白色黏液脓痰，量中等，喘息明显，活动后加重，无盗汗，无胸痛，无腹痛及腹

泻；当地医院给予"头孢唑肟"静脉滴注治疗，症状无缓解。1 天前患者出现昼夜颠倒，轻度躁动，言语混乱。为进一步诊治，收入院。既往有 2 型糖尿病病史 13 年，否认药物、食物过敏史。查体：体温 37.0℃，脉搏 108 次/分，呼吸 28 次/分，血压 120/70mmHg；嗜睡、球结膜充血、水肿，双侧瞳孔等大、正圆，口唇发绀；双肺呼吸音粗，可闻及散在干、湿啰音，无胸膜摩擦音；心音低钝遥远，心律不齐，$P_2 > A_2$；腹软，无压痛；双下肢无水肿；巴宾斯基征（－）。血常规：WBC 11.69×10^9/L，N 0.85，Hb 121g/L，PLT 264×10^9/L。血气分析：pH 7.26，$PaCO_2$ 96.2mmHg，PaO_2 58.5mmHg。

37. 患者昼夜颠倒、轻度躁动、言语混乱，最可能的原因是
    A. 脑梗死　　　　B. 低血糖
    C. 药物中毒　　　D. 高血压脑病
    E. 肺性脑病

38. 患者须进一步检查的项目不包括
    A. 血常规　　　　B. 肝、肾功能
    C. 胸部 X 线片　　D. 头颅 CT
    E. 腰椎穿刺

39. 患者躁动明显，以下处置不正确的是
    A. 保护性约束
    B. 地西泮静脉注射
    C. 低流量吸氧
    D. 呼吸兴奋药静脉滴注
    E. 氨茶碱静脉滴注

40. 对患者躁动不安的处理，正确的是
    A. 哌替啶注射
    B. 可给大量地西泮
    C. 可用大量奋乃静
    D. 吗啡注射
    E. 改善通气功能

41. 此患者不能吸入高浓度氧气是因为

A. 缺氧不是主要因素
B. 可引起氧中毒
C. 解除了主动脉体和颈动脉体的兴奋性
D. 促使二氧化碳排出过快
E. 诱发代谢性碱中毒

四、B1 型题

（42～43 题共用备选答案）
    A. 低血糖昏迷　　B. 肺性脑病
    C. 肝性脑病　　　D. 高血压脑病
    E. 脑血管意外

42. 患者男性，36 岁，因"黑便伴意识不清 1 天"入院。患者 1 天前进食苹果后出现黑便，约 200ml；后逐渐出现意识障碍，呼之不应。3 年前体检提示乙肝"大三阳"，未治疗。查体：浅昏迷，全身皮肤、巩膜轻度黄染，颈软且无抵抗；双侧瞳孔等大等圆，直径约 3mm，对光反射迟钝；四肢无自主活动，双侧巴宾斯基征未引出。该患者首先考虑的诊断是

43. 患者男性，75 岁，因"突发头痛，恶心、呕吐伴意识不清 2 小时"入院。患者 2 小时前与邻居争吵后突发头痛，伴恶心、呕吐，意识丧失。既往有高血压病史，平时服用硝苯地平控制尚可。头颅 CT 未见明显异常。查体：体温 37.5℃，血压 240/100mmHg，脉搏 75 次/分，呼吸 23 次/分。浅昏迷，颈软，四肢未见自主活动，双侧巴宾斯基征未引出。该患者首先考虑的诊断是

五、X 型题

44. 肝性脑病的治疗原则，正确的是
    A. 使用乳果糖降低肠道内 pH，改变肠道内环境，减少氨吸收
    B. 患者出现烦躁不安，可以使用氯丙嗪、水合氯醛及哌替啶等控制症状

C. 对有碱中毒的肝性脑病患者，不宜使用谷氨酸治疗

D. 左旋多巴能使肝性脑病患者意识转清

E. 出现肝性脑病症状时，即应停止进食含蛋白质物质，尤其是动物蛋白，在意识恢复后可逐渐增加蛋白质摄入

45. 肝性脑病主要的诊断条件为

A. 原发性肝病的存在

B. 有肝性脑病的诱因

C. 有明显肝功能损害征象

D. 神经精神改变

E. 扑翼样震颤和肝臭

46. 肺性脑病的治疗原则包括

A. 去除诱因，保持呼吸道通畅

B. 纠正缺氧，给予高流量持续吸氧，氧浓度保持在30%以上

C. 纠正电解质代谢及酸碱平衡紊乱

D. 出现烦躁、抽搐的患者，可以适当给予地西泮类镇静药物

E. 可以给予大量脱水剂长期治疗脑水肿

47. 引起肺性脑病出现的神经精神系统症状的原因有

A. 缺氧

B. 二氧化碳潴留

C. 酸碱平衡失调

D. 电解质代谢紊乱

E. 交感神经兴奋

48. 关于 SLE 伴发的无菌性脑膜炎，以下叙述不正确的是

A. 只出现在 SLE 早期

B. 可伴有精神症状和癫痫

C. 查体有脑膜刺激征

D. 脑神经一般不受侵害

E. 激素治疗无效

49. 系统性红斑狼疮的神经系统损害表现有

A. 头痛

B. 癫痫发作

C. 脑血管疾病

D. 颅内压增高

E. 无菌性脑膜炎

50. 干燥综合征的系统损害表现有

A. 皮肤紫癜样皮疹

B. 肾小管性酸中毒

C. 多出现关节结构的破坏

D. 血小板减少

E. 萎缩性胃炎

第十六章 神经系统主要遗传性疾病及其他临床常见病

一、A1 型题

1. 先天性脑穿通畸形在神经系统发育异常性疾病的分类中属于
   A. 颅骨脊柱畸形
   B. 脑性瘫痪
   C. 神经组织发育缺陷
   D. 脑室系统发育畸形
   E. 神经外胚层发育不全

2. 与神经系统发育异常性疾病无关的是
   A. 基因遗传
   B. 感染
   C. 药物
   D. 辐射
   E. 一氧化碳中毒

3. 跨阈步态见于
   A. 小脑病变
   B. 多发性硬化
   C. 腓骨肌萎缩症
   D. 脑性瘫痪
   E. 脊髓亚急性联合变性

4. 下列不属于结节性硬化症临床特征的是
   A. 癫痫发作
   B. 智能减退
   C. 男女之比为 2 : 1
   D. 出生时可见皮肤牛奶咖啡斑
   E. 面部皮肤血管痣

5. "chamberlain line" 是指
   A. 蝶鞍中心至枕骨大孔前缘连线
   B. 蝶鞍中心至枕骨大孔后缘连线
   C. 鼻根至蝶鞍中心连线
   D. 硬腭后缘至枕骨大孔前缘连线
   E. 硬腭后缘至枕骨大孔后缘连线

6. 颅底凹陷症确诊的依据为

   A. 颅骨侧位片上，枢椎齿状突超过腭枕线 3mm
   B. 颅骨侧位片上，枢椎齿状突低于腭枕线 3mm
   C. 颅骨侧位片上，颅底角小于 145°
   D. 颅骨侧位片上，颅底角大于 145°
   E. 颅骨侧位片上，颅底角小于 109°

7. 颅底凹陷症的治疗原则是
   A. 症状严重，影像学显示明显畸形，需手术治疗
   B. 症状轻微患者只要影像学发现畸形就要及早手术
   C. 有颅内压增高者不宜手术治疗
   D. 长期服用非甾体抗炎药可使症状减轻
   E. 若合并小脑扁桃体下疝畸形则不宜手术治疗

8. 颅骨侧位片测量颅底角（蝶鞍与斜坡形成角度），角度大于下列哪项对扁平颅底具有诊断意义
   A. 109°
   B. 180°
   C. 145°
   D. 132°
   E. 123°

9. 下列哪种疾病无需进行手术治疗
   A. 先天性脑积水
   B. Arnold – Chiari 畸形
   C. 颅底凹陷症
   D. 脑瘫痉挛型
   E. 单纯扁平颅底

10. 成人起病的 Arnold – Chiari 畸形，多见于

A. Chiari Ⅰ 型　　　B. Chiari Ⅱ 型

C. Chiari Ⅲ 型　　　D. Chiari Ⅳ 型

E. 各型均可

11. Arnold – Chiari 畸形 Ⅱ 型常伴有的颅颈区畸形是

A. 狭颅症

B. 脑皮质发育不良

C. 上颈段、枕部脑膜膨出

D. 脊髓脊膜膨出

E. 小脑发育不全

12. Arnold – Chiari 畸形的特征性表现是

A. 小脑扁桃体下疝

B. 小脑蚓部萎缩

C. 小脑发育不全

D. 颈椎裂

E. 脊髓空洞症

13. 小脑扁桃体下疝畸形的诊断性检查可采用

A. B 超检查

B. 腰穿脑脊液压颈试验

C. 颈椎 X 线平片

D. SPECT 检查

E. 头颅 MRI

14. 当枢椎超过枕骨大孔水平时，患者很可能有

A. 脑膜脑膨出　　　B. 脑膜膨出

C. 延髓空洞症　　　D. 脊髓空洞症

E. 脑干受压

15. 脑性瘫痪是一种

A. 非进行性中枢性运动障碍

B. 快速进行性中枢性运动障碍

C. 非进行性外周性运动障碍

D. 进行性外周性运动障碍

E. 缓慢进行性中枢性运动障碍

16. 妊娠不足 32 周的未成熟胎儿脑性瘫痪的常见病理改变为

A. 室管膜下出血

B. 脑白质软化

C. 皮质萎缩

D. 萎缩性脑叶硬化

E. 局限性白质硬化

17. 脑性瘫痪的诊断主要根据

A. 基因检查　　　B. 家族史

C. 影像学检查　　　D. 血液检查

E. 临床表现

18. Little 病患者步态异常表现为

A. 醉酒步态　　　B. 跨阈步态

C. 小脑性步态　　　D. 剪刀步态

E. 感觉性共济失调步态

19. 脑性瘫痪最多见的临床分型是

A. 先天性痉挛性双侧瘫痪

B. 先天性弛缓性双侧瘫痪

C. 舞蹈徐动症型脑瘫

D. 共济失调型脑瘫

E. 混合型脑瘫

20. 引起先天性脑积水常见的脑室发育畸形为

A. 脊柱裂　　　B. 狭颅症

C. 无脑畸形　　　D. 巨脑畸形

E. 中脑导水管闭锁

21. 先天性脑积水最重要的体征是

A. 落日征　　　B. 四肢瘫痪

C. MacEwen 征　　　D. 视神经乳头水肿

E. 头围快速进行性增大

22. 先天性脑积水突出的眼征是

A. 上睑下垂　　　B. 落日征

C. 眼肌麻痹　　　D. 复视

E. 突眼

23. 先天性脑积水的治疗主要是

A. 手术治疗

B. 减少脑脊液分泌

C. 肾上腺糖皮质激素

D. 神经营养剂

E. 放疗

二、A2 型题

24. 患儿男，15 岁，面部有皮脂腺瘤，癫痫发作，智力低下。CT 扫描示双侧侧脑室体部室管膜下有钙化结节。患儿最可能的诊断为

    A. 脑囊虫病　　　　B. 结核瘤

    C. 结节性硬化症　　D. 脑面血管瘤病

    E. 多发性硬化

25. 患者男性，60 岁，3 年来进行性说话不清，饮水发呛，行走不稳，双上、下肢无力。检查：眼球震颤，声音嘶哑，构音不清，软腭上抬无力，咽反射消失，伸舌困难，舌肌广泛肌萎缩和肌肉震颤。双侧上、下肢肌力 4 级，无肌萎缩，腱反射亢进，病理征阳性。双侧指鼻试验、轮替试验、跟 – 膝 – 胫试验不准不稳，Romberg 征（+）。深、浅感觉正常。X 线片示第 5~7 颈椎骨质增生，枢椎齿状突在腭枕线上 0.8cm。最可能的诊断是

    A. 颈椎病

    B. 肌萎缩侧索硬化

    C. 脊髓压迫症

    D. 脊髓空洞症

    E. 颅底凹陷症

26. 患者女性，46 岁，颈项部疼痛 1 年，双上肢麻木、无力半年。查体有颈部运动受限，腱反射减弱。颅颈侧位片示枢椎齿状突超过腭枕线 3.5mm。最可能的诊断为

    A. 小脑扁桃体下疝畸形

    B. 扁平颅底

    C. 颅底凹陷症

    D. 颈椎病

E. 椎管内肿瘤

27. 患儿男，8 岁，面部有红葡萄酒色扁平血管痣，癫痫发作，痴呆。CT 扫描示右枕叶有脑回样钙化，患侧皮质轻度萎缩，枕角轻度扩大。患儿首先应考虑的诊断为

    A. 少突胶质细胞瘤　B. 星形细胞瘤

    C. 结节性硬化症　　D. 陈旧性血肿

    E. 脑面血管瘤病

28. 患者女性，45 岁，进行性走路不稳 2 年，右上肢麻木无力、右手肌萎缩 2 年，双下肢无力 1 年。检查：水平性眼球震颤，舌肌及右手萎缩，四肢肌力 4 级，腱反射在双上肢低下、双下肢亢进，双下肢病理征阳性。双侧指鼻试验、轮替试验和跟 – 膝 – 胫试验不稳不准；感觉正常。MRI 示小脑移入椎管内，达颈 1 水平；脊髓颈 2~胸 10 内有一长条状长 T_1、长 T_2 信号。最可能的诊断为

    A. 扁桃体下疝　　　B. 颈椎间盘突出

    C. 脊髓空洞症　　　D. 脊髓肿瘤

    E. 小脑扁桃体下疝畸形合并脊髓空洞症

29. 患者男性，40 岁，肢体活动不灵、吞咽困难 2 年。查体有腱反射亢进。MRI 示小脑扁桃体下端变尖，由枕骨大孔向下疝入椎管内超过 5mm，脑室扩大。最可能的疾病为

    A. 脑积水

    B. 颅底凹陷症

    C. Arnold – Chiari 畸形

    D. 椎管内肿瘤

    E. 颅内肿瘤

30. 患儿女，2 岁，双下肢行走困难，双侧足尖着地呈剪刀步态，膝、踝反射亢进，Babinski 征阳性，其临床诊断为

    A. 癫痫　　　　　　B. 巨脑症

C. 胆红素脑病　　D. 腓骨肌萎缩症

E. 脑性瘫痪

31. 患儿男，5 月龄。自出生后头围不断增大，前囟门、后囟门及侧囟门开大，颅缝变宽，叩诊颅骨出现破壶音，"落日征"阳性。目前临床拟诊为

A. 脑性瘫痪　　　B. 脊柱裂

C. 颅底凹陷症　　D. 扁平颅底

E. 先天性脑积水

32. 患者男性，14 岁，因"言语不清，流涎 1 年，加重伴智能减退 3 个月"入院。既往有肝炎病史，否认特殊疾病家族史。诊断首先考虑为

A. 脑梗死　　　　B. 肿瘤

C. 脱髓鞘疾病　　D. 遗传性疾病

E. 感染性疾病

三、A3／A4 型题

（33～34 题共用题干）

患儿，男性，1 岁 2 个月，运动发育落后半年。生后 5 分钟 Apgar 评分 5 分。家族史阴性。查体：智力正常，双上肢活动正常，双下肢肌张力增高，腱反射亢进，踝阵挛阳性。CT 检查：脑室周围白质软化。

33. 本病最可能的诊断为

A. 椎管内肿瘤

B. 脑炎后遗症

C. 遗传性痉挛性截瘫

D. 脑性瘫痪

E. 正常小儿一过性运动发育落后

34. 上述疾病诊断后，当前不宜采用的治疗方法是

A. 物理疗法

B. 康复训练

C. 试服脑神经细胞营养药物，促进神经功能的恢复

D. 试服肌肉松弛药物降低肌张力

E. 选择性脊神经后根切断术

四、B1 型题

（35～36 题共用备选答案）

A. 肾上腺糖皮质激素

B. 乙酰唑胺

C. 苯丙酸诺龙

D. 巴氯芬

E. 胰岛素

35. 治疗脑性瘫痪的药物可选用

36. 减少脑脊液分泌的首选药物是

（37～38 题共用备选答案）

A. 痉挛型　　　　B. 舞蹈手足徐动症型

C. 共济失调型　　D. 震颤型

E. 弛缓型

37. 采用选择性脊神经后根切断术治疗脑性瘫痪，主要适用于

38. 由胆红素脑病造成的脑性瘫痪，常表现为

五、X 型题

39. 颅底凹陷症可使以下哪些结构受损

A. 后组脑神经

B. 小脑

C. 脑桥

D. 延髓和（或）上位颈髓

E. 椎 – 基底动脉

40. 以下关于颅底凹陷症的描述，正确的是

A. 可有延髓麻痹症状

B. 可有颈神经根症状

C. 多为儿童期起病，进展缓慢，可因头部突然用力而诱发临床症状

D. 早期一般无高颅压，晚期可出现

E. 可有椎 – 基底动脉供血不足症状

41. 小脑扁桃体下疝畸形所致枕骨大孔区综合

征的临床表现有

A. 锥体束征阳性

B. 括约肌功能障碍

C. 发音及吞咽困难

D. 手部麻木无力、手肌萎缩

E. 颅内低压症状

42. 小脑扁桃体下疝畸形常伴有的颅颈区畸形有

A. 脊髓脊膜膨出　　B. 颈椎裂

C. 脊髓空洞症　　　D. 第四脑室囊肿

E. 小脑发育不全

43. 选择性脊神经后根切断术治疗脑瘫，下列说法正确的是

A. 手术年龄越小，效果越好

B. 应选择痉挛性脑瘫患儿

C. 应选择患儿智力接近正常者

D. 应选择肌张力在 3 级以上，并保持一定的肌力和运动功能者

E. 术后应坚持康复训练

44. 胆红素脑病（核黄疸）可选用的治疗为

A. 丙戊酸钠　　　　B. 苯巴比妥

C. 紫外线照射　　　D. 输血

E. 血清白蛋白

45. 以下高度提示脑性瘫痪的情况包括

A. 胆红素脑病（核黄疸）

B. 精神运动发育迟滞

C. 锥体外系症状伴双侧耳聋和上视麻痹

D. 患儿不能坐卧或站立，头围异常增大

E. 早产、低出生体重儿

46. 脑性瘫痪的诊断标准包括

A. 婴儿期内出现中枢性瘫痪

B. 伴有智力低下、惊厥、行为异常、感知觉障碍

C. 除外进行性疾病所致的中枢性瘫痪

D. 除外正常小儿一过性运动发育落后

E. MRI 示大脑皮质萎缩和脑室扩大，或脑室周围白质软化

47. 先天性脑积水会出现的体征是

A. 颅缝裂开

B. 落日征

C. 叩诊呈破壶音

D. 前囟凹陷并扩大

E. 额部头皮静脉怒张

第十七章 基本技能

一、A1 型题

1. 心脏非同步电除颤术的适应证是

    A. 心房颤动   B. 房性心动过速

    C. 室性心动过速   D. 心室颤动

    E. 频发室性期前收缩

2. 非同步电除颤用于

    A. 房颤   B. 阵发性室速

    C. 室上速   D. 房扑

    E. 室颤

3. 心室颤动时以下措施最有效的是

    A. 人工呼吸

    B. 电除颤

    C. 心内注射肾上腺素

    D. 静脉注射利多卡因

    E. 胸外心脏按压

4. 关于神经系统临床检查的描述，错误的是

    A. 某些神经系统疾病病例中，病史采集可能是诊断的唯一线索和依据

    B. 病史采集和体格检查是神经系统疾病诊断的重要过程

    C. 随着科学技术的发展，辅助检查手段的重要性已经高于详细的病史询问和体格检查

    D. 神经系统的临床检查包括病史采集、神经系统体格检查以及各种辅助检查

    E. 病史采集对疾病的定位和定性诊断有很高的临床价值

5. 下列不属于失语症检查的是

    A. 口语表达   B. 听理解

    C. 书写能力   D. 命名

    E. 构音

6. 关于脑神经检查的描述，不正确的是

    A. 视野检查时患者与检查者对坐，相距 100cm

    B. 检查胸锁乳突肌时令患者向对侧转头

    C. 检查眼底时须先散瞳，可观察清楚

    D. 检查角膜反射时检查者需用细棉絮轻触角膜外缘

    E. 视野检查时患者与检查者对视，而不应注视检查者的手

7. 眼部体格检查不包括

    A. 外观   B. 眼球运动

    C. 眼震   D. 眼压

    E. 瞳孔对光反射

8. 动眼神经检查不包括

    A. 眼裂   B. 瞳孔大小

    C. 调节反射   D. 角膜反射

    E. 眼球向上、下、内运动

9. 检查面神经时，以下判断正确的是

    A. 同侧所有表情肌瘫痪为周围性面瘫

    B. 面部感觉缺失考虑面神经麻痹

    C. 舌后 1/3 味觉消失提示面神经受累

    D. 对侧所有表情肌瘫痪考虑中枢性面瘫

    E. 周围性面瘫时对侧角膜反射消失

10. 下列属于面神经检查的是

    A. 面部感觉   B. 下颌反射

    C. 角膜反射   D. 舌前 2/3 味觉

    E. 舌后 1/3 味觉

11. 不属于面神经面肌运动体格检查的是

    A. 皱眉和蹙额

    B. 用力闭目，使眼睑不被检查者扒开

    C. 笑、露齿和鼓腮

    D. 眼轮匝肌反射

    E. 撅嘴、吹哨

12. 下列不属于三叉神经检查内容的是

    A. 角膜反射　　　　B. 下颌反射

    C. 口腔黏膜感觉　　D. 面部感觉

    E. 掌颏反射

13. 舌咽、迷走神经检查内容不包括

    A. 咽反射　　　　　B. 眼心反射

    C. 颈动脉窦反射　　D. 构音

    E. 舌前 2/3 味觉

14. 以下描述不正确的是

    A. 假性延髓麻痹时咽反射可能存在甚至亢进

    B. 舌咽、迷走神经及副神经病变可引起真性延髓麻痹

    C. 双侧皮质脑干束受损产生假性延髓麻痹

    D. 刺激迷走神经可出现咽肌痉挛

    E. 一侧延髓病变可引起真性延髓麻痹

15. 运动系统检查的内容不包括

    A. 肌容积　　　　　B. 肌张力

    C. 姿势与步态　　　D. 不自主运动

    E. 发汗试验

16. Romberg 征阳性提示

    A. 小脑性共济失调

    B. 额叶性共济失调

    C. 感觉性共济失调

    D. 前庭性共济失调

    E. 基底节病变

17. 下列不属于轻瘫试验的是

    A. 上肢平伸试验　　B. Barre 分指试验

    C. 反击征　　　　　D. Jackson 征

    E. 小指征

18. 共济运动检查不包括

    A. 指鼻试验　　　　B. 不自主运动

    C. 反击征　　　　　D. 跟 – 膝 – 胫试验

    E. 闭目难立征试验

19. 检查肌张力的条件是

    A. 意识清楚　　　　B. 无瘫痪

    C. 无感觉异常　　　D. 无肌萎缩

    E. 肌肉放松

20. 不属于复合（皮质）感觉检查的是

    A. 位置觉　　　　　B. 定位觉

    C. 两点辨别觉　　　D. 图形觉

    E. 实体觉

21. 属于深感觉检查内容的是

    A. 实体觉　　　　　B. 两点辨别觉

    C. 图形觉　　　　　D. 振动觉

    E. 触觉

22. 浅感觉的检查内容不包括

    A. 痛觉　　　　　　B. 冷觉

    C. 热觉　　　　　　D. 触觉

    E. 运动觉

23. 反射检查不包括

    A. 深反射　　　　　B. 浅反射

    C. 病理反射　　　　D. 阵挛

    E. 轮替

24. 跖反射是

    A. 用竹签轻划足底外缘，自足跟向前至小趾根部足掌，反射表现为足趾跖屈

    B. 用竹签轻划足底外缘，自足跟向前至小趾根部足掌，反射表现为足趾背屈

    C. 用竹签轻划足底内缘，自足跟向前至小趾根部足掌，反射表现为足趾背屈

    D. 由外踝下方向前划至足背外侧，反射

表现为足趾背屈

　　E. 由外踝下方向前划至足背内侧，反射
　　　表现为足趾背屈

25. Babinski 征是
　　A. 用竹签轻划足底外缘，自足跟向前至
　　　小趾根部足掌，反射表现为足趾跖屈
　　B. 用竹签轻划足底外缘，自足跟向前至
　　　小趾根部足掌，反射表现为足趾背屈
　　C. 用竹签轻划足底内缘，自足跟向前至
　　　小趾根部足掌，反射表现为足趾背屈
　　D. 由外踝下方向前划至足背外侧，反射
　　　表现为足趾背屈
　　E. 由外踝下方向前划至足背内侧，反射
　　　表现为足趾背屈

26. Chaddock 征是
　　A. 用竹签轻划足底外缘，自足跟向前至
　　　小趾根部足掌，反射表现为足趾跖屈
　　B. 用竹签轻划足底外缘，自足跟向前至
　　　小趾根部足掌，反射表现为足趾背屈
　　C. 用竹签轻划足底内缘，自足跟向前至
　　　小趾根部足掌，反射表现为足趾背屈
　　D. 由外踝下方向前划至足背外侧，反射
　　　表现为足趾背屈
　　E. 由外踝下方向前划至足背内侧，反射
　　　表现为足趾背屈

27. 关于角膜反射的描述，不正确的是
　　A. 是由三叉神经的眼神经与面神经共同
　　　完成的
　　B. 当眼神经或面神经损害时，均可出现
　　　角膜反射消失
　　C. 传入神经为面神经，传出神经为三叉
　　　神经
　　D. 脑桥上部和中脑未受累及，角膜反射
　　　存在
　　E. 一侧角膜反射消失见于同侧面神经
　　　病变

28. 关于腹壁反射，以下叙述正确的是
　　A. 上腹部的反射中枢为胸 9 ~ 10 节
　　B. 中腹部的反射中枢为胸 11 ~ 12 节
　　C. 上、中腹部经肋间神经传导，下腹部
　　　经生殖股神经传导
　　D. 检查时用钝针或竹签由内向外轻划两
　　　侧腹壁皮肤
　　E. 肥胖者可引不出

29. 关于浅反射的描述，错误的是
　　A. 提睾反射消失提示锥体束损害
　　B. 精神紧张时腹壁反射可能出现亢进
　　C. 新生儿腹壁反射可能消失
　　D. 包括腹壁反射、提睾反射、桡骨膜反
　　　射等
　　E. 反射弧中断时减退或消失

30. 不属于 Babinski 等位征的是
　　A. Chaddock 征　　　　B. Oppenheim 征
　　C. Gordon 征　　　　　D. Schaeffer 征
　　E. Romberg 征

31. 不属于深反射的是
　　A. 腹壁反射　　　　　B. 桡骨膜反射
　　C. 膝反射　　　　　　D. 踝反射
　　E. 肱三头肌反射

32. 检查腱反射时应
　　A. 肢体伸直　　　　　B. 肢体屈曲
　　C. 意识清楚　　　　　D. 肢体放松
　　E. 上肢屈曲，下肢伸直

33. 不属于病理反射的是
　　A. Pussep 征　　　　　B. Rossolimo 征
　　C. Gordon 征　　　　　D. Oppen heim 征
　　E. Chaddock 征

34. 提示锥体束损害的体征是
　　A. Kernig 征　　　　　B. Romberg 征
　　C. Brudzinski 征　　　D. Lasegue 征
　　E. Babinski 征

35. Hoffmann 征属于
    A. 自主神经反射　　B. 深反射
    C. 浅反射　　　　　D. 病理反射
    E. 脑膜刺激征

36. 下列不属于腰椎穿刺禁忌证的是
    A. 颅内压明显升高，或已有脑疝征象，特别是怀疑颅后窝存在占位性病变
    B. 穿刺部位有感染灶、脊柱结核或开放性损伤
    C. 明显出血倾向或病情危重不宜搬动
    D. 脊髓压迫症的脊髓功能处于即将丧失的临界状态
    E. 怀疑颅内压异常

37. 下列不属于腰穿适应证的是
    A. 留取 CSF 做各种检查以辅助中枢神经系统疾病的诊断
    B. 注入液体或放出 CSF 以维持、调整颅内压平衡
    C. 动态观察 CSF 变化以助判断病情、预后及指导治疗
    D. 怀疑颅后窝存在占位性病变
    E. 注入放射性核素行脑、脊髓扫描

38. 高颅压的患者，腰椎穿刺易出现
    A. 脑出血　　　　　B. 脑疝
    C. 感染　　　　　　D. 癫痫
    E. 脑梗死

39. 压颈试验旨在检查
    A. 小脑疾病　　　　B. 大脑疾病
    C. 脑干疾病　　　　D. 脊髓疾病
    E. 周围神经病

40. 外耳道中有血性或清亮液体流出，应考虑为
    A. 急性中耳炎　　　B. 脑疝
    C. 胆脂瘤　　　　　D. 颅底骨折
    E. 外耳道炎

41. 正常人脑脊液中糖的最低含量为
    A. 4.0mmol/L　　　B. 3.5mmol/L
    C. 3.0mmol/L　　　D. 2.5mmol/L
    E. 2.0mmol/L

42. 脑脊液是由哪种结构产生的
    A. 星形胶质细胞　　B. 少突胶质细胞
    C. 小胶质细胞　　　D. 侧脑室脉络丛
    E. 松果体

43. 脑脊液蛋白含量增高少见于
    A. 化脓性脑膜炎、结核性脑膜炎
    B. 吉兰 - 巴雷综合征
    C. 双侧基底节钙化
    D. 脑出血、蛛网膜下腔出血
    E. 椎管梗阻

44. 脑脊液蛋白电泳显示 α 球蛋白增高，常见于
    A. 肌萎缩侧索硬化
    B. 急性化脓性脑膜炎
    C. 帕金森病
    D. 神经梅毒
    E. 多发性硬化

45. 除以下哪种疾病外，脑脊液糖含量均是降低的
    A. 化脓性脑膜炎　　B. 结核性脑膜炎
    C. 真菌性脑膜炎　　D. 病毒性脑膜炎
    E. 脑膜癌病

46. 脑脊液（CSF）放置后有纤维蛋白膜形成，常见于
    A. 细菌性脑膜炎　　B. 病毒性脑膜炎
    C. 结核性脑膜炎　　D. 寄生虫性脑膜炎
    E. 蛛网膜下腔出血

47. 脑脊液外观呈均匀血性，离心后上清液呈淡红色或黄色最常见于
    A. 正常脑脊液
    B. 脑肿瘤

C. 蛛网膜下腔出血

D. 穿刺损伤所致出血

E. 结核性脑膜炎

48. 以下疾病中，脑脊液的氯化物含量降低最为明显的是

A. 细菌性脑膜炎   B. 结核性脑膜炎

C. 真菌性脑膜炎   D. 蛛网膜下腔出血

E. 高氯血症

49. 脑脊液检查对下列哪种疾病的定性诊断意义最大

A. 大面积脑梗死   B. 脑转移瘤

C. 脑胶质瘤   D. 帕金森病

E. 结核性脑膜炎

50. 脑电图常用的诱发方法不包括

A. 视频脑电图

B. 睁闭眼诱发试验

C. 睡眠诱发试验

D. 过度换气

E. 闪光刺激

51. 肌电图插入电位的延长或增多见于

A. 失神经支配的肌肉或炎性肌病

B. 严重的肌肉萎缩

C. 肌肉纤维化

D. 肌肉脂肪组织浸润

E. 肌纤维兴奋性降低

52. 关于肌电图重复神经电刺激的叙述，不正确的是

A. 是检测神经 – 肌肉接头功能的重要手段

B. 可根据刺激的频率分为低频（≤5Hz）和高频（10～30Hz）

C. 正常人低频刺激波幅减低在 10%～15% 以内，高频刺激波幅减低在 30% 以下

D. 低频刺激波幅减低 >15%（部分定为

10%）和高频刺激波幅减低 >30% 为异常

E. 高频刺激波幅增加 >50% 为异常，称为波幅递增

二、A2 型题

53. 患者男性，49 岁，因"复视、头晕 2 天"就诊。查体：一侧瞳孔直接、间接对光反射正常，对侧瞳孔直接、间接对光反射消失。病损部位位于

A. 同侧视神经   B. 对侧视神经

C. 同侧动眼神经   D. 对侧动眼神经

E. 对侧视神经及动眼神经

54. 患者男性，81 岁，因"突发右侧肢体无力 3 小时"入院。查体：两眼向右侧凝视，右侧上、下肢上运动神经元性瘫痪。考虑定位在

A. 左侧额叶   B. 右侧额叶

C. 左侧内囊   D. 左侧脑桥

E. 右侧脑桥

55. 患者男性，38 岁，右眼瞳孔较左侧小，眼裂变小，对光反射灵敏；右眼球内陷；面部泌汗功能减退。其病征为

A. Horner 综合征

B. 动眼神经不全麻痹

C. Bell 征

D. 面神经麻痹

E. 重症肌无力

56. 患者男性，66 岁，因"突发偏侧肢体无力 2 小时"急诊入院。查体：伸舌偏右，右侧舌肌萎缩伴肌束颤动，左上、下肢中枢性瘫痪。病变位于

A. 左侧延髓   B. 右侧延髓

C. 左侧脑桥   D. 右侧脑桥

E. 右侧中脑

57. 患者男性，67 岁，因"双眼下视时出现复视 1 周"就诊。查体：双瞳孔等大同圆，

对光反射存在，左眼向下、向外运动受限。病损部位在

A. 左动眼神经　　B. 左滑车神经

C. 左三叉神经眼支　D. 左展神经

E. 左视神经

58. 患者男性，60 岁，因"逐渐出现双手、双足麻木、发凉"求诊。患者有 8 年糖尿病病史。查体：四肢对称性末端痛觉减退，四肢远端肌力 4 级、近端肌力正常。病变部位在

A. 神经根　　B. 神经丛

C. 末梢神经　D. 脊髓

E. 脑干

59. 患者男性，56 岁，因"视物模糊 2 周"就诊。查体：上睑下垂，眼球不能向上、向下和内侧转动，瞳孔散大，对光反射及调节反射均消失。则患者为

A. 滑车神经麻痹

B. 展神经麻痹

C. 前核间性眼肌麻痹

D. 后核间性眼肌麻痹

E. 动眼神经麻痹

60. 患者女性，75 岁，因"无明显诱因突发意识障碍，持续 2 小时后意识逐渐清醒，感头痛"急诊入院。查体：嗜睡，颈抵抗，肢体活动尚可。头颅 CT 扫描仅见脑萎缩，余未见明显异常。为明显诊断，目前最应进行的检查为

A. 腰穿脑脊液检查

B. 经颅多普勒超声检查

C. 脑电图检查

D. DSA 或 CTA

E. 视觉诱发电位

三、A3/A4 型题

(61～64 题共用题干)

患者男性，55 岁，半年来逐渐出现言语

不清、饮水呛咳。检查双侧软腭上抬无力，咽反射消失，舌肌萎缩。

61. 若患者诊断为真性球麻痹，病变部位在

A. 脑桥　　B. 延髓

C. 小脑　　D. 舌下神经

E. 舌咽神经

62. 与假性球麻痹相比，以下不符合真性球麻痹特征的是

A. 咽反射消失　B. 下颌反射亢进

C. 可有舌肌萎缩　D. 无强哭强笑

E. 无双侧锥体束征

63. 若患者病变累及一侧舌下神经核，查体可见

A. 伸舌偏向患侧，可有舌肌萎缩及肌纤维颤动

B. 伸舌偏向病灶对侧，无舌肌萎缩和肌纤维颤动

C. 舌肌完全瘫痪不能伸舌

D. 伸舌偏向患侧，无舌肌萎缩和肌纤维颤动

E. 伸舌偏向病灶对侧，可有舌肌萎缩及肌纤维颤动

64. 患者病情进一步进展，最终诊断为肌萎缩侧索硬化症，以下不会出现的是

A. 双手大小鱼际肌、骨间肌萎缩，前臂肌肉轻度萎缩

B. 四肢腱反射减弱

C. 肌束震颤

D. 病理征阳性

E. 四肢肌肉萎缩

(65～67 题共用题干)

患者女性，67 岁，于 1 周前开始觉左耳后跳痛，每分钟发作数次，触碰左耳后皮肤即感剧痛。3 天前于左乳突部、内耳道出现水疱，大者如玉米粒，小者如小米粒，同时嘴角

向右歪斜，左眼闭合不全。查体：双侧瞳孔等大等圆，对光反射灵敏，眼球各向运动可，未见眼震，左侧额纹、鼻唇沟变浅，左眼闭合不全，鼓腮左侧嘴角漏气，示齿口角向右歪斜，伸舌不偏，左耳听觉过敏，左侧舌前 2/3 味觉丧失，余脑神经查体未见异常。运动、感觉、腱反射均未见异常。颈软，Kernig 征（－），双侧病理征（－）。

65. 目前考虑的诊断为

    A. Bell 麻痹

    B. 脑干梗死

    C. Hunt 综合征

    D. 吉兰－巴雷综合征

    E. 重症肌无力

66. 若患者为面神经膝状神经节以下部位受损，不会出现的症状或体征是

    A. 示齿口角歪斜

    B. 同侧泪腺分泌减少或停止、眼结膜干燥

    C. 同侧额纹、鼻唇沟变浅

    D. 舌前 2/3 味觉丧失

    E. 鼓腮嘴角漏气

67. 若患者病变累及左侧三叉神经，可能出现

    A. 左面部痛温觉障碍，张口下颌偏向左侧

    B. 左面部痛温觉障碍，张口下颌偏向右侧

    C. 左面部痛温觉障碍，左闭眼不能

    D. 左面部痛温觉障碍，右闭眼不能

    E. 右面部痛温觉障碍，张口下颌偏向左侧

（68～69 题共用题干）

患者女性，21 岁，因"进食困难"求诊。查体：用细棉丝轻触患者左眼角膜，双眼均不眨眼；轻触右眼角膜，双眼均眨眼。右侧咀嚼肌力弱，张口时下颌偏向右侧。

68. 病损部位在

    A. 三叉神经脊束核

    B. 三叉神经感觉主核

    C. 三叉神经运动核

    D. 三叉神经中脑核

    E. 右面神经核

69. 细棉丝轻触患者左眼角膜，双眼均不眨眼；轻触右眼角膜，双眼均眨眼。是因为

    A. 右三叉神经损害   B. 左三叉神经损害

    C. 右面神经麻痹   D. 左面神经麻痹

    E. 左动眼神经麻痹

（70～71 题共用题干）

患者男性，46 岁，脐右侧阵发性疼痛 6 个月，左下肢麻木、右下肢无力 4 个月。检查左腹股沟以下痛觉减退、触觉存在，右下肢音叉振动觉消失，右下肢肌力 4 级，右膝、踝反射亢进，右侧巴宾斯基征（＋）。

70. 判断病变位于

    A. 右侧 T_{10} 节段   B. 左侧 T_{10} 节段

    C. 右侧 T_{12} 节段   D. 左侧 T_{12} 节段

    E. 右侧 L_1 节段

71. 如果在上运动神经元和感觉完好情况下，右上腹壁反射消失，提示

    A. 右侧胸髓 3～4 节段病损

    B. 右侧胸髓 5～6 节段病损

    C. 右侧胸髓 7～8 节段病损

    D. 右侧胸髓 9～10 节段病损

    E. 右侧胸髓 11～12 节段病损

（72～73 题共用题干）

患者女性，71 岁，晨起四肢乏力。因"2 小时前在行走中跌倒，不能起立"急诊就诊。查体：意识清楚，只能以眼球上下运动示意，双侧周围性面瘫，张口伸舌和吞咽不能，留置鼻饲。四肢肌力 0 级，腱反射亢进，双侧 Babinski 征（＋）。感觉无异常。

72. 病变部位在

   A. 中脑　　　　　　B. 脑桥基底部

   C. 内囊后肢　　　　D. 丘脑底部

   E. 脊髓

73. 需要鉴别的疾病不包括

   A. 闭锁综合征　　　B. 去皮质综合征

   C. 无动性缄默症　　D. 昏迷

   E. 失语

（74～75 题共用题干）

　　患者男性，70 岁，因"观看足球比赛突然晕倒"入院治疗。查体：左侧上、下肢瘫痪，腱反射亢进，左侧眼裂以下面瘫，伸舌时舌尖偏向左侧，左半身深、浅感觉消失；双眼左侧半视野缺失，瞳孔对光反射存在。

74. 考虑病变的部位在

   A. 左侧中央前、后回

   B. 右侧中央前回

   C. 左侧内囊

   D. 右侧内囊

   E. 右侧中央后回

75. 如果患者右下肢无力 3 个月，伴左下半身麻木。查体：左乳头水平以下痛、温觉减退，右膝腱反射亢进，右巴宾斯基征（＋），右髂前上棘以下音叉振动觉减退，右足趾位置觉减退。病变为

   A. 胸髓 3 水平横贯损害

   B. 右侧胸髓 3 水平半侧损害

   C. 左侧胸髓 3 水平半侧损害

   D. 右侧胸髓 3 水平后索损害

   E. 左侧胸髓 3 水平后索损害

（76～79 题共用题干）

　　患儿女，14 岁，自幼身体健康，视力好。近 1 周家人发现其眼睛"斜视"，来院检查。

76. 患儿应做的检查不包括

   A. 视力检查　　　　B. 瞳孔大小

   C. 辐辏反射　　　　D. 瞳孔对光反射

   E. 睫毛反射

77. 关于辐辏反射的检查方法，正确的是

   A. 嘱被检者注视前方（通常是检查者的示指尖，置于两眼等距离），然后将目标逐渐移近两眼球（距离眼球约 20cm）

   B. 嘱被检者注视 1m 外的目标（通常是检查者的示指尖，置于两眼等距离），然后将目标逐渐移近两眼球（距离眼球约 10cm）

   C. 嘱被检者保持头部不动，双眼注视 1m 以外的目标（通常是检查者的示指尖，与双眼同一高度），然后将目标（或示指）迅速移动至距离眼球 5～10cm 处，可见两侧瞳孔缩小

   D. 嘱被检者保持头部不动，双眼注视 1m 以外的目标（通常是检查者的示指尖，与双眼同一高度），然后将目标（或示指）逐渐移动至距离眼球 5～10cm 处，可见两侧眼球同时向内会聚

   E. 嘱被检者注视前方（通常是检查者的示指尖，置于两眼等距离），然后将目标逐渐移远至两眼球会聚

78. 若患儿表现复视，一侧上睑下垂，眼球向内、向上及向下活动受限，瞳孔扩大。提示受损的脑神经是

   A. 动眼神经　　　　B. 展神经

   C. 滑车神经　　　　D. 三叉神经

   E. 面神经

79. 若患儿自诉看不见左侧物体，查体双眼左侧视野同向偏盲，左眼直接对光反射消失。其病损部位在

   A. 右侧视束　　　　B. 左侧视束

   C. 左侧视辐射　　　D. 右侧视辐射

   E. 视交叉

(80~83 题共用题干)

患者男性，56 岁，半个月前患感冒，感觉头痛，双下肢无力、活动不灵，左上肢活动受限。4~5 天后，双下肢完全瘫痪，左手不能抓握东西。查体：双侧瞳孔等大、对光反射正常，眼球各向运动可，脑神经查体未见异常。双上肢肌力 4 级（左侧较重），双下肢肌力 0 级，四肢肌张力低。双上肢前臂中部以下痛觉减退，深感觉正常；双下肢膝关节以下痛觉减退，深感觉减退，腓肠肌压痛，腱反射减弱。双侧病理征未引出。

80. 患者双上肢肌力表现为
 A. 肢体能水平移动，但不能抵抗阻力
 B. 可见肌肉收缩，但无肢体运动
 C. 完全瘫痪
 D. 肢体能抬离床面
 E. 能做抗阻力动作，但较正常差

81. 患者症状、体征、辅助检查中，最具特征性的改变是
 A. 末梢型感觉障碍
 B. 肌肉压痛
 C. 脑神经损害
 D. 四肢弛缓性瘫痪
 E. 脑脊液蛋白 – 细胞分离

82. 考虑诊断为 Miller – Fisher 综合征的体征是
 A. 声音嘶哑
 B. 听力进行性下降
 C. 面部痛、温觉减退
 D. 饮水呛咳、吞咽困难
 E. 双眼球固定于正中，不能向任何方向活动

83. 患者病情进一步发展，最后危及生命可能是由于出现
 A. 吞咽困难　　　B. 心力衰竭
 C. 呼吸肌麻痹　　D. 心肌炎
 E. 四肢瘫痪

(84~86 题共用题干)

患儿男，12 岁，5 年前开始出现走路不稳，有时摔倒，症状逐渐加重。近 2 年出现双手笨拙、不灵活，经常碰翻水杯等，并说话不清。查体：吐词欠清，双眼水平性眼震，余脑神经查体未见异常；双下肢肌力稍弱、肌张力低、腱反射消失，双侧病理征可疑阳性。双下肢深感觉明显减退，痛觉正常；双上肢意向性震颤，双手指鼻明显不准。

84. 该患者共济失调的类型可能为
 A. 深感觉障碍性　　B. 小脑性
 C. 大脑性　　　　　D. 前庭性
 E. 延髓性

85. 为该患者检查共济运动时，不属于该范围的是
 A. 指鼻试验　　B. 跟 – 膝 – 胫试验
 C. 轮替试验　　D. Babinski 征
 E. Romberg 征

86. 患者症状及体征中不属于共济失调的是
 A. 肌张力低下
 B. 吐词欠清
 C. 双上肢意向性震颤
 D. 双手指鼻不准
 E. 双手笨拙、不灵活

四、B1 型题

(87~90 题共用备选答案)
 A. 肱三头肌反射　　B. 跖反射
 C. Babinski 征　　　D. Brudzinski 征
 E. 眼心反射

87. 属于浅反射的是
88. 属于病理反射的是
89. 属于脑膜刺激征的是
90. 属于深反射的是

(91~96 题共用备选答案)
 A. $C_{5~6}$　　　　B. $C_{6~7}$

C. $C_{5~8}$ D. $L_{2~4}$

E. $S_{1~2}$

91. 肱二头肌反射的反射中枢是

92. 肱三头肌的反射中枢是

93. 桡骨膜反射的反射中枢是

94. 膝反射的反射中枢是

95. 踝反射的反射中枢是

96. 跖反射的反射中枢是

（97~101 题共用备选答案）

     A. $L_{1~2}$ B. $C_7~T_1$

     C. $L_5~S_1$ D. $T_{7~12}$

     E. $S_{4~5}$

97. 提睾反射的反射中枢是

98. 肛门反射的反射中枢是

99. Rossolimo 征的反射中枢是

100. 腹壁反射的反射中枢是

101. Hoffmann 征的反射中枢是

（102~106 题共用备选答案）

     A. 画圈样步态   B. 剪刀步态

     C. 慌张步态   D. 醉酒步态

     E. 跨阈步态

102. 痉挛性偏瘫表现为

103. 小脑病变表现为

104. 帕金森病表现为

105. 腓总神经麻痹表现为

106. 痉挛性截瘫表现为

（107~110 题共用备选答案）

     A. 脑亚急性或慢性感染

     B. 急性化脓性脑膜炎

     C. 病毒性脑炎

     D. 脑的寄生虫感染

     E. 椎管梗阻

107. 腰穿脑脊液检查示白细胞明显增加，且以多个核细胞为主，见于

108. 腰穿脑脊液检查示白细胞轻度或中度增加，且以单个核细胞为主，见于

109. 腰穿脑脊液检查示大量淋巴细胞或单核细胞增加为主，多为

110. 腰穿脑脊液检查示较多的嗜酸性粒细胞，多为

（111~115 题共用备选答案）

     A. 跖反射   B. Kernig 征

     C. Babinski 征   D. 腹壁反射

     E. Chaddock 征

111. 用竹签轻划足底外缘，自足跟向前至小趾根部足掌，反射为足趾跖屈，提示

112. 用竹签轻划足底外缘，自足跟向前至小趾根部足掌，反射为足趾背屈，提示

113. 由外踝下方向前划至足背外侧，反射为足趾背屈，提示

114. 仰卧，屈曲膝、髋关节呈直角，再伸直小腿，因屈肌痉挛使伸膝受限，大、小腿间夹角小于 135° 并有疼痛及阻力者为阳性，提示

115. 仰卧，以棉签或叩诊锤柄自外向内轻划上、中、下腹壁皮肤，引起同侧腹壁肌肉收缩，提示

五、X 型题

116. 检查嗅觉时不宜使用

     A. 香烟   B. 醋酸

     C. 乙醇   D. 牙膏

     E. 香皂

117. 肌张力减低可见于

     A. 震颤麻痹

     B. 多发性神经病

     C. 脊髓前角灰质炎

     D. 小脑病变

     E. 脊髓亚急性联合变性

118. 肌张力增高可见于

     A. 大脑皮质病变

     B. 脑干病变

C. 小脑病变

D. 内囊病变

E. 上颈部脊髓病变

119. 折刀样肌张力增高的表现有

A. 痉挛性肌张力增高

B. 强直性肌张力增高

C. 上肢屈肌和下肢伸肌张力增高明显

D. 被动运动开始时阻力大，结束时变小

E. 向各方向被动运动时阻力均匀

120. 脑脊液蛋白电泳 β 球蛋白增加常见于

A. 肌萎缩侧索硬化

B. 急性化脓性脑膜炎

C. 帕金森病

D. 神经梅毒

E. 多发性硬化

121. 脑脊液蛋白电泳 γ 球蛋白增加常见于

A. 肌萎缩侧索硬化

B. 急性化脓性脑膜炎

C. 帕金森病

D. 神经梅毒

E. 多发性硬化

02

下篇 试题答案与解析

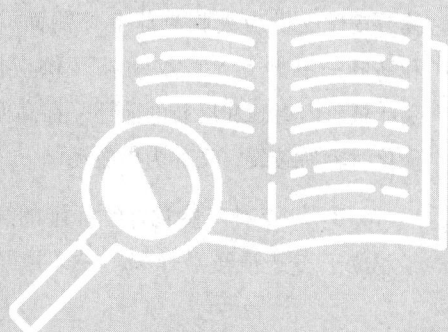

第一章　神经系统疾病基础知识

1. B　Willis 环又称脑底动脉环，位于大脑底部下方、蝶鞍上方，由前交通动脉和双侧大脑前动脉起始段、颈内动脉末段、后交通动脉及大脑后动脉起始段吻合组成，可使两侧半球和前、后循环联系起来。

2. E　大脑半球内侧面的主要沟回有扣带沟、距状沟、侧副沟、扣带回、中央旁小叶、海马旁回等。角回位于顶叶，在左侧大脑半球外侧面。

3. A　在成人，一般的推算方法为：上颈髓节（$C_{1 \sim 4}$）大致与同序数椎骨相对应，下颈髓节（$C_{5 \sim 8}$）和上胸髓节（$T_{1 \sim 4}$）与同序数椎骨的上 1 节椎体平对，中胸髓节（$T_{5 \sim 8}$）约与同序数椎骨的上 2 节椎体平对，下胸髓节（$T_{9 \sim 12}$）约与同序数椎骨的上 3 节椎体平对，全部腰髓节约平对第 10 ~ 12 胸椎，全部骶、尾髓节约平对第 1 腰椎。所以与脊髓的第 7 胸髓节相对应的椎骨是第 5 胸椎体。

4. D　皮质脊髓束分为皮质脊髓侧束和皮质脊髓前束，分别走行于脊髓侧索和前索，将大脑皮质运动区的冲动传至脊髓前角的运动神经元，支配躯干和肢体的运动。

5. A　大脑中动脉为颈内动脉的直接延续，皮质支供应大脑半球上外侧面的大部分和岛叶；中央支（豆纹动脉）供应尾状核、豆状核、内囊膝和后肢的前部，在高血压动脉硬化时容易破裂，又称为出血动脉。

6. B　三叉神经感觉神经纤维的第 1 级神经元位于三叉神经半月节，三叉神经半月节位于颞骨岩尖三叉神经压迹处、颈内动脉的外侧和海绵窦的后方。

7. E　桡神经麻痹、尺神经麻痹、腓总神经损伤和股外侧皮神经炎属于神经干型感觉障碍，表现为受损害的某一神经干分布区内各种感觉均减退或消失。多发性神经病属于末梢型感觉障碍性疾病，表现为四肢对称性的末端各种感觉障碍（温、痛、触觉和深感觉），呈"手套 - 袜套样"分布，远端重于近端，常伴有自主神经功能障碍。

8. D　周围神经受累的感觉障碍，临床可表现为四肢远端对称性或非对称性损害，可呈"手套或袜套样"感觉缺失，即末梢型感觉障碍。

9. C　躯干、肢体的深感觉传导通路第 1 级神经元的细胞体位于脊神经节内，其树突分布于肌肉、肌腱及关节内，轴突随脊神经根进入脊髓后，在同侧后索内上行组成薄束和楔束，终止于延髓的薄束核和楔束核。痛觉、温度觉为浅感觉，故与深感觉传导通路的薄束、楔束无关。其他四个选项均为痛觉、温度觉传导通路的结构。

10. D　每一脊神经后根的输入纤维支配一定的皮肤区域（皮节），这种节段性感觉分布现象在胸段最明显，如乳头平面为 T_4、脐平面为 T_{10}、腹股沟为 T_{12} 和 L_1。上肢和下肢的节段性感觉分布比较复杂，但也仍有其节段性支配的规律，如上肢的桡侧为 $C_{5 \sim 7}$，前臂及手的尺侧为 C_8 和 T_1，上臂内侧为 T_2，股前为 $L_{1 \sim 3}$，小腿前面为 $L_{4 \sim 5}$，小腿及股后为 $S_{1 \sim 2}$，

肛周鞍区为 $S_{4\sim5}$ 支配。

11. C　核间性眼肌麻痹的病变主要损害脑干的内侧纵束，故又称内侧纵束综合征。内侧纵束是眼球水平性同向运动的重要联络通路，它连接一侧动眼神经的内直肌核与对侧展神经核，同时还与脑桥的侧视中枢相连，从而实现眼球的水平性同向运动。

12. E　延髓背外侧综合征病变位于延髓上段的背外侧区。常见的原因为小脑后下动脉或椎动脉血栓形成。表现为交叉性偏身感觉障碍，即同侧面部痛、温觉缺失（三叉神经脊束及脊束核损害），对侧偏身痛、温觉减退或丧失（脊髓丘脑侧束损害）。

13. E　额叶的主要功能与精神、语言和随意运动有关。额叶病变时主要引起以下症状和表现　①额极病变：以精神障碍为主，表现为记忆力和注意力减退，表情淡漠，反应迟钝，缺乏始动性和内省力，思维和综合能力下降，可有欣快感或易怒。②中央前回病变：刺激性病变可导致对侧上、下肢或面部的抽搐（Jackson 癫痫）或继发全身性癫痫发作；破坏性病变多引起单瘫。③额上回后部病变：可产生对侧上肢强握和摸索反射。④额中回后部病变：刺激性病变引起双眼向病灶对侧凝视，破坏性病变双眼向病灶侧凝视；更后部位的病变导致书写不能。⑤优势侧额下回后部病变：产生运动性失语。

14. E　小脑蚓部或脑干内与小脑联系的神经通路病变，导致发音和构音器官肌肉运动不协调，又称共济失调性构音障碍。表现为构音含糊，音节缓慢拖长，声音强弱不等甚至呈暴发样，言语不连贯，呈吟诗样或分节样。

15. C　小脑病变最主要的症状为共济失调。此外，小脑占位性病变压迫脑干可发生阵发性强直性惊厥，或出现去大脑强直状态，表现为四肢强直、角弓反张、神志不清，称小脑发作综合征。小脑损害出现锥体外系反应，无锥体束征。

16. A　大脑前动脉皮质支供应大脑半球内侧面前 3/4 与额顶叶背侧面上 1/4 皮质及皮质下白质，中央支供应内囊前肢及部分膝部、尾状核、豆状核前部等。

17. D　交感神经和副交感神经是根据功能的分类，统称为自主神经（不直接受人意识控制），属于具有特殊内脏调控功能的周围神经系统结构。

18. C　基底神经节是大脑皮质下的一组皮质核团，包括尾状核、壳核、苍白球、丘脑、红核和黑质。具有复杂的神经纤维联系，主要构成 3 个重要的神经环路。①皮质 - 皮质环路：大脑皮质 - 尾状核、壳核 - 内侧苍白球 - 丘脑 - 大脑皮质；②黑质 - 纹状体环路：黑质与尾状核、壳核间的往返联系纤维；③纹状体 - 苍白球环路：尾状核、壳核 - 外侧苍白球 - 丘脑底核 - 内侧苍白球。这些核团或环路的病变与运动障碍性疾病的发生密切相关。基底神经节纤维联系不包括大脑皮质 - 脑桥 - 小脑环路。

19. B　刺激症状是指神经结构受激惹后所引起的过度兴奋表现，例如大脑皮质运动区受肿瘤、瘢痕刺激后引起的癫痫；腰椎间盘突出引起的坐骨神经痛等。

20. E　在延髓脑桥沟处附着的脑神经从外侧向内侧依次为前庭蜗神经、面神经、展神经。前庭蜗神经附着于延髓脑桥沟外侧端，展神经附着于延髓脑桥沟内侧端，面神经附着于延髓脑桥沟中部。

21. E　乳头体区含有下丘脑后核和乳头体核，下丘脑后核位于第三脑室两旁，与产热、保温有关。视前核与体温调节有关，但位于下丘脑视前区；视上核与水代谢有关；室旁核与糖代谢有关；腹内侧核与性功能有关。

22. D 有效挽救缺血半暗带脑组织的治疗时间，称为治疗时间窗（TTW）。目前研究表明，在严格选择病例的条件下，急性缺血性脑卒中溶栓治疗的时间窗一般不超过6小时；机械取栓的治疗时间窗一般不超过8小时，个别患者可延长至24小时。

23. B 80%心源性脑栓塞见于颈内动脉系统，其中大脑中动脉尤为多见（特别是上部的分支最易受累），但大脑前动脉很少发生脑栓塞；约20%心源性脑栓塞见于椎－基底动脉系统，其中基底动脉尖部和大脑后动脉较多见。

24. B 腔隙性脑梗死的病灶常位于脑深部核团（壳核约37%、丘脑14%、尾状核10%）、脑桥（16%）和内囊后肢（10%），较少发生在大脑脚、锥体、内囊前肢和小脑。

25. E 绝大多数高血压性脑出血（ICH）发生在基底神经节的壳核及内囊区，约占ICH的70%，脑叶、脑干及小脑齿状核出血各占约10%。

26. B 高血压性脑出血受累血管依次为大脑中动脉深穿支（中央支）豆纹动脉、基底动脉脑桥支、大脑后动脉丘脑支，供应小脑齿状核及深部白质的小脑上动脉分支、顶枕交界区和颞叶白质分支。

27. A 颅内静脉窦血栓形成的感染引起者以海绵窦和横窦急性血栓形成多见，重者可发生脑膜炎和（或）脑脓肿；非感染者以上矢状窦多见。上矢状窦是非感染性静脉窦血栓形成最常见的部位，最常见于脱水和衰弱的婴儿，也见于创伤、肿瘤、妊娠、血液病和免疫系统疾病、口服避孕药等，有时原因不明。

28. B 单纯疱疹病毒性脑炎的病理改变主要是脑组织水肿、软化、出血、坏死，双侧大脑半球均可弥漫性受累，常呈不对称分布，以颞叶内侧、边缘系统和额叶眶面最为明显，亦可累及枕叶，其中脑实质中出血性坏死是一项重要病理特征。

29. D 皮质－纹状体－脊髓变性即克－雅病（CJD），是最常见的人类朊蛋白病，病理特点是大体可见脑呈海绵状变，皮质、基底神经节和脊髓萎缩变性；显微镜下可见神经元丢失、星形胶质细胞增生、海绵状变性，即细胞胞质中空泡形成和感染脑组织内可发现异常朊蛋白淀粉样斑块，无炎性反应。

30. D 顺向变性是指在神经纤维受各种外伤断裂后，远端神经纤维发生的一系列变化。故顺向变性发生在周围神经纤维远心端。

31. E 视神经脊髓炎（NMO）的病灶主要位于视神经和脊髓，部分患者有脑部非特异性病灶。病理改变是白质脱髓鞘、坏死甚至囊性变，脊髓病灶长于3个椎体节段，病灶位于脊髓中央，脱髓鞘及急性轴索损伤程度较重。伴血管周围炎性细胞浸润。血管周围可见抗体和补体呈玫瑰花环样沉积，可见病灶血管透明变性。

32. A 颅脑CT扫描对颅内肿瘤确诊率较高，可显示肿瘤的特异发病部位、病变的特征等。

33. E 全脑血管造影术（DSA）是经肱动脉或股动脉插管，在颈总动脉和椎动脉注入含碘造影剂（泛影葡胺等），然后在动脉期、毛细血管期以及静脉期分别摄片，即可显示颅内动脉、毛细血管以及静脉的形态、分布和位置。①适应证：颅内、外血管性病变，例如动脉狭窄、侧支循环评估、动脉瘤、动静脉畸形、颅内静脉系统血栓形成等；自发性脑内血肿或蛛网膜下腔出血病因检查；观察颅内占位性病变的血供与邻近血管的关系及某些肿瘤的定性。②禁忌证：碘过敏者（需经过脱敏治疗后进行，或使用不含碘的造影剂）；有严重出血倾向或出血性疾病者；严重心、肝或肾功能不全者；脑疝晚期、脑干功能衰竭者。

34. A　脑脓肿在 CT 平扫显示不规则的低密度区，边界欠清；增强扫描显示脓肿壁呈厚壁环形强化，边缘光整，中央不强化，病灶周围可见明显脑水肿。

35. A　脑电图（EEG）是通过电极记录下来的脑细胞群的自发性、节律性电活动。对周围神经病变诊断无意义。

36. E　脑干听觉诱发电位的表现分为两型　①内耳型：表现为Ⅰ波分化不良或波形消失，潜伏期及波峰间潜伏期延长，相应左、右耳间潜伏期增大；②脑干型：表现为Ⅰ波正常，Ⅲ、Ⅴ波分化不良或波形消失，Ⅲ、Ⅴ波潜伏期与Ⅰ～Ⅲ波及Ⅲ～Ⅴ波峰间潜伏期延长，相应左、右耳间潜伏期增大。

37. A　运动神经传导速度（MCV）和感觉神经传导速度（SCV）的主要异常所见是传导速度减慢和波幅降低，前者主要反映髓鞘损害，后者为轴索损害，严重的髓鞘脱失也可继发轴索损害。

38. E　肌电图（EMG）主要用于神经源性损害和肌源性损害的诊断及鉴别诊断，结合神经传导速度的结果，有助于对脊髓前角细胞、神经根和神经丛病变进行定位。四肢、胸锁乳突肌和脊旁肌 EMG 对运动神经元病的诊断有重要价值。F波反射在临床用于吉兰 - 巴雷综合征（GBS）、遗传性运动感觉神经病、神经根型颈椎病等的诊断。

39. D　左旋多巴为多巴胺（DA）的前体药物，本身无药理活性，通过血 - 脑屏障进入中枢神经，经多巴脱羧酶作用转化成 DA 而发挥药理作用。左旋多巴只有透过血 - 脑屏障在脑内变成多巴胺才能产生抗帕金森病作用。

40. E　广泛性焦虑障碍常表现为持续性精神紧张伴有头晕、胸闷、心悸、呼吸困难、口干、尿频、尿急、出汗、震颤及运动性不安等。"肌强直"为上运动神经元损害的表现。

41. A　广泛性焦虑障碍是以慢性、弥散性的对一些生活情景的不现实的过度担心、紧张为特征。典型的表现为任何时候均体验到一种对各种各样情况的持续担心。所以"提心吊胆"是广泛性焦虑障碍的核心症状，患者不能明确意识到其担心的对象或内容，而只是一种提心吊胆、惶恐不安的强烈的内心体验。

42. A　苯二氮䓬类使用广泛、有效，抗焦虑作用强。常用的药物有地西泮、阿普唑仑、劳拉西泮、氯硝西泮；对广泛性焦虑障碍的躯体症状改善效果较其他药物为佳。

43. E　选项 A、B、C、D 均为对焦虑症的心理护理措施，只有选项 E 错误，因为焦虑是缺乏充足的现实客观原因时，患者产生紧张、不安或恐惧的内心体验，并表现出相应的自主神经功能失调。这种焦虑反应在患者的主诉中常表现为疑病、挑衅和敌意，应适当限制。

44. A　选择性 5 - 羟色胺再摄取抑制剂（SSRI）中，常用的抗抑郁药有氟西汀、帕罗西汀、舍曲林、氟伏沙明、西酞普兰。选项 A"马普替林"为四环类抗抑郁药。

45. A　选择性 5 - 羟色胺再摄取抑制剂、三环类抗抑郁药、四环类抗抑郁药、单胺氧化酶抑制剂均属于抗抑郁药。只有锂盐不属于抗抑郁药，其适用于控制急性躁狂发作。

46. C　焦虑障碍的发病与机体的素质、

所处的环境有关，并且与心理 – 社会因素、遗传因素，血乳酸盐增高、去甲肾上腺素增高、5 – 羟色胺释放增加和 γ – 氨基丁酸的功能不足以及苯二氮䓬类受体缺乏等生物因素有关。

47. A 躯体形式障碍是一种以持久的担心或相信各种躯体症状的优势观念为特征的神经症。患者因这些症状反复就医，各种医学检查阴性和医生的解释均不能打消其疑虑。躯体化障碍和疑病障碍均属于躯体形式障碍的类型。

48. E 躯体形式障碍的治疗包括：重视医患关系、心理治疗、重视心理和社会因素评估及精神药物治疗。

49. A 在痴呆筛查中，目前国内外最常用的是简易精神状况检查量表（MMSE）。MMSE 对痴呆诊断的敏感度和特异度较高，但对于识别轻度认知功能障碍（MCI）不够敏感。

50. E Hachinski 缺血量表（HIS）用于阿尔茨海默病和血管性痴呆的鉴别。HIS ≥ 7 分支持血管性痴呆诊断，≤ 4 分支持阿尔茨海默病诊断。所以选项 E 正确。其余四个选项均属于痴呆的大体评定量表。

51. B 原发性高血压可出现心、脑、肾等靶器官受损的表现，其中以脑卒中最常见，发病率为心肌梗死的 5 倍。

52. C 单纯二尖瓣狭窄占风湿性心脏病所致瓣膜病变的 25%，二尖瓣狭窄合并关闭不全占 40%。

53. E 晕厥或接近晕厥可见于近 1/3 有症状的主动脉瓣狭窄患者。

54. C 二尖瓣关闭不全患者的主要体征是心尖部粗糙的全收缩期吹风样杂音，向腋下或左肩胛下角传导，部分患者伴有心前区震颤。

55. A 二尖瓣狭窄时，血液从左房流入左室受阻，出现左房高压，故首先出现左心房衰竭。

56. A 主动脉瓣狭窄于主动脉瓣第一听诊区可闻及收缩期粗糙喷射性杂音呈递增 – 递减型，向颈部传导，主动脉瓣区 S_2 减弱，呼气时闻及 S_2 分裂，心尖区有时可闻及 S_4，左室衰竭或心输出量减少时杂音减弱，伴主动脉瓣关闭不全时杂音增强。

57. A 二尖瓣狭窄伴严重肺动脉高压时，由于肺动脉及其瓣环的扩张，导致相对性肺动脉瓣关闭不全，因而在胸骨左缘第 2 肋间（肺动脉瓣听诊区）可闻及递减型高调叹气样舒张早期杂音（即 Graham Steel 杂音）。

58. D 美托洛尔为 β 受体拮抗剂，对心肌有保护作用，可降低心肌耗氧量以减少心绞痛发作风险并增加运动耐量。

59. D 糖尿病酮症酸中毒时，酸中毒使钾向细胞外转移而致高钾血症。

60. E 糖尿病酮症酸中毒患者酸中毒轻者不必补碱。重症者如血 pH < 7.1，血碳酸氢根 < 5mmol/L（相当于 CO_2 结合力 4.5 ～ 6.7mmol/L），可少量补充等渗碳酸氢钠，应注意如补碱过多或过快有加重细胞缺氧、诱发脑水肿的危险。

二、A2 型题

61. E 头面部的痛、温度和（粗）触觉传导通路：第 1 级神经元的胞体位于三叉神经节内，其周围突构成三叉神经的感觉纤维，分布于头面部的痛、温度和触觉感受器；中枢突经三叉神经根入脑桥后终止于三叉神经感觉核群（第 2 级神经元）。更换神经元后，发出的纤维交叉至对侧，形成三叉丘系，伴内侧丘系上升，终止于背侧丘脑的腹后内侧核（第3级神经元）。更换神经元后，发出的投射纤维经内囊后肢投射到中央后回的下 1/3 部。

62. B　患者可定位诊断为 Wallenberg 综合征。Wallenberg 综合征即延髓背外侧综合征，主要表现为：①眩晕、恶心、呕吐及眼震（前庭神经核损害）；②病灶侧软腭、咽喉肌瘫痪，表现为饮水呛咳、吞咽困难、声音嘶哑、构音障碍、同侧软腭低垂及咽反射消失（疑核及舌咽、迷走神经损害）；③病灶侧共济失调（绳状体及脊髓小脑束、部分小脑半球损害）；④Horner 综合征（交感神经下行纤维损害）；⑤交叉性感觉障碍，即同侧面部痛、温觉缺失（三叉神经脊束核损害），对侧偏身痛、温觉减退或丧失（脊髓丘脑侧束损害）。

63. D　锥体外系的主要功能是调节肌张力，协调肌肉运动；维持和调整体态姿势；担负半自动的刻板动作及反射性运动，如走路时两臂摇摆等联带动作、表情运动、防御反应和饮食动作等。锥体外系损伤后主要出现肌张力变化和不自主运动两大类症状，如帕金森综合征、小舞蹈病和偏侧投掷运动等。

64. B　旧纹状体病变可出现肌张力增高，引起运动减少综合征，表现为肌张力增高、动作减少及静止性震颤。

65. A　患者巴宾斯基征阳性，可推断神经损伤位于锥体束。属于病理反射，是指锥体束损害时，失去了对脑干和脊髓的抑制功能而出现踝和踇趾背伸的现象，又称锥体束征。

66. D　头颅 CT 显示厚度均匀的环形增强多见于脑脓肿。脑脓肿 CT 平扫显示不规则的低密度区，边界欠清；增强扫描显示脓肿壁呈薄壁环形强化，边缘光整，中央不强化，病灶周围可见明显脑水肿。

67. A　结合患者临床表现，考虑患者为急性脑血管疾病，为迅速做出诊断，首选头颅 CT 检查。

68. C　患者可诊断为癫痫复杂部分性发作。EEG 是癫痫诊断和治疗中最重要的一项检查工具，尽管高分辨率的解剖和功能影像学在不断地发展，但在癫痫的诊治中 EEG 始终是其他检测方法所不可替代的。

69. C　长期高血压病史的老年患者，动态起病，突发右侧肢体活动不灵，考虑为脑出血的可能性大，首选头颅 CT 检查，可以迅速判断有无颅内出血。

70. A　精神性焦虑表现为对日常琐事的过度且持久的不安、担心，焦虑的痛苦在精神上体验为对一些指向未来的或不确定的事件过度的担心、害怕。

71. A　在焦虑症临床护理中深入了解引发患者焦虑的来源，给予对因治疗是非常重要的。

72. E　抑郁症是最常见的抑郁障碍，以显著而持久的心境低落为主要临床特征，是心境障碍的主要类型。抑郁症常见的症状有心境低落、思维迟缓、意志活动减退、认知功能损害和躯体症状为主。

73. C　患者感觉障碍的类型是脑干型感觉障碍。脑干型感觉障碍为交叉性感觉障碍。脑干损害一侧病变时，典型表现为"交叉性感觉障碍"，系因传导对侧躯体深、浅感觉的脊髓丘脑束受损，出现对侧躯体深、浅感觉障碍；同时尚未交叉的传导同侧颜面感觉的三叉神经传导通路也受损，因此出现同侧颜面的感觉（特别是痛觉）障碍。

74. C　颈髓侧角受累可以出现交感神经异常表现，如在颈 8 节段受损害，同侧颜面、头颈部皮肤可有血管运动失调征象和 Horner 综合征（表现为瞳孔缩小、眼裂狭小和眼球内陷）。

75. D 当损伤部位在脊髓前角细胞时，受累肢体的肌萎缩呈节段性分布，伴肌力减低、腱反射减弱和肌束震颤，一般无感觉障碍（下运动神经元损伤→弛缓性瘫痪）。

76. B 后索综合征是脊髓不完全损伤的特有表现，它主要伤及脊髓后部，造成损伤平面以下本体感觉丧失，而痛、温觉存在，运动功能不受影响。题中患者双下肢位置觉、震动觉消失为本体感觉丧失，运动功能正常，故可定位在脊髓后索。

77. D 三叉神经脊束核损害表现为同侧面部"洋葱皮样"分离性感觉障碍。具体特点为：①分离性感觉障碍，痛、温觉缺失而触觉和深感觉存在；②洋葱皮样分布，三叉神经脊束核很长，当三叉神经脊束核上部损害时出现口鼻周围痛、温觉障碍，而下部损害时则面部周边区及耳廓区域痛、温觉障碍，可产生面部"洋葱皮样"分布的感觉障碍。

78. D 患者最可能的病变部位是小脑半球。小脑半球损伤后，患者随意动作的力量、方向、速度和范围均不能很好地控制，同时肌张力减退、四肢乏力。一侧小脑半球病变导致同侧肢体共济失调，表现为动作易超过目标（辨距不良）、动作愈接近目标时震颤愈明显（意向性震颤）、对精细运动的协调障碍等。患者不能进行拮抗肌轮替快复动作（例如，上臂不断交替进行内旋与外旋），但当静止时则看不出肌肉有异常的运动。患者常有水平性（也可为旋转性）眼球震颤，眼球向病灶侧注视时震颤更加粗大，往往出现小脑性语言（暴发性或吟诗样语言）。

79. C 患者的上运动神经元性瘫痪类型

可能为内囊型瘫痪。锥体束在内囊部受损伤后出现内囊型偏瘫，内囊型偏瘫表现为病灶对侧出现包括下部面肌、舌肌在内的偏侧上下肢瘫痪（偏瘫）、偏身感觉障碍和同向偏盲的"三偏"综合征。

80. C 患者的病变部位可能在脑干。脑干病变大多出现交叉性感觉障碍，即病灶侧面部和对侧肢体感觉障碍。

81. D 患者有发热、颅内高压症状、意识障碍、脑膜刺激征及神经系统局灶性缺损定位体征，考虑为中枢神经系统感染，首先需了解脑脊液细胞数＋生化。

82. B 面神经麻痹多表现为病侧面部表情肌瘫痪，前额皱纹消失、眼裂闭合不全、鼻唇沟平坦、口角下垂。故患者应初步考虑诊断为左侧面神经麻痹。

83. D 依据急性起病，出现头痛等脑膜刺激征，结合颅脑 CT 检查结果，考虑蛛网膜下腔出血。经用 20% 甘露醇、止痛镇静药等对症治疗半个月后症状明显好转。此时还应进行脑血管造影检查以明确病因。脑血管造影的适应证：①颅内血管性疾病，如颅内动脉瘤、动静脉畸形、动静脉瘘、动脉栓塞等；②颅内占位性病变，如颅内肿瘤、脓肿、囊肿、血肿等；③颅脑外伤引起的脑外血肿；④手术后观察手术效果及脑血管循环状态。

84. E "食欲缺乏、肝区疼痛、水肿"是体循环压力升高的表现，提示该患者已并发右心衰竭。右心衰竭为风湿性二尖瓣狭窄晚期常见并发症，由于右心排血量减少、肺循环血量减少、左房压力下降，患者呼吸困难、咳嗽和咯血症状反而可减轻；但出现腹胀、肝大等右心功能不全表现。

85. E 患者心电图提示为三度房室传导阻滞，"晕厥"为三度房室传导阻滞引起，结合患者年龄及胸痛病史，可能为心肌梗死合并三度房室传导阻滞，最佳治疗措施宜安装临时起搏器。

86. B　甲亢治疗过程中甲状腺肿及突眼加重，甲状腺功能指标已恢复正常，可加用小剂量甲状腺素片，调节下丘脑－腺垂体－甲状腺轴的负反馈平衡稳态，观察临床症状是否改善。

87. D　患者由于夜间出现低血糖，空腹血糖会反跳性升高，所以应该减少睡前长效胰岛素剂量以避免夜间低血糖的发生。

88. C　α－葡萄糖苷酶抑制剂可延迟碳水化合物的吸收，降低餐后的高血糖。适用于空腹血糖基本正常而餐后血糖升高的患者。此药可单独用药，也可与磺酰脲类、双胍类药物或胰岛素合用。常见不良反应为胃肠反应（腹胀、肠鸣音亢进、腹泻）。此类药物有阿卡波糖和伏格列波糖等。

89. E　胰岛素有助纠正糖尿病酮症酸中毒。

三、A3/A4 型题

90. C　患者可诊断为广泛性焦虑障碍。广泛性焦虑障碍是以慢性、弥散性的对一些生活情景的不现实的过度担心、紧张为特征。常表现为持续性精神紧张伴有头晕、胸闷、心悸、呼吸困难、口干、尿频、尿急、出汗、震颤及运动性不安等。但并非由实际的威胁或危险所引起，其重要特点是紧张的程度与现实事件不相称。

91. C　患者诊断为焦虑症，应进一步做脑电图检查。多数脑电图研究发现在正常焦虑和神经症性焦虑患者中存在α波活动的降低、α波频率的增加，以及β波活动的增加。

92. C　患者最可能的诊断是高血压危象。

高血压危象是指原发性和继发性高血压在疾病发展过程中，在某些诱因作用下，使周围小动脉发生暂时性强烈痉挛，引起血压急骤升高、病情急剧恶化以及由于高血压引起的心、脑、肾等主要靶器官功能严重受损的并发症。此外，若舒张压高于 140～150mmHg 和（或）收缩压高于 220mmHg，无论有无症状，亦应视为高血压危象。

93. E　高血压危象是指患者在短期内血压明显升高，并出现头痛、烦躁、心悸、多汗、恶心、呕吐、面色苍白或潮红、视物模糊等征象。其原因多为交感神经活性亢进、血循环中儿茶酚胺类物质过多。

94. A　高血压危象的治疗包括一般治疗，给予血压监测、吸氧、卧床休息、避免情绪波动。药物治疗首选静脉给药，以尽可能快速控制血压，避免发生高血压脑病、脑血管意外等并发症。血压控制后应随访数天。

95. B　患者兴趣与精力减退，易疲劳，少语，失眠且以早醒为主，认为自己是历史的罪人，且有多次自杀行为，情绪低落呈现晨重暮轻特征，属于典型的心境低落征象，可判断为抑郁发作。患者抑郁症状较重（HAMD = 30分），可排除神经衰弱、恶劣心境、抑郁性神经症；患者没有明显的躯体症状，也可排除隐匿性抑郁症。

96. E　患者首选的治疗方法是电休克治疗。电休克治疗是有严重消极自杀言行患者首选的治疗，对使用抗抑郁药治疗无效的患者也可采用。

97. C　患者单纯收缩压较高，故考虑诊断为收缩期高血压。

98. E　单纯性收缩期高血压多发生于 60岁以上的老年人，所以又称老年单纯性收缩期高血压，简称老年收缩期高血压，多与大动脉弹性减退、顺应性降低有关。

99. D 口服降压药治疗期间突然起立出现头晕、短暂黑矇（体位性低血压），多为机体反射性调节血压功能减退引起脑供血不足所致。

100. E

101. E 患者有失眠史，收缩压偏高，硝苯地平控释片可以在降压的同时扩张脑血管、改善脑供血，适用于老年收缩期高血压。

102. B 抑郁发作通常以典型的心境低落、思维迟缓、意志活动减退和躯体症状为主。广泛性焦虑障碍是以慢性、弥散性的对一些生活情景的不现实的过度担心、紧张为特征。常表现为持续性精神紧张伴有头晕、胸闷、心悸、呼吸困难、口干、尿频、尿急、出汗、震颤及运动性不安等。患者符合抑郁发作伴广泛性焦虑障碍的临床表现。

103. C 根据症状表现，患者为广泛性焦虑障碍。需完成的精神检查量表有症状自评量表（SCL-90）、焦虑自评量表（SAS）、汉密尔顿焦虑量表（HAMA）和艾森克人格问卷（EPQ）。汉密尔顿抑郁量表（HAMD）是抑郁症的症状评定量表。

104. E 文拉法辛、丁螺环酮、阿米替林、阿普唑仑、普萘洛尔和帕罗西汀均可以用于抑郁发作伴广泛性焦虑障碍的治疗。

105. C 阿米替林是临床上常用的三环类抗焦虑抑郁药，此类药物的不良反应较多，主要是抗胆碱能和心血管系统不良反应，常见有口干、嗜睡、便秘、视物模糊、排尿困难、心动过速、体位性低血压等。

106. B 奥氮平、舒必利、阿立哌唑均属于抗精神分裂症药物；劳拉西泮属于苯二氮䓬类药物，抗焦虑作用强，但不能治疗抑郁症或

强迫症。只有文拉法辛可以作为替换阿米替林的药物用于抗焦虑抑郁治疗；文拉法辛属于SNRIs类药物，主要用于抑郁症和广泛性焦虑障碍。

107. B 患者进食少，常规剂量注射胰岛素导致低血糖昏迷。

108. E 此时应采用的急诊处理是测血糖以确认该患者的低血糖昏迷诊断；随后予以静脉葡萄糖输注，及时纠正低血糖，改善其所致意识障碍。

109. E 患者有脱水、高血钠，为高渗性脱水表现；血糖显著升高。因此，该患者最可能的诊断是糖尿病高渗性昏迷。尿酮体阴性可排除酮症酸中毒。

110. D 糖尿病高渗性昏迷的救治措施首选大量低渗盐水补液加小剂量胰岛素静脉输注。

四、B1 型题

111～112. C、A ①在延髓背面下部，脊髓的薄束、楔束向上延伸，分别扩展为膨隆的薄束结节和楔束结节，其深面有薄束核和楔束核，它们是薄束、楔束终止的神经核团。②头面部的痛、温觉和触觉的传导通路：第一级神经元胞体位于三叉神经节，其周围突经三叉神经分布于头面部的皮肤以及口、鼻黏膜等部位；中枢突经三叉神经根进入脑桥。第二级神经元胞体痛、温觉在三叉神经脊束核，触觉在三叉神经脑桥核，二核发出二级纤维交叉至对侧组成上行的三叉丘系。第三级神经元胞体位于背侧丘脑腹后内侧核，由此发出纤维并经内囊后肢，投射到中央后回的下部。如损伤三叉丘系或以上部分，可出现对侧头面部痛、温觉障碍。

113～114. C、D 感觉传导束在脊髓内的

排列不尽相同。位于侧索的脊髓丘脑侧束的排列由内向外依次为来自颈、胸、腰、骶的纤维；薄束和楔束位于后索，薄束在内，楔束在外，由内向外依次由来自骶、腰、胸、颈的纤维排列而成。

115～116. A、D　在两侧小脑半球白质内各有四个小脑核，由内向外依次为顶核、球状核、栓状核和齿状核。顶核在发生学上最为古老，齿状核是四个核团中最大的一个。

117～118. E、B　①动眼神经完全损害时表现为上睑下垂，眼球向外下斜视（由于外直肌及上斜肌的作用），不能向上、向内、向下转动，复视，瞳孔散大，对光反射及调节反射均消失。②展神经损害表现为患侧眼球内斜视，外展运动受限或不能，伴有复视。

119～123. A、B、C、D、E　下丘脑的核团分为 4 个区——①视前区：视前核所在区域，位于第三脑室两旁，终板后方。分为视前内侧核和视前外侧核，与体温调节有关。②视上区：内有两个核，视上核在视交叉之上，发出视上垂体束至神经垂体，与水代谢有关；室旁核在第三脑室两旁，前连合后方，与糖代谢有关。③结节区：内有下丘脑内侧核群的腹内侧核和背内侧核及漏斗核，腹内侧核是位于乳头体之前、视上核之后的卵圆形灰质块，与性功能有关；背内侧核居于腹内侧核之上、第三脑室两旁及室旁核腹侧，与脂肪代谢有关。④乳头体区：含有下丘脑后核和乳头体核，下丘脑后核位于第三脑室两旁，与产热保温有关。

124～127. B、A、E、C　①Broca 失语又称表达性失语或运动性失语，临床表现以口语表达障碍最突出，谈话为非流利型、电报式语言，讲话费力，找词困难，只能讲一两个简单的词，且用词不当，或仅能发出个别的语音。口语理解相对保留，对单词和简单陈述句的理解正常，句式结构复杂时则出现困难。复述、命名、阅读和书写均有不同程度的损害。②Wernicke 失语又称听觉性失语或感觉性失语，临床特点为严重听理解障碍，表现为患者听觉正常，但不能听懂别人和自己的讲话。口语表达为流利型，语量增多，发音和语调正常，但言语混乱而割裂，缺乏实质词或有意义的词句，难以理解，答非所问。复述障碍与听理解障碍一致，存在不同程度的命名、阅读和书写障碍。③经皮质性失语的共同特点是复述相对保留，较其他语言功能好。④传导性失语表现为听理解障碍较轻，仅在执行复杂指令时明显缺损。复述障碍较自发谈话和听理解障碍重，二者损害不成比例，是本症的最大特点。命名、阅读和书写也有不同程度的损害。

128～130. B、D、E　脊髓全长 42～45cm，上端于枕骨大孔处与延髓相接，下端至第 1 腰椎下缘，占据椎管的上 2/3。脊髓自上而下发出 31 对脊神经，与此相对应，脊髓也分为 31 个节段，即 8 个颈节（$C_1～C_8$），12 个胸节（$T_1～T_{12}$），5 个腰节（$L_1～L_5$），5 个骶节（$S_1～S_5$）和 1 个尾节（C_0）。每个节段有两对神经根，即前根和后根。在发育过程中，脊髓的生长较脊柱生长慢，因此到成人时，脊髓比脊柱短，其下端位置比相应脊椎高。颈髓节段较颈椎高 1 个椎骨；上中段胸髓较相应的胸椎高 2 个椎骨，下段胸髓则高出 3 个椎骨；腰髓位于第 10～12 胸椎；骶髓位于第 12 胸椎和第 1 腰椎水平。

131～133. A、D、C　①前核间性眼肌麻痹的病变位于脑桥侧视中枢与动眼神经核之间的内侧纵束上行纤维。表现为双眼向对侧注视时，患侧眼球不能内收，对侧眼球可外展，伴单眼眼震。②后核间性眼肌麻痹的病变位于脑桥侧视中枢与展神经核之间的内侧纵束下行纤维。表现为两眼向病灶同侧注视时，患侧眼球不能外展，对侧眼球内收正常；刺激前庭，患侧可出现正常外展动作；辐辏反射正常。③一个半综合征是指一侧脑桥被盖部病变，引起脑桥侧视中枢和对侧已交叉过来的联络同侧动眼神经内直肌核的内侧纵束同时受累。表现为患侧眼球水平注视时既不能内收又不能外展；对侧眼球水平注视时不能内收，可以外展，但有水平眼震。

134～135. B、C ①动眼神经支配上睑提肌，神经麻痹导致眼裂变小、瞳孔散大。②Horner 综合征表现为眼裂缩小、眼球轻微内陷、瞳孔缩小，伴同侧面部少汗或无汗。

136～139. D、A、C、B （1）Weber 综合征是发生于中脑、大脑脚的脚底部腹侧面的神经系统损伤，主要是损伤动眼神经和锥体束，可以产生同侧的动眼神经麻痹。（2）延髓中腹侧损害可出现延髓内侧综合征。主要表现：①病灶侧舌肌瘫痪及肌肉萎缩（舌下神经损害）；②对侧肢体中枢性瘫痪（锥体束损害）；③对侧上下肢触觉、位置觉、振动觉减退或丧失（内侧丘系损害）。可见于椎动脉及其分支或基底动脉后部血管阻塞。（3）脑桥背外侧部损害可出现脑桥被盖下部综合征，累及前庭神经核、展神经核、面神经核、内侧纵束、小脑中脚、小脑下脚、脊髓丘脑侧束和内侧丘系，见于小脑上动脉或小脑下前动脉阻塞，又称小脑上动脉综合征。（4）脑桥腹内侧部损害可出现脑桥腹内侧综合征，又称福维尔（Foville）综合征。主要累及展神经、面神经、脑桥侧视中枢、内侧纵束、锥体束。主要表现：①病灶侧眼球不能外展（展神经麻痹）及周围性面神经麻痹（面神经核损害）；②两眼向病灶对侧凝视（脑桥侧视中枢及内侧纵束损害）；③对侧中枢性偏瘫（锥体束损害）。

140～141. D、B ①脊髓后索是深感觉传导束所在部位，此处损害可出现感觉性共济失调。表现为站立不稳，迈步的远近无法控制，落脚不知深浅，踩棉花感。②内侧纵束是眼球水平性同向运动的重要联络通路，它连接一侧动眼神经的内直肌核与对侧展神经核，同时还与脑桥的侧视中枢相连，从而实现眼球的水平性同向运动。脑干的内侧纵束损害表现为核间性眼肌麻痹（又称内侧纵束综合征）。

142～143. B、C ①周围性瘫痪又称下运动神经元性瘫痪，特点为肌张力降低、腱反射减弱或消失、肌肉萎缩明显且无病理反射。②中枢性瘫痪又称上运动神经元性瘫痪，特点为肌张力增高、腱反射亢进、出现病理反射，无明显肌肉萎缩，但病程长者可出现失用性肌肉萎缩。

144～145. A、C ①下运动神经元包括脊髓前角细胞运动神经元、脑干脑神经运动核及其发出的神经轴突。②上运动神经元包括额叶中央前回运动区的大锥体细胞（Betz 细胞）及其轴突组成的皮质脊髓束（从大脑皮质至脊髓前角的纤维束）和皮质脑干束（从大脑皮质至脑干脑神经运动核的纤维束）。

146～149. B、A、E、C ①四肢远端感觉障碍为末梢型感觉障碍，呈手套－袜套样分布，远端重于近端，常伴有自主神经功能障碍。②左侧大腿后侧、小腿外侧感觉障碍符合左侧神经干型感觉障碍。神经干型感觉障碍表现为受损害的某一神经干分布区内各种感觉减退或消失。③左侧面部及右侧躯体痛、温觉障碍符合交叉性感觉障碍，为脑干型感觉障碍。延髓外侧和脑桥下部一侧病变损害脊髓丘脑侧束及三叉神经脊束和脊束核，出现同侧面部和对侧半身分离性感觉障碍（痛、温觉缺失而触觉存在）。④左侧上肢复合感觉障碍符合右侧皮质型感觉障碍，表现为病灶对侧的精细触觉障碍，而痛、温觉障碍较轻。

150～152. C、A、C　①后角病变有同侧节段性感觉分离，即病变同侧痛、温觉障碍，但深感觉和触觉保留的分离性感觉障碍。②后根病变的感觉障碍范围与神经根分布一致，为节段性感觉障碍，常伴有神经根痛。③前连合为两侧脊髓丘脑束的交叉纤维集中处，病变时出现受损部位双侧节段性分布的对称性分离性感觉障碍，表现为痛、温觉消失而深感觉和触觉存在。

153～155. D、C、E　①神经元变性是神经元胞体变性坏死继发的轴突及髓鞘破坏，其纤维的病变类似于轴突变性（神经元一旦坏死，其轴突的全长在短期内即变性和解体）。②轴突变性是常见的一种周围神经病理改变，可由中毒、代谢性营养障碍以及免疫介导性炎症等引起。中毒或营养障碍使胞体蛋白质合成障碍或轴浆运输阻滞，远端轴突不能得到必需的营养，轴突变性和继发性脱髓鞘均自远端向近端发展，称为"逆死性神经病"。③髓鞘破坏而轴突相对保存的病变称为脱髓鞘，可见于炎症、中毒、遗传性或后天性代谢障碍。病理上表现为神经纤维有长短不等的节段性脱髓鞘破坏，施万细胞增殖。

156～158. B、A、D　①肝-颈静脉回流征是指右心衰的患者，如按压其肿大的肝脏时，则颈静脉充盈更为明显。其最常见的原因就是右心功能不全所致体循环淤血。②左心衰以肺循环淤血为主要特征，最早表现为劳力性呼吸困难，逐渐出现夜间阵发性呼吸困难。③心脏超声E/A比值常用来反映心脏的舒张功能，心脏超声提示E/A比值减小，符合舒张性心力衰竭。

159～161. E、A、C　①动脉导管未闭的突出体征为胸骨左缘第2肋间及左锁骨下方可

闻及连续性机械样杂音。②风湿性心脏病患者中二尖瓣最常受累，其次为主动脉瓣。心尖区舒张中晚期低调的隆隆样杂音为二尖瓣狭窄的特征性杂音。③主动脉瓣关闭不全的心脏杂音为主动脉瓣第二听诊区舒张期杂音，为一高调递减型叹气样杂音，舒张早期出现，上身前倾的坐位呼气末明显，向心尖区传导。

162～164. C、D、A　COPD（FEV_1/FVC<70%）的严重程度依据气流受限程度进行评估。轻度：FEV_1/预计值≥80%；中度：50%≤FEV_1/预计值<80%；重度：30%≤FEV_1/预计值<50%；极重度：FEV_1/预计值<30%，或 FEV_1/预计值<50%伴呼吸衰竭。高危COPD：有罹患高危COPD的危险因素、肺功能尚在正常范围，有慢性咳嗽、咳痰症状。

五、X型题

165. BCD　脊髓是中枢神经系统组成部分之一，是脑干向下延伸的部分，全长42～45cm，上端于枕骨大孔处与延髓相接，下端至第1腰椎下缘，占据椎管的上2/3。所以选项A正确。在发育过程中，脊髓的生长较脊柱生长慢，因此到成人时，脊髓比脊柱短，其下端位置比相应脊椎高。所以选项B错误。由于脊髓和脊柱长度不等，神经根由相应椎间孔穿出椎管时，愈下位脊髓节段的神经根愈向下倾斜，腰段的神经根几乎垂直下降，形成马尾，由腰2节段至尾节10对神经根组成。所以选项C错误。脊髓呈前后稍扁的圆柱形，全长粗细不等，有两个膨大部。所以选项D错误。脊髓自腰膨大向下逐渐细削，形成脊髓圆锥，圆锥尖端发出终丝，终止于第1尾椎的骨膜。所以选项E正确。因此本题应选BCD。

166. BE　锥体外系是运动系统的重要组成部分，主要调节肌张力、协调肌肉的运动和平衡；维持体态姿势。锥体外系损害可出

现肌张力的改变及不自主多动，如帕金森综合征、舞蹈样手足抽动症和扭转性痉挛等。综合考虑，不会出现折刀样肌张力增高及传导束型感觉障碍。折刀样肌张力增高是锥体束损害引起的表现，传导束型感觉障碍是脊髓丘脑束或后索损害引起的表现。

167. ABCD 在两侧小脑半球白质内各有四个小脑核（旧统称为中央核），由内向外依次为顶核、球状核、栓状核和齿状核。顶核在发生学上最为古老，齿状核是四个核团中最大的一个。

168. BCE 核间性眼肌麻痹多见于脑干腔隙性梗死或多发性硬化，可表现为前核间性眼肌麻痹、后核间性眼肌麻痹和一个半综合征三种类型。水平注视麻痹和垂直注视麻痹均属于核上性眼肌麻痹。

169. ABDE 蛛网膜下腔出血能引起一系列病理生理改变：①血液流入蛛网膜下腔刺激痛觉敏感结构引起头痛，颅内容积增加使颅内压增高可加剧头痛，导致玻璃体下视网膜出血，甚至发生脑疝。②颅内压达到系统灌注压时脑血流急剧下降，血管瘤破裂伴发的冲击作用可能是约50%的患者发病时出现意识丧失的原因。③颅底或脑室内血液凝固使脑脊液回流受阻，30%~70%的患者早期出现急性阻塞性脑积水；血红蛋白及含铁血黄素沉积于蛛网膜颗粒也可导致脑脊液回流受阻，出现交通性脑积水和脑室扩张。④蛛网膜下腔血细胞崩解后释放各种炎症物质引起化学性脑膜炎，脑脊液增多使颅内压增高。⑤血液及分解产物直接刺激引起下丘脑功能紊乱，如发热、血糖升高、急性心肌缺血和心律失常等。⑥血液释放的血管活性物质如 5-HT、血栓烷 A_2（TXA_2）和组胺等可刺激血管和脑膜，引起血管痉挛，严重者致脑梗死。⑦动脉瘤出血常限于蛛网膜下腔，一般不造成局灶性脑损害，神经系统检查很少发现局灶性神经功能缺损体征；但大脑中动脉动脉瘤、动静脉畸形破裂者则较常见局灶性异常。

170. ABCD 视神经脊髓炎（NMO）病理表现为视神经和脊髓脱髓鞘伴血管周围炎性细胞浸润，浸润的炎性细胞包括巨噬细胞、淋巴细胞（以 B 淋巴细胞为主）、中性粒细胞及嗜酸性粒细胞。

171. ABDE 脱髓鞘疾病的主要病理特点：①神经纤维髓鞘破坏，呈多发性小的播散性病灶，或由一个或多个病灶融合而成较大病灶；②脱髓鞘病损分布于中枢神经系统白质，是沿小静脉周围炎症细胞的袖套状浸润；③神经细胞、轴突及支持组织保持相对完整，无沃勒变性或继发传导束变性。

172. ABDE MRI 弥散加权成像（DWI）是广义的功能性 MRI 技术，是在常规基础上施加一对强度相等、方向相反的弥散敏感梯度，利用回波平面等快速扫描技术产生图像。DWI 多数在缺血 2 小时内（最早在缺血数分钟后）即可出现异常信号，是最精确诊断急性脑梗死病灶的技术，对超急性期脑梗死的诊断价值远优于 CT 和常规 T_2WI。目前对超急性和急性脑梗死的诊断，DWI 已属不可缺少的手段。DWI 也可用于辅助区分新旧脑梗死病灶，对于多发性硬化新旧脱髓鞘病灶的判断也有一定价值。

173. ABCDE 经颅多普勒超声（TCD）检查无创又较经济，可直接测量血流速度、判断侧支循环情况及血管舒缩反应性，可用于评估前交通动脉、后交通动脉、眼动脉、软脑膜动脉等侧支血流开放情况并判断有无椎动脉至锁骨下动脉的盗血。

174. ABDE 躯体感觉诱发电位检测方法：刺激电极置于周围神经干体表部位。常用的刺激部位为上肢的正中神经和尺神经，下肢的胫后神经和腓总神经等。

175. ABDE 躯体感觉诱发电位（SEP）能评估周围神经及其近端（例如神经根）、脊髓后索、脑干、丘脑及皮质感觉区的功能状态。可用于各种感觉通路受损的诊断和客观评价，主要用于吉兰－巴雷综合征（GBS）、颈椎病、后侧索硬化综合征、多发性硬化（MS）、亚急性联合变性等，还可用于脑死亡的判断和脊髓手术的监护等。脊髓前角司运动，通过 SEP 不能检测出其损伤。

176. CDE 抑郁症临床表现主要包括核心症状、心理症候群和躯体症候群。睡眠障碍与自主神经功能紊乱相关的症状、进食紊乱引起体重下降、精力下降、性功能障碍是最常见的躯体症候群。所以选项 CDE 正确。选项 A、B 为心理症候群。

177. ACD 精神性焦虑表现为对日常琐事过度而持久的不安、担心，焦虑的痛苦在精神上体验为对一些指向未来的不确定性事件过度的担心、害怕，如恐惧有不洁或灾难、意外或不可控的事件发生。内容可以变化不定，精神性焦虑可同时伴有失眠、多梦、注意力集中困难、工作效率下降、易激惹等。所以选项 ACD 正确。选项 B、E 为躯体性焦虑运动方面的症状表现。

178. ABC 酮体是肝脏中脂肪分解成脂肪酸的中间代谢产物，包括乙酰乙酸、β－羟丁酸和丙酮三种成分。正常情况下，机体产生少量酮体，随着血液运送到心脏、肾脏和骨骼肌等组织，作为能量来源被利用。循环血中酮体浓度很低，一般不超过 1.0mg/dl；尿中也测不到酮体。

179. ABDE 糖尿病神经系统并发症多见于病程长、病情控制不佳的患者。糖尿病合并

神经系统急性并发症均可导致突发意识障碍，包括糖尿病性脑血管病、急性糖尿病酮症酸中毒、高血糖性高渗性非酮症性综合征、急性低血糖症。所以选项 ABDE 正确。糖尿病性脊髓病在糖尿病神经系统并发症中发病率不高，为慢性并发性。

180. ABE 胰岛素可使外周血糖过快下降，此时血渗透压相应下降而脑内渗透压不能相应降低，则形成渗透压差，促使脑水肿发生；晶体渗透压的迅速改变可造成眼晶体屈光度调节障碍，引起短期视物不清。

181. ABCD 糖尿病酮症酸中毒时供氧系统失常。高血糖致红细胞内糖化血红蛋白（GHb）含量增多，增强血红蛋白与氧的亲和力；电解质平衡紊乱，缺磷时细胞内 2，3－二磷酸甘油酸（2，3－DPG）降低，使血氧解离曲线左移。上述二者均导致氧释放减少，造成组织缺氧。但由于 Bohr 效应，即酸中毒时循环血 pH 下降，使血红蛋白与氧亲和力下降，而又可使组织缺氧在某种程度得到代偿改善。

182. ABCD 糖尿病性微血管病变是比较特异的，其主要特征是基底膜增厚并有透明样物质沉积。糖尿病患者的微循环有不同程度的异常，基底膜病变常与微循环异常相互影响，促使微血管病变的加重和发展。微血管病变主要表现在视网膜、肾、心肌、神经组织及足趾。临床上常见的有糖尿病性视网膜病变、糖尿病性肾病和糖尿病性神经系统病变等。缺血性脑卒中为糖尿病性大血管病变的结果。

183. ABC 大脑脚、锥体、基底沟能在脑干腹侧面观察到，上丘和下丘能在脑干背侧面观察到。

184. ABCD 硬脑膜形成的主要结构如下。①大脑镰：形如镰刀，呈矢状位伸入大脑

半球之间的纵裂内。②小脑幕：呈半月形伸入大脑和小脑之间，前缘游离称小脑幕切迹，其前有中脑通过。③鞍膈：位于蝶鞍的上方，附着在前床突、鞍结节至鞍背和后床突之间，形成蝶鞍的顶，中央有漏斗通过。④硬脑膜窦：是硬脑膜在某些部位分为两层而构成的含静脉血腔隙。主要有位于大脑镰上缘内的上矢状窦，位于大脑镰下缘的下矢状窦，位于大脑镰与小脑幕连接处的窦汇（由上矢状窦与直窦在枕内隆突处会合而成），位于小脑幕后外缘内成对的横窦，位于乙状沟内成对的乙状窦，以及位于颅中窝蝶鞍两侧的海绵窦等。

185. BD 颈内动脉起自颈总动脉，供应大脑半球前 2/3 和部分间脑。行程中可分四段：颈部、岩部、海绵窦部和前床突部，后两者合称虹吸部，常弯曲，是动脉硬化的好发部位。主要分支有眼动脉、后交通动脉、脉络膜前动脉、大脑前动脉和大脑中动脉。椎动脉起自锁骨下动脉，两侧椎动脉经枕骨大孔入颅后合成基底动脉，供应大脑半球后 1/3 及部分间脑、脑干和小脑。

186. ABCD 视神经为特殊的躯体感觉神经，是由视网膜神经节细胞的轴突聚集而成，主要传导视觉冲动。动眼、滑车和展神经共同支配眼外肌，管理眼球运动，合称眼球运动神经。舌下神经支配舌肌运动。

187. BCD 脑神经中，只有舌咽神经（Ⅸ）、迷走神经（Ⅹ）和副神经（Ⅺ）经过颈静脉孔。

188. AD 躯干、四肢的痛觉、温度觉及粗触觉传导通路：第 1 级神经元位于背根神经节的脊神经节细胞，其周围突分布于躯干、四肢皮肤内的感受器；第 2 级神经元胞体主要位于脊髓后角Ⅱ板层（痛觉、温度觉）和固有核（粗触觉）；第 3 级神经元胞体在背侧丘脑

的腹后外侧核。

189. ABCD 脑桥腹外侧部损害可出现脑桥腹外侧综合征，主要累及展神经、面神经、锥体束、脊髓丘脑束和内侧丘系。所以选项 ABCD 正确。脑桥腹内侧部损害可出现脑桥腹内侧综合征，又称福维尔综合征。主要累及展神经、面神经、脑桥侧视中枢、内侧纵束、锥体束。

190. BCD 锥体束是下行运动传导束，神经纤维大部分交叉，主要管理骨骼肌的随意运动，包括皮质脊髓束和皮质脑干束。锥体系主要包括上、下两个运动神经元。上运动神经元的胞体主要位于大脑皮质躯体运动区的锥体细胞。这些细胞的轴突组成下行的锥体束，其中下行至脊髓的纤维称为皮质脊髓束；沿途陆续离开锥体束，直接或间接联络脑神经运动核的纤维为皮质脑干束。下运动神经元的胞体位于脑神经运动核和脊髓前角运动细胞，它们的轴突分别经脑神经和脊神经支配全身骨骼肌的随意运动。80%～90%的锥体束纤维与下运动神经元之间有一个以上的中间神经元接替，亦即是多突触的联系。所以选项 BCD 正确。

191. AD 脊髓前索位于前外侧沟的内侧，主要为下行纤维束，如皮质脊髓（锥体）前束、顶盖脊髓束（视听反射）、内侧纵束（联络眼肌诸神经核和项肌神经核以达成肌肉共济活动）和前庭脊髓束（参与身体平衡反射）；上行纤维束中的脊髓丘脑前束亦走行于前索。两侧前索以白质前连合相互结合。

192. ACE 脑干上与间脑、下与脊髓相连，由"中脑、脑桥和延髓"三部分组成。

193. ACDE 动眼神经副核位于中脑；上泌涎核位于脑桥的最下端；薄束核位于延髓背面的薄束结节内，接受薄束的纤维；疑核位于延髓内，下橄榄核的背外侧。外侧膝状体位于丘脑后外侧的下方，不位于脑干内。

194. ADE　小脑的中央为小脑蚓部，两侧为小脑半球。根据小脑表面的沟和裂，小脑分为三个主叶，即绒球小结叶、前叶和后叶。小脑表面覆以灰质（小脑皮质），由分子层、浦肯野细胞层和颗粒层三层组成。皮质下为白质（小脑髓质）。在两侧小脑半球白质内各有四个小脑核，由内向外依次为顶核、球状核、栓状核和齿状核。而薄束核和黑质均属于脑干的内部结构。

195. BCD　下丘脑又称丘脑下部。通常将下丘脑从前向后分为4个区：视前区位于第三脑室两旁，终板后方；视上区由视上核和室旁核所组成，视上核在视交叉之上；结节区位于漏斗的后方；乳头体区含有下丘脑后核和乳头体核。而内侧膝状体和外侧膝状体是丘脑的结构。

196. ABCE　大脑半球借中央沟、大脑外侧裂和其延长线、顶枕沟和枕前切迹的连线分为额叶、顶叶、颞叶和枕叶，根据功能又有不同分区。边缘叶属于大脑的边缘系统。

第二章　脑血管疾病

一、A1 型题

1. B　小脑的供血动脉主要有基底动脉、小脑上动脉、小脑后下动脉及小脑前下动脉。小脑后下动脉供应小脑扁桃体及深部齿状核，小脑前下动脉供应小脑半球前下面及小脑下脚，小脑上动脉供应小脑半球上面。

2. A　按经典的国际脑梗死病因分型（TOAST 分型），多数患者是大动脉粥样硬化型脑梗死，部分是心源性栓塞型和小动脉闭塞型，罕见的有脂肪栓塞、脑动脉内膜撕裂引起的脑动脉夹层、血栓性血小板减少性紫癜等，当然还有一些是不明原因的。

3. A　脑血栓形成最常见的病因为动脉粥样硬化，如合并高血压、血脂异常、糖尿病则更增加了脑血栓形成的危险因素。少见原因是脑血管炎。

4. B　颅内动脉瘤是蛛网膜下腔出血（SAH）最常见的病因（占 75% ~ 80%）。其中囊性动脉瘤占绝大多数，还可见高血压、动脉粥样硬化所致梭形动脉瘤、夹层动脉瘤及感染所致的真菌性动脉瘤等。血管畸形约占 SAH 病因的 10%，其中动静脉畸形（AVM）占血管畸形的 80%。

5. D　动脉粥样硬化是脑梗死的基本病因，常伴高血压、糖尿病和高脂血症等危险因素。真性红细胞增多症、动脉壁炎症、血液高凝状态为其少见病因。

6. E　脑梗死是由于脑血管闭塞所引起，病灶按脑血管供血区分布。

7. B　脑梗死急性期缺血区的血管呈麻痹状态且过度灌流，脑血管扩张药可致使脑内盗血现象并加重脑水肿，因此脑梗死急性期应慎用或不用脑血管扩张药。

8. A　导致心源性脑栓塞的病因有非瓣膜性心房颤动（AF，简称房颤）、风湿性心脏瓣膜病、急性心肌梗死、左心室血栓、充血性心力衰竭、人工心脏瓣膜、扩张性心肌病及其他较少见的原因，如感染性心内膜炎、非细菌性血栓性心内膜炎、病态窦房结综合征、左心房黏液瘤、房间隔缺损、卵圆孔未闭、心房扑动、二尖瓣脱垂、二尖瓣环状钙化、心内膜纤维变性等。非瓣膜性心房颤动是心源性脑栓塞最常见的病因，约占心源性脑栓塞的 50%。风湿性心脏瓣膜病患者有 10% ~ 20% 发生脑栓塞。急性心肌梗死导致的脑栓塞约占心源性脑栓塞的 10%。感染性心内膜炎约 20% 发生脑栓塞。

9. B　大脑中动脉主干及其分支是最易发生闭塞导致偏瘫的血管，主干闭塞引起病灶对侧偏瘫、偏身感觉障碍和偏盲（"三偏"征）；深穿支或豆纹动脉闭塞出现偏瘫，一般无感觉障碍和偏盲；皮质支闭塞可出现病灶对侧偏瘫，以面部和上肢为重，下肢轻。其他选项中除大脑前动脉闭塞可引起上肢或下肢瘫痪外，其余血管闭塞均不会引起偏瘫。

10. C　大脑后动脉为基底动脉的终末支，皮质支供应颞叶内侧面和底面及枕叶，中央支供应丘脑、内外侧膝状体、下丘脑和底丘脑等。

11. B 脑血栓形成数小时至数天达高峰，脑栓塞数秒至数分钟达高峰，腔隙性脑梗死数分钟至数小时达高峰，TIA 数分钟至数小时（一般不超过 1 小时）达高峰，脑出血数分钟至数小时达高峰。故脑栓塞起病最急。

12. B 分水岭脑梗死（CWSI）是由相邻血管供血区交界处或分水岭区局部缺血导致，也称边缘带脑梗死，多因血流动力学原因所致。

13. B 皮质前型分水岭脑梗死见于大脑前、中动脉分水岭脑梗死；皮质后型分水岭脑梗死见于大脑中、后动脉或大脑前、中、后动脉皮质支分水岭脑梗死；皮质下型分水岭脑梗死见于大脑前、中、后动脉皮质支与深穿支分水岭脑梗死或大脑前动脉回返支（Heubner 动脉）与大脑中动脉豆纹动脉分水岭脑梗死。

14. E 脑梗死 CT 表现为等密度或低密度改变，其梗死区域与其动脉供血区域一致，呈楔形或扇形，同时累及灰质和白质，CT 增强后病灶呈脑回样强化。MRI 可清晰显示早期缺血性梗死，梗死灶 T_1 呈低信号、T_2 呈高信号，出血性梗死时 T_1 加权像有高信号混杂，急性和亚急性期 MRI 增强呈脑回样强化。

15. E 椎 - 基底动脉闭塞的表现：基底动脉或双侧椎动脉闭塞是危及生命的严重脑血管事件，引起脑干梗死，出现眩晕、呕吐、四肢瘫痪、共济失调、肺水肿、消化道出血、昏迷和高热等。脑桥病变出现针尖样瞳孔。病灶对侧偏瘫、偏身感觉障碍及偏盲（"三偏"征）是大脑中动脉主干闭塞的表现。

16. E 小脑上、小脑后下或小脑前下动脉闭塞可导致小脑梗死，常见眩晕、呕吐、眼球震颤、共济失调、站立不稳和肌张力降低等症状，还可出现脑干受压和颅内压增高症状。如小脑上动脉闭塞所致脑桥上部外侧综合征。

17. C 短暂性脑缺血发作（TIA）是由于局部脑或视网膜缺血引起的短暂性神经功能缺损，临床症状一般不超过 1 小时，最长不超过 24 小时，且无责任病灶的证据。所以 TIA 完全恢复时间最长应在 24 小时内。

18. C 颈内动脉系统 TIA 最常见单瘫、偏瘫、偏身感觉障碍、失语、单眼视力障碍等，亦可出现同向性偏盲等。主要表现：单眼突然出现一过性黑矇，视力丧失，白色闪烁，视野缺损或复视，持续数分钟可恢复；对侧肢体轻度偏瘫或偏身感觉异常；优势半球受损出现一过性的失语、失用、失读或失写，或同时伴有面肌、舌肌无力；偶有同向性偏盲。其中单眼突然出现一过性黑矇是颈内动脉分支眼动脉缺血的特征性症状。短暂的精神症状和意识障碍偶亦可见。颈内动脉主干供血区缺血表现为眼动脉交叉瘫、Horner 交叉瘫。

19. E 椎 - 基底动脉系统 TIA 最常见表现是眩晕、平衡障碍、眼球运动异常和复视。可有单侧或双侧面部、口周麻木，单独出现或伴有对侧肢体瘫痪、感觉障碍，呈现典型或不典型的脑干缺血综合征。此外，椎 - 基底动脉系统 TIA 还可出现跌倒发作、短暂性全面遗忘症和双眼视力障碍发作。但是，椎 - 基底动脉系统 TIA 患者很少出现孤立的眩晕、耳鸣、恶心、晕厥、头痛、尿便失禁、嗜睡或癫痫等症状，往往合并有其他脑干或大脑后动脉供血区缺血的症状和（或）体征。单眼黑矇是颈内动脉系统 TIA 的表现。

20. D 高血压性脑出血后脑水肿约在 48 小时达到高峰，脑水肿可使颅内压增高，并致脑疝形成，在急性期最威胁患者生命。

21. B 椎 - 基底动脉血栓形成可累及脑干及小脑，表现为眩晕、呕吐，交叉性瘫痪，眼球运动障碍，吞咽困难等，不出现失语。失语症一般为颈内动脉系统血栓形成所致。

22. D 多数脑梗死病例于发病后 24 小时内 CT 不显示密度变化。发病 24 小时后逐渐显示与闭塞血管供血区一致的低密度梗死灶。

23. B 基底动脉尖分出了小脑上动脉和大脑后动脉，供应中脑、丘脑、小脑上部、颞叶内侧及枕叶，受累时可出现基底动脉尖综合征。

24. C 微栓子主要是来自颅外动脉，如颈内动脉起始部的动脉粥样硬化斑块脱落，进入脑中形成微栓塞，引起局灶性神经系统缺损症状；又因栓子小并易崩解，远端的血管扩张，继而栓子移向远端，血流恢复，致使症状迅速改善。大脑微栓子最主要的来源是颈动脉系统颅外段动脉粥样硬化病变。

25. B 大动脉粥样硬化型脑梗死中，闭塞好发的血管依次为颈内动脉、大脑中动脉、大脑后动脉、大脑前动脉及椎 - 基底动脉等。

26. D 意识障碍是基底动脉尖综合征（TOBS）的特征之一，系病变累及中脑和（或）丘脑的网状激活系统所致，基底动脉管径越到远端越细，其供应中脑、丘脑部位的深穿支远较供应枕叶、颞叶的小脑上动脉为细，故容易发生意识障碍。

27. D 脑卒中急性期高血糖较常见，可以是原有糖尿病的表现或应激反应。血糖超过 10.0mmol/L 时应给予胰岛素治疗，并加强血糖监测，注意避免低血糖，血糖值可控制在 7.7~10.0mmol/L 之间。

28. C 皮质下型分水岭脑梗死见于大脑前、中、后动脉皮质支与深穿支分水岭区梗死或大脑前动脉回返支（Heubner 动脉）与大脑中动脉豆纹动脉分水岭区梗死，病灶位于大脑深部白质、壳核和尾状核等。

29. E 脑出血后脑水肿约在 48 小时达到高峰，脑水肿可使颅内压增高，并致脑疝形成，是脑出血的主要死亡原因。

30. E 脑出血急性期的颅脑 CT 病灶多呈圆形或卵圆形均匀高密度区，边界清楚，脑室大量积血时多呈高密度铸型，脑室扩大。1 周后血肿周围有环形增强，慢性期血肿吸收后呈低密度影。而脑梗死的患者，在发病 24 小时之后，在 CT 上表现的亦是低密度影。故脑出血在慢性期待血肿吸收后，其 CT 表现与脑梗死的 CT 表现相似，均呈低密度影。

31. E CT 灌注成像（CTP）是超早期（发病 6 小时内）脑梗死定性诊断中无创、安全且容易操作的检查。

32. B Fisher 根据临床和病理学资料，将腔隙性脑梗死归纳为 21 种临床综合征，其中常见的 5 种有纯运动性轻偏瘫（PMH）（是最常见类型，约占 60%）；纯感觉性卒中（PSS）（较常见）；共济失调性轻偏瘫；构音障碍 - 手笨拙综合征（DCHS）（约占 20%）；感觉运动性卒中（SMS）。

33. E 在影像学检查中，MRI 可清晰显示早期缺血性梗死；MRI 弥散加权成像（DWI）在症状出现数分钟内就可显示缺血灶，虽然超早期显示的缺血灶有些是可逆的，但在发病 3 小时及以后显示的缺血灶基本代表了脑梗死的大小。

34. C 脑梗死急性期脑水肿严重，应控制颅内压，在使用药物时要慎用或不用扩血管治疗，防止因颅内压升高而加重脑水肿，甚至造成脑疝，危及生命。

35. E 脑梗死是由于脑局部供血障碍导致的脑组织缺血、缺氧引起的脑组织坏死、软化，从而产生相应的脑功能缺损的临床综合征。由于一般不影响脑膜，所以不会出现脑膜刺激征。

36. D　多数脑梗死患者发病 24 小时后脑 CT 逐渐显示低密度梗死灶，发病后 2～15 天可见均匀片状或楔形的明显低密度灶。大面积脑梗死有脑水肿和占位效应，出血性梗死呈混杂密度。发病后 2～3 周为梗死吸收期，由于病灶水肿消失及吞噬细胞浸润，可与周围正常脑组织等密度，CT 上难以分辨，称为"模糊效应"。

37. E　单侧颈内动脉闭塞可以经脑底动脉环（Willis 环）建立侧支循环起到代偿作用，而不出现临床症状。

38. A　大动脉粥样硬化型脑梗死有多种发病机制：①原位血栓形成，是大动脉粥样硬化型脑梗死最主要的发病机制。②动脉 - 动脉栓塞，相当常见，为动脉粥样硬化血管壁上的血栓栓子发生脱落，阻塞远端的动脉。③斑块内破裂出血，单纯斑块内破裂出血导致血管急性完全闭塞较少见，常合并局部血栓形成导致脑梗死或导致血管严重狭窄，在合并低灌注时出现局部脑缺血核心区梗死，或在缺血核心区发生梗死的同时出现血管交界区分水岭梗死。④低灌注，大动脉粥样硬化导致的单纯血管严重狭窄可能没有明显改变，但合并低灌注则将导致血管交界区发生分水岭脑梗死。⑤载体动脉病变堵塞穿支动脉，动脉粥样硬化病变或血栓形成累及载体动脉分支开口，导致穿支动脉闭塞发生脑梗死。

39. B　椎 - 基底动脉系统 TIA 的跌倒发作表现为下肢突然失去张力而跌倒，无意识丧失，常可很快自行站起，系脑干下部网状结构缺血所致。有时见于患者突然转头或仰头时。

40. C　短暂性脑缺血发作（TIA）的发病与动脉粥样硬化、动脉狭窄、心脏病、血液成分改变及血流动力学变化等多种病因有关，其发病机制主要有血流动力学改变和微栓塞两种类型。

41. A　大多数 TIA 患者就诊时临床症状已消失，故诊断主要依靠病史。中老年患者突然出现局灶性脑功能损害症状，符合颈内动脉或椎 - 基底动脉系统及其分支缺血表现，并在短时间内症状完全恢复（多不超过 1 小时），应高度怀疑为 TIA。如果神经影像学检查没有发现神经功能缺损对应的责任病灶，临床即可诊断 TIA。

42. A　心房颤动最容易导致血栓形成并脱落，合并 TIA 时最容易发生栓塞性脑梗死（心源性脑栓塞）。

43. D　TIA 的预防性用药主要包括：①抗血小板聚集药，阿司匹林、氯吡格雷、双嘧达莫等；②抗凝药物，肝素、华法林等；③血管扩张药；④进行适当扩容，纠压低灌注。

44. A　短暂性脑缺血发作（TIA）是由于局部脑或视网膜缺血引起的短暂性神经功能缺损，临床症状一般不超过 1 小时，最长不超过 24 小时，且无责任病灶的证据。

45. E　TIA 或脑梗死患者大多的病因是脑动脉粥样硬化，阿司匹林对血小板聚集有抑制作用，可延缓动脉粥样硬化，预防再次形成血栓而造成血管阻塞。

46. A　脑出血最常见病因是高血压合并细小动脉硬化，其他病因包括动 - 静脉血管畸形、脑淀粉样血管病变、血液病（如白血病、再生障碍性贫血、血小板减少性紫癜、血友病、红细胞增多症和镰状细胞病等）、抗凝或溶栓治疗等。

47. D　如果患者预期幸存，外科治疗较内科治疗通常增加严重残疾风险。病情逐渐进展的脑出血（脑疝表现尚不明显）是外科手术治疗的主要适应证。

48. D 关于脑出血的治疗：（1）当收缩压 > 200mmHg 或平均动脉压 > 150mmHg 时，要用持续静脉降压药物积极降低血压；当收缩压 > 180mmHg 或平均动脉压 > 130mmHg 时，如果同时有疑似颅内压增高的证据，要考虑监测颅内压，可用间断或持续静脉降压药物来降低血压，但要保证脑灌注压 > 60 ~ 80mmHg；如果没有颅内压增高的证据，降压目标则为 160/90mmHg 或平均动脉压 110mmHg。（2）为维持水、电解质平衡和营养支持，病后每日入液量可按"尿量 + 500ml"计算，如有高热、多汗、呕吐或腹泻者，可适当增加入液量。维持中心静脉压 5 ~ 12mmHg 或肺楔压在 10 ~ 14mmHg 水平。（3）止血药物如氨基己酸、氨甲苯酸、巴曲酶等对高血压动脉硬化性出血的作用不大。如果有凝血功能障碍，可针对性给予止血药物治疗。（4）脑出血患者一般应卧床休息 2 ~ 4 周，保持安静，避免情绪激动和血压升高，积极控制脑水肿。（5）发病后不能进食者可短期给予肠外营养的方式进行补充，昏迷患者给予鼻饲。

49. C 小脑出血的手术指征较明确，昏迷的患者常在数小时内病情恶化，因此越早手术效果越好，多数情况下认为血肿 ≥ 10ml 需要考虑手术治疗，症状恶化也应尽早手术。

50. E 多发性脑出血通常继发于淀粉样血管病、血液病、血管炎性改变和脑肿瘤（瘤卒中）等患者。

51. E 脑桥出血多由基底动脉脑桥支破裂所致。大量出血（血肿 >5ml）累及双侧被盖部和基底部，常破入第四脑室，患者迅即出现昏迷、双侧针尖样瞳孔、呕吐咖啡样胃内容物、中枢性高热、中枢性呼吸障碍、眼球浮动、四肢瘫痪和去大脑强直发作等。小量出血可无意识障碍，表现为交叉性瘫痪和共济失调性偏瘫，两眼向病灶侧凝视麻痹或核间性眼肌麻痹。

52. A 脑梗死有时与脑出血的临床表现相似，但活动中起病、病情进展快、发病当时血压明显升高常提示脑出血，CT 检查发现高密度出血灶可明确诊断。

53. E 蛛网膜下腔出血主要表现为头痛、脑膜刺激征、眼部症状；因未侵及脑实质，一般无神经系统缺损定位体征。脑出血根据出血部位不同而出现局灶性神经系统缺损定位表现。故蛛网膜下腔出血和脑出血的主要鉴别要点是有无神经系统缺损定位体征。

54. D 高血压脑出血的主要发病机制是脑内细小动脉在长期高血压作用下发生慢性病变破裂所致。颅内动脉具有中层肌细胞和外层结缔组织少及外弹力层缺失的特点。长期高血压可使脑内细小动脉发生玻璃样变性、纤维素样坏死，甚至形成微动脉瘤或夹层动脉瘤，在此基础上血压骤然升高时易导致血管破裂出血。

55. D 在进行"3H"治疗时，血容量增加、前负荷增加、回心血量增加，可能会出现心脏功能失代偿而发生心力衰竭。

56. A 蛛网膜下腔出血患者，为预防再出血，应绝对卧床休息至少 4 ~ 6 周，避免搬动和过早离床，床头抬高 15° ~ 20°，病房保持安静并配以舒适的暗光。避免引起血压及颅压增高的诱因，如用力排便、咳嗽、打喷嚏、情绪激动、疼痛及恐惧等。

57. E 脑出血的预后与出血量、出血部位、意识状态及有无并发症有关。

58. B 脑水肿可使颅内压增高，并致脑疝形成，是影响脑出血死亡率及功能恢复的主要因素。积极控制脑水肿、降低颅内压（ICP）是脑出血急性期治疗的重要环节。降低颅内压首先选择脱水剂，如甘露醇、呋塞米、甘油果糖等。

59. C 脑出血的紧急治疗措施为对脑出血后的血压升高患者不应急于降血压，应先使用脱水药物控制脑水肿、降低颅内压，预防脑疝形成，再根据血压情况决定是否进行降血压治疗。

60. B 为保持水、电解质平衡和营养支持，病后每日入液量可按"尿量＋500ml"计算，如有高热、多汗、呕吐或腹泻者，可适当增加入液量。

61. A 脑叶出血占脑出血的 5% ~ 10%，常由脑动 - 静脉畸形、血管淀粉样病变、血液病等所致。出血以顶叶最常见，其次为颞叶、枕叶、额叶，也有多发脑叶出血的病例。

62. C 脑出血后 6 ~ 8 小时，由于缺血、血红蛋白和凝血酶等细胞毒性物质释放，兴奋性氨基酸释放增加，细胞内离子平衡破坏，钠离子大量聚集，引起细胞毒性水肿。出血后 4 ~ 12 小时，血 - 脑屏障开始破坏，血浆成分进入细胞间液，引起血管源性水肿。出血后血管降解形成的渗透性物质和缺血产生的代谢产物积聚，使组织间渗透压增高，加重脑水肿。脑水肿一般在 24 ~ 48 小时达高峰，3 ~ 5 天后开始消退。

63. C TIA 患者不仅易发生脑梗死，也易发生心肌梗死和猝死。最终 1/3 的 TIA 患者发展为脑梗死，1/3 的患者继续发作，1/3 的患者自行缓解。

64. E 颅脑 CT 扫描是诊断脑出血的首选方法，发病即可见圆形或卵圆形均匀高密度区，边界清楚，脑室大量积血时多呈高密度铸型，脑室扩大。1 周后血肿周围有环形增强，血肿吸收后呈低密度或囊性变。

65. D 蛛网膜下腔出血（SAH）的病因：①颅内动脉瘤，是最常见的病因（占 75% ~ 80%）。其中囊性动脉瘤占绝大多数，还可见高血压、动脉粥样硬化所致梭形动脉瘤、夹层动脉瘤及感染所致的真菌性动脉瘤等。②血管畸形，约占 SAH 病因的 10%，其中动 - 静脉畸形（AVM）占血管畸形的 80%。多见于青年人，90% 以上位于幕上，常见于大脑中动脉分布区。③其他：如 moyamoya 病（占儿童 SAH 的 20%）、颅内肿瘤、垂体卒中、血液系统疾病、颅内静脉系统血栓形成和抗凝治疗并发症等。此外，约 10% 患者病因不明。

66. D 脑血管痉挛（CVS）在蛛网膜下腔出血（SAH）病后 3 ~ 5 天开始发生，5 ~ 14 天为迟发性血管痉挛高峰期，2 ~ 4 周逐渐消失。

67. D 蛛网膜下腔出血的患者应用尼莫地平，目的主要是防治脑血管痉挛，有效减少 SAH 引发的不良结局。

68. D 再出血是 SAH 主要的急性并发症，20% 的动脉瘤患者病后 10 ~ 14 天可发生再出血，使死亡率约增加一倍。

69. A 蛛网膜下腔出血（SAH）的并发症有再出血、脑血管痉挛、急性或亚急性脑积水，5%~ 10% 的患者发生癫痫发作，不少患者发生低钠血症。再出血是 SAH 主要的急性并发症，20% 的动脉瘤患者病后 10 ~ 14 天可发生再出血，使死亡率约增加一倍；动 - 静脉畸形急性期再出血者较少见。

70. C 首次血管造影无法发现出血来源，可能是 SAH 后血管痉挛或动脉瘤血栓阻止造影剂充盈，使得造影结果阴性。这种情况可于 2 周后再次造影，因为 2 周以后脑水肿消退，血管痉挛缓解，可发现 1%~2% 的病变。

71. D 通常下列情况需要考虑手术治疗：①基底核区中等量以上出血（壳核出血 ≥30ml，丘脑出血 ≥15ml）。②小脑出血 ≥10ml 或直径 ≥3cm，或合并明显脑积水。③重症脑室出血（脑室铸型）。④合并脑血管畸形、动脉瘤等血管病变。

72. B 突然发生的持续性剧烈头痛、呕吐、脑膜刺激征阳性，伴或不伴意识障碍，检查无局灶性神经系统缺损体征，应高度怀疑蛛网膜下腔出血（SAH）。同时 CT 证实脑池和蛛网膜下腔高密度征象或腰穿检查示压力增高和血性脑脊液等可临床确诊。

73. E 蛛网膜下腔出血时要求绝对卧床休息 4~6 周；及时应用止血药物以防止再度出血；有高颅压表现时可以给予甘露醇脱水；为降低脑血管痉挛的发生风险，需早期应用尼莫地平。蛛网膜下腔出血时禁用肝素，因为其可能引起继续出血。

74. C 上矢状窦是非感染性静脉窦血栓形成最常见的部位。上矢状窦血栓形成最常见于脱水和衰弱的婴儿，也见于创伤、肿瘤、口服避孕药、妊娠、血液病和免疫系统疾病等，有时原因不明。所以选项 C 正确。选项 A 是海绵窦血栓形成的叙述，选项 B 是侧窦血栓形成的叙述。

75. B 颅脑 MRI 在临床上是诊断上矢状窦血栓形成最常见的辅助检查手段。其可直接显示颅内静脉和静脉窦血栓，以及继发脑实质损害，血栓表现随时间而变化。

76. A 海绵窦血栓形成多见于眶部、鼻窦及上面部化脓性感染或全身性感染，非感染性的海绵窦血栓罕见。多从一侧急骤起病，迅速扩散至对侧，出现脓毒血症、发热等全身中毒症状，眼球疼痛和眼眶部压痛。主要表现

为脑神经受损和眼静脉回流受阻征象。多有 Ⅲ、Ⅳ、Ⅵ、V_{1-2} 脑神经受损，出现眼睑下垂、眼球运动受限或固定、复视、瞳孔扩大、对光反射与角膜反射消失等。眼静脉回流受阻可出现眼睑、眶周、球结膜水肿和眼球突出等。眼底可见视神经乳头水肿及出血，视力通常不受累。选项 A 为侧窦血栓形成的临床表现。

77. C 烟雾病多见于儿童及青壮年，存在 5 岁和 40 岁左右两个发病年龄高峰。常见的临床表现有 TIA、脑卒中、头痛、癫痫发作和智能减退等。可分为缺血型和出血型两组症状，不同年龄发病的临床表现不同。儿童患者以缺血性卒中或反复发生的 TIA 为主。成年患者常表现为出血性卒中，也有约 20% 表现为缺血性卒中。脑血管造影显示双侧颈内动脉虹吸段和大脑前、中动脉起始段狭窄，甚至闭塞，伴颅底异常血管网，可伴发动脉瘤。对发作频繁、颅内动脉狭窄严重或闭塞者可考虑血管重建等外科手术治疗，如颞上动脉-大脑中动脉直接搭桥术等。

78. E moyamoya 病的 CT 表现上，脑梗死以双侧和多发为特点，多发生在皮质或（和）皮质下，很少见于内囊和基底节，不发生于小脑和脑干。

79. E 烟雾病的脑血管造影显示双侧颈内动脉虹吸段和大脑前、中动脉起始段狭窄，甚至闭塞，伴颅底烟雾状异常血管网和广泛的侧支循环形成，可伴发动脉瘤。

80. A 脑底异常血管网病又称烟雾病（moyamoya disease），是以颈内动脉虹吸段及大脑前动脉、大脑中动脉起始部严重狭窄或闭塞，软脑膜动脉、穿通动脉等小血管代偿增生形成脑底异常血管网为特征的一种脑血管疾病。病因复杂，遗传因素和获得性环境因素均

与其发病有关。多数为散发，且部分患者病前有上呼吸道感染或扁桃体炎、血管炎、颅脑外伤等病史。我国研究报道部分病例与钩端螺旋体感染有关。可见脑梗死、脑出血或蛛网膜下腔出血等病理改变。

81. D moyamoya 病检查脑血管造影（DSA）显示双侧颈内动脉虹吸段、大脑前动脉与中动脉起始段狭窄甚至闭塞，伴颅底异常血管网，可伴发动脉瘤。

82. E 治疗主动脉弓综合征可用皮质类固醇如泼尼松口服，无效可加用环磷酰胺或硫唑嘌呤等免疫抑制剂。病变血管局限者可行动脉膜切除术和人工血管重建术。

83. D 主动脉弓综合征是由于主动脉弓发出的大动脉，如无名动脉、颈总动脉或左锁骨下动脉的进行性阻塞，导致动脉血压降低，颈、臂血管搏动减弱甚或消失，身体上部血流减少，致脑和眼以及肢体供血不足而产生的一系列症状和体征。在我国最常见的原因是大动脉炎，多见于青少年女性。该综合征是主要累及主动脉及分支大动脉的全层性血管炎，病变主要累及升主动脉、主动脉弓、锁骨下动脉、胸主动脉、腹主动脉、肾动脉和颈总动脉等，颅内动脉通常不受累。

84. D moyamoya 病的部分病例为先天性；但也可能与后天获得性因素有关，如外伤等，青年 moyamoya 病有一部分与动脉粥样硬化相关。患者临床表现差异大。临床上儿童和青年患者反复出现不明原因的短暂性脑缺血发作、脑梗死、脑出血和蛛网膜下腔出血，且无高血压、动脉粥样硬化等证据时，应考虑此病。

85. B 脑淀粉样血管病（CAA）是由淀粉样物质在软脑膜和大脑皮质小动脉中层沉积导致的脑血管疾病。以反复发生的多发性脑叶出血最为多见。出血的好发部位是脑叶，尤其是枕叶、枕顶区或额叶皮质和皮质下白质，而脑干及大脑深部结构很少受累。MRI 梯度回波发现多发脑叶陈旧的点状出血灶提示 CAA 可能。脑活检可见动脉壁内淀粉样物质广泛沉积。

86. E 脑淀粉样血管病（CAA）出血的好发部位是脑叶，尤其是枕叶、枕顶区或额叶皮质和皮质下白质，而脑干及大脑深部结构很少受累。

87. A 多发梗死性痴呆（MID）是由多发性脑梗死累及大脑皮质或皮质下区域所引起的痴呆综合征。脑血管性病变是 MID 的直接原因，主要是由于动脉粥样硬化、动脉狭窄和动脉硬化斑块不断脱落，引起反复多发性脑梗死，继而导致 MID。

88. D 多发梗死性痴呆（MID）是由多发性脑梗死累及大脑皮质或皮质下区域所引起的痴呆综合征，是血管性痴呆（VaD）的最常见类型。MID 常常表现为反复多次突然发病的脑卒中，阶梯式加重、波动病程的认知功能障碍以及病变血管累及皮质和皮质下区域的相应局灶性神经功能缺损症状与体征。

89. A 依据病灶特点和病理机制的不同，临床上将血管性痴呆（VaD）分为以下多种类型，不同类型痴呆临床表现不同：①多发梗死性痴呆；②关键部位梗死性痴呆；③分水岭梗死性痴呆；④出血性痴呆；⑤皮质下动脉硬化性脑病；⑥伴有皮质下梗死和白质脑病的常染色体显性遗传性脑动脉病。其中，多发梗死性痴呆（MID）是由多发性脑梗死累及大脑皮质或皮质下区域所引起的痴呆综合征，是 VaD 的最常见类型。

90. A 血管性痴呆患者可伴有表情淡漠、少语、焦虑、抑郁或欣快等精神症状。其中抑郁是血管性痴呆患者最常见的伴随症状。

91. A　预防和治疗脑血管病及其危险因素是防治血管性痴呆最根本的方法。包括抗血小板聚集、调节血脂、防治高血压与糖尿病等。

92. B　由于脑组织的血流量分布并不均一，灰质的血流量远高于白质。大脑皮质的血液供应最丰富，其次为基底节和小脑皮质，因此急性缺血时大脑皮质可发生出血性脑梗死（红色梗死）、白质易出现缺血性脑梗死（白色梗死）。红色梗死即梗死处有明显的出血；系由于缺血导致动脉血管壁损伤、坏死，但因血供丰富，已损伤血管的血流得以恢复，则血液会从破损的血管壁漏出，引发出血性梗死。

93. A　大脑深静脉包括大脑内静脉和大脑大静脉。大脑内静脉由脉络膜静脉和丘脑纹静脉合成，两侧大脑内静脉汇合成大脑大静脉（Galen 静脉），收集半球深部髓质、基底节、间脑和脉络丛等处的静脉血，汇入直窦。

二、A2 型题

94. C　患者出现左眼失明、右上肢无力，初步分析为左侧眼动脉受累，而左侧眼动脉是左侧颈内动脉的分支。不完全运动性失语，右侧中枢性面、舌瘫，右侧肢体肌力减低、偏身感觉障碍，判断病变在左侧优势半球，亦符合左侧颈内动脉闭塞的表现。

95. C　头颅 MRI 标准的 MRI 序列（T_1、T_2 和 Flair 相）可清晰显示缺血性梗死、脑干和小脑梗死、颅内静脉窦血栓形成等。

96. C　本病例诊断考虑为左侧小脑后下动脉血栓形成。小脑后下动脉闭塞常导致延髓背外侧综合征，临床最常见表现为眩晕、呕吐和眼球震颤（前庭神经核损害）；交叉性感觉障碍［即同侧面部痛、温觉缺失（三叉神经脊束核损害），对侧偏身痛、温觉减退或丧

失（脊髓丘脑侧束损害）］；同侧 Horner 综合征［眼裂减小，瞳孔缩小，患侧面部无汗（下行的交感神经纤维受累）］；饮水呛咳、吞咽困难和构音障碍（疑核损害）；同侧小脑性共济失调。

97. D　患者老年女性，既往有高血压病史，结合患者症状及临床表现，初步诊断为右颈内动脉闭塞。颈内动脉闭塞综合征的临床表现严重程度差异很大，取决于侧支循环状况。颈内动脉缺血可出现单眼一过性黑矇，偶见永久性失明或 Horner 综合征。颈部触诊可发现颈动脉搏动减弱或消失。

98. E　左侧颞叶扇形异常信号，CT 低密度影伴基底节回避；MRI 的 T_1WI 较低信号，T_2WI 高信号，ADC 低信号。结合病史，考虑为左侧大脑中动脉梗死。

99. A　该患者可诊断为血管性痴呆。血管性痴呆（VaD）多在 60 岁以后发病，有卒中史，呈阶梯式进展，波动病程，表现为认知功能显著受损达到痴呆标准，伴有局灶性神经系统受损的症状与体征。VaD 患者的认知障碍表现为执行功能受损显著，如制订目标、计划性、主动性、组织性和抽象思维以及解决冲突的能力下降；常有近记忆力和计算力的减低。可伴有表情淡漠、少语、焦虑、抑郁或欣快等精神症状。

100. A　患者有心房颤动，动态起病，突发肢体活动不灵，语言障碍，偏瘫、偏身感觉障碍。应首先考虑为心源性微血栓脱落引起的脑栓塞。

101. C　本病例的病程已超过 24 小时，且 TIA 临床表现不会遗留神经系统局灶性缺损定位改变。

102. D　脑梗死 3～5 天脑水肿达高峰。该患者脑梗死后 3 天出现意识不清，血压显著

升高，出现偏瘫，腰穿颅内压升高，诊断为脑梗死后脑水肿。处理方式多采用脱水降颅压治疗，可使用 20% 甘露醇，每次 125～250ml 静滴，每 6～8 小时一次；对心、肾功能不全患者可改用呋塞米 20～40mg 静脉注射，每 6～8 小时一次；可酌情同时应用甘油果糖，每次 250～500ml 静滴，1～2 次／日；还可予注射用七叶皂苷钠和白蛋白辅助治疗。

103. A　患者有高血压病史，行走时突感左侧肢体无力，跌倒。急诊头颅 CT 扫描显示右侧基底节区高密度影，可以诊断为高血压性脑出血。

104. A　壳核出血常有病灶对侧偏瘫、偏身感觉缺失和同向性偏盲，还可出现双眼球向病灶对侧同向凝视不能，优势半球受累可有失语。题中患者动态急骤起病，左侧肢体偏瘫，故病灶位于右侧壳核。丘脑出血常有对侧偏瘫、偏身感觉障碍，通常感觉障碍重于运动障碍。患者无感觉障碍，可排除易混淆选项 B。

105. B　中老年患者在情绪激动时突然发病，迅速出现局灶性神经功能缺损症状以及头痛、呕吐等颅高压症状，应考虑脑出血的可能。再对不同部位脑出血的症状进行对比，该患者符合脑室出血的诊断。脑实质内出血破入脑室内引起的出血，称为继发性脑室出血，常有头痛、呕吐，严重者出现意识障碍如深昏迷，脑膜刺激征阳性，针尖样瞳孔、眼球分离性斜视或浮动，四肢瘫痪及去脑强直发作，中枢性高热、呼吸不规则、脉搏和血压不稳定等，预后差，可迅速死亡。额叶出血可有偏瘫、尿便障碍、运动性失语、摸索和强握反射等；枕叶出血可有视野缺损；小脑出血常有头痛、呕吐，眩晕和共济失调明显，起病突然，可伴有枕部疼痛。

106. A　患者男性，有高血压病史，饮酒时突发头痛、呕吐、肢体运动障碍，初步诊断为脑出血；而患者出现右半身偏瘫，左侧瞳孔散大、对光反射消失，且有昏迷，考虑脑出血后形成脑疝并且定位诊断在左侧。综上所述，最可能的诊断为脑出血，左侧颞叶钩回疝。而小脑扁桃体疝所致延髓受压危害显著，将迅速出现呼吸、循环衰竭。

107. A　基底节区出血为高血压脑出血最常见类型。临床主要表现为对侧偏身瘫痪、偏身感觉障碍及同向性偏盲（"三偏"综合征）。

108. E　患者最可能的出血部位是小脑。小脑出血常有头痛、呕吐，眩晕和共济失调明显，起病突然，可伴有枕部疼痛。出血量较少者，主要表现为小脑受损症状，如患侧共济失调、眼震和小脑语言等，多无瘫痪；出血量较多者，尤其是小脑蚓部出血，病情迅速进展，发病时或病后 12～24 小时内出现昏迷及脑干受压征象，如双侧瞳孔缩小至针尖样、呼吸不规则等。暴发型则常突然昏迷，有去脑强直发作，并发小脑扁桃体疝者将在数小时内迅速死亡。

109. C　患者有剧烈头痛伴呕吐，并出现脑膜刺激征，判断有蛛网膜下腔出血。血管造影见有前交通动脉梨形带蒂影，可以判断有动脉瘤或者动脉夹层形成。

110. E　突然发生的持续性剧烈头痛、呕吐及颈项强直等脑膜刺激征，伴或不伴意识障碍，检查无局灶性神经系统缺损体征，应高度怀疑蛛网膜下腔出血（SAH）。题中青年男性患者在劳动时出现剧烈头痛、呕吐，伴一过性意识不清，醒后颈枕部痛；左侧眼睑下垂、左侧瞳孔散大（左侧后交通动脉瘤破裂致动眼神经麻痹），颈项强直（＋），双侧 Kernig 征（＋），均可得出蛛网膜下腔出血的诊断。脑出血多见于老年高血压患者，基底核区脑出血最常见，但即使并发脑疝者一般亦无脑膜刺激征。

111. E 该患者突然发病，出现意识障碍、呕吐，瞳孔对光反射存在，脑膜刺激征阳性，无局灶性神经系统缺损体征，应高度怀疑蛛网膜下腔出血。

112. B 颅内动脉瘤是蛛网膜下腔出血（SAH）的最常见原因。动脉瘤一旦破裂，可引起蛛网膜下腔出血。若在动脉瘤破裂前就对其进行干预，则有可能避免 SAH 带来的巨大危害。外科手术消除动脉瘤是防止动脉瘤性 SAH 再出血最根本的方法。

113. D 该患者有动脉瘤病史，经过对症治疗好转，后又出现意识障碍、瞳孔扩大、对光反射迟钝、肌力下降，并出现病理征，可以判断患者为脑动脉瘤再破裂出血后对脑组织造成压迫，引发颅内压增高。

114. D 突然发生的持续性剧烈头痛、呕吐、颈强直等脑膜刺激征，伴或不伴意识障碍，检查无局灶性神经系统缺损体征，应高度怀疑蛛网膜下腔出血（SAH）。SAH 患者可出现颈强直、Kernig 征和 Brudzinski 征等脑膜刺激征，以颈强直最多见。20% 患者眼底可见玻璃体下片状出血，发病 1 小时内即可出现，是由于急性颅内压增高和眼静脉回流受阻所致，对诊断具有提示意义。

115. A 临床疑诊 SAH 首选头颅 CT 平扫检查。头颅 CT 平扫检查在出血早期敏感性高，可检出 90% 以上的 SAH，显示大脑外侧裂池、前纵裂池、鞍上池、脑桥小脑脚池、环池和后纵裂池高密度出血征象。

116. C 头颅 CT 提示脑池内高密度影，可以确诊蛛网膜下腔出血。剧烈头痛、视物成双、颈部僵硬是蛛网膜下腔出血的症状表现。

117. D 对于脑出血性疾病，脑血管造影（DSA）是诊断出血责任血管定位的重要手段。条件具备、病情许可时应争取尽早行全脑 DSA 检查，以确定有无动脉瘤、出血原因并决定治疗方法和判断预后。

118. A 患者突发头痛、呕吐，伴有脑膜刺激征，CT 检查提示前纵裂池积血，若因颅内动脉瘤破裂所致，最有可能为前交通动脉瘤。大脑前动脉在视交叉外侧，由颈内动脉向前近直角发出，左、右大脑前动脉中间以横支相连，称为前交通动脉。大脑前动脉为颈内动脉的终支，在视交叉上方折入大脑纵裂，在大脑半球内侧面延伸。

119. C 脑出血常见于 50 岁以上患者，男性稍多于女性，常有高血压病史。多在情绪激动或活动中突然发病，发病后病情常于数分钟至数小时内达到高峰；少数也可在安静状态下发病。前驱症状一般不明显。患者发病后由于颅内压升高，常有头痛、呕吐和不同程度的意识障碍（如嗜睡或昏迷等）。基底节区是高血压颅内出血最常见的部位，典型临床表现为对侧"三偏"（偏瘫、偏身感觉障碍、偏盲）综合征。

120. D 脑桥出血通常为突然起病的深昏迷而无任何征兆如头痛，可在数小时内死亡。大量出血（血肿 >5ml）累及双侧被盖部和基底部，常破入第四脑室，患者迅即出现昏迷、双侧针尖样瞳孔、呕吐咖啡样胃内容物、中枢性高热、中枢性呼吸障碍、眼球浮动、四肢瘫痪和去脑强直发作等。小量出血可无意识障碍，表现为交叉性瘫痪和共济失调性偏瘫，两眼向病灶侧凝视麻痹或核间性眼肌麻痹。

121. A 该患者诊断可考虑为短暂性脑缺血发作（TIA）。中老年患者突然出现局灶性脑功能损害症状，符合颈内动脉或椎 - 基底动脉系统及其分支缺血表现，并在短时间内症状完全恢复（多不超过1小时），应高度怀疑为TIA。如果神经影像学检查没有发现神经功能缺损对应的责任病灶，临床即可诊断TIA。

122. C　题中为老年人，右利手，有言语表达困难和右侧肢体瘫痪，提示左侧大脑优势半球病变，血管定位为左侧大脑中动脉系统受累；患者另外有反复发作性左眼失明1个月余，每次持续5分钟左右，初步判断为左眼动脉供血不足，病症呈慢性进展，考虑因血栓形成阻塞血管所致。上述两者均为颈内动脉系统的分支，故患者最可能诊断为左侧颈内动脉血栓形成。

123. E　患者最可能的诊断是脑血栓形成。脑血栓形成在发病前可有肢体发麻、运动不灵、言语不清、眩晕、视物模糊等征象。常于睡眠中或晨起发病，数小时或数日内逐渐加重，患肢活动无力或不能活动，说话含混不清或失语，饮水呛咳。患者可有意识丧失或轻度障碍。

124. B　患者在安静状态下逐渐发病，提示脑血栓形成。部分病例有短暂性脑缺血发作（TIA）前驱症状，如肢体麻木、无力等，常于1小时内恢复；之后突然出现偏侧上、下肢麻木无力，口眼歪斜、言语不清等症状，渐进性加重。脑出血一般在活动中发病，而脑栓塞发病更快。

125. C　患者安静状态下起病，临床症状表现神志清楚、语利、肢体肌力5级、感觉正常；仅右侧同向性偏盲。初步诊断为脑血栓形成。

126. C　患者最可能的诊断是脑血栓形成。脑血栓形成多在安静或睡眠中发病，部分病例有短暂性脑缺血发作（TIA）前驱症状如肢体麻木、无力等，常于1小时内恢复；突然

出现偏侧上、下肢麻木无力，口眼歪斜、言语不清等症状。多数病例在发病24小时后头部CT逐渐显示低密度梗死灶，CT发现梗死灶可以确诊。

127. C　患者在1~2天内渐进性起病，临床症状表现为左侧上、下肢活动受限，吐字不清，但神志清楚，无明显头痛、呕吐，头颅CT扫描未见异常，初步诊断为脑血栓形成。患者肢体感觉与运动障碍持续存在，可排除选项E"短暂性脑缺血发作"。头颅CT检查未见异常，可排除选项A"脑出血"。患者无栓塞栓子来源，可排除选项B"脑栓塞"。患者无明显头痛、脑膜刺激征，可排除选项D"蛛网膜下腔出血"。

128. D　交叉瘫属脑干特有，病变一般在一侧皮质脑干束。眼睑上抬（上睑提肌）属中脑动眼神经核管理，左侧眼睑下垂合并右侧偏瘫，病变应在左侧中脑。中脑和皮质脑干束的血供均属于椎-基底动脉系统，故患者最可能的诊断是椎-基底动脉系统血栓形成。

129. E　椎-基底动脉供应大脑半球后1/3及部分间脑、脑干和小脑。运动性失语又称表达性失语，由优势侧大脑半球额下回后部病变引起。因此，椎-基底动脉系统病变不应出现运动性失语。

130. E　小脑幕切迹疝又称颞叶钩回疝，由于颅内占位性病变可使颞叶内侧的海马回和钩回向下移位挤入小脑幕裂孔，压迫小脑幕切迹内的中脑、动眼神经等结构，导致脑干内上行网状激活系统和锥体束受损，产生不同程度的意识障碍及肢体瘫痪；病变同侧动眼神经受压，造成同侧瞳孔散大、对光反射迟钝或消失。小脑幕切迹疝时，瞳孔变化和意识障碍出现较早、延髓生命中枢功能受累表现出现在后；而枕骨大孔疝时，生命体征和循环障碍出

现较早、瞳孔变化和意识障碍出现较晚。

三、A3/A4 型题

131. D 根据"视物旋转伴行走不稳,一侧肢体共济失调,眼球震颤,构音障碍",可定位于小脑半球受损;根据患者为老年男性,急性起病,伴头痛、呕吐,可定性为出血性脑血管病。综上所述,患者最可能诊断为小脑出血。小脑出血常有头痛、呕吐,眩晕和共济失调明显,起病突然,可伴有枕部疼痛。出血量较少者,主要表现为小脑受损症状,如患侧共济失调、眼震和小脑语言等,多无瘫痪。

132. B 脑出血不同的出血部位,可以有不同的阳性体征,如基底节区出血,可以有不同程度的偏瘫、偏身感觉障碍及偏盲等。脑叶出血,可以有失语、偏盲及癫痫发作。脑桥出血,可以有面瘫、肢体瘫(交叉性瘫痪)、眼肌麻痹、昏迷、针尖样瞳孔、中枢性高热及中枢性呼吸障碍等。小脑出血,一般没有肢体瘫痪,但可以有共济失调、眼球震颤等。脑室出血多表现为昏迷、四肢弛缓性瘫痪、针尖样瞳孔及去脑强直发作等。

133. E 老年患者,轻微头部外伤,伤后2 个月出现症状,目前以颅压增高症状为主,首先考虑为慢性硬膜下血肿。

134. E 颅脑外伤首选头颅 CT 检查,绝大多数可确诊。

135. C 患者已有脑受压症状,需进行手术治疗。慢性硬膜下血肿已有明显症状者,首选的治疗方法是颅骨钻孔冲洗引流减压。

136. B 患者发病时仅有孤立性头晕、头痛伴站立不稳症状,迅速昏迷,故脑出血部位可初步定位在小脑。

137. A 意识清醒的维持主要是依靠脑干上行网状激活系统,C、D、E 病变均累及脑

干,易于引起昏迷;B "巴比妥中毒"导致全脑广泛性抑制,也可引起昏迷。而一侧大脑半球病变如果没有并发脑疝或严重水肿,一般不会引起昏迷等严重意识障碍。

138. B 控制脑水肿,预防脑疝形成为最重要措施。

139. D 对于脑出血患者,无急性降压禁忌的情况下,数小时内将收缩压降至 130 ~ 140mmHg 是安全的;但快速降至 110 ~ 139mmHg 不能降低患者死亡或残疾的发生率,不能改善预后。如果没有颅内压增高的证据,收缩压目标值为 160mmHg。

140. D 患者表现符合延髓背外侧综合征。延髓背外侧综合征表现为眩晕,眼球震颤,吞咽困难;病灶侧软腭及声带麻痹,共济失调,面部痛、温觉障碍;Horner 综合征;对侧偏身痛、温觉障碍。题中患者右侧面部及左侧半身痛觉消失(交叉性感觉障碍),可判断病变部位在右侧延髓背外侧。

141. B 患者可诊断为延髓背外侧综合征,即 Wallenberg 综合征,是由延髓病变所致的症候群,是脑干梗死中最常见的类型之一。

142. A 延髓背外侧综合征在发病急性期,也就是发病后的 3 ~ 6 小时内,可以选择溶栓治疗,也可以选择介入治疗。超过 6 小时,主要选用阿司匹林或氯吡格雷进行抗血小板聚集等抗血栓治疗。题中患者已发病 2 天,已经超过 6 小时,故选项 A "抗血小板聚集治疗"是目前最佳治疗方法。

143. B 中年男性患者,既往有蛛网膜下腔出血病史,提示颅内动脉瘤存在的可能性大。出现右眼睑下垂伴复视 3 个月;查体右眼球外斜位以及右侧瞳孔散大、对光反射和调节反射消失等动眼神经麻痹表现,提示动眼神经受压或病损;增强 CT 检查显示鞍旁右侧有一

小圆形高密度影，周围无脑水肿征象，提示该高密度影非脑出血引起，而是动脉瘤所致。综上所述，患者可首先考虑诊断为右侧颈内动脉-后交通动脉瘤。鞍旁脑膜瘤、三叉神经鞘瘤、颞叶胶质瘤和颞叶脑脓肿均非颅内血管瘤，不会出现增强 CT 下高密度影，且临床表现与题中所述不符，故均排除。

144. A 脑血管造影是临床明确有无动脉瘤的诊断"金标准"，可明确动脉瘤的大小、位置、与载瘤动脉的关系、有无血管痉挛等解剖学特点。

145. A 患者诊断为动脉瘤，应行脑动脉瘤夹闭手术或介入栓塞手术，可减轻颅内压，防止动脉瘤破裂出血。

146. E 根据患者临床表现及 CT 检查，并无出血性脑血管病的表现，且病程为缓慢发展、进行性加重，可排除高血压性脑出血可能。

147. A 患者出现头晕、左下肢肌力减低；CT 检查有低密度影，占位效应不明显。可初步诊断为脑梗死。脑梗死常在安静或睡眠中发病，部分病例有 TIA 前驱症状如肢体麻木、无力等，局灶性神经系统缺损体征多在发病后十余小时或 1~2 天达到高峰。多数病例在发病 24 小时后脑 CT 逐渐显示低密度梗死灶。"占位效应不明显"可排除脑囊肿、胶质瘤和脑膜瘤。

148. D 脑梗死的最佳治疗方案为急性期给予改善脑部血液循环、抗血小板聚集、稳定动脉粥样硬化斑块、脑保护以及神经营养治疗。

149. B 患者突发意识不清，查头颅 CT 表现为高密度影，可以诊断为急性脑出血。

150. E 急性脑出血患者颅内压升高导致意识障碍，应当立即使用脱水剂控制脑水肿、降低颅内压，防止脑疝形成。这是脑出血急性期治疗的重要环节。

151. B 患者为中老年女性，活动中突然头痛、眩晕伴呕吐（提示颅内压增高可能），走路不稳。查体：血压 180/105mmHg（正常值 140/90mmHg，提示高血压性脑出血），双眼向右视出现水平眼震，右手指鼻不准，右侧跟-膝-胫试验阳性（小脑性共济失调表现）。高血压患者急性起病，且有颅内压增高及小脑性共济失调表现，考虑为小脑出血。因小脑半球的主要功能是控制同侧肢体的协调运动并维持正常的肌张力，故应定位、定性诊断为右小脑半球出血。

152. C 为进一步明确诊断，应采取的主要措施是头颅 CT 扫描，其对于出血性脑血管病变可以早期迅速显示病灶，为诊断的首选措施。所以选项 C 正确。详细追问有关病史（选项 A）只能进行初步判断，不是诊断标准。脑脊液检查（选项 B）多用于检查中枢神经系统感染性疾病，脑出血时一般无需进行，以免诱发脑疝形成。脑电图（选项 D）是反映脑生物电活动的检查技术，是癫痫诊断和分类的客观手段。脑血管造影（选项 E）可判断出血性脑血管病的责任血管形态、分布和位置，常用于脑血管畸形、动脉瘤的诊断。

153. A 脑出血患者血压会反射性升高，而过高的血压又会增加再出血的风险，但过低的血压又会影响到健康脑组织的血供。所以对于脑出血患者，应该选用较为有效且缓和、平稳的降压药物，逐步将血压控制在发病之前的基础血压水平。须避免使用引起血压急剧下降的药物，故利血平不能用于高血压急性脑出血的治疗。

154. B 患者为老年男性，突发起病，意识障碍伴有双侧瞳孔呈针尖样缩小，既往高血压病史且目前血压急剧升高，提示脑干出血可能。"双侧针尖样瞳孔"可见于脑桥出血等。

155. C 头颅 CT 是对脑出血诊断最有帮助的辅助检查。

156. E 脑桥出血患者可迅速出现昏迷，为脑干上行网状激活系统受损所致。

157. D 患者定位诊断在右侧小脑半球。小脑半球控制同侧肢体的协调运动并维持正常的肌张力，一侧小脑半球受损，行走时患者向患侧倾倒。一侧小脑半球病变时表现为同侧肢体共济失调，上肢比下肢重，远端比近端重，精细动作比粗略动作重，指鼻试验、跟－膝－胫试验、轮替试验笨拙，常有水平性（也可为旋转性）眼球震颤，眼球向病灶侧注视时震颤更加粗大，往往出现小脑性语言。

158. E 根据患者症状及查体，目前初步考虑为右侧小脑半球梗死或其他病损，首选的检查为头颅 MRI 检查（在识别后颅窝梗死方面明显优于头颅 CT）。

159. E 患者可诊断为血管网织细胞瘤。血管网织细胞瘤的颅脑 CT 检查：在发病部位呈单发的囊性或实质性占位病变。平扫可见肿瘤密度均匀，囊壁边缘常出现一个等密度或稍高密度的瘤结节；增强扫描后瘤结节可明显强化。若肿瘤影响脑脊液循环，还可出现梗阻性脑积水的表现。

160. E 血管网织细胞瘤属于血管源性良性肿瘤，其治疗目的是消除病灶，治疗方法以手术治疗为主，应行开颅切除瘤结节。

161. B 患者为中老年男性，睡醒后出现偏瘫及意识障碍，既往有房颤病史。查体双眼向左侧凝视，右侧肢体肌力 0 级，右侧病理征

阳性。首先考虑为房颤所致心源性栓子脱落造成的大脑中动脉主干栓塞。

162. A 头颅 MRI 弥散加权成像对急性脑梗死有较高的敏感性，可清晰显示早期缺血性梗死，是明确急性脑梗死部位的首选检查。头颅 CT 在发病 24 小时后才显示低密度梗死灶。

163. C 大面积脑梗死因脑水肿进行性加重，导致颞叶钩回疝，动眼神经受压，引起病灶同侧瞳孔散大、对光反射消失。

164. E 根据患者产后出现头痛、嗜睡等脑缺氧状态，结合颈强直、双侧巴宾斯基征（＋）等可以判断为在血液高凝状态下颅内静脉窦血栓形成。

165. D 颅内静脉窦血栓形成的辅助检查包括颅脑 CT 检查、颅脑 MRI 检查、磁共振静脉造影（MRV）、DSA、脑脊液检查。患者为颅内静脉窦血栓形成，无需进行磁共振动脉造影（MRA）。

166. C 颅内静脉窦血栓形成的治疗，主要是使用肝素或低分子肝素进行抗凝。这种抗凝应该在疾病的早期进行，以尽可能地恢复管腔的复通。

167. C 青年男性患者，活动情况下突然出现剧烈头痛、恶心、呕吐，短暂意识障碍，最可能的诊断是动脉瘤破裂导致的蛛网膜下腔出血。

168. E 明确蛛网膜下腔出血的影像学检查首选头颅 CT ＋ 颅脑 CTA，以明确诊断和病因。

169. E 针对蛛网膜下腔出血的治疗原则：绝对卧床休息、尽快明确病因，有动脉瘤者尽早处理，防止再出血，尼莫地平改善脑血管痉挛，甘露醇脱水减轻脑水肿等综合治疗；脑脊液置换，应每次释放 10～20ml。

四、B1 型题

170 ~ 171. A、B　皮质前型分水岭脑梗死见于大脑前、中动脉分水岭脑梗死，病灶位于额中回，可沿前、后中央回上部带状走行，直达顶上小叶；皮质后型分水岭脑梗死见于大脑中、后动脉或大脑前、中、后动脉皮质支分水岭脑梗死，病灶位于顶、枕、颞交界区；皮质下型分水岭脑梗死见于大脑前、中、后动脉皮质支与深穿支分水岭脑梗死或大脑前动脉回返支（Heubner 动脉）与大脑中动脉豆纹动脉分水岭脑梗死，病灶位于大脑深部白质、壳核和尾状核等。

172 ~ 175. C、D、A、E　①病灶对侧下肢中枢性瘫痪，"单下肢瘫"提示大脑前动脉脑梗死。②大脑中动脉主干闭塞引起大脑中动脉脑梗死，导致"三偏"综合征，即病灶对侧偏瘫（包括中枢性面、舌瘫和肢体瘫痪）、偏身感觉障碍及偏盲，伴双眼向病灶侧凝视。③基底动脉或双侧椎动脉闭塞是危及生命的严重脑血管事件，可引起脑干梗死，出现眩晕、呕吐、四肢瘫痪、共济失调、肺水肿、消化道出血、昏迷和高热等。④大脑后动脉主干闭塞引起大脑后动脉脑梗死，出现皮质支和深穿支闭塞的症状，典型临床表现是对侧同向性偏盲、偏身感觉障碍，不伴有偏瘫。

176 ~ 178. A、D、E　脑出血超急性期（0 ~ 24 小时）血肿为 T_1 低信号、T_2 高信号，与脑梗死不易区分；急性期（2 ~ 7 天）血肿为 T_1 等信号、T_2 低信号；亚急性期（8 天至 4 周）血肿为 T_1 高信号、T_2 高信号；慢性期（超过 4 周）血肿为 T_1 低信号、T_2 高信号。

五、X 型题

179. ABCDE　关键部位梗死性痴呆（SID）是指由重要皮质、皮质下功能区域的数个小面积梗死灶，有时甚至是单个梗死病灶所引起的痴呆。这些与高级认知功能密切相关的部位包括角回、内囊、基底节、海马、丘脑、扣带回、穹窿等。

180. AC　椎动脉的主要分支：①脊髓前、后动脉；②小脑后下动脉：为椎动脉的最大分支，供应小脑底面后部和延髓后外侧部，该动脉行程弯曲，易发生血栓，引起交叉性感觉障碍和小脑性共济失调。所以选项 A、C 正确。内听动脉、小脑前下动脉和脑桥动脉均属于基底动脉的主要分支。

181. CDE　皮质前型分水岭脑梗死见于大脑前、中动脉分水岭脑梗死，病灶位于额中回，可沿前、后中央回上部带状走行，直达顶上小叶；皮质后型分水岭脑梗死见于大脑中、后动脉或大脑前、中、后动脉皮质支分水岭脑梗死，病灶位于顶、枕、颞交界区；皮质下型分水岭脑梗死见于大脑前、中、后动脉皮质支与深穿支分水岭脑梗死或大脑前动脉回返支（Heubner 动脉）与大脑中动脉豆纹动脉分水岭脑梗死，病灶位于大脑深部白质、壳核和尾状核等。

182. ABCD　动脉粥样硬化型脑梗死多见于中老年，动脉炎所致者以中青年多见。常在安静或睡眠中发病，部分病例有 TIA 前驱症状，如肢体麻木、无力等；局灶性体征多在发病后十余小时或 1 ~ 2 天达到高峰。患者意识清楚或仅有轻度意识障碍。通常无头痛，血压可正常，发病 24 小时内头颅 CT 可为正常。大脑后动脉闭塞一般可不伴有偏瘫。

183. ABCD　大脑后动脉深穿支闭塞可引起：①丘脑穿通动脉受累产生红核丘脑综合征；②丘脑膝状体动脉受累可见丘脑综合征；③中脑支受累出现 Weber 综合征或 Benedikt 综合征。基底动脉的脑桥支受累可出现 Millard –

Gubler 综合征。

184. ACDE 大脑后动脉深穿支丘脑穿通动脉闭塞产生红核丘脑综合征，表现为病灶侧舞蹈样不自主运动、意向性震颤、小脑性共济失调和对侧偏身感觉障碍。

185. ACDE 大脑后动脉深穿支丘脑膝状体动脉闭塞产生丘脑综合征（丘脑的感觉中继核团梗死），表现为对侧深感觉障碍、自发性疼痛、感觉过度、轻偏瘫、共济失调、手部痉挛和舞蹈 – 手足徐动症等。

186. ABCD 高龄、高血压、糖尿病、吸烟和家族史是本病发病的主要危险因素，而高胆固醇血症、过量饮酒、既往脑卒中病史等因素与本病的发病相关性较小。

187. ABDE 患者血压为 200/120mmHg 且处于昏迷，故应维持气道通畅、给氧、适当调整血压。患者 CT 扫描显示左半球大面积脑梗死，左侧脑室受压闭塞，故应使用脱水剂防治脑水肿、进入重症监护病房进行治疗，必要时手术治疗。患者为严重卒中且目前处于昏迷，不适于使用尿激酶静脉溶栓治疗。

188. ABCDE 脑梗死常用的血管病变检查方法包括颈动脉双功能超声、经颅多普勒超声（TCD）、磁共振血管成像（MRA）、CT 血管成像（CTA）和数字减影血管造影（DSA）等。

189. ABCE 大动脉粥样硬化型脑梗死特殊类型有大面积脑梗死、分水岭脑梗死、出血性脑梗死和多发性脑梗死，不包括缺血性脑梗死。

190. CD 小脑上、小脑后下或小脑前下动脉闭塞可导致小脑梗死，常见眩晕、呕吐、眼球震颤、共济失调、站立不稳和肌张力降低等症状，还可出现脑干受压和颅内压增高

症状。

191. ABCE 脑血栓急性期药物治疗原则如下。①超早期治疗：首先使患者提高脑卒中的急重症和急救意识，了解超早期治疗的重要性和必要性。发病后立即就诊，若无禁忌证，力争在 3 ~ 6 小时治疗时间窗内溶栓治疗，并降低脑代谢、控制脑水肿及保护脑细胞，挽救缺血半暗带。②个体化治疗：根据患者年龄、缺血性卒中类型、病情程度和基础疾病等不同情况采取最适当的治疗。③防治并发症：如感染、脑心综合征、下丘脑损伤、卒中后焦虑障碍或抑郁症、抗利尿激素分泌异常综合征和多器官衰竭等。④整体化治疗：采取支持疗法对症治疗并及时进行早期康复治疗，对卒中的危险因素如高血压、糖尿病和心脏病等及时采取预防性干预，减少复发率和降低病残率。当出现脑水肿和颅内压增高的严重卒中才需要使用甘露醇等脱水剂。

192. AC 延髓背外侧综合征是延髓上段的背外侧区病变，由小脑后下动脉或椎动脉供应延髓外侧的分支动脉闭塞所致。

193. ABCE 迄今为止，发病 3 小时内 rt-PA 标准静脉溶栓疗法是唯一被严格的临床科学试验证实具有显著疗效并被批准应用于临床的急性脑梗死药物治疗方法。适应证：①有急性脑梗死导致的神经功能缺损症状；②症状出现 <3 小时；③年龄 ≥18 岁；④患者或家属签署知情同意书。选项 D 为 rt-PA 标准静脉溶栓疗法的禁忌证。

194. ABCD 发病 3 小时内 rt-PA 标准静脉溶栓疗法的相对禁忌证：①轻型卒中或症状快速改善的卒中；②妊娠；③痫性发作后出现的神经功能损害症状；④近 2 周内有大型外科手术或严重外伤；⑤近 3 周内有胃肠或泌尿系统出血；⑥近 3 个月内有心肌梗死史。选项 E

为 rt-PA 标准静脉溶栓疗法的适应证。

195. AB 静脉溶栓是目前最主要的恢复脑循环血流措施，重组组织型纤溶酶原激活剂（rt-PA）和尿激酶是我国目前使用的主要溶栓药。阿司匹林和氯吡格雷是常用的抗血小板聚集剂，用于抗血栓治疗。阿片受体阻断剂属于脑保护剂，用于神经功能保护治疗。

196. CD 阿司匹林和氯吡格雷是常用的抗血小板聚集剂，用于脑梗死的抗血栓治疗。重组组织型纤溶酶原激活剂(rt-PA)和尿激酶是我国目前使用的主要静脉溶栓药。阿片受体阻断剂属于脑保护剂，用于神经功能保护治疗。

197. BCDE 脑保护剂用于神经功能保护治疗，常用的药物包括自由基清除剂、阿片受体阻断剂、电压门控性钙通道阻滞剂、兴奋性氨基酸受体阻断剂、镁离子和他汀类药物等，可通过降低脑代谢、干预缺血引发的细胞毒性机制，从而减轻缺血性脑损伤。重组组织型纤溶酶原激活剂（rt-PA）属于溶栓药。

198. ABDE 如没有条件使用 rt-PA，且发病在 6 小时内，对符合适应证且无禁忌证的患者，可考虑静脉给予尿激酶。尿激酶静脉溶栓疗法的适应证：①有急性脑梗死导致的神经功能缺损症状；②症状出现 <6 小时；③年龄 18 ~ 80 岁；④意识清楚或仅为嗜睡；⑤脑 CT 无明显早期脑梗死低密度改变；⑥患者或家属签署知情同意书。选项 C 是尿激酶静脉溶栓疗法的禁忌证。

199. ABCDE 脑水肿和颅内压增高是脑梗死的急性期并发症，治疗目标是降低颅内压、维持足够脑灌注（脑灌注压 > 70mmHg）和预防脑疝发生。推荐床头抬高 20° ~ 45°，避免并及时处理引起颅内压增高的因素，如头颈部过度扭曲、激动、用力、发热、癫痫、

呼吸道不通畅、咳嗽、便秘等。可使用 20% 甘露醇，每次 125 ~ 250ml 静滴，每 6 ~ 8 小时一次；对心、肾功能不全患者可改用呋塞米 20 ~ 40mg 静脉注射，每 6 ~ 8 小时一次；可酌情同时应用甘油果糖，每次 250 ~ 500ml 静滴，1 ~ 2 次/日；还可予注射用七叶皂苷钠和白蛋白辅助治疗。

200. ABCE 短暂性脑缺血发作（TIA），传统时限定义为 24 小时内恢复，无神经系统定位诊断，各种症状持续时间短，发作频率低，长时间发作可以进展成为脑梗死，最常见临床表现为运动障碍，CT 检查无责任病灶证据。

201. BCE TIA 的临床表现最常见的是运动障碍。如只出现肢体一部分或一侧面部感觉障碍，孤立性视觉丧失或失语发作，诊断必须慎重。不属于 TIA 的症状有：①不伴有后循环（椎 - 基底动脉系）障碍其他体征的意识丧失；②强直性和（或）阵挛性痉挛发作；③躯体多处持续进展症状；④视觉闪光和（或）暗点。

202. ABC 颈内动脉系统 TIA 的临床表现与受累血管分布有关。大脑中动脉（MCA）供血区的 TIA 可出现缺血对侧肢体的单瘫、轻偏瘫，面瘫和舌瘫，可伴有偏身感觉障碍和对侧同向偏盲，优势半球受损常出现失语和失用，非优势半球受损可出现空间定向障碍。大脑前动脉（ACA）供血区缺血可出现人格和情感障碍、对侧下肢无力等。颈内动脉（ICA）的眼支供血区缺血表现为眼前灰暗感、云雾状或视物模糊，甚至为单眼一过性黑矇、失明。颈内动脉主干供血区缺血可表现为眼动脉交叉瘫 [患侧单眼一过性黑矇、失明和（或）对侧偏瘫及感觉障碍]，Horner 交叉瘫（患侧 Horner 征、对侧偏瘫）。双眼视力障碍发作和跌倒发作属于椎 - 基底动脉系统 TIA 的

症状表现。

203. AB 短暂性全面遗忘症（TGA）是短暂性脑缺血发作的一种特殊临床类型，发作时出现短时间记忆丧失，对时间、地点定向障碍，患者自知力尚存在，且谈话、书写和计算能力正常，一般症状持续数小时，然后完全好转，不遗留记忆损害。发病机制仍不十分清楚，部分发病可能是大脑后动脉颞支缺血累及边缘系统的颞叶海马、海马旁回和穹窿所致。所以选项 A、B 叙述错误。

204. ABCD 壳核出血系由豆纹动脉（尤其是其外侧支）破裂所致，常有病灶对侧偏瘫、偏身感觉缺失和同向性偏盲，还可出现双眼球向病灶对侧同向凝视不能，优势半球受累可有失语。如出血破入脑室可出现头痛、恶心、呕吐以及脑膜刺激征等。

205. ABCD 小脑出血多由小脑上动脉分支破裂所致。常有头痛、呕吐，眩晕和共济失调明显，起病突然，可伴有枕部疼痛。出血量较少者，主要表现为小脑受损症状，如患侧共济失调、眼震和小脑语言等，多无瘫痪；出血量较多者，尤其是小脑蚓部出血，病情迅速进展，发病时或病后 12～24 小时内出现昏迷及脑干受压征象，双侧瞳孔缩小至针尖样、呼吸不规则等。暴发型则常突然昏迷，在数小时内迅速死亡。

206. ABCE 脑出血时 MRI 影像变化规律如下：①超急性期（＜24 小时）为长 T_1、长 T_2 信号，与脑梗死、脑水肿不易鉴别。②急性期（2～7 天）为等 T_1、短 T_2 信号。③亚急性期（8 天至 4 周）为短 T_1、长 T_2 信号。④慢性期（＞4 周）为长 T_1、长 T_2 信号。

207. AB 丘脑出血约占脑出血（ICH）病例的 10%～15%，系由丘脑膝状体动脉和丘脑穿通动脉破裂所致，可分为局限型（血肿仅局限于丘脑）和扩延型。豆纹动脉破裂可引起壳核出血。高血压动脉硬化和血管畸形破裂常引起尾状核头出血与壳核出血。

208. BC 有时脑梗死与脑出血的临床表现颇为相似，极易混淆。在所有的鉴别要点中，起病状态和起病速度最具有临床意义，活动中起病、病情进展快、发病当时血压明显升高常提示脑出血。脑出血可在 10 分钟至数小时症状达到高峰。CT 检查发现出血灶可明确诊断。

209. ABC 脑出血后最严重的并发症为出血灶阻塞脑脊液回路，造成阻塞性脑水肿而导致颅内压升高。如未及时进行降颅压治疗，可能造成脑疝形成，最终危及生命。

210. BD 尾状核头出血多由高血压动脉硬化和血管畸形破裂所致，一般出血量不大，多经侧脑室前角破入脑室。常有头痛、呕吐、颈强直、精神症状，神经系统功能缺损症状并不多见，故临床酷似蛛网膜下腔出血。脑室出血分为原发性和继发性脑室出血，原发性脑室出血多由脉络丛血管或室管膜下动脉破裂出血所致；继发性脑室出血是指脑实质出血破入脑室。常有头痛、呕吐，严重者出现意识障碍如深昏迷、脑膜刺激征、针尖样瞳孔、眼球分离斜视或浮动、四肢弛缓性瘫痪及去脑强直发作、高热、呼吸不规则、脉搏和血压不稳定等症状。临床上易误诊为蛛网膜下腔出血。

211. ABCDE 蛛网膜下腔出血（SAH）的主要病因如下。①颅内动脉瘤：是最常见的病因（占 75%～80%）。其中囊性动脉瘤占绝大多数，还可见高血压、动脉粥样硬化所致梭形动脉瘤、夹层动脉瘤及感染所致的真菌性动脉瘤等。②血管畸形：约占 SAH 病因的 10%，其中动静脉畸形（AVM）占血管畸形的 80%。多见于青年人，90% 以上位于幕上，常见于大脑中动脉分布区。③其他：如moyamoya病（占儿童SAH的20%）、颅内肿瘤、垂体卒中、血液系统疾病、颅内静脉系统血栓形成和抗凝治疗并发症等。此外，约10%患者病因不明。

212. BCDE 蛛网膜下腔出血（SAH）的常见并发症有再出血（SAH主要的急性并发症）、脑血管痉挛、急性或亚急性脑积水，5%~10%的患者发生癫痫发作，不少患者发生低钠血症。

213. ABCD 蛛网膜下腔出血的急性期治疗目的是防治再出血，降低颅内压，减少并发症，治疗原发病和预防复发。SAH患者应急诊收入院诊治，需要遵循分级管理、多模态检测、优化脑灌注和脑保护以及预防脑血管痉挛的原则，并尽早查明病因，决定是否外科治疗。

214. ABC 脑静脉系统血栓形成（CVT）CT检查的直接征象包括如下。①空delta征：增强时可显示脑静脉窦壁强化呈高密度，其与腔内低密度形成对比，又称"空三角征"，见于25%~30%的患者；②高密度三角征：在非增强的冠状层面显示出上矢状窦的后部为高密度的三角形影像，提示为新鲜血栓；③束带征：与扫描平面平行的血管显示高密度影，提示新鲜血栓形成，特异性较低。选项D、E为CVT患者CT检查的间接征象。

215. BCDE 脑底异常血管网病又称烟雾病，多见于儿童及青壮年，存在5岁和40岁左右两个发病年龄高峰。常见的临床表现有TIA、脑卒中、头痛、癫痫发作和智能减退等。儿童患者以缺血性卒中或反复发生的TIA为主。成年患者常表现为出血性卒中，也有约20%表现为缺血性卒中，部分病例也可表现为反复晕厥。

216. ABCD 血管性痴呆主要是由缺血性脑血管病造成的，也有少部分由出血性脑血管病造成。颞动脉炎、结节性多动脉炎、原发性脑血管病、红斑狼疮、烟雾病以及常染色体显性遗传性脑动脉病伴皮质下梗死和白质脑病（CADASIL）等均可能导致血管性痴呆。

217. ABCDE 依据病灶特点和病理机制的不同，临床上将血管性痴呆（VaD）分为多发梗死性痴呆、关键部位梗死性痴呆、分水岭梗死性痴呆、出血性痴呆、皮质下动脉硬化性脑病、伴有皮质下梗死和白质脑病的常染色体显性遗传性脑动脉病（CADASIL）。

218. ABDE 分水岭梗死性痴呆的认知功能障碍常表现为经皮质性失语、记忆减退、失用症和视空间功能障碍等。

第三章　中枢神经系统感染性疾病

一、A1 型题

1. E　病毒性脑膜炎是一组由各种病毒感染引起的脑膜急性炎症性疾病，多为急性起病，出现病毒感染的全身中毒症状如发热、头痛、畏光、肌痛、恶心、呕吐、食欲减退、腹泻和全身乏力等，并可有脑膜刺激征。一般无脑实质受损，所以选项 E 错误。

2. C　病毒性脑膜炎主要是采取对症治疗、支持治疗和防治并发症。对症治疗如头痛严重者可用止痛药；癫痫发作可选用卡马西平或苯妥英钠等抗癫痫药物；脑水肿在病毒性脑膜炎不常见，可适当应用甘露醇。抗病毒治疗可明显缩短病程和缓解症状；目前针对肠道病毒感染，临床上使用或试验性使用的药物有免疫血清球蛋白（ISG）和抗微小核糖核酸病毒药物普来可那立。85%~95% 病毒性脑膜炎由肠道病毒引起，肠道病毒属于 RNA 病毒；而阿昔洛韦是抗 DNA 病毒药物，阿昔洛韦主要可用于治疗单纯疱疹病毒感染、带状疱疹病毒感染以及免疫缺陷者的水痘，对病毒性脑膜炎无效。所以选项 C 错误。

3. C　85%~95% 病毒性脑膜炎由肠道病毒引起，包括脊髓灰质炎病毒、柯萨奇病毒 A 和 B、埃可病毒等，其次为流行性腮腺炎病毒、单纯疱疹病毒和腺病毒。

4. E　病毒性脑膜炎诊断主要根据急性起病的全身感染中毒症状、脑膜刺激征、脑脊液淋巴细胞数轻至中度增高，除外其他疾病，确诊需脑脊液病原学检查。故脑脊液病毒分离和组织培养对病毒性脑膜炎确诊最有意义。

5. C　单纯疱疹病毒性脑炎（HSE）是由单纯疱疹病毒（HSV）感染引起的一种急性 CNS 感染性疾病，又称为急性坏死性脑炎，是中枢神经系统（CNS）最常见的病毒感染性疾病。

6. E　在中枢神经系统中，单纯疱疹病毒（HSV）最常侵及大脑颞叶、额叶及边缘系统，引起脑组织出血性坏死和（或）变态反应性脑损害。

7. D　单纯疱疹病毒（HSV）是一种嗜神经 DNA 病毒，有两种血清型，即 HSV-1 和 HSV-2。在人类大约 90% HSE 由 HSV-1 引起；仅 10% 由 HSV-2 所致，且 HSV-2 所引起的 HSE 主要发生在新生儿，是新生儿通过产道时被 HSV-2 感染所致。神经节中的神经细胞是病毒潜伏的主要场所，HSV-1 主要潜伏在三叉神经节，HSV-2 潜伏在骶神经节。当人体受到各种非特异性刺激使机体免疫力下降，潜伏的病毒再度活化，经三叉神经轴突进入脑内，引起颅内感染。成人超过 2/3 的 HSV-1 脑炎是由再活化感染而引起，其余由原发感染引起；而 HSV-2 则大多数由原发感染引起。虽然口唇疱疹病史可作为诊断单纯疱疹病毒性脑炎的依据，但有口唇疱疹病史的患者仅占约 1/4。所以选项 D 错误。

8. A　阿昔洛韦是一种鸟嘌呤衍生物，能抑制病毒 DNA 的合成，具有很强的抗 HSV 作用，其为目前最有效的抗病毒药物，是治疗 HSE 的首选药物。常用剂量为 15~30mg/（kg·d），分 3 次静脉滴注，连用 14~21 天。若病情较重，可延长治疗时间或再重复治疗一个疗程。对临床疑诊又无条件做病原学检查的病例可用阿昔洛韦进行诊断性治疗。对阿昔洛韦耐药并有 DNA 聚合酶改变的 HSV 突变株对更昔洛韦亦敏感。

9. D　单纯疱疹病毒性脑炎的辅助检查：①脑电图检查，常出现弥漫性高波幅慢波，以单侧或双侧颞、额区异常更明显，甚至可出现颞区的尖波与棘波。②头颅 CT 检查，大约有 50% 的 HSE 患者出现局灶性异常（一侧或两侧颞叶和额叶低密度灶）。在 HSE 症状出现后的最初 4～5 天内，头颅 CT 检查可能是正常的。③脑脊液常规检查，压力正常或轻度增高，重症者可明显增高；有核细胞数增多为 $(50～100) \times 10^6/L$，可高达 $1000 \times 10^6/L$，以淋巴细胞为主，可有红细胞数增多，除外腰椎穿刺损伤则提示出血性坏死性脑炎；蛋白质呈轻至中度增高，糖与氯化物正常。④检测脑脊液中 HSV-DNA，用 PCR 检测病毒 DNA，可早期快速诊断，标本最好在发病后 2 周内送检。所以选项 D 错误。

10. D　单纯疱疹病毒性脑炎的预后取决于疾病的严重程度、诊断和治疗是否及时。本病如未经抗病毒治疗、治疗不及时或不充分，病情严重则预后不良，死亡率可高达 60%～80%。如发病前几日内及时给予足量的抗病毒药物治疗或病情较轻，多数患者可治愈。但约 10% 患者可遗留不同程度的瘫痪、智能下降等后遗症。本题中只有"脑脊液中的病毒数量"对预后无影响。

11. B　单纯疱疹病毒性脑炎需要与巨细胞病毒性脑炎进行鉴别。两者从临床症状上很难区别。巨细胞病毒性脑炎常见于免疫缺陷如艾滋病或长期应用免疫抑制剂的患者。临床呈亚急性或慢性病程，表现为意识模糊、记忆力减退、情感障碍、头痛和局灶性脑损害的症状与体征。约 25% 患者 MRI 可见弥漫性

或局灶性白质异常。因患者有艾滋病或应用免疫抑制剂的病史，体液检查可找到典型的巨细胞，PCR 检测出脑脊液中该病毒阳性可资鉴别。单纯疱疹病毒性脑炎（HSE）根据起病急、发展快，前驱期有发热、头痛等症状，精神异常与意识障碍明显，加上脑脊液、脑电图及影像学等辅助检查，可做出正确诊断。选项 B 为 HSE 与巨细胞病毒性脑炎均共有的表现，所以选项 B 不能作为两者的鉴别点。

12. E　流行性脑脊髓膜炎简称流脑，是由脑膜炎双球菌引起的化脓性脑膜炎。

13. E　化脓性脑膜炎的脑脊液检查：压力常升高；外观浑浊或呈脓性；细胞数明显升高，以中性粒细胞为主，通常为 $(1000～10000) \times 10^6/L$；蛋白质升高；糖含量下降，通常低于 2.2mmol/L；氯化物降低。涂片革兰染色阳性率在 60% 以上，细菌培养阳性率在 80% 以上。所以选项 E 错误。

14. A　流行性脑脊髓膜炎的致病菌——脑膜炎双球菌侵袭皮肤血管内皮细胞，并释放内毒素，作用于小血管和毛细血管，引起局部出血、坏死等，临床可出现皮肤黏膜的瘀点和瘀斑。

15. E　皮肤出现瘀点和瘀斑是流行性脑脊髓膜炎与其他化脓性脑膜炎最有价值的鉴别指标。流行性脑脊髓膜炎皮肤会出现瘀点和瘀斑，其他细菌引起的化脓性脑膜炎皮肤很少出现瘀点和瘀斑。

16. C　结核性脑膜炎通常亚急性起病，呈慢性病程，脑神经损害常见，脑脊液检查白细胞计数升高往往不如化脓性脑膜炎明显，病原学检查有助于进一步鉴别。所以选项 C 错误。

17. B　结核性脑膜炎早期由于脑膜、脉络丛和室管膜炎性反应，脑脊液生成增多，蛛

网膜颗粒吸收下降，形成交通性脑积水，从而引起颅内压轻至中度增高；晚期蛛网膜、脉络丛粘连，可形成完全或不完全性梗阻性脑积水，颅内压多明显增高。

18. A 对结核性脑膜炎病情严重、颅内压增高或已有脑疝形成、椎管阻塞、抗结核治疗后病情加重及合并结核瘤的患者，均宜加用糖皮质激素治疗。老年结核性脑膜炎患者临床表现不典型，全身情况差，合并症较多，病死率较高，故不能用糖皮质激素治疗。

19. B 颅底炎性渗出物的刺激、粘连、压迫，可致结核性脑膜炎患者产生脑神经损害，以动眼神经、外展神经、面神经和视神经最易受累，表现为视力减退、复视和面神经麻痹等。

20. B 结核性脑膜炎的脑脊液压力增高可达 $400mmH_2O$ 及以上，外观无色透明或微黄，静置后可有薄膜形成；淋巴细胞数显著增多，常为（50~500）$\times 10^6/L$；蛋白质增高，通常为 1~2g/L，糖及氯化物下降。

21. A 新型隐球菌广泛分布于自然界，如水果、奶类、土壤、鸽粪和其他鸟类的粪便中，为条件致病菌，当宿主的免疫力低下时致病。鸽子和其他鸟类可为中间宿主，鸽子饲养者新型隐球菌感染发生率要比一般人群高出数倍。新型隐球菌 CNS 感染可单独发生，但更常见于全身性免疫缺陷性疾病、慢性衰竭性疾病时，如获得性免疫缺陷综合征、淋巴肉瘤等。最初常感染皮肤和黏膜，经上呼吸道侵入体内。所以选项 A 错误。

22. A 新型隐球菌脑膜炎通常隐匿起病，病程迁延，脑神经尤其是视神经受累常见；脑脊液白细胞计数轻至中度增高，通常低于 $500 \times 10^6/L$，以淋巴细胞为主；墨汁染色可见新型隐球菌，乳胶凝集试验可检测出隐球菌

抗原。所以选项 A 错误。

23. C 新型隐球菌脑膜炎脑脊液检查时，脑脊液离心沉淀后涂片做墨汁染色，检出隐球菌可确定诊断。一般新型隐球菌在镜下可见圆形或椭圆形的双层厚壁孢子，外有一层宽阔荚膜（印度墨汁染色法能最好地显示），边缘清楚完整，菌体内可见单个出芽。

24. B 因新型隐球菌脑膜炎与结核性脑膜炎的临床表现及脑脊液常规检查的结果非常相似，故临床常常容易误诊，通过脑脊液病原体的检查可鉴别，应尽量寻找结核菌和新型隐球菌感染的实验室病原学证据。

25. D 新型隐球菌脑膜炎大多数患者出现颅内压增高的症状和体征，如视神经乳头水肿及后期视神经萎缩，不同程度的意识障碍，脑室系统梗阻出现脑积水。由于脑底部蛛网膜下腔渗出明显，常有蛛网膜粘连而引起多数脑神经受损的症状，常累及听神经、面神经和动眼神经等。

26. C 新型隐球菌脑膜炎最初常感染皮肤和黏膜，经上呼吸道侵入体内。

27. D 新型隐球菌脑膜炎与结核性脑膜炎的临床表现及脑脊液常规检查的结果非常相似，故两者临床常常容易误诊，脑脊液病原体检查可鉴别。也要注意与已经过部分治疗的化脓性脑膜炎、其他的真菌感染性脑膜炎和细菌性脑脓肿相鉴别。根据临床特点及病原学检测，结合影像学检测手段，一般不难进行鉴别诊断。

28. D 新型隐球菌脑膜炎是中枢神经系统最常见的真菌感染，由新型隐球菌感染引起，病情重，病死率高。本病发病率虽低，但临床表现与结核性脑膜炎颇相似，故临床常易误诊。本病起病隐匿，进展缓慢。早期可有不规则低热或间歇性头痛，病情持续并进行性加

重。多数患者神经系统检查有明显的颈强直和 Kernig 征。所以选项 D 错误。

29. D　脑脊液墨汁染色阳性是指将脑脊液离心沉淀后涂片，经墨汁染色可见带有荚膜的新型隐球菌，这是隐球菌性脑膜炎诊断的金标准。因此，墨汁染色阳性是诊断新型隐球菌脑膜炎的最可靠依据。

30. E　脑囊虫病是由猪绦虫蚴虫（囊尾蚴）寄生脑组织形成包囊所致。因此，脑囊虫病的病原体是猪肉绦虫囊尾蚴。

31. D　脑囊虫病最常见的感染途径是外源性感染，即人体摄入带有被猪肉绦虫虫卵污染的食物，或是因不良卫生习惯致猪肉绦虫虫卵被摄入体内致病。虫卵进入十二指肠内孵化溢出六钩蚴，蚴虫经血液循环分布全身并发育成囊尾蚴，寄生在脑实质、脊髓、脑室和蛛网膜下隙形成囊肿。

32. B　治疗脑囊虫病的常用药物有吡喹酮和阿苯达唑（丙硫咪唑）。吡喹酮和阿苯达唑均是广谱抗寄生虫药，应先从小量开始，然后根据用药反应逐渐加量。

33. E　头颅 CT 检查是诊断脑囊虫病的首选方法。头颅 CT 检查颅内可见到多个散在圆形或类圆形病灶，常能明确诊断。

34. C　脑囊虫病脑室型：在第三和第四脑室内的包囊可阻断循环，导致阻塞性脑积水。包囊可在脑室腔内移动，并产生一种球状活瓣作用，可突然阻塞第四脑室正中孔，导致颅内压突然急骤增高，引起眩晕、呕吐、意识障碍和跌倒，甚至死亡，即 Brun 征发作。

35. A　无症状型神经梅毒患者一般无症状，个别患者仅有瞳孔异常（阿－罗瞳孔）。故瞳孔异常是唯一提示无症状型神经梅毒的体征。

36. B　麻痹性神经梅毒也称为麻痹性痴呆或梅毒性脑膜脑炎，临床特征以进行性痴呆合并神经损害为主，常见记忆力丧失、精神行为改变，后期出现严重痴呆、四肢瘫，可出现癫痫发作。

37. A　青霉素 G、头孢曲松钠、多西环素均可用于病因治疗神经梅毒。青霉素 G 为首选药物，安全有效，可预防晚期梅毒的发生，剂量为 1800 万～2400 万 U/d，每次 300 万～400 万 U，每 4 小时一次，静脉滴注，10～14 天为一疗程。

38. A　神经梅毒的常见类型有无症状型神经梅毒，脑膜神经梅毒，脑膜、脊髓膜血管梅毒，脊髓痨和麻痹性神经梅毒（麻痹性痴呆）及先天性神经梅毒。其中最常见的是无症状型、脑膜型和血管型。

39. E　朊蛋白病是一类由具传染性的朊蛋白（PrP）所致的中枢神经系统变性疾病，特征性病理学改变是脑的海绵状变性。它是一种人畜共患、中枢神经系统慢性非炎症性致死性疾病。所以选项 E 错误。

40. B　克－雅病（CJD）分为散发型、医源型（获得型）、遗传型和变异型四种类型。80%～90% 的 CJD 呈散发型。所以选项 B 错误。变异型 CJD 的特点是发病较早（平均约 30 岁），病程较长（＞1 年），小脑必定受累出现共济失调，早期突出表现为精神异常和行为改变，痴呆发生较晚，通常无肌阵挛和特征性脑电图改变。

41. D　克－雅病主要累及皮质、基底节和脊髓，很少累及脑膜，且无炎症反应，所以不会出现脑膜刺激征。临床以进行性痴呆、肌阵挛、锥体束或锥体外系损伤症状为主要表现。

42. D　克－雅病常规脑脊液检查正常，

蛋白质含量偶见增高，免疫荧光检测 CSF 中 14－3－3 蛋白、血清 S100 蛋白可呈阳性。患者血清中 S100 蛋白随病情进展呈持续性增高。疾病中、晚期脑电图可出现弥漫性慢波，伴有典型的周期性每秒 1~2 次的尖波或棘波。脑部 CT 和 MRI 早期可无明显异常，中、晚期可见脑萎缩；MRI 显示双侧尾状核、壳核 T_2 加权像呈对称性均质高信号，很少波及苍白球，无增强效应，T_1 加权像可完全正常。所以选项 D 错误。

43. D 皮质－纹状体－脊髓变性即克－雅病（CJD），临床分为 3 期。①初期：表现为易疲劳、注意力不集中、失眠、抑郁和记忆减退等类似神经衰弱和抑郁症的表现，可有头痛、眩晕、共济失调等。②中期：大脑皮质、锥体外系、锥体束及小脑受损的症状交替或相继出现。大脑皮质受损表现为进行性痴呆，一旦出现记忆障碍，病情将迅速进展，患者外出找不到家，人格改变，认知障碍快速加重，可伴有失语、皮质盲；锥体外系受损的表现为面部表情减少、震颤、动作缓慢、手足徐动、肌张力增高等；小脑受损出现共济失调、步态不稳。脊髓前角细胞或锥体束损害可引起肌萎缩、肌张力增高、腱反射亢进、Babinski 征阳性。此期约 2/3 患者出现肌阵挛，最具特征性。③晚期：出现尿失禁、无动性缄默、昏迷或去皮质强直状态，多因压疮或肺部感染而死亡。

44. B 艾滋病（AIDS）的机会性中枢神经系统感染：①脑弓形体病，是 AIDS 常见的机会性感染。②真菌感染，以新型隐球菌感染引起脑膜炎最常见。③病毒感染，单纯疱疹病毒、巨细胞病毒、带状疱疹病毒等引起脑膜炎、脑炎和脊髓炎，乳头多瘤空泡病毒引起进行性多灶性白质脑病（PML）。④细菌感染，分枝杆菌、李斯特菌、金黄色葡萄球菌等引起

各种脑膜炎，以结核性脑膜炎较多见。⑤寄生虫感染，一般很少见，但近来有脑卡氏肺囊虫感染的报道。

45. E 在人类免疫缺陷病毒（艾滋病病毒）感染人体早期，机体免疫功能尚可代偿，所以基本不会出现典型的临床症状和体征。艾滋病感染者在进入发病期后，会合并多种严重机会性感染，包括机会性细菌、病毒、真菌、寄生虫等的感染；其中最常见的病原体是卡氏肺囊虫，可引起卡氏肺囊虫肺炎。脑弓形体病是艾滋病常见的机会性中枢神经系统感染。

46. E AIDS 患者细胞免疫功能被破坏，使机体对某些肿瘤的易感性增加，原发性淋巴瘤是 AIDS 中最常见的一种肿瘤，发生率为 0.6%~3%。

47. D 艾滋病应根据病情进行皮肤、淋巴结、骨髓及胸膜活检，病毒和真菌血培养等检查，以排除机会性感染和肿瘤。脑脊液病原学检查可帮助诊断 CMV 感染、弓形体病或 PML，但阴性结果也不能排除。无症状 HIV 感染中常有脑脊液异常，须严格除外其他疾病方可诊断。患者可出现脑电图的局灶性异常。CT 和 MRI 可识别弥漫性脑损害病灶。MRS 和铊－SPECT 可鉴别肿瘤和感染。

二、A2 型题

48. E 腮腺炎病毒可引发病毒性脑炎，脑实质受侵犯，进而引起癫痫发作，故患者为继发性癫痫。病毒性脑炎患者的脑实质细胞受到影响，特别是在颞叶、皮层有病变的时候，容易引起脑部神经元的异常放电，从而导致各种症状的癫痫发作。所以该患者既往有腮腺炎病史，后出现癫痫，考虑是由腮腺炎病毒所致颅内感染（病毒性脑炎）引起的癫痫发作。

49. C 该患儿最可能的诊断是病毒性脑膜炎。病毒性脑膜炎多为急性起病，出现病毒

感染的全身中毒症状如发热、头痛、畏光、肌痛、恶心、呕吐、食欲减退、腹泻和全身乏力等，并可有脑膜刺激征。少部分患者可发生不同程度的嗜睡或轻度意识障碍。脑脊液压力正常或增高，白细胞数正常或增高，蛋白质可轻度增高，糖和氯化物含量正常。该患儿的临床表现与各项检验数据均符合病毒性脑膜炎的表现。

50. D　患者早期症状为头痛、呕吐与发热，"2天后频繁癫痫发作，且出现昏迷，3天后死亡"有可能因脑疝和（或）内科合并症（肺炎、电解质紊乱）而死亡，初步判断该患者为急性坏死性脑炎。"病理检查脑实质内出血性坏死，细胞核内见包涵体"更加证实该患者为单纯疱疹病毒性脑炎。脑活检细胞核内出现嗜酸性包涵体是诊断单纯疱疹病毒性脑炎的"金标准"。

51. C　单纯疱疹病毒性脑炎（HSE）确诊依据：①双份血清和脑脊液检查发现HSV特异性抗体有显著变化趋势；②脑组织活检或病理发现组织细胞核内包涵体，或原位杂交发现HSV病毒核酸；③脑脊液的PCR检测发现该病毒DNA；④脑组织或脑脊液标本HSV分离、培养和鉴定。选项C属于HSE临床诊断的参考标准。

52. E　根据急性起病的发热、头痛、呕吐，查体有脑膜刺激征、颅压升高、脑脊液白细胞明显增加且以多核细胞为主，诊断应首先考虑为化脓性脑膜炎。流行性脑脊髓膜炎是化脓性脑膜炎的一种类型。脑脊液检查：早期仅压力增高而外观正常，稍后外观浑浊或呈脓性，细胞数显著升高达 1000×10^6/L 以上，以中性粒细胞为主，蛋白明显增加，糖明显减少，氯化物降低。

53. C　根据急性起病的高热、头痛、呕吐，查体有颈项抵抗，血白细胞数明显升高且以中性粒细胞为主，诊断应首先考虑为化脓性脑膜炎。流行性脑脊髓膜炎是化脓性脑膜炎的一种类型，菌血症时会出现皮疹，开始为弥散性红色斑丘疹，迅速转变成皮肤瘀点、瘀斑。脑脊液细胞数显著升高达 1000×10^6/L 以上且以中性粒细胞为主。

54. B　根据急性起病，出现高热、头痛、呕吐，脑膜刺激征阳性等临床表现，结合脑脊液中细胞数显著升高且以中性粒细胞为主的化脓性炎症改变，一般很容易诊断为化脓性脑膜炎。成人化脓性脑膜炎表现多为起病急、畏寒、高热、头痛、呕吐、抽搐、颈项强直及意识障碍等。对于急性化脓性脑膜炎的诊断，CT提供的特异性信息极少。腰椎穿刺可发现颅内压增高，脑脊液外观浑浊或呈脓性，常规检查白细胞增多，通常高达（1000~10000）× 10^6/L 且以中性粒细胞为主；蛋白增高，通常超过 1g/L；糖含量下降，通常低于 2.2mmol/L；氯化物降低。

55. D　患者有发热、头痛、呕吐，腰穿颅内压升高，外观浑浊，细胞数 2000×10^6/L，糖和氯化物明显降低，蛋白含量明显升高，脑脊液直接涂片检脑膜炎双球菌阳性，符合流行性脑脊髓膜炎诊断；且患者脑膜刺激征阳性，可诊断为脑膜脑炎型流脑。

56. E　患儿冬、春交替季节突然发热，出现剧烈头痛、喷射状呕吐、颈强直等颅内压增高症状与体征，且脑脊液浑浊，可判断为脑膜炎。脑脊液镜检可见细胞内有革兰阴性双球菌，即脑膜炎奈瑟菌，简称为脑膜炎球菌，是流行性脑脊髓膜炎的病原菌。综上所述，该患儿初步诊断为脑膜炎奈瑟菌性化脓性脑膜炎。

57. E　6岁患儿，口唇出现单纯疱疹（为前驱感染表现），皮肤有瘀斑（细菌引起小血管栓塞导致），有头痛、呕吐、神志恍惚（细菌侵犯中枢神经系统）的症状。根据患儿以上的临床表现，诊断应首先考虑为流行性脑脊髓膜炎。

58. C 根据患儿有低热、头痛、呕吐等症状及脑膜刺激征（颈有抵抗感），结合脑脊液淋巴细胞数增多、蛋白质增高及糖、氯化物含量减低等特征性改变，结核菌素试验阳性等特异性病原学结果，可得出结核性脑膜炎的诊断。

59. B 该患儿最可能的诊断是结核性脑膜炎。结核性脑膜炎多见于3岁以内婴幼儿。有低热、头痛、呕吐等症状，有脑脊液淋巴细胞数增多、蛋白质增高及糖含量减低等特征性改变。结核性脑膜炎脑脊液压力升高，外观可呈毛玻璃样；白细胞呈中度增加，大多在 $(50 \sim 500) \times 10^6/L$，个别可达 $1000 \times 10^6/L$，以淋巴细胞占优势；蛋白质增高，通常为 $1 \sim 2g/L$；糖大多明显降低，通常在 2.2mmol/L 以下；氯化物早期常明显降低。

60. A 该患者可初步诊断为结核性脑膜炎（TBM）。TBM脑脊液压力升高，脑脊液无色透明或微浑浊，白细胞呈中度增加，大多在 $(50 \sim 500) \times 10^6/L$，分类显示以淋巴细胞为主；糖大多明显降低，通常在 2.2mmol/L 以下；蛋白质一般在 $1 \sim 2g/L$；氯化物早期常明显降低。脑脊液离心涂片，抗酸染色后涂片镜检找到抗酸杆菌是早期确诊TBM的最重要手段。

61. B 新型隐球菌脑膜炎患者治疗时以抗真菌治疗为主。两性霉素B是目前药效最强的抗真菌药物，但因其不良反应多且严重，主张与 5 - 氟胞嘧啶联合治疗，以减少其用量。成人首次用两性霉素 B 1 ~ 2mg/d，加入 5% 葡萄糖溶液 500ml 内静脉滴注，6 小时滴完；以后每日增加剂量 2 ~ 5mg，直至 1mg/$(kg \cdot d)$，通常疗程维持 12 周。所以 50kg 成人每天所用两性霉素 B 的剂量最多不要超过 50mg。

62. B 根据发热、头痛伴间断呕吐、颈抵抗、Kernig 征阳性，可初步判断患者为脑膜炎。新型隐球菌脑膜炎的脑脊液压力常增高，外观正常或微浑浊；淋巴细胞轻、中度增多，蛋白增高，糖和氯化物减少；墨汁染色阳性。"墨汁染色阳性"是诊断新型隐球菌脑膜炎的最可靠依据。氟康唑为广谱抗真菌药，耐受性好，口服吸收良好，血及脑脊液中药物浓度高，对隐球菌性脑膜炎有特效。

63. B 根据病原学检查血清猪肉绦虫囊尾蚴抗体（+），有头痛、呕吐、颅压升高等神经系统症状，患者可初步诊断为脑囊虫病。在第三和第四脑室内的包囊可阻断循环，导致阻塞性脑积水。包囊可在脑室腔内移动，并产生一种球状活瓣作用，可突然阻塞第四脑室正中孔，导致颅内压突然急骤增高，引起眩晕、呕吐、意识障碍和跌倒，甚至死亡。结合该患者临床表现，考虑诊断为脑室型脑囊虫病。

64. E 患者诊断为脑囊虫病癫痫发作，治疗药物首选吡喹酮和阿苯达唑。阿苯达唑为新型广谱驱虫剂，由于其疗效确切，显效率达 85% 以上，不良反应小，为目前治疗脑囊虫病的首选药物。

65. C 患者诊断为脑囊虫病，首先应进行的检查是头颅CT。头颅CT扫描对脑囊虫病的诊断有重要意义，能显示囊虫的位置、数量、大小、是否钙化以及脑水肿、脑积水程度和脑室形态。

66. E 患者有与家畜接触史，近半个月来反复出现抽搐，发作间期如常，可初步诊断为脑囊虫病。癫痫发作常是脑囊虫病的首发症状，且患者的头颅 CT 检查结果符合脑囊虫病。脑囊虫病在 CT 所见主要为集中或散在的直径 0.5～1.0cm 的圆形或类圆形阴影，可呈低密度、高密度或高－低混杂密度影。

三、A3/A4 型题

67. D 根据急性起病的全身感染中毒症状（头痛、呕吐）和脑膜刺激征（颈项抵抗）以及脑脊液检查特点，患者可诊断为病毒性脑膜炎。

68. B 病毒性脑膜炎脑脊液外观清亮、无色，偶有微浑浊；脑脊液压力正常或增高；白细胞数正常或增高，可达（10～1000）×10^6/L，早期以多形核细胞为主，8～48 小时后以淋巴细胞为主；蛋白可轻度增高，糖和氯化物含量正常。85%～95% 病毒性脑膜炎由肠道病毒引起，其次为流行性腮腺炎病毒、单纯疱疹病毒和腺病毒。

69. C 根据题干所述患者的临床表现，初步怀疑为病毒性脑膜炎。如需确诊，还需行脑脊液常规、生化与病原学检查。

70. D 结合患者临床表现以及各项检查结果，最可能诊断为病毒性脑膜炎。病毒性脑膜炎脑脊液压力正常或增高，脑脊液外观清亮、无色，偶有微浑浊；白细胞数正常或增高，可达（10～1000）×10^6/L，早期以多形核细胞为主，8～48 小时后以淋巴细胞为主；蛋白可轻度增高，糖和氯化物含量正常。

71. C 病毒性脑膜炎是由各种病毒感染引起的脑膜急性炎症性疾病，故其最主要的处理措施是抗病毒治疗，可明显缩短病程和缓解症状。

72. C 该患者"头颅 CT 示：两侧颞叶和额叶见低密度灶，其中有点状高密度灶"，则最可能为单纯疱疹病毒性脑炎。大约有 50%

的单纯疱疹病毒性脑炎患者在头颅 CT 检查中可出现局灶性异常（一侧或两侧颞叶和额叶低密度灶），在低密度灶中可见点状高密度灶（提示有脑实质中出血性坏死）。

73. B 该患者首先考虑的诊断是病毒性脑膜炎。病毒性脑膜炎多为急性起病，出现病毒感染的全身中毒症状如发热、头痛、恶心、呕吐等，并可有脑膜刺激征。

74. E 病毒性脑膜炎为明确诊断，应尽快完成腰椎穿刺，进行脑脊液病原学检查。

75. E 根据该患者头颅 CT"左侧颞叶大片状低密度影，侧脑室轻度受压，病灶不规则强化"表现及脑脊液检查结果，考虑诊断患者为单纯疱疹病毒性脑膜脑炎。主要包括抗病毒治疗，辅以免疫治疗和对症支持治疗。抗病毒治疗一般首选阿昔洛韦，免疫治疗选择干扰素 α，降低颅内压选择甘露醇，重症患者可考虑短程选择皮质类固醇激素冲击治疗。

76. B 患者的诊断考虑为单纯疱疹病毒性脑炎。单纯疱疹病毒性脑炎的潜伏期平均 6 天，有上呼吸道前驱感染症状，有口周疱疹病史。起病急、病情重，首发症状常表现为精神行为异常和认知功能下降；可有不同程度神经功能受损表现，如偏瘫、偏盲、眼肌麻痹等。

77. E 脑活检发现神经细胞核内出现嗜酸性包涵体，电镜下发现 HSV 病毒颗粒，是诊断单纯疱疹病毒性脑炎的"金标准"。

78. C 手足徐动症是不受主观意志支配的、无目的的异常运动，主要见于锥体外系病变。

79. E 根据急性起病的高热、头痛、呕吐，查体有脑膜刺激征，颅压升高、血液和脑脊液白细胞数明显升高且以中性粒细胞为主，可初步诊断为化脓性脑膜炎。根据皮肤有瘀点，咽部略充血，可以考虑诊断为流行性脑脊髓膜炎。

80. E 流行性脑脊髓膜炎的并发症包括：①继发感染，以肺炎最为常见，尤其多见于老年和婴幼儿；其他有压疮、角膜溃疡及因尿潴留而引起的尿路感染等。②化脓性迁徙性病变，有化脓性关节炎（常为单关节性）、全眼炎、中耳炎、脓胸、心包炎、心内膜炎、心肌炎、睾丸炎、附睾炎等。③脑及周围组织因炎症或粘连而引起的损害，有动眼神经麻痹、视神经炎、听神经及面神经损害、肢体运动障碍、失语、癫痫发作、脑脓肿等。④变态反应性疾病，在病程后期出现血管炎等。

81. A 流行性脑脊髓膜炎治疗应尽早选用对脑膜炎双球菌敏感且能透过血-脑屏障的抗菌药物，首选青霉素。

82. D 患者最可能的临床诊断为流行性脑脊髓膜炎败血症休克型。该病表现为起病急骤，病情进展迅速，瘀点、瘀斑进行性增多、融合成片，全身中毒症状明显，很快发生感染性休克。

83. E 流行性脑脊髓膜炎的病原体为脑膜炎双球菌，治疗应首选青霉素，耐药者选用头孢噻肟或头孢曲松，可与氨苄西林或氯霉素联用。对青霉素等β-内酰胺类抗生素过敏者可用氯霉素。

84. A 根据急性起病的高热、剧烈头痛、喷射性呕吐（颅压升高），查体有脑膜刺激征，血白细胞计数明显升高且以中性粒细胞为主，可初步诊断为化脓性脑膜炎。根据皮肤散在少量出血点，咽充血（＋），可以诊断为流行性脑脊髓膜炎。

85. D 为明确诊断，可以行X线胸片、头颅CT、血细菌培养或皮肤瘀点涂片及腰穿脑脊液检查。血细菌培养常可检出致病菌；如

有皮肤瘀点，应活检并行细菌染色检查。流行性脑脊髓膜炎没有必要做脑电图检查。

86. E 治疗方面须尽早应用细菌敏感且能透过血-脑屏障的抗菌药物，首选青霉素。对症治疗方面患者出现高颅压当选择降颅压治疗，首选甘露醇；对于高热患者可以采用物理与药物的方法进行降温，保护脑神经功能。

87. C 化脓性脑膜炎多见于婴幼儿、儿童和老年人，致病菌多为脑膜炎双球菌、肺炎链球菌和流感嗜血杆菌。但结合该患儿面部疖肿的特点，初步考虑由于皮肤感染侵入中枢神经系统的可能性大，故最可能的病原菌为金黄色葡萄球菌。

88. B 皮肤感染侵入中枢神经系统的金黄色葡萄球菌，产β-内酰胺酶的可能性较大，故应选用耐酶的药物，如苯唑西林、萘夫西林、头孢噻肟、万古霉素等。考虑到抗生素的安全性和规范性使用，在没有药敏结果的情况下，推荐选用苯唑西林、萘夫西林。

89. A 根据患者临床表现及脑脊液、CT等相关检查，患者最可能诊断为结核性脑膜炎。结核性脑膜炎早期表现为发热、头痛、呕吐及脑膜刺激征，后期脑实质损害可出现部分性、全身性癫痫发作或癫痫持续状态。脑脊液压力增高，外观无色透明或微黄；淋巴细胞数显著增多，常为（50~500）×10^6/L；蛋白增高，通常为1~2g/L；糖大多明显降低，通常在2.2mmol/L以下；氯化物早期常明显降低。CT在一定程度上有诊断意义，常见的改变有明显脑膜强化、阻塞性脑积水、脑水肿及结核球（瘤）等，增强扫描更具诊断价值。

90. E 因新型隐球菌脑膜炎在临床表现及脑脊液常规检查的结果上与结核性脑膜炎非常相似。故次选诊断为新型隐球菌脑膜炎，脑脊液病原学检查可鉴别。

91. E 结核性脑膜炎需与新型隐球菌脑膜炎鉴别，两者的临床过程和脑脊液改变极为相似，应尽量寻找结核菌和新型隐球菌感染的实验室证据。脑脊液病原学检查有助于诊断。

92. D 患者出现头痛和脑膜刺激征，为明确诊断需要进行腰椎穿刺检查脑脊液。

93. E 根据患者发热、头痛、颈抵抗，有肾病综合征、膜性肾病病史，再结合患者腰穿脑脊液检查结果，符合新型隐球菌脑膜炎的诊断。新型隐球菌脑膜炎脑脊液压力常增高，外观正常或微浑浊，淋巴细胞轻至中度增多，蛋白增高，糖和氯化物减少，墨汁染色阳性。"墨汁染色阳性"是诊断新型隐球菌脑膜炎的最可靠依据。

94. C 新型隐球菌脑膜炎与结核性脑膜炎的临床表现及脑脊液常规检查的结果非常相似，故临床上两者常常容易误诊，脑脊液病原学检查可鉴别，应尽量寻找结核菌和新型隐球菌感染的实验室证据。

95. B 新型隐球菌脑膜炎的治疗　（1）抗真菌治疗：①两性霉素 B，是目前药效最强的抗真菌药物，但因其不良反应多且严重，主张与 5 - 氟胞嘧啶联合治疗，以减少其用量；②氟康唑，为广谱抗真菌药，耐受性好，口服吸收良好，血及脑脊液中药物浓度高，对隐球菌性脑膜炎有特效；③5 - 氟胞嘧啶（5 - FC），可干扰真菌细胞中嘧啶的生物合成，单用疗效差，且易产生耐受性，与两性霉素 B 合用可增强疗效。（2）对症及全身支持治疗：颅内压增高者可用脱水剂，并注意防治脑疝；有脑积水者可行侧脑室分流减压术，并注意水、电解质平衡。注意患者的全身营养、全面护理，防治肺部感染及泌尿系统感染。

96. E 有食生菜、排节片史，皮下有活动性结节和免疫学检测抗体阳性只能作为诊断的参考依据。确诊应以病原学检查，即病理活检皮下结节为猪囊尾蚴为准。

97. B 患者有排节片史，提示体内有猪带绦虫寄生，通过外源自身或内在自身感染的方式又得了囊尾蚴病。

98. D 脑囊尾蚴病根据包囊存在的位置不同，临床表现分为四种基本类型，分别为脑实质型、蛛网膜型、脑室型、脊髓型。脑实质型的临床表现与包囊的位置有关，位于大脑皮质的包囊引起全身性和局灶性癫痫发作。寄生在中枢神经系统的囊尾蚴以大脑皮质为多，是临床上癫痫发作的病理基础。

四、B1 型题

99 ~ 100. B、D ①新型隐球菌性感染抗真菌治疗，应首选两性霉素 B 联合 5 - 氟胞嘧啶；尚未影响神经系统者可服用氟康唑。②青霉素 G 为治疗神经梅毒的首选药物，安全有效，可预防晚期梅毒的发生。

101 ~ 103. C、B、A 结核性脑膜炎的抗酸染色为阳性；化脓性脑膜炎的脑脊液检查以中性粒细胞为主；病毒性脑膜炎的脑脊液检查糖和氯化物可正常，而在备选项中其他疾病均降低。

104 ~ 107. C、B、D、E ①病毒性脑膜炎平扫一般无阳性发现，部分患者头颅 MRI 增强扫描可见软脑膜细线样强化。②化脓性脑膜炎是由中枢神经系统常见的化脓性细菌引起的急性炎症性疾病，影像学表现幕上沟回表面软脑膜及蛛网膜弥漫性线状或条索状明显强化。③结核性脑膜炎是由结核分枝杆菌引起的脑膜非化脓性炎症性疾病，影像学表现增强扫描可见颅底脑膜及侧裂池呈不规则条状、结节状强化，CT 平扫可发现脑积水造成的脑室扩张和脑室旁低密度区。④隐球菌性脑膜炎是由新型隐球菌感染脑膜和脑实质所致的中枢神经系统的亚急性或慢性炎症性疾病，影像学发现有脑膜增强反应和脑实质内的局限性小囊肿或脓肿。⑤单纯疱疹病毒性脑炎是由单纯疱疹病毒感染引起的一种急性中枢神经系统感染性疾病，病变主要侵犯颞叶、额叶、边缘叶系统，引起脑组织出血性坏死和变态反应性脑损害。影像学改变为颞叶、额叶及边缘叶的炎症性异常信号，以及伴有炎症性出血时的混杂高信号。

108～112. C、A、B、D、E ①病毒性脑膜炎急性或亚急性起病，病理特点为弥漫性脑膜炎。②化脓性脑膜炎暴发性或急性起病，病理特点为软脑膜炎、脑膜血管充血和炎性细胞浸润。③结核性脑膜炎亚急性起病，病理特点为颅底脑膜及侧裂池、脑血管和脑实质炎症，颈内动脉末端和大脑前、中动脉近段血管炎。④隐球菌性脑膜炎亚急性或慢性起病，病理特点为早期大脑底部和小脑背部软脑膜炎，晚期脑内炎性肉芽肿；尸检大脑标本可见脑组织肿胀，脑膜充血并广泛增厚，蛛网膜下腔可见黏液性胶胨状渗出物。⑤脑膜癌病亚急性或慢性起病；CSF 压力不同程度进行性升高，细胞数轻度升高，糖和氯化物严重降低；病理特点是肿瘤细胞广泛浸润软脑膜、脊膜。

五、X 型题

113. CDE 85%～95% 病毒性脑膜炎由肠道病毒引起，主要包括脊髓灰质炎病毒、柯萨奇病毒 A 和 B、埃可病毒等；其次为流行性腮腺炎病毒、单纯疱疹病毒和腺病毒。

114. ACE 病毒性脑膜炎脑脊液为无色透明，压力正常或增高；白细胞数正常或增高，可达（10～1000）×10^6/L，早期以多形核细胞为主，8～48 小时后以淋巴细胞为主；蛋白质可轻度增高，糖和氯化物含量正常。

115. CD 肠道病毒是引起病毒性脑膜炎的最常见病毒。该病毒属于微小核糖核酸病毒科，有 60 多个不同亚型，包括脊髓灰质炎病毒、柯萨奇病毒 A 和 B、埃可病毒等。肠道病毒主要经粪－口途径传播，少数通过呼吸道分泌物传播；大部分病毒在下消化道发生最初的感染，肠道细胞上有与肠道病毒结合的特殊受体，病毒经肠道入血，产生病毒血症，再经脉络丛侵犯脑膜，引发脑膜炎症改变。引起病毒性脑膜炎的肠道病毒与引起下消化道感染的肠道病毒是相同的。

116. ABC 根据病原学中病毒核酸的特点，病毒可以分为 DNA 病毒和 RNA 病毒。能够引起神经系统感染的病毒很多，具有代表性的引起人类神经系统感染的病毒有：DNA 病毒中的单纯疱疹病毒、水痘－带状疱疹病毒、巨细胞病毒等；RNA 病毒中的脊髓灰质炎病毒、柯萨奇病毒等。

117. AB 单纯疱疹病毒性脑炎脑电图检查常出现弥漫性高波幅慢波，以单侧或双侧颞、额区异常更明显，以颞区为中心的周期性同步放电（2～3Hz）最具诊断价值，甚至可出现颞区的尖波与棘波。

118. CE 单纯疱疹病毒性脑炎（HSE）影像学检查 ①头颅 CT 检查：大约有 50% 的 HSE 患者出现局灶性异常（一侧或两侧颞叶和额叶低密度灶），若在低密度灶中有点状高密度灶，提示有出血。在 HSE 症状出现后的最初 4～5 天内，头颅 CT 检查可能是正常的。所以选项 A、B 均正确，选项 C 错误。②头颅 MRI 检查：对早期诊断和显示病变区域帮助较大，典型表现为在颞叶内侧、额叶眶面、岛叶皮质和扣带回出现局灶性水肿，MRI T_2 加权像上为高信号，在 FLAIR 像上更为明显。尽管 90% 的患者在 1 周内可以出现上述表现，但 1 周内 MRI 正常不能排除诊断。所以选项 D

正确，选项 E 错误。故本题应选 CE。

119. ABE 急性播散性脑脊髓炎多在感染或疫苗接种后急性发病，表现为脑实质、脑膜、脑干、小脑和脊髓等部位受损的症状和体征，故症状和体征表现多样，重症患者也可有意识障碍和精神症状。因病变主要在脑白质，癫痫发作少见。影像学显示皮质下脑白质多发病灶，以脑室周围多见，分布不均，大小不一，新旧并存，免疫抑制剂治疗有效，病毒学和相关抗体检查阴性。

120. ABDE 单纯疱疹病毒性脑炎（HSE）的临床诊断有以下参考标准：①口唇或生殖道疱疹史，或本次发病有皮肤、黏膜疱疹；②起病急，病情重，有发热、咳嗽等上呼吸道感染的前驱症状；③明显精神行为异常、抽搐、意识障碍及早期出现的局灶性神经系统损害体征；④脑脊液红、白细胞数增多，糖和氯化物正常；⑤脑电图以颞、额区损害为主的脑弥漫性异常；⑥头颅 CT 或 MRI 发现颞叶局灶性出血性脑软化灶；⑦特异性抗病毒药物治疗有效支持诊断。

121. ACDE 巨细胞病毒性脑炎常见于免疫缺陷如艾滋病或长期应用免疫抑制剂的患者。临床呈亚急性或慢性病程。约 25% 患者 MRI 可见弥漫性或局灶性白质异常。脑脊液正常或有单核细胞增多、蛋白增高等变化。因患者有艾滋病或应用免疫抑制剂的病史，体液检查可找到典型的巨细胞，PCR 检测出脑脊液中该病毒核酸阳性可资鉴别。

122. ABDE 单纯疱疹病毒性脑炎前驱期可有发热、全身不适、头痛、肌痛、嗜睡、腹痛和腹泻等症状。多急性起病，病后体温可高达 38.4℃ ~40.0℃，临床常见症状包括头痛、呕吐、轻微的意识和人格改变、记忆丧失、轻偏瘫、偏盲、失语、共济失调、多动（震颤、

舞蹈样动作、肌阵挛）、脑膜刺激征等。约 1/3 的患者出现全身性或部分性癫痫发作。部分患者可因精神行为异常为首发或唯一症状而就诊于精神科，表现为注意力涣散、反应迟钝、言语减少、情感淡漠、表情呆滞、呆坐或卧床、行动懒散，甚至生活不能自理；或出现木僵、缄默；或有动作增多、奇特及冲动行为等。病情常在数日内快速进展，多数患者有意识障碍，表现为意识模糊或谵妄，随病情加重可出现嗜睡、昏睡、昏迷或去皮质状态，部分患者在疾病早期迅即出现昏迷。

123. ABC 流行性脑脊髓膜炎菌血症时可出现皮疹，开始为弥散性红色斑丘疹，迅速转变成皮肤瘀点，主要见于躯干、下肢、黏膜以及结膜，偶见于手掌及足底。

124. BCDE 结核性脑膜炎可以酌情应用糖皮质激素。病情严重、颅内压升高明显或脑疝形成、椎管阻塞，抗结核治疗病情加重及合并结核瘤者均需加用。老年患者免疫系统功能低下，一般不宜应用激素治疗。

125. ABC 化脓性脑膜炎最常见的致病菌为肺炎链球菌、脑膜炎双球菌及流感嗜血杆菌 B 型，其次为金黄色葡萄球菌、链球菌、大肠埃希菌、变性杆菌、厌氧杆菌、沙门菌及铜绿假单胞菌等。

126. ACDE 结核菌使软脑膜弥漫充血、水肿、炎性渗出，并形成许多结核结节。蛛网膜下腔大量炎性渗出物积聚，因为重力因素且脑底池腔大、脑底毛细血管的吸附作用等，使炎性渗出物易在脑底诸池聚集。渗出物中可见上皮样细胞、朗格汉斯细胞及干酪样坏死。

127. CE 因乙胺丁醇有视神经毒性、链霉素有听神经毒性，故儿童抗结核治疗尽量不应用乙胺丁醇和链霉素。

128. ABD 抗结核治疗中，异烟肼

（INH）、利福平（RFP）、吡嗪酰胺（PZA）或乙胺丁醇（EMB）、链霉素（SM）是治疗结核性脑膜炎最有效的联合用药方案。WHO建议应至少选择三种药物联合治疗，常用异烟肼、利福平和吡嗪酰胺，轻症患者治疗 3 个月后可停用吡嗪酰胺，再继续用异烟肼和利福平 7 个月。耐药菌株可加用第四种药物如链霉素或乙胺丁醇。

129. ABCD 结核性脑膜炎的治疗原则是早期给药、合理选药、联合用药及系统治疗；只要患者临床症状、体征及实验室检查高度提示本病，即使抗酸染色阴性亦应立即开始抗结核治疗。

130. ABCD 新型隐球菌脑膜炎起病隐匿，进展缓慢，早期可有不规则低热或间歇性头痛，后持续并进行性加重。免疫功能低下的患者可呈急性发病，常以发热、头痛、恶心、呕吐为首发症状。

131. AD 新型隐球菌脑膜炎的发病率低，所以选项 A 错误。新型隐球菌 CNS 感染可单独发生，更常见于全身性免疫缺陷性疾病、慢性消耗性疾病时，如获得性免疫缺陷综合征、淋巴肉瘤等，所以选项 D 错误。其余选项的说法均是正确的。新型隐球菌为条件致病菌，当宿主的免疫力低下时致病。新型隐球菌脑膜炎通常隐袭起病，病情缓慢进展，逐渐加重，大多预后不良，病死率高。用两性霉素 B 治疗后可引起高热、寒战、血栓性静脉炎、头痛、恶心、呕吐、血压降低、低钾血症、氮质血症等，偶可出现心律失常、癫痫发作、白细胞或血小板减少等不良反应。

132. ABCE 脑囊虫病是由猪带绦虫蚴虫（囊尾蚴）寄生脑组织形成包囊所致。所以选项 A 错误。50% ~ 70% 的患者可有中枢神经系统受累表现，是最常见的 CNS 寄生虫感染。

所以选项 B 错误。人是猪带绦虫（有钩绦虫）的中间和终末宿主。所以选项 C 错误。最常见的感染途径是外源性感染，即人体摄入带有被虫卵污染的食物，或是因不良卫生习惯而造成虫卵被摄入体内致病。所以选项 D 正确。血常规检查嗜酸性粒细胞数增多。所以选项 E 错误。

133. ABCD 脑囊虫病根据包囊存在的位置不同，临床表现分为四种基本类型，分别为脑实质型、蛛网膜型、脑室型、脊髓型。

134. ABCDE 神经梅毒的常见类型有无症状型神经梅毒，脑膜神经梅毒，脑膜、脊髓膜血管梅毒，脊髓痨和麻痹性神经梅毒及先天性神经梅毒。

135. ABCE 致死性家族性失眠症（FFI）是一种常染色体显性遗传性朊蛋白疾病。病理部位主要在丘脑前腹侧和背内侧核；皮质常显示轻至中度的星形胶质细胞增生，常累及深层。本病脑电图可有特殊表现，睡眠期间表现为梭形波，快速眼运动相异常；在觉醒期间表现为进行性扁平背景活动，不能用药物诱导出睡眠活动。

136. ABCDE 艾滋病的高危人群包括同性恋和混乱性交者、异性性接触者、药瘾者，血友病、多次输血者和 HIV 感染者所分娩的婴儿。

137. ABCD HIV 急性原发性神经系统感染初期可无症状，但神经系统表现可为 HIV 感染的首发症状，包括：①急性可逆性脑病，表现为意识模糊、记忆力减退和情感障碍；②急性化脓性脑膜炎，表现为头痛、颈强直、畏光和四肢关节疼痛，偶见皮肤斑丘疹，可有脑膜刺激征；③单发脑神经炎（如 Bell 麻痹）、急性上升性或横贯性脊髓炎、炎症性神经病（如吉兰 - 巴雷综合征）。选项 E 属于 HIV 慢性原发性神经系统感染导致的临床综合征。

第四章　中枢神经系统脱髓鞘疾病

一、A1 型题

1. D　视神经脊髓炎（NMO）是免疫介导的主要累及视神经和脊髓的原发性中枢神经系统炎性脱髓鞘病。

2. C　视神经脊髓炎有急性横贯性脊髓炎的表现，症状常在几天内加重或达到高峰，表现为双下肢瘫痪、双侧感觉障碍和尿潴留，且程度较重。累及脑干时可出现眩晕、眼震、复视、顽固性呃逆以及呕吐、饮水呛咳和吞咽困难。根性神经痛、痛性肌痉挛和 Lhermitte 征也较为常见。急性横贯性脊髓炎所致脊髓损害有双侧的症状或体征，但不一定对称分布。

3. D　NMO 血清 AQP4 抗体多为阳性，而 MS 多为阴性，为鉴别 NMO 与 MS 的依据之一，是 NMO 相对特异性的自身抗体标志物，其强阳性可确诊本病并提示疾病复发可能性较大。

4. D　视神经脊髓炎（NMO）是视神经与脊髓相继或同时受累的急性或亚急性中枢神经系统脱髓鞘疾病。水通道蛋白 4 抗体（AQP4 - Ab）的发现为 NMO 诊断提供了实验室依据，是视神经脊髓炎的特异性血清学检测指标。60%~90% 视神经脊髓炎（NMO）患者的血清中可检测到 AQP4 - Ab；在部分孤立的视神经炎或横贯性脊髓炎同样可检测到 AQP4 - Ab，预示将来可能转化为典型的视神经脊髓炎。

5. E　视神经脊髓炎急性发作期治疗以减轻急性期症状、缩短病程、改善残疾程度和防治并发症为目的，主要治疗方法有糖皮质激素、血浆置换以及静脉滴注免疫球蛋白（IVIG）；对合并其他自身免疫病的患者，可选择激素联合其他免疫抑制剂如环磷酰胺治疗。缓解期主要通过抑制免疫达到降低复发率、延缓残疾累积的目的，需长期治疗。

6. E　视神经脊髓炎临床常见的脊髓体征是不对称和不完全的，多呈现播散性脊髓炎、不完全横贯性脊髓半离断或上升性脊髓炎的征象。临床特征有快速（数小时或数天）进展的下肢轻截瘫、双侧 Babinski 征、躯干感觉障碍平面和括约肌功能障碍等。视神经脊髓炎患者无共济失调表现。

7. D　视神经脊髓炎急性发作期的治疗①糖皮质激素类：首选大剂量甲泼尼龙冲击疗法，能减轻炎性反应、促进 NMO 病情缓解。②静脉滴注免疫球蛋白（IVIG）：无血浆置换条件的患者，可使用静脉滴注免疫球蛋白（IVIG）治疗。③血浆置换：对大剂量甲泼尼龙冲击疗法反应较差的患者，应用血浆置换疗法可能有一定效果。④激素联合其他免疫抑制剂：在激素冲击治疗收效不佳时，尤其是合并其他自身免疫疾病的患者，可选择激素联合其他免疫抑制剂治疗。单独口服泼尼松有增加单侧或双侧视神经炎（ON）新发作的危险。

8. A　美国多发性硬化协会 1996 年根据病程将多发性硬化（MS）分为以下四种亚型：复发缓解型 MS（RR - MS）、继发进展型 MS（SP - MS）、原发进展型 MS（PP - MS）和进展复发型 MS（PR - MS）。其中，复发缓解型 MS 最常见，80%~85% 的 MS 患者最初表现为复发 - 缓解病程，以神经系统症状急性加重伴完全或不完全缓解为特征。

9. C 多发性硬化的主要临床特点为中枢神经系统白质散在分布的多病灶与病程中呈现的缓解 - 复发，以及症状和体征的空间多发性和病程的时间多发性。

10. E 四肢远端手套 - 袜套样感觉障碍提示病变在周围神经末梢，多发性硬化无周围神经末梢受损的症状表现。

11. C 核间性眼肌麻痹和眼球震颤是高度提示 MS 的两个体征，这二者同时并存则提示有脑干病灶，应高度怀疑 MS 的可能。

12. D 多发性硬化表现为反复发作神经功能障碍，多次缓解 - 复发，病情每况愈下，神经功能障碍最终表现为不可逆转。所以多发性硬化患者的神经功能障碍不能最终完全恢复。

13. B CSF - IgG 寡克隆区带（OB）是 IgG 鞘内合成的定性指标，也是多发性硬化诊断最重要的免疫学指标。多发性硬化的 OB 阳性率可达 95% 以上。

14. B 单肢痛性痉挛发作及手、腕、肘部的屈曲性张力障碍性痉挛发作属于 MS 的发作性症状。对于 MS 的发作性症状，卡马西平最有效。

15. D 急性播散性脑脊髓炎（ADEM）是广泛累及脑和脊髓白质的急性炎症性脱髓鞘疾病，通常发生在感染后、出疹后或疫苗接种后。

16. C MS 与急性播散性脑脊髓炎的鉴别点是单相性还是复发性病程。急性播散性脑脊髓炎单次多见，少数为复发型或多相型。MS 则多次复发，有反复发作的特点。

17. C 急性播散性脑脊髓炎的病理表现主要是静脉周围出现炎性脱髓鞘，病灶散布于大脑、脑干、小脑和脊髓的灰质和白质，以白质为主；病灶多围绕在小静脉和中等静脉周围，自 0.1mm 至数毫米（融合时）不等。脱髓鞘区可见小神经胶质细胞，血管周围有炎性细胞浸润形成的血管袖套。常见多灶性脑膜浸润，程度多不严重。

18. D 急性坏死性出血性脑脊髓炎又称为急性出血性白质脑炎，亦称 Weston - Hurst 综合征，认为是 ADEM 暴发型。

19. C 急性播散性脑脊髓炎的辅助检查：①外周血白细胞增多，血沉加快。脑脊液压力增高或正常；CSF 单核细胞（MNC）增多，急性坏死性出血性脑脊髓炎则以多核细胞为主，红细胞常见；CSF 蛋白轻至中度增高，以 IgG 增高为主，可发现寡克隆区带。②EEG 常见弥漫的 θ 和 δ 波，亦可见棘波和棘 - 慢复合波。③MRI 可见脑和脊髓灰质、白质内散在多发的 T_1 低信号、T_2 高信号病灶。

20. C 急性播散性脑脊髓炎（ADEM）通常发生在感染后、出疹后或疫苗接种后。其病理特征为多灶性、弥散性髓鞘脱失。ADEM 通常为单相性病程，但也有复发型及多相性病程的报道。患者可有脑、脊髓、脑膜受累的表现。早期足量应用糖皮质激素是治疗 ADEM 的主要方法，目前主张静滴甲泼尼龙 500 ~ 1000mg/d 或地塞米松 20mg/d 进行冲击治疗，以后逐渐减为泼尼松口服。对糖皮质激素疗效不佳者可考虑用血浆置换或免疫球蛋白冲击治疗。

21. E 脑桥中央髓鞘溶解症（CPM）是以脑桥基底部对称性脱髓鞘为病理特征的疾病。多在严重的电解质紊乱、营养不良等疾病基础上发生。

22. E MRI 是目前最有效的辅助检查手段，可显著提高脑桥中央髓鞘溶解症（CPM）

的生前诊断率。脑桥中央髓鞘溶解症影像学检查典型表现为 MRI 发现脑桥基底部"蝙蝠翅膀样"边界清楚的脱髓鞘病灶。

23. C　异染性脑白质营养不良是由于 22 号染色体上芳基硫酸酯酶 A 基因发生变异，导致芳基硫酸酯酶 A 不足，不能催化硫脑苷脂水解而在体内沉积，引起中枢神经系统脱髓鞘。

24. E　脑白质营养不良是一组由于遗传因素导致髓鞘形成缺陷，不能完成正常发育的疾病，代表性疾病有异染性脑白质营养不良、肾上腺脑白质营养不良等。异染性脑白质营养不良是一种神经鞘脂沉积病，有家族倾向，为常染色体隐性遗传。肾上腺脑白质营养不良（ALD）是一种脂质代谢障碍病；呈 X 性连锁隐性遗传，基因定位在 Xq28。

二、A2 型题

25. D　大剂量甲泼尼龙冲击治疗是多发性硬化（MS）急性发作期的首选治疗方案，短期内能促进 MS 急性发病患者的神经功能恢复。

26. D　患者应考虑的诊断是多发性硬化，病程中有两次发作，第一次有双眼复视、共济失调、眼球震颤和平衡障碍的症状，数月后症状消失，后又复发，又有双眼视力减退伴二便潴留、截瘫的症状。题中患者 1 年前曾有多发性硬化的相关症状，经治疗后症状消失，1 周前又复发，符合多发性硬化的诊断。

27. D　根据双眼视力减退、眼球震颤、双下肢麻木、二便潴留、步态不稳、共济失调等临床表现及病程反复出现的临床特征，可诊断患者为多发性硬化。为明确诊断，应首先进行磁共振成像检查（MRI）。MRI 在 MS 诊断中具有非常重要的价值，其分辨率高，可识别无临床症状的病灶，使 MS 诊断不再只依赖临床标准。

28. C　根据病程将 MS 分为复发缓解型 MS（RR-MS）、继发进展型 MS（SP-MS）、原发进展型 MS（PP-MS）和进展复发型 MS（PR-MS）四种亚型。原发进展型 MS（PP-MS）约占 10%，起病年龄偏大（40~60 岁），发病后轻偏瘫或轻截瘫在相当长时间内缓慢进展，呈渐进性神经功能受损且症状恶化，并出现小脑或脑干症状，常有进展性脊髓病。原发进展型对治疗的反应较差。

29. A　CSF-IgG 指数是 IgG 鞘内合成的定量指标，约 70% 以上 MS 患者增高；CSF-IgG 寡克隆区带（OB）是 IgG 鞘内合成的定性指标，MS 患者的 OB 阳性率可达 95% 以上。综上所述，脑脊液 IgG 寡克隆区带或 IgG 指数升高是诊断多发性硬化的重要指标。

30. B　肢体无力为多发性硬化最常见的症状表现，大约 50% 患者的首发症状包括一个或多个肢体无力。患者的眼部症状多表现为急性起病的单眼视力下降，有时双眼同时受累；约 30% 的病例有眼肌麻痹及复视。题中患者的表现符合以上症状，再根据 MRI 检查示脑部和脊髓白质部分均有多处脱髓鞘病变，视觉诱发电位和体感诱发电位均异常，CSF-IgG 寡克隆区带（+），目前考虑该患者可以得出多发性硬化的诊断。

31. D　患者最可能的诊断是急性播散性脑脊髓炎。急性播散性脑脊髓炎多在感染或疫苗接种后 1~2 周急性起病，患者常突然出现高热、头痛、头昏、全身酸痛，严重时出现痫性发作、昏睡甚至深昏迷等；脊髓受累可出现受损平面以下的四肢瘫或截瘫；锥体外系受累可出现震颤；共济运动障碍和脑膜刺激征亦常见。

32. D　根据长期饮酒史及出现的症状、

体征，可考虑患者为脑桥中央髓鞘溶解症。MRI 是首选的最有价值的检查方法，可显著提高脑桥中央髓鞘溶解症（CPM）的生前诊断率。

三、A3/A4 型题

33. D　根据患者不明原因突然出现视力下降、复视、双侧小腿无力的症状，MRI 扫描结果及视觉诱发电位和体感诱发电位均发现异常，可考虑为多发性硬化。脑脊液检查、磁共振成像和诱发电位三项检查对多发性硬化的诊断具有重要意义。患者已行 MRI 和诱发电位检查，故为明确诊断，还需进一步做腰穿行脑脊液检查。

34. B　患者最可能的诊断为多发性硬化。诊断依据：①从病史和神经系统检查，表明中枢神经系统白质内同时存在着两处以上的病灶。②起病年龄在 10～50 岁之间。③有缓解与复发交替的病史，每次发作持续 24 小时以上；或呈缓慢进展方式而病程至少 1 年以上。④可排除其他病因。如符合以上四项，可诊断为"临床确诊的多发性硬化"。

35. D　多发性硬化急性发作期首选大剂量甲泼尼龙冲击治疗，短期内能促进 MS 急性发病患者的神经功能恢复。对于病情较严重者，从 1g/d 开始，共冲击 3～5 天；以后剂量阶梯依次减半，每个剂量使用 2～3 天，直至停药；原则上总疗程不超过 3 周。

36. C　患者出现双下肢痉挛时应选用肌肉松弛剂巴氯芬降低骨骼肌的肌张力。

37. B　患者为青年女性，临床表现为中枢神经系统不同部位受累，初次发病表现为双眼复视（脑干受损）、共济失调、步态不稳（小脑受损）；复发时出现双眼视力减退（视神经受损），双下肢截瘫（脊髓受损）。激素治疗有效，缓解－复发病程，最可能的诊断是

多发性硬化。急性脊髓炎以病损平面以下的肢体瘫痪、传导束性感觉障碍和尿便障碍为特征，但该病为单相病程，不会累及视神经。脊髓压迫症是一组椎管内或椎骨占位性病变所引起的脊髓受压综合征，随病变进展出现脊髓半切综合征、横贯性损害及椎管梗阻，脊神经根和血管可不同程度受累。运动神经元病表现为肌无力和萎缩、延髓麻痹及锥体束征，通常感觉系统和括约肌功能不受累。多发性脑梗死予激素治疗无效。

38. D　患者最可能诊断为多发性硬化，辅助检查中磁共振成像和脑脊液检查对多发性硬化诊断具有重要意义，诱发电位有助于发现亚临床病灶。其中 MRI 检查分辨率高，可识别无临床症状的多发性硬化病灶，使诊断不再只依赖临床标准。

39. B　多发性硬化发病年龄多在 20～40 岁，10 岁以下和 50 岁以上患者少见，男女患病之比约为 1：2。最常累及的部位为脑室周围白质、视神经、脊髓、脑干和小脑，不累及周围神经。主要的临床特点为病灶的空间多发性和时间多发性。其中 80%～85% 最初表现为复发－缓解病程，以神经系统症状急性加重并伴完全或不完全缓解为临床特征。多发性硬化的病因及发病机制迄今不明，可能与儿童期接触了某些环境因素如病毒感染有关。目前的资料支持多发性硬化是自身免疫性疾病，约 15% 患者有家族史。

40. B　患者为中年男性，患有复发缓解型多发性硬化，近期又出现视力下降、协调性差、下肢痉挛性瘫痪，属于急性发作期，故首选大剂量甲泼尼龙冲击治疗。干扰素 β 可用于缓解期治疗。金刚烷胺可用于多发性硬化患者疲劳的对症治疗。索利那新可用于改善膀胱功能障碍。普瑞巴林用于缓解神经病理性疼痛。

41. B 巴氯芬是一种可能用于多发性硬化的肌肉松弛与解痉剂。环磷酰胺是免疫抑制剂,对原发进展型多发性硬化可能有效。加巴喷丁和阿米替林对感觉异常如烧灼感、紧束感、瘙痒感可能有效。普萘洛尔为非选择性竞争性肾上腺素 β 受体拮抗剂,可用于治疗心绞痛、高血压等。

42. C 多发性硬化的患者通常会发展成痉挛性(上运动神经元)膀胱。由于膀胱收缩性好、扩张性差,排空后膀胱内残余尿液很少或没有,但患者通常有尿频、尿急或急迫性尿失禁。

43. C 患者为青年女性,1 年前有左眼疼痛、视力下降病史,目前出现肢体麻木、无力,视物模糊加重。查体:左眼内收欠充分,双眼向右视出现水平眼震,右侧肢体肌力 4 级,右侧病理征阳性,右半身痛觉减退。符合时间和空间多发性的临床特征,结合病史考虑为多发性硬化。

44. A 根据 2010 年修订的 McDonald 诊断标准:患者有 2 次以上发作,客观临床证据提示 2 个以上 CNS 不同部位的病灶,CSF - IgG OB(+)。该患者可确诊为多发性硬化。

45. C 干扰素 β 能抑制 T 淋巴细胞的激活,减少炎性细胞穿透血 - 脑屏障进入中枢神经系统,推荐用于复发缓解型 MS。所以选项 C 正确。芬戈莫德是一种针对淋巴细胞鞘氨醇 1 - 磷酸受体的免疫调节剂,常见的不良反应有头痛、腹泻、背痛、肝氨基转移酶升高和咳嗽,无心动过速。所以选项 A 错误。醋酸格拉默是一种结构类似于髓鞘碱性蛋白的合成氨基酸聚合物,可能通过激活其反应性 Th2 细胞,促进抗炎性细胞因子的产生,诱导髓鞘反应性 T 细胞的免疫耐受而发挥抗炎作用,被批准用于治疗复发缓解型 MS。所以选

项 B 错误。米托蒽醌为静脉滴注。所以选项 D 错误。那他珠单抗被推荐用于对其他治疗效果不佳或不能耐受的患者,而不应与干扰素 β 或其他免疫抑制剂联合使用。所以选项 E 错误。

46. D 干扰素 β 能抑制 T 淋巴细胞的激活,减少炎性细胞穿透血 - 脑屏障进入中枢神经系统,推荐用于复发缓解型多发性硬化,在欧洲也被批准用于治疗继发进展型。不推荐对最近 2 年内复发少于 2 次的复发缓解型多发性硬化患者和(或)最近 2 年内无活动性病变的继发进展型多发性硬化患者使用。干扰素 β1b 治疗通常需要维持 2 年以上,通常用药 3 年后临床疗效下降。常见的不良反应为流感样症状(如疲倦、寒战、发热、肌肉疼痛、出汗)及注射部位红肿、疼痛。

四、B1 型题

47~48. B、E MS 患者病变侵犯内侧纵束引起核间性眼肌麻痹,侵犯脑桥旁正中网状结构(PPRF)导致一个半综合征。

49~51. B、C、A ①MS 是一种持续进展的脱髓鞘性神经退行性疾病,病程呈缓解 - 复发性。根据干扰素的免疫调节特性,注射干扰素 β 可降低 MS 的复发率。干扰素 β 在 MS 治疗中为预防复发,是目前应用最广泛、疗效最为确定的药物。②环磷酰胺(CTX)是强细胞毒药物及免疫抑制剂,最适宜治疗快速进展型 MS,特别是甲氨蝶呤(MTX)治疗无效者。③大剂量肾上腺皮质激素,如甲泼尼冲击治疗是 MS 急性发作期的首选治疗方案,短期内能促进 MS 急性发病患者的神经功能恢复。治疗原则为大剂量、短疗程,不主张小剂量、长时间应用。

52~53. A、E ①皮质类固醇激素是治疗 MS 急性发作期的主要药物,主要用于治疗复

发缓解型 MS，具有抗炎及免疫调节作用，缩短急性期和复发期病程。②多发性硬化分为复发缓解型（RR）、继发进展型（SP）、原发进展型（PP）和进展复发型（PR）4 种类型，不包括恶性型。

54～56. D、A、B ①急性播散性脑脊髓炎是广泛累及脑和脊髓白质的急性炎性脱髓鞘病，通常发生在感染、出疹后或疫苗接种后。②视神经脊髓炎是免疫介导的主要累及视神经和脊髓的原发性中枢神经系统炎性脱髓鞘病。③脑桥中央髓鞘溶解症的特征性病理改变为脑桥基底部呈对称性分布的神经纤维髓鞘完全溶解脱失。MRI 可见脑桥基底部特征性对称分布的"蝙蝠翅膀样"病灶。

五、X 型题

57. BCDE 脱髓鞘疾病常呈急性或亚急性起病，有缓解和复发倾向；部分病例起病缓慢，呈进行性加重。所以选项 A 错误。脑血管疾病通常起病急骤，症状在短时间内达到高峰。所以选项 B 正确。代谢和营养障碍性疾病常发病缓慢，病程较长，在全身症状的基础上出现神经症状。所以选项 C 正确。神经系统中毒性疾病可呈急性或慢性发病，其原因有化学品、毒气、生物毒素、食物及药物中毒等，诊断中毒时必须结合病史调查及必要的化验检查方能确定。所以选项 D 正确。神经系统感染性疾病起病呈急性或亚急性，病情多于数日、少数于数周内达高峰，伴有畏寒发热、外周血白细胞增加和血沉增快等全身感染中毒的症状，神经系统症状较广泛弥散。所以选项 E 正确。

58. ABDE 中枢神经系统（CNS）脱髓鞘疾病是一组脑和脊髓以髓鞘破坏或脱髓鞘病变为主要特征的疾病。脱髓鞘是其病理过程中具有特征性的表现，而神经细胞、轴突及

其支持组织保持相对完整。所以选项 C 错误。脱髓鞘病损分布于中枢神经系统白质，沿小静脉周围炎症细胞呈袖套状浸润。

59. ABCE MRI 所见有助于视神经脊髓炎（NMO）与多发性硬化（MS）的鉴别。两者均可有多发的脑和脊髓中的长 T_1、长 T_2 脱髓鞘改变。NMO 发病初期头部 MRI 多正常，复发缓解型 MS 多有典型病灶。NMO 患者脊髓纵向融合病变超过 3 个以上脊髓节段，通常达 6～10 个节段；而 MS 的脊髓病变极少超过 1 个脊髓节段。NMO 脊髓肿胀和钆强化也较 MS 常见。所以选项 D 错误。

60. BCDE 视神经脊髓炎患者的腰穿脑脊液中，细胞数正常或轻至中度增高，约 1/3 的单相病程及复发型患者 MNC > $50×10^6$/L；复发型患者脑脊液蛋白轻至中度增高，脑脊液蛋白电泳可检出寡克隆区带，但检出率较 MS 低。所以选项 A 错误。NMO 患者脊髓 MRI 的特征性表现为脊髓长节段炎性脱髓鞘病灶，连续长度一般 ≥3 个椎体节段，轴位像上病灶多位于脊髓中央，累及大部分灰质和部分白质。视神经脊髓炎视觉诱发电位异常，表现为 P100 潜伏期显著延长，有的波幅降低或引不出波形。

61. ACE NMO 患者脊髓 MRI 显示病灶大于 3 个椎体节段，血清 AQP4 抗体阳性以及颅脑 MRI 未见异常对视神经脊髓炎诊断有帮助。视神经脊髓炎脑脊液蛋白电泳可检出寡克隆区带，但检出率低，对诊断帮助不大。

62. ACDE 多发性硬化（MS）的发作性症状是指持续时间短暂、可被特殊因素诱发的感觉或运动异常。发作性的神经功能障碍每次持续数秒至数分钟不等，频繁、过度换气以及焦虑或维持肢体某种姿势可诱发，是多发性硬化比较特征性的症状之一。强直痉挛、感觉异

常、构音障碍、共济失调、癫痫和疼痛不适是较常见的多发性硬化发作性症状。其中，局限于肢体或面部的强直性痉挛，常伴放射性异常疼痛，亦称痛性痉挛，发作时一般无意识丧失和脑电图异常。被动屈颈时会诱导出刺痛感或闪电样感觉，自颈部沿脊柱放散至大腿或足部，称为莱尔米特征（Lhermitte sign），是因屈颈时脊髓局部的牵拉力和压力升高、脱髓鞘的脊髓颈段后索受激惹引起。

63. ABCD　美国多发性硬化协会1996年根据病程将多发性硬化（MS）分为以下四种亚型：复发缓解型MS（RR–MS）、继发进展型MS（SP–MS）、原发进展型MS（PP–MS）和进展复发型MS（PR–MS）。

64. ABCD　多发性硬化（MS）是一种免疫介导的中枢神经系统慢性炎性脱髓鞘性疾病。本病最常累及的部位为脑室周围、近皮质、视神经、脊髓、脑干和小脑。

65. ABDE　目前的资料支持多发性硬化是自身免疫性疾病。分子模拟学说认为患者感染的病毒可能与髓鞘碱性蛋白（MBP）或髓鞘少突胶质细胞糖蛋白（MOG）存在共同抗原，即病毒氨基酸序列与MBP、MOG等神经髓鞘组分的某段多肽氨基酸序列相同或极为相近。推测（外界病原体）感染（机体）后体内激活T细胞并生成相应抗体，在攻击外界病原体的同时，其可与神经髓鞘多肽片段发生交叉（免疫）反应，从而导致脱髓鞘病变。遗传因素起重要作用，多发性硬化有明显的家族倾向，同卵双胞胎可同时罹患，约15%的MS患者有一个患病的亲属。本病发病与人种有关，与经济状况无关。

66. BC　临床确诊的多发性硬化的诊断标准：①病程中两次发作和两个分离病灶临床证据；②病程中两次发作，一处病变临床证据和另一部位病变亚临床证据。

67. ABCD　多发性硬化MRI检查可见大小不一的类圆形T_1低信号、T_2高信号，常见于侧脑室前角与后角周围、半卵圆中心及胼胝体，或为融合斑，多位于侧脑室体部，视神经可见水肿、增粗；脑干、小脑和脊髓可见斑点状不规则T_1低信号及T_2高信号斑块；病程长的患者多数可伴脑室系统扩张、脑沟增宽等脑白质萎缩征象。本病病变多在白质，且病灶为斑片状；大脑皮质区大片状楔形长T_1、长T_2信号不符合本病特点。

68. ABCD　多发性硬化的诱发电位检查包括视觉诱发电位（VEP）、脑干听觉诱发电位（BAEP）、磁刺激运动诱发电位（MEP）和体感诱发电位（SEP）等，50%～90%的MS患者可有一项或多项异常。运动单位动作电位属于肌电图检查的内容，主要用于周围神经检测。

69. ABCD　干扰素β（IFN–β）能抑制T淋巴细胞的激活，减少炎性细胞穿透血–脑屏障进入中枢神经系统。推荐用于治疗复发缓解型MS（RR–MS）患者，在欧洲也被批准用于治疗继发进展型MS（SP–MS）。包括IFN–β1a和IFN–β1b两类重组制剂。IFN–β1a与人类生理性IFN–β结构基本无差异；IFN–β1b缺少一个糖基，17位上由丝氨酸取代了半胱氨酸。IFN–β禁用于妊娠或哺乳期妇女。

70. BCDE　MS的治疗原则为急性期抑制炎症反应、控制急性期发作、缩短急性期病程，缓解期预防复发，对症治疗、减轻症状，改善预后。

71. ABCD　多发性硬化患者的膀胱功能障碍可使用抗胆碱药物解除尿道痉挛、改善储尿功能，如索利那新、托特罗定、非索罗定、奥昔布宁；此外，行为干预亦有一定效果。选项 E"达伐吡啶"是中枢性钾通道阻滞剂，是一种能阻抑神经纤维表面钾离子通道的缓释制剂，用于治疗行走困难。

72. AB Wingerchuk 在 2006 年修订的 NMO 诊断标准：（1）必要条件：①视神经炎；②急性脊髓炎。（2）支持条件：①脊髓 MRI 异常病灶≥3 个椎体节段；②头颅 MRI 不符合 MS 诊断标准；③血清 NMO – IgG 阳性。具备全部必要条件和支持条件中的任意 2 条，即可诊断 NMO。

73. BCDE 急性播散性脑脊髓炎（ADEM）好发于儿童和青壮年，多为散发，无季节性。所以选项 A 错误。本病在感染或疫苗接种后 1~2 周急性起病，患者常突然出现高热、头痛、头晕、全身酸痛，严重时出现痫性发作、昏睡甚至深昏迷等；脊髓受累可出现受损平面以下的四肢瘫或截瘫；锥体外系受累可出现震颤和舞蹈样动作；小脑受累可出现共济运动障碍。

74. ACDE 根据感染或疫苗接种后急性起病的脑实质弥漫性损害、脑膜受累和脊髓炎症状，CSF – MNC 增多、EEG 广泛中度异常、CT 或 MRI 显示脑和脊髓内多发散在病灶等可作出急性播散性脑脊髓炎的临床诊断。"外周血白细胞增多"见于多种急性感染，无特异性。

75. ABCD 脑桥中央髓鞘溶解症（CPM）是一种少见的可致死性的中枢神经系统脱髓鞘疾病，以脑桥基底部对称性脱髓鞘为病理特征。患者通常有严重的营养不良、电解质紊乱等基础疾病。患者常在原发疾病基础上突然发生脑桥基底部中线附近的皮质脊髓束、皮质脑干束、上行网状激活系统等受累的症状，出现假性球麻痹、中枢性四肢瘫和不同程度的意识障碍等典型临床表现。有些患者可见眼球震颤以及眼球协同运动受限或眼球凝视障碍等，严重的患者可出现缄默症和四肢瘫。本病应与脑桥基底部梗死、肿瘤和多发性硬化等鉴别。脑桥中央髓鞘溶解症的预后与临床表现严重程度、原发病及影像学表现均无关，死亡率极高。

76. ABCDE 婴幼儿出现进行性运动障碍、视力减退和精神异常，CT 或 MRI 证实两侧半球对称性白质病灶，尿芳基硫酸酯酶 A 活性消失，即可临床诊断为（异染性）脑白质营养不良。

第五章　神经系统变性疾病

一、A1 型题

1. B　血管性痴呆属于非变性病性痴呆，其他四个选项均属于变性病性痴呆。

2. E　五个选项均属于变性病性痴呆。阿尔茨海默病（AD）是最常见的变性病性痴呆。路易体痴呆的发病仅次于 AD，在神经变性病所致的痴呆中居第二位。

3. C　抗胆碱能药物长期服用可引起认知障碍，故此种药慎用于痴呆患者。

4. D　额颞叶痴呆（FTD）的发病年龄在 45～70 岁，绝大部分患者在 65 岁以前发病，无明显性别差异。起病隐匿，进展缓慢。早期出现人格和行为改变，如易激惹、暴怒、固执、淡漠和抑郁等；逐渐出现行为异常，如举止不当、无进取心、对事物漠然和冲动行为等。随着病情进展，患者会出现认知障碍。

5. A　行为异常型 FTD（bvFTD）是常见的额颞叶痴呆（FTD）亚型。部分患者可出现特征性的 Kluver - Bucy 综合征，表现为迟钝、淡漠；口部过度活动，把拿到手的任何东西都放入口中试探；易饥饿，过度饮食而致肥胖等食性改变；性行为增加等。

6. A　行为异常型额颞叶痴呆（bvFTD）中，人格、情感和行为改变出现早且突出，并贯穿于疾病的全过程。患者常常表现为固执、易激惹或者情感淡漠，之后逐渐出现行为异常、举止不当、刻板行为、对外界漠然、无同情心以及冲动行为。随着病情进展，患者会出现认知障碍，行为、判断和语言能力明显障碍；但空间定向力保存较好。晚期患者可以出

现妄想以及感知觉障碍等精神症状。

7. A　额颞叶痴呆可见 CT 或者 MRI 有特征性的额叶和（或）前颞叶萎缩，脑回变窄、脑沟增宽，侧脑室额角扩大，额叶皮质和前颞极皮质变薄，而顶枕叶很少受累。上述改变可在疾病早期出现，多呈双侧不对称性。

8. C　额颞叶痴呆患者早期的 EEG 多正常，少数波幅下降且 α 波减少；晚期 α 波极少甚或没有，出现不规则中波幅 δ 波，少数患者出现尖波。所以 EEG 对额颞叶痴呆的早期诊断没有帮助。

9. E　路易体痴呆（DLB）是一种神经系统变性疾病，临床主要表现为波动性认知障碍、帕金森综合征和以视幻觉为突出表现的精神症状。帕金森综合征主要包括运动迟缓、肌张力增高和静止性震颤。尿失禁不属于此病临床表现。

10. C　路易体痴呆（DLB）表现为波动性认知障碍，认知功能损害常表现为执行功能和视空间功能障碍，而近事记忆功能早期受损较轻。相对于 AD 渐进性恶化的病程，DLB 的临床表现具有波动性。患者常出现突发而又短暂的认知障碍，可持续几分钟、几小时或几天，之后又戏剧般地恢复。

11. C　路易体痴呆（DLB）是一组在临床和病理表现上重叠于帕金森病与 Alzheimer 病之间，以波动性认知功能障碍、视幻觉和帕金森综合征为临床特点，以路易（Lewy）体为病理特征的神经变性疾病。

12. A　病理提示路易体痴呆 Lewy 体中的

物质为 α - 突触核蛋白（α - synuclein）和泛素等，这些异常蛋白的沉积可能导致神经元功能紊乱和凋亡。

13. B 路易体痴呆临床表现可归结为 3 个核心症状：波动性认知障碍、视幻觉和帕金森综合征。其他症状还有睡眠障碍、自主神经功能紊乱和性格改变等；快速动眼期睡眠行为障碍被认为是 DLB 最早出现的症状。自主神经功能紊乱常见的有体位性低血压、性功能障碍、便秘、尿潴留、多汗或少汗、晕厥、眼干、口干等。性格改变常见的有攻击性增强、抑郁等。所以选项 B 错误。

14. E 阿尔茨海默病的病理改变可能先于症状多年出现，即有病理改变存在而无认知受损的表现。确诊需要病理活检，所以选项 E 正确。选项 A、B、C、D 均不能用来确诊阿尔茨海默病。

15. E 阿尔茨海默病（AD）是发生于老年和老年前期、以进行性认知功能障碍和行为损害为特征的中枢神经系统退行性病变。是老年期最常见的痴呆类型，占老年期痴呆的 50% ~ 70%。

16. D 记忆障碍是 Alzheimer 病轻度痴呆阶段的主要表现。首先出现的是近事记忆减退，常将日常所做的事和常用的一些物品遗忘。随着病情的发展，可出现远期记忆减退，即对发生已久的事情和人物的遗忘。

17. A 很多 AD 患者在疾病的某一阶段出现精神症状，如幻觉、妄想、抑郁、焦虑、激越、睡眠紊乱等，可给予抗抑郁药物和抗精神病药物。这些药物的使用原则是：①低剂量起始；②缓慢增量；③增量间隔时间稍长；④尽量使用最小有效剂量；⑤个体化治疗；⑥注意药物间的相互作用。

18. B 乙酰胆碱减少引起皮质胆碱能神经元递质功能紊乱，被认为是记忆障碍和其他认知功能障碍的原因。乙酰胆碱酯酶抑制剂抑制乙酰胆碱降解并提高其生物活性，改善神经递质传递功能，是目前改善 AD 患者认知功能最常用的药物。

19. E 血管性痴呆与 Alzheimer 病相比，在时间及地点定向、短篇故事即刻和延迟回忆、命名和复述等方面损害较轻，在执行功能如自我整理、计划、精神运动的协同作业等方面损害较重。

20. D 运动神经元病是一组病因未明的选择性侵犯脊髓前角细胞、脑干运动神经核、皮层锥体细胞及锥体束的慢性进行性神经变性疾病，表现为肌无力和萎缩、延髓麻痹及锥体束征。脊髓后角不易被损害。

21. D 运动神经元病早期最常侵犯脊髓前角细胞，以颈髓明显，胸、腰髓次之。

22. C 在运动神经元病受累的脑干运动神经核中，舌下神经核变性最为突出，疑核、三叉神经运动核、迷走神经背核和面神经核也有变性改变。动眼神经核则很少被累及。

23. A 进行性延髓麻痹（PBP）为运动神经元病的类型之一，主要表现为进行性发音不清、声音嘶哑、吞咽困难、饮水呛咳、咀嚼无力。舌肌明显萎缩，并有肌束颤动，唇肌、咽喉肌萎缩，咽反射消失。有的同时损害双侧皮质脑干束，出现强哭强笑、下颌反射亢进，从而真性和假性延髓麻痹共存。

24. B 运动神经元病的类型有肌萎缩侧索硬化（ALS）、进行性肌萎缩（PMA）、进行性延髓麻痹（PBP）和原发性侧索硬化（PLS）。其中，肌萎缩侧索硬化（ALS）为运动神经元病最多见的类型，也称为经典型。其他类型称为变异型。大多数为获得性，少数为家族性。呈典型的上、下运动神经元同时损害之不同组合的临床特征。

25. C 肌萎缩侧索硬化是运动神经元病最多见的类型，呈典型的上、下运动神经元同时损害之不同组合的临床特征。常见首发症状为一侧或双侧手指活动笨拙、无力，随后出现手部小肌肉萎缩，以大、小鱼际肌，骨间肌及蚓状肌为明显；双手可呈鹰爪形，逐渐延及前臂、上臂和肩胛带肌群。随着病程的延长，肌无力和萎缩扩展至躯干和颈部，最后累及面肌和咽喉肌。受累部位常有明显肌束颤动。

26. D 运动神经元病（MND）是一系列以上、下运动神经元损害为突出表现的慢性进行性神经系统变性疾病。临床表现为上、下运动神经元损害的不同组合，特征表现为肌无力和肌萎缩、延髓麻痹及锥体束征，通常感觉系统和括约肌功能不受累。

27. B 5%~10% 的 ALS 患者有家族史，遗传方式主要为常染色体显性遗传。最常见的致病基因是铜（锌）超氧化物歧化酶（SOD-1）基因，约20%的家族性 ALS 和2%的散发性 ALS 与此基因突变有关。

28. C 肌电图对运动神经元病有很高的诊断价值，呈典型的神经源性损害。ALS 患者往往在延髓、颈髓、胸髓与腰骶髓不同神经节段所支配的肌肉出现进行性失神经支配和慢性神经再生支配现象。主要表现为静息状态下可见纤颤电位、正锐波，小力收缩时运动单位时限增宽、波幅增大、多相波增加；大力收缩时募集相减少，呈单纯相；运动神经传导检查可能出现复合肌肉动作电位（CMAP）波幅减低，较少出现运动神经传导速度异常，感觉神经传导检查多无异常。

29. D 肌萎缩侧索硬化选择性侵犯脊髓前角细胞、脑干运动神经核及锥体束，中枢神经系统其他部位很少受到影响，所以不会出现痴呆。

30. D 运动神经元病和肌病均只累及运动系统，所以感觉障碍检查无意义。

31. D 多系统萎缩的病变主要累及纹状体-黑质系统、橄榄-脑桥-小脑系统和脊髓的中间内、外侧细胞柱以及 Onuf 核；多系统萎缩不可能累及周围神经。周围神经主要为脱髓鞘病变。

32. A 多系统萎缩（MSA）与帕金森病、路易体痴呆的病理检查显示神经胶质细胞胞质内嗜酸性包涵体，包涵体的核心成分均为α-突触核蛋白，故将三者一起归为突触核蛋白病。

二、A2 型题

33. B 血管性痴呆（VaD）多在60岁以后发病，有脑卒中病史，呈阶梯式进展，波动病程，表现为认知功能显著受损达到痴呆标准，伴有局灶性神经系统受损的症状与体征。患者的认知障碍表现为执行功能受损显著，如制订目标、计划性、主动性、组织性和抽象思维以及解决冲突的能力下降；常有不同程度的近记忆力和计算力的减低，伴有表情淡漠、少语、焦虑、抑郁或欣快等精神症状，人格相对保留。题中患者既往高血压病史 7 年，脑梗死病史 10 个月，结合临床表现，可诊断为血管性痴呆。

34. E 路易体痴呆发病年龄在50~85 岁，临床表现有三大核心症状，即波动性认知障碍、视幻觉和帕金森综合征（包括运动迟缓、肌张力增高和静止性震颤）。在早期，大部分病例的认知功能为颞顶叶型，表现为记忆、语言和视觉空间技能损害。MRI 和 CT 没有典型的表现。题中根据患者的核心症状表现及行脑电图、头颅 MRI 检查均未见异常，可诊断为路易体痴呆。

35. D 阿尔茨海默病临床表现以记忆障碍、失语、失用、失认、视空间能力损害、执行功能障碍以及人格和行为改变等全面性痴呆为特征，神经系统检查未见局灶性神经系统体征。题中患者既往无高血压病史等脑血管疾病危险因素，出现记忆障碍、定向障碍、行为紊乱，头颅 CT 扫描示有广泛脑萎缩，考虑最可能的诊断是阿尔茨海默病。

36. D 患者近记忆力减退明显而远记忆力相对保留，语言、视空间、执行、计算及理解、判断力均测试正常，可诊断为遗忘型轻度认知障碍。非遗忘型轻度认知障碍患者表现为记忆功能以外的认知域损害，记忆功能保留。

37. D 阿尔茨海默病临床上以记忆障碍、失语、失用、失认、视空间技能损害、执行功能障碍以及人格和行为改变等全面性痴呆表现为特征。该患者神经系统检查未见明确阳性体征，可诊断为阿尔茨海默病。

38. C 根据 30 岁左右男性患者病史及临床表现，患者应首先考虑的疾病是进行性肌萎缩。进行性肌萎缩为运动神经元病的一种常见类型，发病年龄在 20~50 岁，多在 30 岁左右，男性较多；运动神经元变性仅限于脊髓前角细胞和脑干运动神经核，表现为下运动神经元损害的症状和体征。首发症状常为单手或双手小肌肉萎缩、无力，逐渐累及前臂、上臂及肩胛带肌群；少数病例肌萎缩可从下肢开始。受累肌肉萎缩明显，肌张力降低，可见肌束颤动，腱反射减弱，病理反射阴性。一般无感觉和括约肌功能障碍。

39. C 根据中年以后隐袭起病、慢性进行性加重的病程，临床主要表现为上、下运动神经元损害所致肌无力、肌萎缩、肌束震颤、延髓麻痹及锥体束征的不同组合，无感觉障

碍，可以做出运动神经元病的临床诊断。肌电图对于运动神经元病有很高的诊断价值，呈典型的神经源性损害。故患者应进行此项检查。

40. D 中年女性患者右手持筷不灵活，右手"虎口"萎缩，提示下运动神经元损害；下肢出现痉挛性瘫痪，提示上运动神经元损害。根据上、下运动神经元受损症状和体征并存的表现，可判断出患者最可能的诊断是运动神经元病。

41. D 根据成年期缓慢起病、无家族史、临床表现为逐渐进展的自主神经功能障碍、帕金森综合征和小脑性共济失调等症状及体征，应考虑为多系统萎缩。多系统萎缩（MSA）男性发病率稍高，缓慢起病，逐渐进展。临床表现为不同程度的自主神经功能障碍、对左旋多巴类药物治疗反应不佳的帕金森综合征、小脑性共济失调和锥体束征等症状。MSA 帕金森综合征的特点主要表现为运动迟缓，肌强直和震颤。多系统萎缩 MRI 检查发现壳核、脑桥、小脑等有明显萎缩，第四脑室、脑桥小脑脚池扩大。

三、A3/A4 型题

42. D 为明确诊断，对于神经系统变性疾病所致痴呆的鉴别诊断，最终需要进行脑活检病理检查。

43. C 额颞叶痴呆的诊断主要参考 1998 年 Neary 等的标准，作为临床诊断的主要依据：①中老年人早期缓慢出现性格改变、情感变化和举止不当，逐渐出现行为异常；②言语障碍早期出现，如言语减少、词汇贫乏、刻板语言和模仿语言，随后出现明显的失语症，早期计算力保存、记忆力障碍较轻，视空间定向力相对保留；③晚期出现智能减退、遗忘、大小便失禁和缄默症等；④CT 和 MRI 显示额叶和（或）颞叶不对称性萎缩。额颞叶痴呆免

疫组织化学染色，部分病例可见 tau 蛋白过度磷酸化和泛素染色阳性。

44. E　亨廷顿病最初表现为全身不自主运动或手足徐动，伴有行为异常，数年后智能逐渐衰退。早期智能损害以记忆力、视空间功能障碍和语言欠流畅为主；后期发展为全面认知衰退，运用障碍尤其显著。根据典型的家族史、运动障碍和进行性痴呆，结合影像学检查手段，诊断不难。

45. B　该患者最可能的诊断是路易体痴呆。路易体痴呆是一种神经系统变性疾病，临床主要表现为波动性认知障碍、帕金森综合征和以视幻觉为突出表现的精神症状。在早期，大部分病例的认知功能为颞顶叶型，表现为记忆、语言和视觉空间技能损害。大部分患者都有真性视幻觉，幻觉形象往往鲜明生动，幻觉对象多为患者熟悉的人物或动物；这些视觉形象常常是活动的、会说话或发出声音的，偶尔幻觉形象有扭曲变形。

46. E　路易体痴呆是一种神经系统变性疾病，临床主要表现为波动性认知障碍、帕金森综合征和以视幻觉为突出表现的精神症状。通常早期不会出现尿失禁，晚期患者可出现自主神经功能紊乱。

47. D　DLB 的病因和发病机制尚未明确，多为散发，虽然偶有家族性发病，但并没有明确的遗传倾向。病理提示 Lewy 体中的物质为 α‑突触核蛋白和泛素等。与 APOE 基因相关的痴呆是阿尔茨海默病，所以选项 D 错误。

48. A　脊髓前角细胞损害和大脑皮质运动区的锥体细胞变性，可引起肌肉萎缩、肌张力增高、肌束颤动等上、下运动神经元损害的不同组合。

49. D　患者最可能诊断为运动神经元病。运动神经元病临床以上、下运动神经系统受累为主要表现，包括肌肉无力、肌肉萎缩、肌束震颤及肌张力增高、腱反射亢进、病理征阳性。通常感觉系统和括约肌功能不受累。其中肌肉无力、肌肉萎缩、肌束颤动为下运动神经系统受累的主要表现；肌张力增高、腱反射亢进、巴宾斯基征阳性为上运动神经系统受累的主要表现。

50. B　实验室检查可能会出现血清维生素 B_1 水平降低，这也提示营养障碍可能与运动神经元病发病有关。腰穿压力正常或偏低，脑脊液检查正常，免疫球蛋白可能增高。血常规检查正常，血清肌酸激酶活性正常或轻度增高而其同工酶不高。

51. B　根据题中的症状、体征，可初步判断患者为进行性肌萎缩，首发症状常为单手或双手小肌肉萎缩、无力。进行性肌萎缩为运动神经元病的一种，首选无创检查，即肌电图检查。

52. C　运动神经元病的肌电图呈典型神经源性改变。静息状态下可见纤颤电位、正锐波，小力收缩时运动单位时限增宽、波幅增大、多相波增加，大力收缩时募集相减少而呈单纯相。运动神经传导检查可能出现复合肌肉动作电位（CMAP）波幅减低，较少出现运动神经传导速度异常，感觉神经传导检查多无异常。

53. A　运动神经元病是一种神经系统变性疾病，目前尚无特效的治疗方法。其治疗主要包括病因治疗、对症治疗以及各种非药物支持疗法。病因治疗临床上一般应用利鲁唑，该药具有抑制谷氨酸释放的作用，对抗兴奋性氨基酸毒性；每次 50mg，每天 2 次，服用 18 个月，能延缓病程、延长延髓麻痹患者的生存期。

54. E　由题干可知，患者"双手大、小鱼际肌萎缩，可见肌纤维颤动"为下运动神经元损害表现，"四肢痉挛性肌张力增高，髌阵挛阳性、踝阵挛阳性、双侧 Babinski 征（＋）"为上运动神经元损害表现。故病变累及的解剖结构是上、下运动神经元。

55. C 上、下运动神经元均有损害，表现为肌无力、肌萎缩和锥体束征者，应首先疑诊肌萎缩侧索硬化（ALS）。诊断 ALS 必须符合以下 3 点：①临床、神经电生理或病理检查显示下运动神经元病变的证据；②临床检查显示上运动神经元病变的证据；③病史或检查显示上述症状或体征在一个部位内扩展或者从一个部位扩展到其他部位。

56. B 神经电生理检查是 ALS 诊断中非常关键的辅助检查手段，有很高的诊断价值，呈典型的神经源性损害。ALS 患者往往在延髓、颈髓、胸髓与腰骶髓不同神经节段所支配的肌肉出现进行性失神经支配和慢性神经再生支配现象。

57. E 肌萎缩侧索硬化是运动神经元病中最多见的类型，呈典型的上、下运动神经元同时损害的临床特征。常见首发症状为一侧或双侧手指活动笨拙、无力，随后出现手部小肌肉萎缩，以大、小鱼际肌，骨间肌，蚓状肌为明显。受累部位常有明显肌束颤动。双上肢肌萎缩，肌张力不高，但腱反射亢进，Hoffmann 征阳性；双下肢痉挛性瘫痪，肌萎缩和肌束颤动较轻，肌张力高，腱反射亢进，Babinski 征阳性。患者一般无客观的感觉障碍，但常有主观的感觉症状（如麻木）等。

58. E 颈髓磁共振成像（MRI）是检查颈髓病变首选的无创检查方式。肌萎缩侧索硬化 MRI 可见脊髓变细（腰膨大和颈膨大处较明显），余无特殊发现；脊髓空洞症 MRI 可显示相应病灶节段脊髓空洞。

59. C ALS 患者肌电图可见在延髓、颈髓、胸髓与腰骶髓不同神经节段所支配的肌肉出现进行性失神经支配和慢性神经再生支配现象。

60. B 患者为中老年男性，主要表现为构音障碍、四肢无力，无锥体外系及小脑、感觉系统受累，完善肌电图示广泛运动神经元型损害，诊断考虑为运动神经元病。

61. E 运动神经元病（MND）主要选择性累及锥体束、脑干运动神经核团和脊髓前角细胞，临床主要表现为上、下运动神经元损害所致肌无力、肌萎缩、肌束震颤、延髓麻痹及锥体束征的不同组合，无感觉障碍。所以选项 E 在查体中不可能出现。

62. D 运动神经元病易合并额颞叶痴呆。额颞叶痴呆临床上以明显的人格、行为改变和语言障碍为特征，可以合并帕金森综合征和运动神经元病症状。随着病情进展，患者会出现认知障碍。

63. E 目前唯一有循证医学证据的用于治疗 MND 的药物是利鲁唑。该药具有抑制谷氨酸释放的作用，对抗兴奋性氨基酸毒性，能延缓病程、延长延髓麻痹患者的生存期。

四、B1 型题

64 ～ 66. A、C、E ①血管性痴呆患者最常见的伴随症状是抑郁状态。抑郁容易在极早期出现，如情绪低落、兴趣降低、性格压抑却又容易冲动等。②路易体痴呆患者的精神障碍以反复发作的视幻觉最多见，50%～80%的患者在疾病早期就有视幻觉。视幻觉内容形象、具体、生动，犹如亲身经历，常为人或动物，往往反复出现，但需排除药物源性因素。早期患者可以分辨出幻觉和实物。视幻觉常在夜间出现。③Alzheimer 病至疾病晚期，大、小便失去控制，生活完全不能自理，智能达到丧失的地步，食量减少，体重下降，常因合并吸入性肺炎和继发感染而死亡。

67～68. B、E ①进行性延髓麻痹的病变仅限于脑干，特别是延髓各运动神经核，表现为舌肌颤动、萎缩，吞咽困难，构音障碍；早期口周发麻、咽反射消失。②原发性侧索硬化起病隐袭，进展较慢；病损仅累及锥体束而表现为肌无力和锥体束征。

五、X 型题

69. ABE Binswanger 病即皮质下动脉硬化性白质脑病，属于非变性病性痴呆。神经变性病性痴呆有：①阿尔茨海默病；②额颞叶痴呆；③路易体痴呆；④帕金森病痴呆，如关岛型帕金森病－肌萎缩侧索硬化－痴呆症；⑤皮质－基底核变性；⑥纹状体－黑质变性；⑦亨廷顿病；⑧进行性核上性麻痹。所以选项 ABE 正确。

70. BCD 血管性痴呆、朊蛋白病和维生素 B_{12} 缺乏均属于非变性病性痴呆。额颞叶痴呆和亨廷顿病属于神经变性病性痴呆。

71. ABD 正常颅压性脑积水以进行性智能衰退、共济失调步态和尿失禁三大主征为特点。

72. ABC 阿尔茨海默病、路易体痴呆、额颞叶痴呆具有激越和（或）攻击的神经精神症状，帕金森病痴呆具有 REM 期睡眠行为障碍和抑郁的神经精神症状，血管性痴呆具有抑郁、情感淡漠的神经精神症状。

73. ABCDE 神经心理学测验如 Stroop 色词测验、言语流畅性测验、MMSE、数字符号转换测验、结构模仿、迷宫测验等有助于阿尔茨海默病（AD）与血管性痴呆（VaD）的鉴别。

74. ABC 阿尔茨海默病（AD）与血管性痴呆（VaD）的鉴别要点见下表。

鉴别要点	AD	VaD
性别	女性多见	男性多见
病程	持续进行性发展	波动性进展
自觉症状	少见	常见，多为头痛、眩晕、肢体麻木等
认知功能	全面性痴呆，人格损害	斑片状损害，人格相对保留
伴随症状	精神行为异常	局灶性神经系统症状与体征
神经心理学检查	突出的早期情景记忆损害	情景记忆损害常不明显，执行功能受损常见
CT/MRI	脑萎缩	脑梗死灶或出血灶
PET/SPECT	颞、顶叶对称性血流低下	局限性、非对称性血流低下

75. ADE 路易体痴呆（DLB）患者与阿尔茨海默病（AD）相比，回忆及再认功能均相对保留，而言语流畅性、视觉感知及操作任务的完成等方面损害更为严重。在认知水平相当的情况下，DLB 患者较 AD 患者功能损害更为严重，运动及神经精神障碍更重；同时，该类痴呆患者的生活自理能力更差。

76. BE 30%～50% 的额颞叶痴呆（FTD）患者有遗传家族史，其中约 50% 的家族性 FTD 存在 17 号染色体微管结合蛋白 tau 基因（MAPT）和颗粒体蛋白（GRN）基因突变，在少数家系中还发现 VCP、CHMP2B、TARDP 和 FUS 基因突变。

77. ABD 支持证据是指 DLB 患者经常出现，但是不具有诊断特异性的症状。诊断 DLB 的支持证据：①反复跌倒、晕厥或短暂意识丧失；②自主神经功能紊乱（如直立性低血压、尿失禁）；③其他类型的幻觉、错觉；④系统性妄想；⑤抑郁；⑥CT或MRI提示颞叶结构完好；⑦SPFCT/PET提示枕叶皮质的代谢率降低；⑧间碘苄胍（MIBG）闪烁扫描提示心肌摄取率降低；⑨脑电图提示慢波，颞叶出现短阵尖波。

78. ABE 诊断DLB必须具备的症状：①进行性认知功能下降，以致明显影响社会或职业功能。②认知功能以注意、执行功能和视空间功能损害最明显。③疾病早期可以没有记忆损害，但随着病程发展，记忆障碍越来越明显。

79. BDE 阿尔茨海默病可分为家族性阿尔茨海默病和散发性阿尔茨海默病。家族性阿尔茨海默病呈常染色体显性遗传，最为常见的基因是位于21号染色体的淀粉样前体蛋白（APP）基因、位于14号染色体的早老素1（PS1）基因及位于1号染色体的早老素2（PS2）基因突变。散发性阿尔茨海默病，尽管候选基因众多，目前肯定有关的仅载脂蛋白E（ApoE）基因。tau蛋白基因与家族性阿尔茨海默病无关。

80. ABCDE 阿尔茨海默病发病的危险因素有低教育程度、膳食因素、吸烟、女性雌激素水平降低、高血压、高血糖、高胆固醇血症、高同型半胱氨酸血症、血管因素等。

81. ABCE 阿尔茨海默病的大体病理表现为脑的体积缩小和重量减轻，脑沟加深、变宽，脑回萎缩，颞叶（特别是海马区）萎缩；侧脑室及第三脑室扩张，继发性脑积水。

82. AB 有关AD的发病机制，现有多种学说。其中影响较广的有β-淀粉样蛋白（Aβ）瀑布假说，认为Aβ的生成与清除失衡是导致神经元变性和痴呆发生的起始事件。

另一重要的学说为tau蛋白学说，认为过度磷酸化的tau蛋白影响了神经元骨架微管蛋白的稳定性，从而导致神经原纤维缠结形成，进而破坏了神经元及突触的正常功能。近年来，也有学者提出了神经血管假说，提出脑血管功能的失常导致神经元细胞功能障碍，并且Aβ清除能力下降，导致认知功能损害。除此之外，尚有细胞周期调节蛋白障碍、氧化应激、炎性机制、线粒体功能障碍等多种假说。

83. AC 阿尔茨海默病的早期脑电图改变主要是波幅降低和α波节律减慢；少数患者早期就有脑电图α波明显减少，甚至完全消失。随病情进展，可逐渐出现较广泛的θ活动，以额、顶叶明显。晚期则表现为弥漫性慢波。

84. ABCDE 对AD进行神经心理学检查的认知评估领域应包括记忆功能、言语功能、定向力、应用能力、注意力、知觉（视、听、感知）和执行功能七个领域。

85. DE 临床上常用的认知评估量表可分为：①大体评定量表，如简易精神状况检查量表（MMSE）、蒙特利尔认知测验（MoCA）、阿尔茨海默病认知功能评价量表（ADAS-cog）、长谷川痴呆量表（HDS）、Mattis痴呆量表、认知能力筛查量表（CASI）等；②分级量表，如临床痴呆评定量表（CDR）和总体衰退量表（GDS）；③精神行为评定量表，如汉密尔顿抑郁量表（HAMD）、神经精神问卷（NPI）；④用于鉴别的量表，如Hachinski缺血量表（HIS）。

86. ABCD 阿尔茨海默病痴呆前阶段分为轻度认知功能障碍发生前期（pre-MCI）和轻度认知功能障碍期（MCI）。AD的pre-MCI期没有任何认知障碍的临床表现或者仅有极轻微的记忆力减退主诉。AD的MCI期，即

AD 源性 MCI，是引起非痴呆性认知损害（CIND）的多种原因中的一种，主要表现为记忆力轻度受损，学习和保存新知识的能力下降，其他认知域如注意力、执行能力、语言能力和视空间能力也可出现轻度受损，但不影响基本日常生活能力，达不到痴呆的程度。

87. BCDE　阿尔茨海默病需要与血管性痴呆、额颞叶痴呆、路易体痴呆、帕金森病痴呆、正常颅压性脑积水、亨廷顿病、进行性核上性麻痹等进行鉴别。

88. ACD　用于治疗阿尔茨海默病的药物中，乙酰胆碱酯酶抑制剂（AChEI）包括多奈哌齐、卡巴拉汀、石杉碱甲等，主要提高脑内乙酰胆碱的水平，加强突触传递。所以选项ACD正确。美金刚属于 NMDA 受体拮抗剂，能够拮抗 N－甲基－D－门冬氨酸（NMDA）受体；奥拉西坦是脑代谢赋活剂。所以选项 B、E 均不选。

89. ABCD　阿尔茨海默病影像学检查：CT 检查见脑萎缩、脑室扩大；头颅 MRI 检查显示双侧颞叶、海马萎缩。SPECT 灌注成像和氟脱氧葡萄糖 PET 成像可见顶叶、颞叶和额叶，尤其是双侧颞叶的海马区血流和代谢降低。使用各种配体的 PET 成像技术（如PIB－PET、AV45－PET、tau-PET）可见脑内的 Aβ 沉积。

90. ACDE　由于 Alzheimer 病的发病机制未明，治疗尚无特效疗法，以加强支持治疗和对症治疗为主。药物治疗有改善认知功能药物治疗和控制精神症状药物治疗。良好的护理可延缓病情进展。药物和康复治疗以改进认知和记忆功能，保持患者的独立生活能力并提高生存质量为目的。

91. CE　进行性肌萎缩（PMA）的运动神经元变性仅限于脊髓前角细胞和脑干运动神经核，表现为下运动神经元损害的症状和体征。一般无感觉和括约肌功能障碍。

92. DE　吉兰－巴雷综合征的脑脊液多表现为蛋白－细胞分离现象，但蛋白较少超过 1.0g/L。运动神经元病脑脊液中蛋白含量一般在正常范围或仅轻度提高。所以题中所述"脑脊液蛋白显著增高"与选项 D、E 均不符合。

93. ABDE　关于运动神经元病的病因和发病机制，目前有多种假说，如遗传机制、氧化应激、兴奋性毒性、神经营养因子障碍、自身免疫机制、病毒感染及环境因素等。

94. ABDE　上运动神经元受累体征主要包括肌张力增高、腱反射亢进、肌力下降、阵挛、痉挛、病理征阳性等。

95. BCD　α－突触核蛋白是 Lewy 小体的主要成分，所以选项 A 错误。对于阿尔茨海默病来说，神经原纤维缠结不是特异性改变，它们也可见于正常老年人和其他神经系统变性疾病中；所以选项 E 错误。异常磷酸化的 tau 蛋白是神经原纤维缠结（NFT）的主要成分，所以选项 B 正确。神经炎性斑（NP）以 Aβ 沉积为核心，核心周边是更多的 Aβ 和各种细胞成分；所以选项 C 正确。神经元胞质内 Pick 小体仅见于 Pick 病，所以选项 D 正确。

96. ABDE　自主神经功能障碍是多系统萎缩的首发与最常见症状。常见的临床表现有尿失禁，尿频、尿急和尿潴留，男性勃起功能障碍，体位性低血压，吞咽困难，瞳孔大小不等和 Horner 综合征，哮喘、呼吸暂停和呼吸困难。

第六章　周围神经疾病

1. B　周围神经病变在体征方面常有腱反射减弱或消失：①跟腱反射、膝腱反射减弱或消失；②振动觉减弱或消失；③位置觉减弱或消失，尤以深感觉减退为明显。

2. A　原发性三叉神经痛查体可发现患者面部有疼痛触发点（扳机点），多位于上唇外侧、鼻翼、颊部、舌缘等处，轻触此点可诱发疼痛。神经系统查体一般无阳性体征。

3. A　原发性三叉神经痛神经系统检查时无明显阳性体征，左、右两侧面部感觉检查一致，痛觉和触觉无障碍。但可发现患者面部有疼痛触发点，轻触此点可诱发疼痛。

4. D　继发性三叉神经痛与原发性三叉神经痛的主要鉴别要点是有无神经系统阳性体征。继发性三叉神经痛又称症状性三叉神经痛，可出现类似于原发性三叉神经痛在颜面部疼痛发作的表现，但其疼痛程度较轻，疼痛为持续性，伴患侧面部感觉减退、角膜反射迟钝等，常合并其他脑神经损害症状；因此继发性三叉神经痛患者有神经系统阳性体征。原发性三叉神经痛神经系统检查一般无阳性体征。

5. D　卡马西平为三叉神经痛的首选治疗药物，有效率可达70%～80%。

6. A　原发性三叉神经痛的治疗原则以止痛为目的，首选药物治疗。无效或失效时可用封闭治疗、经皮半月神经节射频电凝疗法或手术治疗。

7. B　三叉神经痛可选用三叉神经感觉根部分切断术或伽玛刀治疗，止痛效果确切。另有三叉神经周围支切除术、三叉神经脊束切断术，但目前已较少应用。近年来推崇行三叉神经显微血管减压术，止痛的同时不产生感觉及运动障碍，是目前广泛应用的最安全有效的手术方法。

8. D　射频电凝术是应用射频治疗仪发出的射频电流，通过绝缘穿刺针使三叉神经半月节局部温度逐渐增高至75℃，持续2分钟，有选择地破坏半月节内传导痛觉的纤维，保存对热度有较大抵抗力的传导触觉的纤维，从而达到止痛的目的。经皮半月神经节射频电凝疗法治疗三叉神经痛，射频电极针通常加热至65℃～75℃。

9. E　原发性三叉神经痛的治疗首选药物治疗，可供选择的药物有卡马西平、苯妥英钠、加巴喷丁、普瑞巴林等。当药物治疗无效时，可以考虑选择封闭治疗、经皮半月神经节射频电凝疗法，后期可以考虑进行手术治疗。冲击疗法由于是在短期内大剂量给药，大量的激素作用可导致机体原有的代谢功能紊乱，而出现一过性高血压、高血糖、心动过速、电解质紊乱、严重的感染，甚至死亡。原发性三叉神经痛的病因尚未明了，故大剂量激素冲击治疗不适用于原发性三叉神经痛。

10. E　原发性三叉神经痛常局限于三叉神经2支或3支分布区，以上颌支、下颌支多见。发作时表现为以面颊、上下颌及舌部明显的剧烈电击样、针刺样、刀割样或撕裂样疼痛，持续数秒或1～2分钟，突发突止，间歇期完全正常。患者口角、鼻翼、颊部或舌部为敏感区，轻触可诱发，称为扳机点或触发点。严重病例可因疼痛出现面肌反射性抽搐，口角牵向患侧，称为痛性抽搐。病程呈周期性，发作可为数日、数周或数月不等，缓解期如常人。随着病程迁延，发作次数逐渐增多，发作时间延长，间歇期缩短，甚至为持续性发作，很少自愈。神经系统查体一般无阳性体征，患者主要表现因恐惧、疼痛而不敢洗脸、刷牙、进食，面部和口腔卫生差、面色憔悴、情绪低落。

11. B 原发性三叉神经痛的疼痛由面部、口腔或下颌的某一点开始扩散到三叉神经某1支或多支，以三叉神经第2支、第3支发病最为常见，第1支者少见。

12. A 三叉神经痛常误诊为牙痛，往往将来诊患者的健康牙齿拔除，甚至拔除全部牙齿仍无效，方引起注意。牙病引起的疼痛为持续性疼痛，多局限于牙龈部，局部有龋齿或其他病变，可因进食冷、热食物加剧；X线检查可发现龋齿、牙部肿瘤等有助鉴别。

13. E 三叉神经痛的诱因因人而异，40%～50%的患者面部在受累神经支的分布区域有一个或多个特别敏感的触发点（或称扳机点），稍加触动即可引起疼痛发作，并立即放射至其他部位。三叉神经第3支疼痛的发作多因下颌动作（咀嚼、打哈欠、说话等），直接刺激皮肤触发点诱发疼痛发作者较少；诱发第2支疼痛发作者则多因刺激皮肤触发点所致。饮冷热水、擤鼻涕、刷牙、洗脸、剃须等也可诱发，严重者移动身体带动头部时亦可诱发，因此严重影响患者的生活质量。

14. E 继发性三叉神经痛又称症状性三叉神经痛，是由于颅内、外各种器质性疾病引起的三叉神经痛，常见于多发性硬化、延髓空洞症、颅底肿瘤等。通过脑脊液、X线颅底摄片、CT、MRI、DSA及鼻咽部活组织病理学检查等有助于诊断。

15. E 三叉神经痛患者首选卡马西平口服治疗。但很多患者长期服用卡马西平都会出现一些不良反应，如头晕、嗜睡、口干、恶心、消化不良等，停药后多可消失。故患者在服用卡马西平期间要注意检查身体，监测全血细胞检查（包括血小板、网织红细胞及血清铁），尿常规，肝功能；必要时应进行卡马西平血药浓度测定。在出现皮疹、共济失调、再生障碍性贫血、昏迷、肝功能受损、心绞痛、精神症状时需立即停药，并进行正规的检查与治疗。但一般无需观察粪常规。

16. E 三叉神经痛分为原发性和继发性两种。目前认为三叉神经根被邻近的小团异常血管压迫是发病的主要原因。关于三叉神经痛的病理变化尚无一致意见，过去认为原发性三叉神经痛并无特殊病理改变。近来有人在对原发性三叉神经痛患者实施感觉根切断术时进行活检，发现神经节细胞消失、炎症细胞浸润，神经鞘膜不规则增厚、髓鞘瓦解，轴索节段性蜕变、裸露、扭曲、变形等。但无"沃勒变性"。

17. D 原发性三叉神经痛发作时表现为以面颊、上下颌及舌部明显的剧烈电击样、针刺样、刀割样或撕裂样疼痛，常伴患侧反射性面肌抽搐，持续数秒或1～2分钟，突发突止，每次发作性质相似，间歇期完全正常。

18. B 角膜间接反射是指刺激一侧角膜，对侧也出现眼睑闭合反应。角膜反射是由三叉神经的眼神经（传入）与面神经（传出）共同完成的。当三叉神经第1支（眼神经）或面神经损害时，均可出现角膜反射减弱或消失。右侧角膜间接反射消失说明左侧角膜受到刺激后，刺激产生的神经冲动没有被传入，或是根本没有神经冲动产生，这样就不会引起反射，右侧也不会出现闭眼反应。故判断患者的病变在左侧的三叉神经第 1 支。

19. A 急性炎性脱髓鞘性多发神经根神经病（AIDP）最大的危险是出现呼吸肌麻痹而引发呼吸衰竭，患者可出现呼吸困难、不能自主呼吸。主要是由于疾病累及肋间肌和膈肌，导致患者呼吸肌麻痹所致。

20. E 有的急性炎性脱髓鞘性多发神经根神经病患者表现为脑神经受累，以双侧面神经麻痹最常见，其次为舌咽、迷走神经，动眼、展、舌下、三叉神经瘫痪较少见，部分患者以脑神经损害为首发症状就诊。

21. B 急性炎性脱髓鞘性多发神经根神经病在任何年龄、任何季节均可发病。约 2/3 的患者在发病前 1 ~ 3 周常有呼吸道或胃肠道感染症状或疫苗接种史。

22. E 急性炎性脱髓鞘性多发神经根神经病的临床表现主要是四肢对称性弛缓性瘫痪；可伴有脑神经支配的运动功能受累，以双侧面神经麻痹最常见，部分患者以脑神经损害为首发症状就诊。发病时患者多有肢体感觉异常如烧灼感、麻木、刺痛和不适感等，可先于或与运动症状同时出现；感觉缺失相对轻，呈"手套 - 袜套样"分布。少数患者肌肉可有压痛，尤其以腓肠肌压痛较常见。

23. E 急性炎性脱髓鞘性多发神经根神经病是一种髓鞘的破坏、崩解和脱失性疾病，表现为四肢对称性软瘫、多有对称性轻型的肢体末端感觉减退。累及脑神经者常表现为周围性面瘫，三叉神经的损害较少见。

24. C 临床及流行病学资料显示部分吉兰 - 巴雷综合征（GBS）患者发病可能与空肠弯曲菌（CJ）感染有关，以腹泻为前驱症状

的 GBS 患者 CJ 感染率高达 85%。CJ 是革兰阴性微需氧弯曲菌，有多种血清型，患者常在腹泻停止后发病。急性炎性脱髓鞘性多发神经根神经病是 GBS 中最常见的类型，故其与空肠弯曲菌感染有关。

25. E 急性炎性脱髓鞘性多发神经根神经病（AIDP）需要与重症肌无力（MG）进行鉴别。MG 可以通过辅助检查如疲劳试验、新斯的明试验来进行确诊；MG 呈缓慢进展，表现为受累骨骼肌病态疲劳、症状波动，多数患者晨起肌力正常或肌无力症状较轻，而在下午或傍晚明显加重，称为"晨轻暮重"的波动现象。上述临床特征均可鉴别 MG 与 AIDP。

26. A 脑脊液蛋白 - 细胞分离现象为 GBS 的特征性改变，即蛋白含量增高而白细胞数正常或仅轻度增加。

27. A 以腹泻为前驱症状的 GBS 患者空肠弯曲菌感染率高达 85%，常引起急性运动轴索性神经病。此外，GBS 还可能与巨细胞病毒、EB 病毒、水痘 - 带状疱疹病毒、肺炎支原体、乙型肝炎病毒、HIV 感染相关。

28. E 吉兰 - 巴雷综合征（GBS）是一种自身免疫介导的周围神经病，主要损害多数脊神经根和周围神经，也常累及脑神经。临床特点为急性起病，症状多在 2 周左右达到高峰，表现为多发神经根及周围神经损害，常有脑脊液蛋白 - 细胞分离现象，多呈单时相自限性病程，静脉注射免疫球蛋白（IVIG）和血浆置换（PE）治疗有效。

29. A 吉兰 - 巴雷综合征（GBS）是一种自身免疫介导的周围神经病，包括急性炎性脱髓鞘性多发神经根神经病（AIDP）、急性运动轴索性神经病（AMAN）、急性运动感觉轴索性神经病（AMSAN）、Miller - Fisher 综合征（MFS）、急性泛自主神经病（APN）和急性

感觉神经病（ASN）等亚型。其中 AIDP 是 GBS 中最常见的类型，也称经典型 GBS，主要病变为多发神经根和周围神经节段性脱髓鞘。

30. E　急性炎性脱髓鞘性多发神经根神经病的脑脊液检查：①出现脑脊液蛋白 - 细胞分离现象，多数患者在发病数天内蛋白含量正常，2~4 周内蛋白不同程度升高，但较少超过 1.0g/L；糖和氯化物正常；细胞正常或接近正常；②部分患者脑脊液出现寡克隆区带（OB），但并非特征性改变；③部分患者脑脊液抗神经节苷脂抗体阳性。

31. C　吉兰 - 巴雷综合征起病 1 周内最常见的症状、体征是四肢弛缓性瘫痪。该病多以肢体对称性弛缓性肌无力首发起病，较少累及自主神经，感觉障碍较轻，不伴肌萎缩。脑脊液中蛋白含量在发病数天内正常，2~4 周开始升高。

32. B　吉兰 - 巴雷综合征确切病因未明，可发生于呼吸道及胃肠道感染症状以及疫苗接种后，可能与空肠弯曲菌（CJ）感染有关，还可能与巨细胞病毒、EB 病毒、水痘 - 带状疱疹病毒、肺炎支原体、乙型肝炎病毒、HIV 感染相关。较多报告指出白血病、淋巴瘤、器官移植后使用免疫抑制剂或患者有系统性红斑狼疮、桥本甲状腺炎等自身免疫病常合并 GBS。

33. D　急性炎性脱髓鞘性多发神经根神经病的首发症状多为肢体对称性弛缓性肌无力，自远端渐向近端发展或自近端向远端加重，常由双下肢开始逐渐累及躯干肌、脑神经。严重病例可累及肋间肌和膈肌致呼吸肌麻痹。脑神经受累以双侧面神经麻痹最常见，三叉神经瘫痪较少见。罕见出现括约肌功能障碍。大多数病例出现脑脊液蛋白 - 细胞分离现象，即蛋白含量增高而白细胞数正常或

仅轻度增加。

34. B　急性炎性脱髓鞘性多发神经根神经病若累及肋间肌和膈肌，可导致呼吸肌麻痹，病情危急，甚至致死。

35. D　低钾型周期性瘫痪是一组与钾离子代谢异常有关的疾病，为迅速出现的四肢弛缓性瘫痪，无感觉障碍，呼吸肌、脑神经一般不受累，脑脊液检查正常，血清钾降低，可有反复发作史；补钾治疗有效。所以急性炎性脱髓鞘性多发神经根神经病与低钾型周期性瘫痪最主要的鉴别点是血钾改变——急性炎性脱髓鞘性多发神经根神经病血钾正常，而低钾型周期性瘫痪血钾降低。

36. B　急性炎性脱髓鞘性多发神经根神经病的主要病变为脊神经根和周围神经广泛的炎症性脱髓鞘，有时也累及脊膜、脊髓及脑部，临床特征以发展迅速的四肢对称性无力伴腱反射减弱甚或消失为主。病情严重者出现延髓受累和呼吸肌麻痹而危及生命。

37. E　吉兰 - 巴雷综合征患者合并呼吸肌麻痹时，抢救的关键是呼吸功能监护和使用辅助呼吸器。应首先将患者置于监护室，密切观察呼吸情况，定时行血气分析。当肺活量下降至正常的 25%~30%，血氧饱和度、血氧分压明显降低时，应尽早行气管插管或气管切开，机械辅助通气，加强气道护理，定时翻身、拍背，及时抽吸呼吸道分泌物，保持呼吸道通畅，预防感染。

38. C　急性炎性脱髓鞘性多发神经根神经病的主要病变为脊神经根和周围神经广泛的炎症性脱髓鞘，有时也累及脊膜、脊髓及脑部，临床特征以发展迅速的四肢对称性无力伴腱反射减弱甚或消失为主。

39. E　急性炎性脱髓鞘性多发神经根神经病的脑脊液检查：①出现脑脊液蛋白 - 细胞

分离，多数患者在发病数天内蛋白含量正常，2~4 周内蛋白不同程度升高，但较少超过 1.0g/L；糖和氯化物正常；细胞正常或接近正常。②部分患者脑脊液出现寡克隆区带（OB），但并非特征性改变。③部分患者脑脊液抗神经节苷脂抗体阳性。

40. B 急性炎性脱髓鞘性多发神经根神经病最主要的临床表现是肢体对称性弛缓性肌无力，自远端渐向近端发展或自近端向远端加重，常由双下肢开始逐渐累及躯干肌、脑神经。多于数日至 2 周达高峰。感觉症状通常不如运动症状明显，但较常见，震动觉和关节运动觉不受累。少数患者肌肉可有压痛，尤其以腓肠肌压痛较常见，偶有出现 Kernig 征和 Lasegue 征等神经根刺激症状。部分患者有脑神经受累的症状，以双侧面神经麻痹最常见，动眼、展、舌下、三叉神经瘫痪较少见。

41. B 腓肠神经活检可见反复节段性脱髓鞘与再生形成的"洋葱头样"改变，高度提示慢性炎性脱髓鞘性多发神经根神经病（CIDP）。

42. A 慢性炎性脱髓鞘性多发神经根神经病（CIDP）是一组免疫介导的炎性脱髓鞘疾病，呈慢性进展或复发性病程。本病在各年龄组均可发病，男女发病率相似。病前少见前驱感染，起病隐匿并逐步进展，2 个月以上达高峰；约 16% 患者以亚急性起病。病理可见脱髓鞘与髓鞘再生并存，施万细胞再生可呈"洋葱头样"改变，轴索损伤也常见。糖皮质激素是 CIDP 首选的治疗药物，疗效较肯定。

43. E 慢性炎性脱髓鞘性多发神经根神经病（CIDP）的首选治疗药物是糖皮质激素。静脉注射免疫球蛋白（IVIG）对新诊断和未经治疗的 CIDP 患者很有治疗价值，且远期获益明显。血浆置换（PE）治疗短期有效，尤

其对复发病例。如以上治疗效果不理想，或产生激素依赖或激素无法耐受者，可试用免疫抑制剂如环磷酰胺、硫唑嘌呤、环孢素 A、甲氨蝶呤等。CIDP 在发病前无前驱感染史，故不应使用抗生素进行抗感染治疗（属"无适应证用药"）。

44. A 糖皮质激素是 CIDP 的首选治疗药物。甲泼尼龙 500~1000mg/d，静脉滴注，连续 3~5 天后逐渐减量或直接改口服泼尼松 1mg/（kg·d），清晨顿服，维持 1~2 个月后逐渐减量；或地塞米松 10~20mg/d，静脉滴注，连续 7 天，然后改为泼尼松 1mg/（kg·d），清晨顿服，维持 1~2 个月后逐渐减量；也可以直接口服泼尼松 1mg/（kg·d），清晨顿服，维持 1~2 个月后逐渐减量。上述疗法口服泼尼松减量直至小剂量（5~10mg）均需维持半年以上，再酌情停药。

45. E 特发性面神经麻痹主要表现为患侧面部表情肌瘫痪，额纹消失，不能皱额蹙眉，眼裂不能闭合或者闭合不全。部分患者在起病前 1~2 天有患侧耳后持续性疼痛和乳突部压痛。体格检查时，可见患侧闭眼时眼球向外上方转动，露出白色巩膜，称为贝尔征；鼻唇沟变浅，口角下垂，露齿时口角歪向健侧；由于口轮匝肌瘫痪，鼓气、吹口哨漏气；颊肌瘫痪，食物易滞留于患侧齿龈。鼓索以上面神经病变方出现同侧舌前 2/3 味觉消失。

46. C 特发性面神经麻痹的起病形式一般为急性起病，面神经麻痹在数小时至数天达高峰，表现为单侧周围性面瘫。病因未明，无其他可识别的继发原因。

47. E 特发性面神经麻痹时，患者患侧表情肌瘫痪，可见额纹消失，不能皱额蹙眉；眼裂变大，不能闭合或闭合不全，患侧闭眼时眼球向外上方转动，显露白色巩膜，称为贝尔

（Bell）征。

48. C　当特发性面神经麻痹的病变在茎乳突孔以上，影响鼓索神经时，则有舌前 2/3 味觉障碍。

49. A　特发性面神经麻痹患者由于患侧面部表情肌瘫痪，额纹消失，不能皱额蹙眉，眼裂不能闭合或者闭合不全；由于口轮匝肌瘫痪，鼓腮、吹口哨漏气。患者可以咀嚼，但因颊肌瘫痪，吃饭时咀嚼困难，容易咬到颊部，食物易滞留于患侧齿龈，导致食欲下降。

50. A　特发性面神经麻痹是因茎乳孔内面神经非特异性炎症所致的周围性面瘫。

51. E　特发性面神经麻痹亦称为面神经炎或贝尔麻痹，是因茎乳孔内面神经非特异性炎症所致的周围性面瘫。

52. D　面神经炎（又称特发性面神经麻痹）需要用皮质类固醇治疗，常选用泼尼松。目前认为本病是非特异性炎症，与嗜神经病毒感染有关，应用抗生素无效。其他四个选项均正确。

53. D　肌电图检查有助于判断特发性面神经麻痹的预后。面神经传导测定有助于判断面神经暂时性传导障碍或永久性失神经支配。如早期（起病后 7 天内）完全面瘫者受累侧诱发的肌电动作电位 M 波波幅为正常侧的 30% 或以上者，则在 2 个月内有可能完全恢复；如病后 10 天中出现失神经电位，则恢复缓慢。

54. B　Hunt 综合征是一种常见的周围性面瘫，又称膝状神经节炎，病变部位在膝状神经节。

55. B　膝状神经节受累时，除有周围性面瘫、舌前 2/3 味觉消失及听觉过敏外，患者还可有乳突部疼痛，耳廓、外耳道感觉减退和

外耳道、鼓膜疱疹，称为 Hunt 综合征。

56. A　特发性面神经麻痹急性期应尽早使用皮质类固醇。常选用泼尼松 30～60mg/d，每日一次顿服，连用 5 天；之后于 7 天内逐渐停用。

57. D　腕管综合征又称迟发性正中神经麻痹，是由于正中神经在腕管内受压引起的。腕管是由 8 块腕骨及其上方腕横韧带共同组成的骨性纤维隧道，其间有正中神经与 9 条肌腱通过。各种内科疾病致腕管内容物水肿、静脉淤滞，手腕部反复用力或创伤等原因致正中神经在腕管内受压，出现桡侧 3 指感觉异常、麻木、疼痛及大鱼际肌萎缩，称为腕管综合征。

58. C　腕管综合征患者首先感到桡侧 3 个手指麻木或疼痛，持物无力，以中指为甚。夜间或清晨症状最重，适当抖动手腕，症状可以减轻。有时疼痛可牵涉到前臂，但感觉异常仅出现在腕下正中神经支配区。查体可见拇指、示指、中指有感觉过敏或迟钝；大鱼际肌萎缩，拇指对掌无力；腕部正中神经 Tinel 征阳性；屈腕试验（Phalen 征）阳性。腕管内有炎症或肿块者，局部隆起、有压痛或可扪及肿块边缘。

59. B　腕管综合征患者术后腕中立位夹板需要制动 1～2 周，允许手指屈伸活动，制动解除后开始屈腕功能活动。所以选项 B 错误。

60. A　多发性神经病是由于中毒、某些营养物质缺乏、全身代谢性疾病或自身免疫病所致。病因众多，常见于药物、化学品、重金属、酒精中毒以及代谢障碍性疾病、副肿瘤综合征等。但均属于全身性病因。

61. D　多发性神经病是以肢体远端受累为主的多发性神经损害。临床表现为四肢相对对称性运动、感觉和自主神经功能障碍。自主

神经功能障碍在下运动神经元性瘫痪时可同时出现，表现为肢体末端皮肤菲薄、干燥、苍白、变冷、发绀，多汗或无汗，指（趾）甲粗糙、松脆，竖毛障碍，高血压及体位性低血压等。

62. C 膝腱反射是指快速牵拉肌腱时发生的不自主的肌肉收缩，在细小神经纤维受损的疾病如酒精中毒性多发性神经病，即使痛觉和温觉严重丧失时仍可存在。

二、A2 型题

63. C "行走不稳，尤其是黑暗时加重；行走时双目注视地面，跨步大，举足高，踏步作响"，应首先考虑为感觉性共济失调。深感觉障碍使患者不能辨别肢体的位置及运动方向，出现感觉性共济失调，表现为站立不稳，迈步的远近无法控制，落脚不知深浅，踩棉花感。符合本病例的诊断。小脑性共济失调患者站立不稳，步态蹒跚，行走时两腿分开呈共济失调步态；两下肢痉挛性轻瘫患者行走时，出现剪刀步态；前庭性共济失调临床表现为站立不稳，改变头位可使症状加重，行走时向患侧倾倒。

64. A 原发性三叉神经痛的首选治疗方法是口服卡马西平，首次剂量 0.1g，每天 2 次；每天增加 0.1g 直至疼痛控制为止，最大剂量不超过 1.0g/d。以有效剂量维持治疗 2 ~ 3 周后，逐渐减量至最小有效剂量，再服用数月。

65. B 三叉神经（Ⅴ）为混合性神经，含有一般躯体感觉和特殊内脏运动两种神经纤维。感觉神经司面部、口腔及头顶部的感觉，运动神经支配咀嚼肌的运动。角膜反射是由三叉神经的眼神经与面神经共同完成的。所以进行三叉神经功能检查，应检查三叉神经运动、感觉和反射三个方面，不包括味觉功能。味觉功能应受面神经和舌咽神经支配。

66. B 本例为老年男性患者，病程已 2 个多月。临床主要表现为左侧三叉神经运动支和感觉支都有损害，结合病史，多见于占位病变压迫或癌肿转移引起的继发性三叉神经痛。应该积极查找病因，对因处理，以免贻误诊治。原发性三叉神经痛一般仅累及三叉神经感觉支，以 1 ~ 2 支受累多见，运动支功能不受影响，即不会出现咀嚼肌无力。其他四个选项均是针对原发性三叉神经痛的处理措施，因此是不适当的。

67. E 根据患者发病前有上呼吸道感染史，症状表现呈对称性下运动神经元性瘫痪，自下肢开始，逐渐波及双上肢。四肢肌力 0 级、肌张力低下，各腱反射（－），感觉无障碍，出现呼吸肌麻痹，首先怀疑为吉兰 - 巴雷综合征的可能。脑脊液蛋白 - 细胞分离是本病的特征之一，10 天后检查患者脑脊液对本病最有诊断意义。如患者 CSF 蛋白含量在发病第 1 周后升高，以后连续测定均升高，但发病后 1 ~ 10 天内蛋白含量不增高，可高度支持吉兰 - 巴雷综合征的诊断。

68. C 根据四肢麻木、无力，弛缓性瘫痪，吞咽、发音困难，病变可定位于多发性周围神经处，包括脑神经和脊神经。再根据青年患者，急性起病，肌酶正常，可考虑为吉兰 - 巴雷综合征。

69. E 根据题干病例信息，该患者四肢出现进行性肌无力，腱反射消失，感觉无障碍，双侧 Babinski 征（－），且出现脑脊液蛋白 - 细胞分离现象，诊断考虑为急性炎性脱髓鞘性多发神经根神经病。

70. E 急性炎性脱髓鞘性多发神经根神经病患者出现痰液黏稠、咳不出，胸闷、气短伴颜面和口唇发绀的症状，说明出现了呼吸肌麻痹的危重症，此时应立即采取的急救措施是气管切开、吸痰及辅助机械呼吸。

71. E 患者临床初步考虑为急性炎性脱髓鞘性多发神经根神经病，本病确切病因不清，可发生于感染性疾病、疫苗接种或其他自身免疫病后，也可无明显诱因。空肠弯曲菌感染与本病有关。故在病史询问中应重点问诊患者发病前 1～3 周有无上呼吸道或胃肠道感染症状。

72. E 根据发病前 10 天有感冒病史，患者出现"四肢无力、不能行走 2 天"，双眼睑闭合无力，四肢肌力 3 级，肌张力减低，各腱反射（－），双侧 Babinski 征（－）。判断多发性周围神经（包括脊神经和脑神经）损害，可初步考虑诊断为急性炎性脱髓鞘性多发神经根神经病。

73. A 根据患者四肢无力，肌张力减低，四肢腱反射减弱，伴肌压痛，感觉无障碍，括约肌功能正常；腰穿脑脊液检查有蛋白－细胞分离现象，糖和氯化物正常。诊断可考虑为急性炎性脱髓鞘性多发神经根神经病。

74. C 急性炎性脱髓鞘性多发神经根神经病急性起病，多呈单时相自限性病程，大多数患者四肢弛缓性瘫痪痊愈可能性极大，经积极治疗后预后良好，轻者多在 2 个月至 1 年内完全恢复，遗留有后遗症的可能性不大。本病的感觉异常以主观感觉障碍为主，但其恢复较四肢瘫痪恢复快。重症患者的肢体瘫痪很难恢复，常因呼吸肌麻痹、延髓麻痹或肺部并发症死亡。病情发展到高峰时可累及到呼吸肌，导致呼吸麻痹；如患者已出现呼吸表浅、频率增快或咳嗽无力、排痰不畅时，宜早行气管切开和机械通气。本病预后很大程度取决于对呼吸肌麻痹的及时正确处理，如疾病极期持续 3 周以上仍无改善，则预后不良。

该病可出现肢体和躯干的疼痛，但是否出现疼痛及其疼痛程度与预后没有相关性。所以选项 C 错误。

75. A 慢性炎性脱髓鞘性多发神经根神经病（CIDP）是以周围神经慢性脱髓鞘为主要病变的自身免疫性运动感觉性周围神经病，感觉和运动神经同时受到累及。CIDP 病前少见前驱感染，起病隐匿并逐步进展，2 个月以上达高峰。临床表现主要为对称性肢体远端或近端无力，大多自远端向近端发展。早期行 EMG 检查有神经传导速度减慢，F 波潜伏期延长，提示脱髓鞘病变。所以选项 A 错误。

76. B 根据患者急性发病的一侧周围性面瘫，患侧额纹消失、闭嘴无力，Bell 征阳性，口角需向健侧，无其他神经系统阳性体征，可做出特发性面神经麻痹的诊断。该病起病 2 周内多主张用肾上腺皮质激素治疗，急性期补充 B 族维生素治疗；病后第 3 周至 6 个月以促使神经功能尽快恢复为主要原则，可继续给予 B 族维生素治疗。可行超短波透热、红外线照射或局部热敷治疗，注意保护患眼角膜。患侧外耳道有较密集疱疹，可得出 Hunt 综合征的诊断。Hunt 综合征的抗病毒治疗可使用阿昔洛韦。选项 B 的"加巴喷丁"是治疗神经病理性疼痛的药物，不用于特发性面神经麻痹的治疗。

77. C 患者"口角向左歪斜，右侧额纹消失、眼睑不能闭合、鼻唇沟变浅"是特发性面神经麻痹的临床表现，本病为单侧周围性面神经麻痹，定位诊断在右侧。

78. B 患者急性发病、口角歪斜，左额纹浅、Bell 征阳性，左鼻唇沟浅，伸舌居中，无其他神经系统阳性体征，符合特发性面神经麻痹的诊断。该病起病 2 周内为减轻神经水肿、受压，多主张采用 1 个疗程的肾上腺皮质激素治疗，如泼尼松、地塞米松等。病后第3周至6个月以促使神经功能尽快恢复为主要原则，可继续给予B族维生素治疗。

79. A 患者右侧耳后痛、口角向左歪斜，可诊断为右侧周围性面瘫；再根据无其他神经系统阳性体征，可初步得出右侧特发性面神经麻痹的诊断。特发性面神经麻痹患者主要表现为患侧面部表情肌瘫痪，额纹消失，不能皱额蹙眉，眼裂不能闭合或者眼睑闭合不全；鼻唇沟变浅，口角下垂，露齿时口角歪向健侧。故右侧特发性面神经麻痹最可能伴有右侧眼睑闭合不全的体征。

80. D 本例患者为典型的Hunt综合征，系带状疱疹病毒感染所致，主要损害膝状神经节，引起同侧的面神经麻痹、听觉过敏、舌前2/3味觉障碍，还有乳突部疼痛不适、外耳道与耳廓的疱疹及感觉障碍。故患者病变应定位在左膝状神经节。

81. C 患者有上呼吸道感染史，急性起病，肢体无力，主观感觉异常，脑神经损害，考虑GBS。首要治疗药物为免疫球蛋白和血浆置换，而肾上腺皮质激素已不推荐用于GBS治疗。

82. D 患者最可能诊断为股外侧皮神经炎。股外侧皮神经炎常见于男性，多为一侧受累，表现为大腿前外侧下2/3区感觉异常如麻木、疼痛、蚁走感等，久站或步行较久后症状加剧。查体可有大腿外侧感觉过敏、减退或消失，无肌萎缩和肌无力，呈慢性病程，可反复发作。

83. C 多发性神经病患者肌力减退、肌张力低下、腱反射减弱或消失，晚期有以肢体远端为主的肌肉萎缩。该患者四肢远端无力，双肘下和双膝下痛觉和触觉均减退，四肢腱反射未引出。长期糖尿病病史。最可能诊断为

多发性神经病。

84. C 糖尿病性多发性神经病的治疗以控制血糖、改善循环、营养神经为主，给予维生素B_1、维生素B_6、维生素B_{12}、ATP等药物，也有研究认为神经节苷脂-1（GM1）能促进周围神经再生。自发性疼痛可给予卡马西平、苯妥英钠，情绪不稳可用抗焦虑和抗抑郁药物。自主神经功能障碍的治疗比较困难，可对症治疗。

三、A3/A4型题

85. D 根据以下要点，患者最可能的诊断是原发性三叉神经痛：①无明显诱因的左面部反复发作性剧烈疼痛1年，疼痛每次持续数秒钟，突发突止。②讲话、吃饭等可诱发疼痛，说明有扳机点。③神经系统检查无阳性体征。

86. D 原发性三叉神经痛最需与继发性三叉神经痛进行鉴别。继发性三叉神经痛的疼痛为持续性，伴患侧面部感觉减退、角膜反射迟钝等，常合并其他脑神经损害症状。原发性三叉神经痛一般表现为一种骤发、阵发性的电击样或刀割样疼痛，持续时间短，随病程延长发作变频，神经系统检查无阳性体征。

87. E 患者"疼痛自上颌部及左侧面颊部最明显，延至外眦下方"，故受累的神经为三叉神经上颌支。

88. A 卡马西平是原发性三叉神经痛的首选治疗药物，有效率可达70%~80%。哌咪清为抗精神病药物。

89. C 根据疼痛发作部位与性质（阵发性左侧面部剧烈疼痛，每次持续10~20秒，每日发作数十次）、面部扳机点（常因说话、进食、刷牙而诱发）等临床特征，该患者的诊断考虑为三叉神经痛。

90. B　如果患者经查体发现左侧痛、温觉减退，深感觉及精细感觉存在，首选的检查是 MRI。对脑部进行 MRI 检查，可观察脑部有无病变，能明确该患者的神经系统阳性体征是否由脑器质性病变所致。MRI 对继发性三叉神经痛的常见病因如多发性硬化、颅底肿瘤、动静脉畸形和颅内血肿等的诊断确认率极高。

91. E　患者左侧痛、温觉减退，深感觉及精细感觉存在，伴有左眼内斜，右侧肢体肌力 4 级，右侧 Babinski 征阳性，病变部位可能在脑干。脑干损伤的临床表现包括头晕、头痛、交叉性瘫痪、交叉性感觉障碍、眼球运动异常以及意识障碍、生命体征的改变等。

92. E　出现异常血管团压迫神经，一般可以通过保守治疗和手术治疗两种方式获得改善。保守治疗可以通过给予卡马西平以镇痛。若保守治疗效果欠佳者，应当果断采用手术治疗，通过微血管减压术以缓解受压神经，减轻神经损伤造成的疼痛、麻木、肌肉抽搐等多种症状，手术治疗一般能够彻底解决血管压迫神经的情况。

93. C　该患者最可能的诊断是三叉神经鞘瘤。三叉神经鞘瘤最常见的症状为同侧面部感觉障碍，通常为麻木，也可有疼痛或感觉异常，但三叉神经 3 支分布区均为完全性感觉缺失者常提示半月神经节受压破坏。其他症状包括头痛、单侧面肌痉挛、听觉障碍、局灶性癫痫，第 3、4、6 对脑神经麻痹及小脑症状，累及海绵窦者有复视。头颅 X 线与 CT 检查可见：岩骨前内侧部受侵袭，岩骨尖部消失，边缘光滑无硬化，可有颅中窝底受侵袭和颅底骨孔扩大。

94. D　三叉神经鞘瘤起源于三叉神经的半月神经节或神经根，位于颞骨岩尖。病理改变是由神经鞘膜或束膜的梭形细胞组成，为良性肿瘤，有包膜，可有囊性变，生长缓慢。

95. C　手术切除是三叉神经鞘瘤首选的治疗方法。手术治疗应争取全切除；对巨大肿瘤或包膜与周围血管、神经粘连者，只能作大部切除。

96. E　患者神经传导测定显示上、下肢周围神经损害，双侧正中神经、尺神经、腓总神经、胫后神经复合肌肉动作电位明显下降，运动传导速度正常；双侧正中神经、尺神经、腓肠神经、腓总神经感觉传导测定正常。因此可能诊断为吉兰 - 巴雷综合征。吉兰 - 巴雷综合征患者的运动神经传导测定可见远端潜伏期延长、传导速度减慢，F 波可见传导速度减慢或出现率下降，提示周围神经存在脱髓鞘性病变。

97. E　该患者考虑为 GBS，神经传导速度（NCV）和肌电图检查有助于 GBS 诊断及确定原发性髓鞘损伤。发病早期可仅有 F 波或 H 反射延迟或消失，F 波改变常代表神经近端或神经根损害，对 GBS 诊断有重要意义。电生理检查 NCV 减慢、潜伏期延长，波幅正常或轻度异常，提示脱髓鞘改变；NCV 减慢出现于疾病早期。肌电图最初改变时运动单位动作电位（MUAP）降低，发病 2 ~ 5 周可见纤颤电位或正相波，6 ~ 10 周近端纤颤电位明显，远端纤颤电位可持续数月。脑脊液出现蛋白 - 细胞分离，即蛋白水平升高而细胞数正常或仅轻度增加，是 GBS 的特征性改变。所以患者下一步应复查肌电图和神经传导速度，并进行脑脊液检测。

98. C　静脉注射免疫球蛋白（IVIG）是吉兰 - 巴雷综合征（GBS）首选的治疗方案。IVIG 能够缩短病程，阻止病情进展，减少需要气管插管或气管切开及机械辅助通气的可能，近期和远期疗效都很好。

99. E 吉兰-巴雷综合征在临床上主要表现为进行性上升性对称性四肢软瘫，以及不同程度的感觉障碍。四肢弛缓性瘫痪是本病的最主要症状，一般从下肢开始逐渐波及躯干、双上肢和脑神经，肌张力低下。该患儿有前驱感冒病史，脑神经正常，四肢肌力 3～4 级，感觉正常，双侧腱反射引不出，病理征阴性，血钾在正常范围。最可能的诊断为吉兰-巴雷综合征。

100. C 吉兰-巴雷综合征患者出现呼吸困难最可能的原因是呼吸肌麻痹。

101. C 吉兰-巴雷综合征典型的脑脊液检查结果为蛋白增高而细胞数正常，又称为蛋白-细胞分离现象。

102. E GBS 是一种自身免疫介导的周围神经病，主要损害多数脊神经根和周围神经，也常累及脑神经。主要病理改变为周围神经组织小血管周围淋巴细胞、巨噬细胞浸润，神经纤维脱髓鞘，严重病例可继发轴突变性。

103. D 本病若病变累及呼吸肌可致死，因此抢救呼吸肌麻痹是治疗重症 GBS 的关键。气管插管或气管切开及机械辅助通气是防止 GBS 患者因呼吸肌麻痹而死亡的最有力措施。

104. E 患者的诊断考虑为急性炎性脱髓鞘性多发神经根神经病（AIDP）。AIDP 常急性起病，进行性加重，病情多在 2 周左右达到高峰。首发症状多为肢体对称性弛缓性肌无力，自远端渐向近端发展或自近端向远端加重，常由双下肢开始逐渐累及躯干肌、脑神经，四肢腱反射减弱甚或消失。严重病例可累及肋间肌和膈肌致呼吸肌麻痹。

105. C 发病 2～4 周的 AIDP 腰椎穿刺后脑脊液化验显示蛋白-细胞分离现象，对明

确诊断最有意义。

106. E 推荐有条件的 AIDP 患者尽早应用血浆置换（PE），可迅速降低血浆中抗体和其他炎症因子。

107. C 依据四肢麻木、无力，弛缓性瘫痪，伴吞咽、发音困难；可定位于多发性周围神经病变，包括脑神经和脊神经。青年患者，急性起病，肌酶正常，考虑为吉兰-巴雷综合征（GBS）。GBS 典型的病理改变为周围神经组织小血管周围的炎性细胞浸润，合并有节段性脱髓鞘。

108. D 神经传导速度（NCV）和肌电图检查有助于 GBS 诊断及确定原发性髓鞘损伤。发病早期可仅有 F 波或 H 反射延迟或消失。电生理检查 NCV 减慢、潜伏期延长，波幅正常或轻度异常。肌电图最初改变时运动单位动作电位（MUAP）降低，发病 2～5 周可见纤颤电位或正相波，6～10 周近端纤颤电位明显，远端纤颤电位可持续数月。

109. B 重症 GBS 累及呼吸肌可致呼吸衰竭，是致死的主要原因。故对 GBS 患者须加强气道监护，保持呼吸通畅。

110. C 患者发病前 1 周有感冒病史，3 天前急性起病，出现"四肢无力"对称性的四肢弛缓性瘫痪，四肢肌力 0 级，肌张力减低，各腱反射消失，四肢呈"手套-袜套样"痛觉减退，双侧 Babinski 征阴性，应初步诊断为吉兰-巴雷综合征。患者最可能累及的神经结构是脊神经运动根，即在受累神经根前根分布区域内，可呈现不同程度的下运动神经元性瘫痪：肌力减退、肌张力减低、肌肉萎缩，腱反射减退或消失等；在受累神经根后根支配范围内有放射性麻木、疼痛。

111. B 若患者出现眼球固定，饮水呛咳，吞咽困难，声音嘶哑，双侧咽反射

（－），伸舌不能。判断出现延髓麻痹，应首先控制异常免疫反应，消除免疫反应对神经的损伤，促进神经再生。首选免疫球蛋白静脉滴注。

112. E　患者治疗 3 天后出现呼吸困难、口唇发绀、痰多咳不出，判断此时已出现呼吸肌麻痹引起呼吸衰竭，应当保证患者血氧饱和度稳定，防止缺氧造成的神经系统不可逆损伤。最好的处理方法为气管插管、吸痰及辅助机械通气。

113. E　患者发病前有上呼吸道感染史，入院前 1 天四肢末端发麻、乏力，后由双下肢开始逐渐向双上肢发展，双上肢重于双下肢。患者还表现为双侧面神经麻痹。根据以上症状可以初步诊断该患者最可能为急性炎性脱髓鞘性多发神经根神经病。

114. E　早期血清学研究发现 48% 的患者各种病毒补体结合试验呈阳性反应。近年国内、外均发现 AIDP 患者病前，空肠弯曲菌感染率较高，但均非直接感染周围神经，而只是促发本病的重要因素。

115. D　急性炎性脱髓鞘性多发神经根神经病患者表现为脑神经受累，以双侧面神经麻痹最常见，其次为舌咽、迷走神经，动眼、展、舌下、三叉神经瘫痪较少见，部分患者以脑神经损害为首发症状就诊。

116. A　急性炎性脱髓鞘性多发神经根神经病的首发症状多为肢体对称性弛缓性肌无力，自远端渐向近端发展或自近端向远端加重，常由双下肢开始逐渐累及躯干肌、脑神经。四肢腱反射常减弱，10% 的患者表现为腱反射正常或活跃。少数患者肌肉可有压痛，尤其以腓肠肌压痛较常见，偶有出现 Kernig 征和 Lasegue 征等神经根刺激症状。患者可表现为脑神经受累，以双侧面神经麻痹最常见，其

次为舌咽、迷走神经，动眼、展、舌下、三叉神经瘫痪较少见。

117. D　脑脊液蛋白－细胞分离是吉兰－巴雷综合征最具特征性的实验室检查，出现的时间最多见于起病后第 3 周。多数患者在发病数天内脑脊液蛋白含量正常，2～4 周内蛋白不同程度升高，但较少超过 1.0g/L。

118. D　AIDP 患者在发病 1 周后突然发生呼吸困难、口唇发绀伴意识模糊，可能累及呼吸肌致呼吸衰竭，此时应该及时给予气管切开，机械辅助呼吸，改善缺氧，有效通气，发生呼吸衰竭时应该积极及时抢救。该病一般预后良好。

119. E　患者发病前有腹泻病史，目前表现为双侧周围性面瘫；四肢肌力减退、肌张力低、腱反射消失，腓肠肌压痛，双下肢感觉异常呈"短袜套样"。脑脊液检查蛋白－细胞分离现象。以上表现符合吉兰－巴雷综合征的诊断。

120. E　面神经炎与吉兰－巴雷综合征伴随的面瘫的临床鉴别取决于是否伴随肢体活动障碍。吉兰－巴雷综合征有肢体对称性下运动神经元性瘫痪表现，常伴有双侧周围性面瘫及脑脊液蛋白－细胞分离现象。而面神经炎除周围性面瘫外无其他神经系统阳性体征。

121. C　GBS 典型的脑脊液改变出现在病程第 3 周，蛋白会有不同程度升高，但较少超过 1.0g/L；细胞数正常或仅轻度增加。糖和氯化物正常。

122. D　目前国内、外指南均不推荐糖皮质激素用于 GBS 治疗。目前有些医院对 GBS 早期或重症患者使用糖皮质激素治疗，但糖皮质激素治疗 GBS 的临床获益以及对不同类型 GBS 的疗效还有待于进一步探讨。

123. D GBS 重症患者可累及呼吸肌致呼吸衰竭，一旦出现气促、呼吸困难、咳嗽无力、口唇发绀时，应置于监护室，密切观察呼吸情况，定时行血气分析。当肺活量下降至正常的 25%~30%，血氧饱和度、血氧分压明显降低时，应尽早行气管插管或气管切开，机械辅助通气；加强气道护理，定时翻身、拍背，及时抽吸呼吸道分泌物，保持呼吸道通畅，预防感染。

124. E GBS 最可能的主要死亡原因为呼吸肌麻痹导致的呼吸衰竭。

125. E 患者出现四肢无力、麻木，四肢末端烧灼感、走路不稳，吐字不清；病程已达 4 个月，应首先考虑的诊断是累及脊神经、脑神经的 CIDP，故首先应做脑脊液检查。

126. A 若以上检查均正常，应再做腓肠神经活检。腓肠神经活检可见反复节段性脱髓鞘与再生形成的"洋葱头样"改变，高度提示炎性脱髓鞘性多发神经根神经病（CIDP）。

127. C 患者症状进展超过 8 周，呈慢性进展；临床表现为不同程度的肢体无力，呈对称性，近端和远端均累及，四肢腱反射减弱，四肢末端针刺觉、震动觉减弱，感觉性共济失调。通过以上症状可考虑为 CIDP。

128. A 糖皮质激素是 CIDP 首选的治疗药物。

129. B 患者 2 天前受凉后急性发病，起病初期伴有耳内疼痛；目前表现为右侧额纹变浅，右眼睑闭合不全，右鼻唇沟浅，示齿口角左偏，但无其他神经系统阳性体征。最可能诊断为 Bell 麻痹（又称特发性面神经麻痹或面神经炎）。

130. D Bell 麻痹的治疗 （1）药物治疗 ①皮质类固醇：急性期尽早使用皮质类固醇。常选用泼尼松 30~60mg/d，每天一次顿服，连用 5 天，之后于 7 天内逐渐停用。②B 族维生素：促进神经髓鞘恢复。③阿昔洛韦：急性期患者可依据病情联合使用糖皮质激素和抗病毒药物。（2）理疗：急性期可在茎乳口附近行超短波透热疗法、红外线照射或局部热敷等，有利于改善局部血液循环，减轻神经水肿。（3）护眼：患者由于长期不能闭眼瞬目使角膜暴露和干燥，易致感染，可戴眼罩防护，或用左氧氟沙星滴眼剂或眼膏剂等预防感染，保护角膜。（4）康复治疗：恢复期可行碘离子透入疗法、针刺或电针治疗等。氨基己酸是抗纤维蛋白溶解药，不用于 Bell 麻痹的治疗，所以选项 D 不正确。

131. D Bell 麻痹的病因尚不完全清楚，年轻患者预后一般良好，常在起病 1~3 周后开始恢复。患者急性期尽早使用皮质类固醇治疗。脑脊液蛋白 - 细胞分离现象是吉兰 - 巴雷综合征的特征之一，不是本病的特征，可作为与本病的鉴别要点。所以选项 D 错误。

132. C 患者有 15 年高血压病史，症状表现为右耳后疼痛 3 天、口漏 1 天，口角向左侧偏斜，右眼不能闭合，右侧额纹和鼻唇沟消失，以上符合面神经炎（又称特发性面神经麻痹）的临床表现，患侧为右侧。患者患侧"耳鸣、舌前 2/3 味觉减退"提示发出镫骨肌支以上受损，故病变部位在右侧面神经镫骨肌支。若病变在膝状神经节时，除有周围性面瘫、舌前 2/3 味觉障碍、听觉过敏外，还需有患侧乳突部疼痛、耳廓和外耳道感觉减退，外耳道或鼓膜出现疱疹等症状。

133. A 患者起病处于 2 周内，为减轻神经水肿、受压，多主张用一个疗程的肾上腺皮质激素治疗，如泼尼松、地塞米松等。

134. B 患者最可能诊断为特发性面神经

麻痹。特发性面神经麻痹常在受凉后发病，通常急性起病，主要表现为患侧面部表情肌瘫痪，额纹消失，不能皱额蹙眉，眼裂不能闭合或者闭合不全。部分患者起病前 1 ~ 2 天有患侧耳后持续性疼痛和乳突部压痛。体格检查时可见贝尔征；患侧鼻唇沟变浅，口角下垂，露齿时口角歪向健侧；鼓气或吹口哨时漏气，颊肌瘫痪，食物易滞留于患侧齿龈。

135. B 特发性面神经麻痹与嗜神经病毒感染有关，与细菌感染无关，故无需使用抗生素进行治疗。

136. D 面神经传导速度测定有助于判断面神经暂时性传导障碍或永久性失神经支配。如早期（起病后 7 天内）完全面瘫者受累侧诱发的肌电图动作电位 M 波波幅为正常侧的 30% 或以上者，则在 2 个月内有可能完全恢复；如病后 10 天中出现失神经电位，则恢复缓慢。

137. C 根据急性起病，3 天前因受凉后出现耳后痛，并出现右侧面部周围性面瘫，无其他神经系统阳性体征，即可确诊为特发性面神经麻痹。

138. B 特发性面神经麻痹又称为面神经炎，是因茎乳孔内面神经非特异性炎症所致的周围性面瘫。所以本病的病变部位为面神经。

139. E 患者发病前 3 天曾有冷风吹面史，急性起病。目前表现为左侧额纹少，左侧鼻唇沟浅，露齿时口角右歪，左眼闭合时有贝尔征，但无其他神经系统阳性体征，最可能诊断为面神经炎（又称特发性面神经麻痹）。

140. E "患侧不能皱眉"是面神经炎的主要临床表现之一。面神经炎还可因面神经受损部位不同而出现其他一些临床表现，如鼓索以上面神经病变可出现同侧舌前 2/3 味觉

消失；镫骨肌神经以上部位受损则同时有舌前 2/3 味觉消失及听觉过敏；膝状神经节受累时，除有周围性面瘫、舌前 2/3 味觉消失及听觉过敏外，患者还可有乳突部疼痛，耳廓、外耳道感觉减退和外耳道、鼓膜疱疹，称为 Hunt 综合征。瞳孔对光反射不涉及面神经。

141. E 本病脑脊液检查没有蛋白 - 细胞分离现象。脑脊液蛋白 - 细胞分离现象是 GBS 的特征表现。

142. A 病变部位可能在面神经。面神经（Ⅶ）为混合性神经，其主要成分是运动神经，司面部的表情运动；次要成分为中间神经，含有内脏运动纤维、特殊内脏感觉纤维和躯体感觉纤维，司味觉和腺体（泪腺及唾液腺）的分泌以及内耳、外耳道等处的皮肤感觉。

143. C 患者急性起病，表现为左耳后疼痛，左口角流口水，味觉减退，听觉过敏；左眼闭合不全，左侧额纹消失，露齿时口角歪向健侧（右侧）。无其他神经系统阳性体征。可能的诊断是左侧特发性面神经麻痹。

144. E 特发性面神经麻痹应与吉兰 - 巴雷综合征、耳源性面神经麻痹、颅后窝肿瘤或脑膜炎、神经莱姆病进行鉴别诊断。

145. E 该患者处于起病 2 周内，应尽早使用皮质类固醇治疗。

146. B 患者的表现符合 Hunt 综合征表现。Hunt 综合征即耳带状疱疹，是由水痘 - 带状疱疹病毒感染所致的疾病，是因面神经膝状神经节疱疹病毒感染所引起的一组特殊临床症候群，主要表现为一侧耳部剧痛、耳部疱疹，可出现同侧周围性面瘫，伴有听力和平衡障碍，故又称为膝状神经节综合征，可伴有前庭神经损害，故为周围性眩晕，属于系统性眩晕。

147. E 抗病毒药物（选项 A）可干扰疱疹病毒 DNA 聚合酶，抑制 DNA 复制，常用阿昔洛韦，亦可用更昔洛韦、泛昔洛韦或万乃洛韦；耳部疱疹用阿昔洛韦软膏涂抹局部，每日 1～3 次，可控制局部病毒复制，促进疱疹结痂和脱落，促进局部病损皮肤的愈合。糖皮质激素（选项 B）可在急性期减轻面神经的炎性反应并抗水肿，减轻面神经因水肿增粗而受到面神经骨管压迫导致微循环障碍的程度，可以有效地缓解神经刺激性疼痛。神经营养药（选项 C）如维生素 B_1 和维生素 B_{12} 等肌内注射或口服。采用银杏叶提取物或其他扩张血管、改善微循环的药物（选项 D）静脉注射或口服可改善面神经血供。前庭抑制剂，如抗眩晕药苯海拉明、地西泮等可短期对症用于缓解眩晕，但不宜长期使用影响前庭功能代偿。所以选项 E 错误。

148. C 根据该患者神经受累的范围，疾病类型属于多发性周围神经病。多发性周围神经病变时，通常有肢体远端对称性感觉、运动和自主神经功能障碍。受累肢体远端早期可出现感觉异常如针刺、蚁走、烧灼、触痛和感觉过度等刺激性症状；随病程进展，渐出现肢体远端对称性深、浅感觉减退或缺失，呈"手套-袜套样"分布。肢体呈下运动神经元性瘫痪，远端对称性肌无力，可伴肌萎缩、肌束颤动等。肌电图可见神经源性改变，可出现神经传导速度减慢或波幅降低等改变。

149. B 多发性周围神经病旧称末梢性神经炎，是肢体远端的多发性神经损害，病理改变主要为周围神经轴索变性、节段性脱髓鞘及神经元变性等。题中患者神经传导速度测定动作电位波幅下降，提示轴索损害。

150. A 引起多发性周围神经病的原因有中毒（异烟肼、呋喃类药物、苯妥英钠、有机磷农药、重金属等）、营养障碍（B 族维生

素缺乏、慢性酒精中毒、慢性胃肠道疾病或手术后等）、代谢障碍（卟啉病、糖尿病、尿毒症、淀粉样变性、痛风、黏液性水肿、肢端肥大症、恶病质等）、感染或炎症（急性或慢性炎症性脱髓鞘性多发神经根神经病、血清或疫苗接种后）、结缔组织疾病（红斑狼疮、结节病、结节性多动脉炎、类风湿关节炎等）及其他（癌性远端轴突病、癌性感觉神经元病、亚急性感觉神经元病、POEMS 综合征等肿瘤相关疾病）。引起该疾病最不可能的病因是缺血（血管炎）。

151. E 确诊多发性周围神经病需要做以下检查 ①神经传导速度和肌电图：如果仅有轻度轴突变性，传导速度尚可正常；当有严重轴突变性及继发性髓鞘脱失时传导速度变慢，肌电图呈去神经性改变；节段性髓鞘脱失而轴突变性不显著时，传导速度变慢，肌电图可正常。②血生化检查：根据病情，可检测血糖水平、维生素 B_{12} 水平、尿素氮、肌酐、甲状腺功能、肝功能等。③免疫学检查：对疑有自身免疫疾病者，可做免疫球蛋白、类风湿因子、抗核抗体、抗磷脂抗体等检测。④毒物筛查：对可疑中毒者，可根据病史做相关毒物或重金属、药物的血液浓度检测。⑤脑脊液检查：大多数无异常发现，少数患者可见脑脊液蛋白增高。⑥神经活检：对不能明确诊断或疑为遗传性的患者，可行腓肠神经活检。选项 E 中，鞘糖脂和髓鞘相关糖蛋白（MAG）被认为是免疫介导的周围神经病的相关抗原，多见于神经系统脱髓鞘疾病，对于中毒性、营养障碍性、糖尿病性、遗传性疾病的诊断价值极小。

四、B1 型题

152～153. A、B 原发性三叉神经痛病因尚未完全明了，周围学说认为病变位于半月神经节到脑桥间的部分，是由于多种原因引起的压迫所致；中枢学说认为三叉神经痛为一种感

觉性癫痫样发作，异常放电部位可能在三叉神经脊束核或脑干。

154～155. C、A ①舌咽神经痛发生在一侧舌根、咽喉、扁桃体、耳根部及下颌后部，有时以耳根部疼痛为主要表现。②三叉神经痛以突发的短暂剧痛为特征，如刀割、针刺、撕裂、烧灼或电击样剧烈难忍，每次发作时间仅数秒钟至2分钟，突发突止，间歇期完全正常，常有扳机点。

156～160. A、B、C、D、E ①急性炎性脱髓鞘性多发神经根神经病（AIDP）是GBS中最常见的类型，主要病变为多发神经根和周围神经节段性脱髓鞘。②急性运动轴索性神经病（AMAN）以广泛的脑神经运动纤维和脊神经前根及运动纤维轴索病变为主。③急性运动感觉轴索性神经病（AMSAN）以广泛神经根和周围神经运动与感觉纤维的轴索变性为主。④Miller-Fisher综合征（MFS）以眼肌麻痹、共济失调和腱反射消失为主要临床特点。⑤急性泛自主神经病（APN）较少见，以自主神经受累为主。

161～162. B、A 特发性面神经麻痹患者的药物治疗 ①皮质类固醇：急性期尽早使用皮质类固醇以减轻神经水肿。常选用泼尼松30～60mg/d，每日一次顿服，连用5天，之后于7天内逐渐停用。②B族维生素：维生素 B_1 100mg，维生素 B_{12} 500μg，肌内注射，每天1次，促进神经髓鞘恢复。③阿昔洛韦：急性期患者可依据病情联合使用糖皮质激素和抗病毒药物，如Hunt综合征患者可口服阿昔洛韦0.2～0.4g，每天3～5次，连服7～10天。

五、X型题

163. CD 糖尿病性多发性周围神经病的常见临床表现：①慢性起病，逐渐进展。多数

对称发生，不典型者可以从一侧开始发展到另一侧，主观感觉异常明显而客观体征不明显。有些神经症状明显但无明显糖尿病症状，甚至空腹血糖正常，仅有糖耐量异常，此时需通过神经传导速度检测才能明确诊断。②感觉异常症状通常自下肢远端开始，主要表现为烧灼感、针刺感及电击感，夜间重，有时疼痛剧烈难以忍受而影响睡眠。还可以出现肢体麻木感、蚁走感等感觉异常，活动后好转，可有"手套-袜套样"感觉减退或过敏。③自主神经症状较为突出，可出现体位性低血压。此外，皮肤、瞳孔、心血管、汗腺和周围血管、胃肠与泌尿生殖系统均可受累。④肢体无力较轻或肌力正常，一般无肌萎缩。查体时可见下肢深、浅感觉和腱反射减弱或消失。

164. BD 原发性三叉神经痛以成年及老年人多见，三叉神经第2、3支发生率最高，第1支者少见，因此一般不影响角膜反射。患者口角、鼻翼、颊部或舌部为敏感区，称为扳机点或触发点，轻触此区可诱发疼痛。严重病例可因疼痛出现面肌反射性抽搐，口角牵向患侧，即痛性抽搐。

165. ABCD 三叉神经痛患者的口角、鼻翼、颊部或舌部为敏感区，轻触可诱发，称为扳机点或触发点。

166. BE 典型的原发性三叉神经痛根据疼痛发作部位、性质、面部扳机点及神经系统无阳性体征，可以确诊。

167. ABDE 原发性三叉神经痛常局限于三叉神经2或3支分布区，以上颌支、下颌支多见。发作时表现为以面颊、上下颌及舌部明显的剧烈电击样、针刺样、刀割样或撕裂样疼痛，持续数秒或1～2分钟，突发突止，间歇期完全正常。患者口角、鼻翼、颊部或舌部为敏感区，轻触可诱发，称为扳机点或触发点。

严重病例可因疼痛出现面肌反射性抽搐，口角牵向患侧，即痛性抽搐。神经系统查体一般无阳性体征。继发性三叉神经痛伴有患侧面部感觉减退、角膜反射迟钝。

168. ABCD 治疗三叉神经痛的药物有卡马西平、苯妥英钠、加巴喷丁、普瑞巴林等。甲氨蝶呤是一种化疗药，主要用于抗肿瘤治疗。

169. ABE 三叉神经痛发作时表现为以面颊、上下颌及舌部明显的剧烈电击样、针刺样、刀割样或撕裂样疼痛，持续数秒或1～2分钟，突发突止，间歇期完全正常。患者口角、鼻翼、颊部或舌部为敏感区，轻触可诱发，称为扳机点或触发点。严重病例可因疼痛出现面肌反射性抽搐，口角牵向患侧，即痛性抽搐。病程呈周期性，发作可为数日、数周或数月不等，缓解期如常人。所以选项 A、B、E 均为三叉神经痛的症状表现，而选项 C、D 则与三叉神经痛无关。

170. ABD 吉兰-巴雷综合征的主要病理改变为周围神经组织小血管周围淋巴细胞、巨噬细胞浸润，神经纤维脱髓鞘，严重病例可继发轴突变性。

171. BCDE 如果出现以下表现，则一般不支持吉兰-巴雷综合征（GBS）的诊断：①显著、持久的不对称性肢体无力；②以膀胱或直肠功能障碍为首发症状或持久的膀胱和直肠功能障碍；③脑脊液单核细胞数超过 $50 \times 10^6/L$；④脑脊液出现分叶核白细胞；⑤存在明确的感觉平面。

172. ABD 急性运动轴索性神经病（AMAN）的临床表现：①可发生于任何年龄，儿童更常见，男女患病率相似，国内患者在夏秋发病较多；②前驱症状：多有腹泻和上呼吸道感染等，以空肠弯曲菌感染多见；③急性起病，平均在 6～12 天达到高峰，少数患者在 24～48 小时内即可达到高峰；④对称性肢体无力，部分患者有脑神经运动功能受损，重症者可出现呼吸肌无力；⑤腱反射减弱或消失与肌力减退程度较一致。无明显感觉异常，无或仅有轻微自主神经功能障碍。

173. ABCE 急性炎性脱髓鞘性多发神经根神经病的首发症状多为肢体对称性弛缓性肌无力，自远端渐向近端发展或自近端向远端加重，常由双下肢开始逐渐累及躯干肌、脑神经。严重病例可累及肋间肌和膈肌致呼吸肌麻痹，引发呼吸困难。患者表现为脑神经受累，以双侧面神经麻痹最常见，三叉神经瘫痪较少见。患者可有肌肉压痛，尤以腓肠肌压痛常见。

174. ABE 急性炎性脱髓鞘性多发神经根神经病的临床特征为发展迅速的四肢对称性无力伴腱反射减弱甚或消失，病理反射阴性。病情严重者出现延髓和呼吸肌麻痹而危及生命。部分患者有脑神经受累表现，可累及舌咽神经，出现构音障碍。存在明确的感觉障碍平面不支持此病的诊断。

175. ACDE 慢性炎性脱髓鞘性多发性神经根神经病（CIDP）呈慢性进展或复发性病程。CIDP 发病率较 AIDP 低，分类包括经典型和变异型，变异型少。CIDP 患者体内可发现 β-微管蛋白抗体和髓鞘结合糖蛋白抗体，但却未发现与 AIDP 发病密切相关的针对空肠弯曲菌及巨细胞病毒等感染因子免疫反应的证据。CIDP 在各年龄组均可发病，男女发病率相似。病前少见前驱感染，起病隐匿并逐步进展。

176. ABCD 慢性炎性脱髓鞘性多发神经根神经病的电生理表现为周围神经传导速度减慢、传导阻滞及异常波形离散。早期行

EMG 检查有神经传导速度减慢、F 波潜伏期延长，提示脱髓鞘病变。2 周后才逐渐出现失神经电位。

177. CDE 特发性面神经麻痹也称为面神经炎或贝尔麻痹，是临床上常见的脑神经单神经病变。本病病因未明，目前认为与嗜神经病毒感染有关。常在受凉或上呼吸道感染后发病。本病临床特征为急性起病，表现为单侧周围性面瘫。多数不完全性面瘫患者 1～2 个月内可能恢复或痊愈；完全性面瘫患者一般需 2～8 个月甚至 1 年时间恢复，且常遗留后遗症。

178. ABC 特发性面神经麻痹急性期，可在茎乳口附近行超短波透热疗法、红外线照射或局部热敷等，有利于改善局部血液循环，减轻神经水肿。

179. AB 腕管综合征的神经电生理学特点为正中神经感觉神经动作电位传导速度减慢或波幅降低，运动神经传导末端潜伏期延长；拇短展肌呈神经源性损害。

180. ACD 多发性（周围）神经病时，通常有肢体远端对称性感觉、运动和自主神经功能障碍。受累肢体远端早期可出现感觉异常如针刺、蚁走、烧灼、触痛和感觉过度等刺激性症状。随病程进展，渐出现肢体远端对称性深、浅感觉减退或缺失，呈"手套－袜套样"分布。肢体呈下运动神经元性瘫痪，远端对称性肌无力，可伴肌萎缩、肌束颤动等。四肢腱反射减弱或消失，通常为疾病早期表现。自主神经功能障碍表现为肢体末端皮肤菲薄、干燥、苍白、变冷、发绀，多汗或无汗，指（趾）甲粗糙、松脆，竖毛障碍、高血压及体位性低血压等。上述症状通常同时出现，呈四肢对称性分布，由远端向近端扩展。

181. ABCD 多发性神经病是肢体远端受累为主的多发性神经损害。多发性神经病患者脑脊液常规与生化检查大多正常，偶有蛋白增高。

182. ABCD 呼吸肌麻痹是多种疾病使呼吸肌或支配呼吸肌的脊髓、周围神经、神经－肌肉接头处受累，引起呼吸肌肌力减退或丧失，导致通气功能障碍，造成机体缺氧与二氧化碳潴留，甚至呼吸衰竭的临床综合征；主要由于下运动神经元神经受损或者是由于局部肌肉疾患导致。因此累及下列部位的各种疾病均可引起呼吸肌麻痹：①脊髓疾病：见于高颈段急性横贯性脊髓炎、脊髓外伤、脊髓血管病、运动神经元病、脊髓灰质炎等。②周围神经疾病：见于吉兰－巴雷综合征等。③神经－肌肉接头疾病：见于重症肌无力、Lambert－Eaton 肌无力综合征、肉毒杆菌中毒等。④骨骼肌疾病：见于各种炎性及非炎性肌病、重症周期性瘫痪等。⑤脊髓灰质炎累及延髓，可出现呼吸衰竭。

183. ABDE 人类免疫缺陷病毒感染引起的周围神经病可表现为远端对称性多发性神经病、多种类型单神经病、慢性炎症性多发性神经病、感觉性共济失调性神经病、进行性多发性神经根神经病和神经节神经炎等，其中以多发性神经病最常见。选项 C"慢性进展性脊髓病"不属于周围神经病变。所以本题的正确答案为 ABDE。

第七章 脊髓疾病

一、A1 型题

1. E 上、下运动神经元瘫痪的比较 ①肌张力：前者增高，呈痉挛性瘫痪；后者降低，呈弛缓性瘫痪。②腱反射：前者增强，后者减弱或消失。③病理反射：前者阳性，后者阴性。④肌萎缩：前者无或有轻度失用性萎缩，后者明显。⑤肌束颤动或肌纤维颤动：前者无，后者可有。⑥瘫痪分布：前者以整个肢体为主，后者以肌群为主。

2. B 患者出现胸段水平以下浅感觉障碍，判断病损应该在胸段脊髓水平，双下肢呈上运动神经元瘫痪；查体不会出现交叉性瘫痪的症状，交叉性瘫痪见于脑干损害。当出现脊髓休克时，可表现为双下肢下运动神经元瘫痪。

3. C 脊髓损伤后急性期往往出现脊髓休克症状，包括损害平面以下弛缓性瘫痪、肌张力减低、腱反射减弱、病理反射阴性及尿潴留。

4. B 脊髓圆锥综合征系指脊髓圆锥损伤和椎管内腰（膨大）神经根损伤后的表现而言，支配下肢运动的神经来自腰膨大，受损时出现双下肢下运动神经元性瘫痪；脊髓圆锥损害表现为大、小便失禁，无双下肢瘫痪，也无锥体束征。肛门周围和会阴部感觉缺失，呈鞍状分布；肛门反射消失和性功能障碍。髓内病变可出现分离性感觉障碍。脊髓圆锥为括约肌功能的副交感中枢，因此圆锥病变可出现真性尿失禁。

5. A 脊髓圆锥受损时，因圆锥位于 S_3 以下，故双下肢感觉、肌力和神经反射都正常；而马尾神经根损伤时一般受累平面高达 L_2 神经根，故有双下肢下运动神经元性瘫痪。所以两者临床表现的不同点为"是否有下肢瘫痪"。

6. E 脊髓休克时表现类似下运动神经元性瘫痪，病理反射也消失。

7. D 急性脊髓炎又称急性横贯性脊髓炎，是指各种感染后引起自身免疫反应所致的急性横贯性脊髓炎性病变，是临床上最常见的一种脊髓炎，以病损平面以下肢体瘫痪、传导束型感觉障碍和尿便障碍为特征。

8. A 多数急性脊髓炎以病损平面以下肢体瘫痪、传导束型感觉障碍和尿便障碍为特征。患者在出现脊髓症状前 1~4 周有发热、上呼吸道感染、腹泻等病毒感染症状，但其脑脊液未检出病毒抗体，脊髓和脑脊液中未分离出病毒，推测可能与病毒感染后自身免疫反应有关，并非直接感染所致，属于非感染性炎症性脊髓炎。病变可累及脊髓的任何节段，但以胸髓（$T_{3~5}$）最为常见，其次为颈髓和腰髓。

9. D 急性脊髓炎以损害平面以下肢体瘫痪、传导束型感觉障碍和尿便障碍为特征。发病前 1~2 周常有上呼吸道感染、消化道感染症状，或有预防接种史。急性起病，迅速进展，早期为脊髓休克期，出现肢体瘫痪、肌张力减低、腱反射消失、病理反射阴性。患者腰穿查脑脊液压力大多正常，所以选项 D 错误，其余选项均为正确的临床表现。

10. A 急性脊髓炎早期表现为尿潴留，

脊髓休克期膀胱容量可达 1000ml，呈无张力性神经源性膀胱，因膀胱充盈过度，可出现充盈性尿失禁。随着脊髓功能的恢复，膀胱容量缩小，尿液充盈到 300 ~ 400ml 即自行排尿，称为反射性神经源性膀胱，亦可出现充盈性尿失禁。

11. B 急性脊髓炎休克期指脊髓突然横断而失去与高位中枢的联系，断面以下脊髓暂时丧失反射活动能力而进入无反应状态，出现弛缓性瘫痪、节段性感觉障碍、尿潴留。

12. E 急性上升性脊髓炎与吉兰 - 巴雷综合征的鉴别要点是感觉障碍的形式不同。①急性上升性脊髓炎起病急骤，由下肢迅速波及上肢或延髓支配肌群，出现吞咽困难、构音障碍、呼吸肌瘫痪。急性上升性脊髓炎感觉障碍表现为传导束型感觉障碍，病变节段以下深、浅感觉缺失，痛、温觉损害突出，振动觉及本体感觉损害较轻；但重症损害者的各种感觉全部消失。感觉障碍比运动障碍轻是本病特点，但较运动功能的恢复慢且差。②吉兰 - 巴雷综合征起病呈急性或亚急性，少数起病较缓慢，主要表现为肢体对称性弛缓性瘫痪、末梢型感觉障碍。

13. E 急性脊髓炎没有椎管梗阻的表现；脊髓肿瘤会出现脊髓占位性改变，有椎管梗阻现象。

14. B 急性脊髓炎急性期，可采用大剂量皮质类固醇激素短程冲击疗法，早期使用激素的目的是抗炎及减轻局部神经水肿。

15. A 急性脊髓炎排尿障碍者应保留无菌导尿管，每 4 ~ 6 小时放开引流管 1 次。当膀胱功能恢复，残余尿量少于 100ml 时不再导尿，以防膀胱挛缩、体积缩小。

16. C 脊髓亚急性联合变性（SCD）是由于维生素 B_{12} 的摄入、吸收、结合、转运或

代谢障碍导致体内含量不足而引起的中枢和周围神经系统变性的疾病。SCD 的发生主要与维生素 B_{12} 缺乏有关。维生素 B_{12} 是脱氧核糖核酸合成过程中所必需的辅酶，其缺乏将影响造血功能及神经系统的代谢而发生贫血和神经系统变性。由于叶酸代谢与脱氧核糖核酸的代谢亦相关，叶酸缺乏也可产生相应症状及体征。

17. A 脊髓亚急性联合变性常见的精神症状有易激惹、抑郁、幻觉、精神错乱、类偏执狂倾向，认知功能减退甚至痴呆，少数患者见视神经萎缩及中心暗点，提示大脑白质与视神经广泛受累。很少波及其他脑神经。

18. B 脊髓亚急性联合变性的病变主要累及脊髓后索、侧索及周围神经等，临床表现为双下肢深感觉缺失、感觉性共济失调、痉挛性瘫痪及周围神经病变等，常伴有贫血的临床征象。

19. E 脊髓亚急性联合变性早期多有贫血、倦怠、腹泻和舌炎等病史，伴血清维生素 B_{12} 减低，常先于神经症状出现。神经症状表现为双下肢无力、发硬和双手动作笨拙、步态不稳、踩棉花感，可见步态蹒跚、步基增宽，Romberg 征阳性（感觉性共济失调）等。随后出现手指、足趾末端对称性持续刺痛、麻木和烧灼感等。

20. C 灰质前连合病灶侧相应皮节出现双侧的痛、温觉缺失而触觉与深感觉保留的分离性感觉障碍，常见于脊髓空洞症、早期髓内胶质瘤等疾病。

21. D 脊髓空洞症是一种慢性进行性脊髓疾病，病变多位于颈髓，亦可累及延髓。病变多首先侵犯脊髓灰质前连合，对称或不对称性地向后角和前角扩展。

22. D 脊髓 MRI 矢状位图像可清晰显示

空洞的位置、大小、范围以及是否合并 Arnold-Chiari 畸形等，是确诊脊髓空洞症的首选辅助检查方法，有助于决策手术适应证和设计手术方案。

23. C 感觉障碍特点对鉴别脊髓空洞症和颈椎病最有价值。颈椎病多见于中老年，神经根痛常见，感觉障碍多呈根性分布，病程持久者手及上肢出现轻度肌无力及肌萎缩；颈部活动受限或后仰时疼痛。脊髓空洞症早期常有相应支配区自发性疼痛，继而出现节段性分离性感觉障碍。颈椎 CT、MRI 有助于鉴别诊断。

24. D 脊髓空洞症最早症状常为相应支配区自发性疼痛，继而出现节段性分离性感觉障碍，表现为单侧或双侧的手部、臂部或一部分颈部、胸部的痛、温觉丧失，典型者呈"短上衣样"分布，而触觉及深感觉相对正常。如向上累及三叉神经脊束核，可造成面部分离性感觉障碍，即痛、温觉缺失而触觉保存。

25. E "有无感觉障碍和营养障碍"对鉴别脊髓空洞症和肌萎缩侧索硬化症最有价值。肌萎缩侧索硬化症多在中年起病，上、下运动神经元同时受累，严重的肌无力、肌萎缩与腱反射亢进、病理反射并存，无感觉障碍和营养障碍，MRI 无特异性发现。

26. B 其他先天畸形如脊柱侧弯或后凸畸形、脊柱裂、颈枕区畸形、小脑扁桃体下疝畸形（Arnold-Chiari 畸形，最常合并）、颈肋和弓形足等常与脊髓空洞症合并存在。

27. E 压迫性与非压迫性脊髓病变最主要的鉴别依据是腰椎穿刺压颈试验是否通畅。压迫性脊髓病变常有椎管梗阻，腰椎穿刺压颈试验不通畅。

28. E 脊髓压迫症是一组椎管内或椎骨占位性病变所引起的脊髓受压综合征。病因以肿瘤最为常见，约占脊髓压迫症的 1/3 以上，绝大多数起源于脊髓组织及邻近结构。其中，近半数为位于髓外硬膜内的神经鞘瘤，其次为脊膜瘤。

29. D 脊髓压迫症的治疗原则是尽快去除病因，可行手术治疗者应及早进行，急性脊髓压迫更需抓紧时机，力争在起病 6 小时内减压。

30. C 运动神经元疾病为一组原因不明、选择性地损害脊髓前角、脑干运动神经核并缓慢进展的神经系统变性疾病。临床表现为肢体的上、下运动神经元瘫痪共存，而不累及感觉系统、自主神经和小脑功能。故不会引起伴有胸节水平感觉障碍的截瘫。

31. D 脊髓短暂性缺血发作出现间歇性跛行和下肢远端发作性无力，不会出现脑脊液的改变。

32. E 脊髓短暂性缺血发作类似短暂性脑缺血发作，突发起病，持续时间短暂，不超过 24 小时，恢复完全，不遗留任何症状。典型表现为间歇性跛行和下肢远端发作性无力，行走一段距离后单侧或双侧下肢沉重、无力甚至瘫痪，休息或使用血管扩张剂可缓解；或仅有自发性下肢远端发作性无力，可自行缓解，反复发作，间歇期无症状。

33. A 脊髓缺血最好发于胸 4（T_4）和腰 1（L_1）节段，因为这两节段血供较差，容易发生缺血性坏死，所以称之为危险区。

二、A2 型题

34. A 患者出现双下肢无力、行走困难，双下肢肌力 0 级、肌张力减低、腱反射（＋），双侧 Babinski 征（－），但深、浅感觉无障碍，符合脊髓中央动脉综合征的临床表现

（病变水平相应节段的下运动神经元性瘫痪、肌张力减低，多无锥体束损害和感觉障碍）。

35. D 本病例中患者四肢均为上运动神经元性瘫痪，故病损应在高颈髓。

36. C 本病例中患者表现为双下肢上运动神经元性瘫痪，脐部以下感觉减退，提示病变在胸髓，故辅助检查首选胸椎 MRI。

37. A 患者脐右侧阵发性疼痛，病变部位在 T_{10}。症状表现病变平面以下同侧（右侧）肢体瘫痪、腱反射亢进、病理征阳性，对侧（左侧）腹股沟区以下痛觉障碍、触觉保留，这是脊髓半侧损害的表现。综上所述，故该患者病变水平在脊髓右半侧 T_{10} 平面。

38. D 急性脊髓炎以胸髓（$T_{3~5}$）最为常见，起病时有低热，病变部位神经根痛，大多在数小时或数日内出现受累平面以下运动障碍、感觉缺失及膀胱、直肠括约肌功能障碍。创伤、劳累、受凉等为发病诱因。结合该患者的症状、体征，最可能诊断为急性脊髓炎。

39. A 青年女性患者，起病急，病程短，起病 2 天即出现胸 4 水平以下深、浅感觉丧失和截瘫；脑脊液检查压力正常，白细胞 $80 \times 10^6/L$、淋巴细胞占 80%，蛋白轻度增高。应为病毒性感染所致，考虑诊断为急性脊髓炎。

40. A 青年男性患者，感冒后出现双下肢无力，感觉消失伴尿潴留 1 天。肌张力减弱，腱反射消失，双侧剑突以下感觉消失，病理征未引出（提示脊髓病变）。判断患者运动障碍是因为脊髓突然横断而失去与高位中枢的联系，断面以下脊髓暂时丧失反射活动能力而进入无反应状态，出现弛缓性瘫痪、节段性感觉障碍、尿潴留，即为脊髓休克期。

41. B 患者发病前有腹泻史，急性起病，起病时有肢体麻木、无力和病变节段束带感、尿潴留，检查有胸段棘突叩击痛，T_{10} 平面以下感觉障碍，下腹壁反射（$T_{11~12}$）消失，双下肢瘫痪，均符合急性脊髓炎的临床表现。故患者可初步诊断为急性脊髓炎。

42. E 患者四肢刺痛、麻木不适 3 年，逐渐加重伴行走困难，起病隐匿，近 1 年出现踩棉花感的症状和轻度贫血，初步可诊断为脊髓亚急性联合变性（SCD）。为明确诊断，需进一步进行血清维生素 B_{12} 测定。若给予维生素 B_{12} 治疗后，患者血清中甲基丙二酸降至正常，则支持 SCD 的诊断。

43. B 患者可诊断为肌萎缩侧索硬化。为明确诊断，应该补充肌电图检查。肌电图是所有肌萎缩侧索硬化诊断所必需的检查，通过肌电图检查能明确患者肌萎缩是因为肌肉本身的原因，还是因为神经源性损害的原因。

44. D 根据题中的表现，患者最可能的定性诊断为脊髓髓外肿瘤（神经鞘瘤、脊膜瘤可能性大）。诊断依据 ①病程较长，缓慢起病，进行性加重。②初始有神经根的刺激症状：2 年前开始出现右胸和背部下方疼痛。③有从脊髓半切损害到全切损害的过程：1 年半前出现右下肢无力，左下肢对疼痛和温度感觉迟钝；近半年来双下肢均无力，双侧传导束型感觉障碍。④大、小便功能障碍出现于病程晚期。

45. C 本病例中患者缓慢发生截瘫，可排除脊柱结核（选项 A）、脊髓出血（选项 B）。由于患者感觉障碍是从胸背部麻木逐渐向下发展至双足部（自上向下发展），提示脊髓内占位性病变；可排除硬膜外转移性肿瘤（选项 D）、脊髓外硬膜下神经鞘瘤（选项 E）。

46. B 患者症状表现为缓慢起病的脊髓横贯性损伤，腰椎穿刺有椎管梗阻（脑脊液蛋白高，压颈试验上升、下降均缓慢），提示脊髓压迫症。

47. A 患者表现为进行性加重的根性神经痛，有双下肢的运动、感觉障碍，查体有明显感觉障碍平面、双侧皮质脊髓束损害体征，提示脊髓压迫症可能，需尽快检查病因，明确有无脊髓内、外占位性病变。

48. A 脊髓前动脉综合征又称为脊髓前 2/3 综合征。脊髓前动脉供应脊髓前 2/3 区域，易发生缺血性病变，以中胸段或下胸段多见，首发症状常为突发病损水平相应部位根性神经痛或弥漫性疼痛。起病时表现为弛缓性瘫痪，脊髓休克期后转变为痉挛性瘫痪。因后索一般不受累而出现传导束型分离性感觉障碍，痛、温觉缺失而深感觉保留，尿、便障碍较明显。患者查体发现双下肢肌力减低，T_6 以下痛觉等浅感觉消失、深感觉存在，有尿潴留等症状，结合年龄和发病时患者感觉的根性神经痛，初步诊断为脊髓前动脉综合征。

49. C 该老年男性患者出现间歇性跛行，典型表现为走一段距离后出现双侧下肢沉重、乏力，但休息后即缓解，诊断首先考虑为脊髓短暂性缺血发作。脊髓短暂性缺血发作类似短暂性脑缺血发作，突发起病，持续时间短暂，不超过 24 小时，恢复完全，不遗留任何症状。典型表现为间歇性跛行和下肢远端发作性无力，行走一段距离后单侧或双侧下肢沉重、无力甚至瘫痪，休息或使用血管扩张剂可缓解；或仅有自发性下肢远端发作性无力，可自行缓解，反复发作，间歇期无症状。

三、A3/A4 型题

50. C 胸 6 对应人体的体表投影为剑突下、胸 8 为肋缘下。脊髓内病变常以分离性感觉障碍为首发症状，感觉和运动障碍常从病变节段平面自上而下发展，常为双侧性、对称

性，神经根痛较少见。

51. C 脊髓半切综合征是指脊髓半侧病损等原因引起病损平面以下同侧肢体上运动神经元性瘫痪，深感觉消失，精细触觉障碍，血管舒缩功能障碍；对侧肢体痛、温觉障碍的临床综合征。

52. E 脊髓后索包括薄束和楔束，脊髓后索的损害主要表现为受损平面下的深感觉障碍和精细触觉障碍，出现感觉性共济失调，表现为双手动作笨拙、步态不稳、踩棉花感，特别是在夜间走路的时候，可见步态蹒跚、步基增宽、Romberg 征阳性等。体格检查发现双下肢的振动觉、位置觉障碍，以远端明显。睁眼时有视觉辅助，症状较轻；黑暗中或闭目时加重。常见于糖尿病血糖控制不佳、梅毒导致的脊髓痨和脊髓亚急性联合变性等疾病。

53. A 脊髓丘脑束内的纤维排列是有定位规律的，由内至外分别是颈—胸—腰—骶。所以当患者为脊髓外肿瘤时，肿瘤对脊髓的压迫首先是出现腰、骶神经分布区的痛、温觉障碍，并逐渐发展至胸和颈，也就是说痛、温觉障碍的进展是自病变节段由下向上发展；相反，当为髓内病变时，痛、温觉障碍的进展是由病变节段自上向下发展。

54. C 患者为青年男性，2 天来胸背部疼痛（神经根痛）；今晨出现双下肢无力，伴二便障碍（急性起病，迅速进入脊髓休克期）。脐以下各种感觉障碍，双下肢肌力 0 级（T_{10} 平面以下运动障碍、感觉缺失及膀胱、直肠括约肌功能障碍），无病理反射。根据以上病史特点，最可能诊断为急性脊髓炎。

55. D 患者初步诊断为急性脊髓炎。急性脊髓炎又称急性横贯性脊髓炎，患者已经出现明显的脐以下横贯性损害症状，根据脊髓分布特点，病损应在 $T_{9\sim10}$，应首选胸椎 MRI 明

确病损部位及程度，并帮助判断病因。所以选项 D 正确，选项 B、C、E 均错误。腰穿脑脊液检查（选项 A）会有阳性表现，有助于疾病的病因诊断，但无法明确病损部位及程度。

56. C　患者最可能诊断为急性脊髓炎。急性脊髓炎急性起病，常先有脊背部疼痛、胸腹部束带感及下肢麻木感，后迅速出现脊髓受损平面以下运动障碍、感觉障碍和大、小便功能障碍，多在数小时至数天内达高峰。患者发病前有低热，症状快速加重，伴剑突以下深、浅感觉障碍，双下肢弛缓性瘫痪、尿潴留等，符合急性脊髓炎的临床表现。

57. C　该患者剑突以下深、浅感觉障碍，剑突水平为 T_6 节段，疾病表现为病变以下部位感觉消失，故病变定位于脊髓上胸段（$T_{1\sim6}$）。

58. A　急性脊髓炎在脊髓休克期时，出现双下肢运动障碍，如肢体瘫痪、肌张力减低、腱反射消失、病理反射阴性。一般持续 $2\sim4$ 周则进入恢复期，肌张力、腱反射逐渐增高，出现病理反射。

59. D　患者最可能诊断为急性脊髓炎。急性脊髓炎患者发病前有发热及全身酸痛病史，急性起病，大多在数小时或数日内出现受累平面以下运动障碍、感觉缺失及膀胱、直肠括约肌功能障碍。

60. D　患者查体发现 T_4 以下痛、温觉及深感觉障碍，病损一般在节段上下 $1\sim2$ 个脊髓水平，故病损应该定位于上胸髓（$T_{2\sim6}$）范围内。

61. B　急性脊髓炎的 MRI 表现与患者的临床症状和体征密切相关。典型的 MRI 改变：病变部位脊髓增粗且强化明显，髓内斑点状或片状长 T_1、长 T_2 信号。

62. D　急性脊髓炎脑脊液白细胞数正常或增高，计数一般为 $(10\sim100)\times10^6$/L，淋巴细胞为主，蛋白正常或轻度增高（$0.5\sim1.2$g/L），糖、氯化物正常。

63. E　患者 2 周前有发热、轻咳病史，劳累、着凉后自觉双下肢麻木、无力，随即出现尿潴留、截瘫。根据以上病史及症状表现，不排除急性脊髓炎的可能。为初步确定诊断，应特别注意患者是否有躯干某一平面以下各种感觉减退或消失这一体征。若确诊为急性脊髓炎，患者损害平面以下肢体和躯干的各类感觉均会出现功能障碍表现。

64. E　根据患者的查体结果"平脐以下深、浅感觉消失"，平脐为 T_{10} 节段；"上腹壁反射存在，中、下腹壁反射消失"，中、下腹壁反射为 $T_{9\sim12}$ 节段。故最可能的病变部位在胸髓第 10 节段上下 $1\sim2$ 个脊髓节段范围。

65. B　根据病史写查体结果，该患者为双侧下肢肢体瘫痪、肌张力减低、腱反射消失，为急性脊髓炎的运动障碍表现。目前处于早期，为脊髓休克期。

66. E　本病属于自身免疫反应所致的急性横贯性脊髓炎性改变，一般采取神经内科治疗，主要依靠药物治疗减轻脊髓损害、防治并发症及促进功能恢复。神经外科手术治疗没有效果。

67. E　根据患者有胃溃疡出血后胃大部切除手术史（可致维生素 B_{12} 缺乏），缓慢隐匿起病，有双下肢感觉缺失（四肢末端麻木），感觉性共济失调（走路不稳如踩棉花样，闭眼时明显），临床应首先考虑诊断为脊髓亚急性联合变性（SCD）。

68. E　为明确诊断，患者还需进行以下检查，包括血常规、生化检查，血清维生素 B_{12}、胃液分析（多数患者可发现抗组胺性胃酸缺乏，少数患者胃液仍有游离胃酸），脊髓 MRI（MRI 可示脊髓病变部位呈条形或点片状病灶）以及神经电生理检查，如肌电图、体感诱发电位、运动诱发电位和视觉诱发电位等。SCD 患者腰穿脑脊液检查多正常，少数可有轻度蛋白增高，所以患者进行脑脊液检查意义不大。

69. A 脊髓亚急性联合变性（SCD）是由于维生素 B_{12} 的摄入、吸收、结合、转运或代谢障碍导致体内含量不足而引起的中枢和周围神经系统变性疾病。本病与维生素 B_{12} 缺乏有关。故患者血维生素 B_{12} 浓度测定对 SCD 的诊断最有帮助。

70. D 脊髓亚急性联合变性体检时可发现双下肢振动觉、位置觉障碍，以远端明显；肢端感觉客观检查多正常，少数患者有"手套-袜套样"感觉减退。双下肢可呈不完全性痉挛性瘫痪，表现为肌张力增高、腱反射亢进和病理征阳性；如周围神经病变较重时，则表现为肌张力减低、腱反射减弱，但病理征常为阳性。少数患者可见视神经萎缩及中心暗点。

71. B 根据题干信息，患者病变定位于颈膨大（$C_5 \sim T_2$）。颈膨大时，患者双上肢为弛缓性瘫痪（下运动神经元性瘫痪）、双下肢为痉挛性瘫痪（上运动神经元性瘫痪），病灶平面以下各种感觉缺失。

72. B 患者病变定位于颈膨大，故进一步应做颈椎 MRI 检查，检查脊髓腔、椎间盘及其周边软组织。

73. A 患者就诊期间又出现左侧瞳孔缩小，眼裂变小，眼球内陷；左侧面部无汗。判断为 Horner 综合征的表现，是由于交感神经中枢至眼部的通路上任何一段结构受到压迫和破坏导致，此时病变累及部位为左 $C_8 \sim T_1$ 节段侧角。

74. B 根据青壮年隐匿起病（4 年来多次出现双上肢被热水烫伤，夜间睡眠时有双上肢烧灼感），病情进展缓慢，节段性分离性感觉障碍（双上肢针刺觉减退，冷、热水刺激感觉消失；四肢关节位置觉、音叉振动觉正常），肌无力和肌萎缩，皮肤和关节营养障碍等，检查常发现合并其他先天性畸形，可诊断为脊髓空洞症。MRI 或 DMCT 检查发现空洞可确诊。

75. C 患者 4 个月前有过度弯腰造成的外伤史，现有症状表现为肢体瘫痪、感觉缺失，并伴有膀胱、直肠括约肌功能障碍等症状与体征。根据以上病史与检查结果，该患者最可能诊断为脊髓疾病。

76. C 患者双侧下肢麻木、无力至不能走路，提示病变主要累及皮质脊髓束。病灶水平以下出现痛觉障碍，提示脊髓丘脑束损害。

77. B 根据题干病例信息及查体结果，该患者主要表现为躯干下半部与两下肢的上运动神经元性瘫痪，以及相应部位的感觉障碍和大、小便功能紊乱。从感觉、运动和反射异常的最高水平来考虑，其脊髓病损的定位是胸髓。

78. B 经上题可知患者脊髓病损的水平为胸髓，故首先应进行胸椎 MRI 检查。胸椎 MRI 检查可显示脊髓病变早期的水肿或出血，并可显示脊髓病变的各种病理变化如脊髓受压、脊髓横断、脊髓不完全性损伤、脊髓萎缩或囊性变等。

79. E 脊髓压迫症时，脊髓功能处于即将丧失的临界状态，腰椎穿刺和压颈试验非必要不进行，穿刺后脊髓压迫症状有加重的危险性。

80. C 患者疾病早期有神经根痛症状。脑脊液呈淡黄色，脑脊液压力正常，蛋白显著增高，糖、氯化物正常，压颈试验不通畅，以上提示椎管完全梗阻。结合查体结果，该患者最可能的诊断是脊髓压迫症。

81. C 根据患者出现双上肢呈下运动神经元性瘫痪、双下肢呈上运动神经元性瘫痪，并有向上肢放射的根性神经痛及排尿困难，病变部位应在颈膨大。

82. D 磁共振成像（MRI）为非侵袭性检查，能清晰地显示脊髓受压部位及范围、病变大小、形状及其与椎管内结构关系，必要时可增强扫描推测病变性质。

83. C 脊髓压迫症的治疗原则是尽快去除病因，可行手术治疗者应及早进行。故病因治疗为首选的治疗。应根据病变部位和病变性质决定手术方法，如切除椎管内占位性病变、椎板减压术及硬脊膜囊切开术。

84. C 患者脊髓压迫后，查体感觉障碍平面比损害平面低 2~3 节段，故病变定位节段为 T_2。

85. C 脊髓半侧损害可引起脊髓半切综合征，表现为受损平面以下同侧上运动神经元性瘫痪、深感觉障碍及对侧痛、温觉障碍。本病例中患者 9 个月来有时右背痛，右下肢逐渐无力伴左足麻木，并向上扩展，提示髓外病变压迫脊髓，所以选项 A、B 错误。"查体右下肢肌力 3 级，肌张力增高，腱反射亢进，右侧 Babinski 征阳性"，说明脊髓损害在右侧，所以选项 C 正确，选项 D、E 错误。

86. B 患者早期出现神经根痛，感觉障碍呈上升性发展，提示为髓外病变。查体出现一侧后索和锥体束损害表现，对侧的浅感觉障碍。符合脊髓半切综合征，常见于脊髓压迫症。其他几种疾病较少出现。

87. D 患者腰背痛近 1 年，双下肢麻木、无力进行性发展，麻木由下肢向上发展，现出现大、小便障碍，符合占位性病变导致脊髓压迫症的表现。根据患者病程较长，进展缓慢，感觉改变由下向上发展，自主神经障碍出现较晚等特点，可考虑为髓外肿瘤。

88. D 患者出现剑突以下感觉减退，初步判断病变在 T_6 水平上下 1~2 个脊髓节段。故为了进一步明确诊断，应该行胸髓 MRI 检查。

89. A 脊髓外占位性病变应首选手术治疗，尽快去除压迫后再进行综合康复与神经保护治疗。

四、B1 型题

90~93. B、E、A、D ①肿瘤或囊肿、猪绦虫囊尾蚴包囊可在脑室腔内移动，并产生一种球状活瓣作用，可突然阻塞第四脑室正中孔，导致颅内压突然急骤增高，引起眩晕、呕吐、意识障碍和跌倒，甚至死亡，即布龙征（Brun sign）发作。②脊髓感觉传导纤维有一定的排列顺序，有助于髓内、外病变鉴别。髓外病变感觉障碍自下肢远端向上发展至受压节段；髓内病变早期出现病变节段支配区分离性感觉障碍，累及脊髓丘脑束时感觉障碍自病变节段向下发展，鞍区（$S_{3~5}$）感觉保留至最后受累，称为"马鞍回避"。③神经营养性障碍导致痛觉缺失区的表皮烫伤、外伤可造成顽固性溃疡及瘢痕形成，甚至指（趾）节末端无痛性坏死、脱落，称为 Morvan 征。④关节痛觉缺失可引起关节磨损、萎缩、畸形、肿大及活动度增加，运动时有明显骨摩擦音而无疼痛感，称为夏科（Charcot）关节，属于神经源性关节病变。

94~96. A、B、E ①高颈髓横贯性损害临床表现为损害平面以下各种感觉缺失，四肢呈上运动神经元性瘫痪，括约肌障碍，四肢和躯干多无汗。②颈膨大横贯性损害临床表现为双上肢呈下运动神经元性瘫痪，双下肢呈上运动神经元性瘫痪。病灶平面以下各种感觉缺失，可有肩部和上肢的放射性痛，尿便障碍。③支配下肢运动的神经来自腰膨大，故脊髓圆锥损害无双下肢瘫痪，也无锥体束征。

97～100. D、E、B、C 临床上常检查的腱反射有肱二头肌反射（$C_{5～6}$）、肱三头肌反射（$C_{6～7}$）、桡骨膜反射（$C_{5～8}$）、膝腱反射（$L_{2～4}$）、跟腱反射（$S_{1～2}$）等。$C_8～L_2$ 侧角是脊髓交感神经中枢，支配血管、内脏及腺体的活动；其中，$C_8～T_1$ 侧角发出的交感纤维支配同侧的瞳孔开大肌、上睑板肌、眼眶肌、面部血管和汗腺。$S_{2～4}$ 侧角为脊髓副交感神经中枢，支配膀胱、直肠和性腺。脊髓高颈段 $C_{3～5}$ 节段受损将出现膈肌瘫痪，腹式呼吸减弱或消失。

五、X 型题

101. ABCE 分离性感觉障碍是指同一部位的痛觉、温觉、粗略触觉或深感觉、精细触觉部分丧失，而其他感觉保存。当深、浅感觉传导通路上一部分受损而另一部分相对保留时即出现分离性感觉障碍。脊髓后根受损不会出现分离性感觉障碍；表现为节段性感觉障碍，伴有剧烈的神经根性疼痛。

102. ABCE 脊髓血管畸形病变多见于胸腰段，缓慢起病者多见，亦可为间歇性病程，有症状缓解期。部分患者以运动障碍为主，兼有上、下运动神经元受累的体征。突然发病者为畸形血管破裂所致，多以急性疼痛为首发症状，出现脑膜刺激征、不同程度的截瘫、后根型或传导束型感觉障碍。

103. ABCD 脊髓半侧损害可引起脊髓半切综合征，主要特点是病变节段以下同侧上运动神经元性瘫痪、深感觉障碍、精细触觉障碍及血管舒缩功能障碍，对侧痛、温觉障碍。

104. ABD 上运动神经元性瘫痪的特征：瘫痪分布以整个肢体为主（单瘫、偏瘫、截瘫），肌张力增高，腱反射活跃或亢进，有病理反射，无肌萎缩或仅有轻度废用性萎缩，无肌束性颤动，肌电图神经传导正常、无失神经电位。该类型瘫痪还有一些特点：瘫痪时肢体远端肌肉受累较重，尤其是手、指和面部等，而肢体近端症状较轻，这是由于肢体近端的肌肉多由双侧支配而远端多由单侧支配；上肢伸肌群比屈肌群瘫痪程度重、外旋肌群比内收肌群重、手的屈肌比伸肌重，而下肢恰好与上肢相反（屈肌群比伸肌群重）。

105. ABD 下运动神经元性瘫痪临床表现为：①受损的下运动神经元支配的肌力减退；②肌张力减低或消失，肌肉松弛，外力牵拉时无阻力，与上运动神经元性瘫痪时患肢的"折刀"现象有明显不同；③腱反射减弱或消失；④肌肉萎缩明显。

106. AD 脊髓髓内传导束层次排列：皮质脊髓束——自内而外为 C－T－L－S；后索——自内而外为 S－L－T－C；脊髓丘脑束——自内而外为 C－T－L－S。

107. BCDE 患者痛觉、温度觉障碍自上向下发展，伴有排尿困难，是髓内与髓外肿瘤的主要鉴别点之一，故可以判断为髓内肿瘤。所以选项 A 错误。针刺觉减退的平面在平乳头水平，即胸4脊神经平面，但是在脊髓病变中，脊髓损害平面往往在体征平面上下 1～2 节段水平。综合上述患者症状及体征，可能损害的有脊髓丘脑束、皮质脊髓束并且有脊神经根受压的可能。所以选项 BCDE 均正确。

108. ABCD 急性脊髓炎是指各种感染后引起自身免疫反应所致的急性横贯性脊髓炎

性病变，又称急性横贯性脊髓炎，以病损平面以下肢体瘫痪、传导束型感觉障碍和尿便障碍为特征。经推测该病可能与病毒感染后自身免疫反应有关，并非直接感染所致，为非感染性炎症性脊髓炎。

109. ABC 急性脊髓炎与吉兰－巴雷综合征的鉴别在于急性脊髓炎多表现为双下肢瘫痪，受损平面以下运动障碍伴传导束型感觉障碍，早期出现尿便障碍，脑神经不受累。而吉兰－巴雷综合征为急性发病的四肢弛缓性瘫痪，与急性脊髓炎的休克期相似，但其感觉障碍为末梢型而非传导束型，远端重于近端，多无括约肌功能障碍，脑神经可受累，脑脊液有蛋白－细胞分离现象。

110. ABCD 急性脊髓炎常见的并发症在早期主要是肺部感染、泌尿道感染、压疮。所有严重疾病均可以伴随出现焦虑抑郁症，而此病后期多数出现的后遗症是关节挛缩。

111. ABCD 脊髓亚急性联合变性（SCD）的发生与维生素 B_{12} 缺乏有关。维生素 B_{12} 是脱氧核糖核酸合成过程中的辅酶，其缺乏将影响造血功能及神经系统的代谢而发生贫血和神经系统变性。由于叶酸代谢与脱氧核糖核酸的代谢相关，叶酸缺乏也可产生相应症状及体征。所以选项 A 错误。脊髓亚急性联合变性的病变主要在脊髓的后索和锥体束，严重时大脑白质、视神经和周围神经可不同程度受累。所以选项 C、D 错误。患者也可出现精神症状，如易激惹、抑郁、幻觉、精神错乱、类偏执狂倾向，认知功能减退甚至痴呆。所以选项 B 错误。患者括约肌障碍出现较晚，表现为大、小便失禁或潴留。所以选项 E 正确。

112. ABC 脊髓亚急性联合变性患者的双下肢可呈不完全性痉挛性瘫痪，表现为肌

张力增高、腱反射亢进和病理征阳性；如周围神经病变较重时，则表现为肌张力减低、腱反射减弱，但病理征常为阳性。

113. ABC 根据患者有胃大部切除术史，有双下肢深感觉缺失、感觉性共济失调，临床应首先考虑诊断为脊髓亚急性联合变性（SCD）。可进行的药物治疗：①一旦确诊或拟诊本病应立即给予大剂量维生素 B_{12} 治疗，否则会发生不可逆性神经损伤。②贫血患者用铁剂，如硫酸亚铁 $0.3\sim0.6g$ 口服，每天 3 次；或 10% 枸橼酸铁铵溶液 10ml 口服，每天 3 次；有恶性贫血者，建议叶酸每次 $5\sim10mg$ 与维生素 B_{12} 共同使用，每天 3 次。不宜单独应用叶酸，否则会导致神经精神症状加重。③胃液中缺乏游离胃酸的萎缩性胃炎患者，可服用胃蛋白酶合剂或饭前服稀盐酸合剂 10ml，每天 3 次。

114. AC Charcot 关节和 Morvan 征是脊髓空洞症常见的神经源性关节和皮肤营养障碍。

115. ABCD 脊髓空洞症最早症状常为相应支配区自发性疼痛，继而出现节段性分离性感觉障碍。运动障碍表现为前角细胞受累出现相应节段支配区域肌无力、肌萎缩、肌束颤动、肌张力减低、腱反射减退或缺失，颈膨大区空洞致双手肌肉明显萎缩，呈"鹰爪"样；累及锥体束时，表现为肌张力增高、腱反射亢进。脑脊液检查常无特征性改变，较大空洞可引起椎管部分梗阻和脑脊液蛋白含量增高。

116. ABE 当脊髓与高位中枢离断时，脊髓暂时丧失反射活动的能力而进入无反应状态的现象，称为脊髓休克。脊髓休克时，横断面以下节段脊髓支配的骨骼肌紧张性降低或消失、外周血管扩张、血压下降、发汗反射消失、膀胱内尿潴留、直肠内粪积聚。脊髓休克为一种暂时现象，一般持续 $2\sim4$ 周以后各种

反射可逐渐恢复。

117. ABC 中央动脉综合征为缺血性脊髓血管病，属脊髓梗死的一种。表现为病变水平相应节段的下运动神经元性瘫痪、肌张力减低、肌萎缩，多无锥体束损害和感觉障碍。

118. ABCD 脊髓前动脉起源于两侧椎动脉的颅内部分，在达延髓的锥体交叉处汇合成一条，沿脊髓前正中裂下行，每约 1cm 即分出 3~4 支沟连合动脉，左右交替地深入脊髓，供应脊髓横断面前 2/3 区域，包括脊髓前角、侧角、灰质连合、后角基部、前索和侧索前部。所以选项 ABCD 均正确。脊髓后动脉的分支则分布于脊髓后角的其余部分、后索和侧索后部。

119. ABCD 因为脊髓前角细胞对骨骼肌的支配有节段性的特点，因此脊髓前角细胞损伤时会出现所支配骨骼肌的下运动神经元性瘫痪。主要见于脊髓灰质炎、副肿瘤性脊髓病、脊髓压迫症、脊髓空洞症、肌萎缩侧索硬化、进行性脊肌萎缩、原发性侧索硬化和进行性延髓麻痹等。脊髓亚急性联合变性主要累及脊髓后索、侧索及周围神经。

120. ABD 上运动神经元性瘫痪又称为中枢性瘫痪，是由皮质运动投射区和上运动神经元径路（皮质脊髓束和皮质脑干束）损害而引起；因瘫痪肌的肌张力增高，故又称痉挛性瘫痪或硬瘫。下运动神经元性瘫痪损伤的部位是脊髓前角细胞、脑神经运动核团。脊髓丘脑束属于感觉传导通路。

第八章 癫痫

1. B 继发性癫痫也被称为症状性癫痫，是指由于某种意外原因导致的脑结构或功能异常，引起神经网络异常放电所产生的癫痫发作。

2. C 根据病因学不同，癫痫可分为症状性癫痫、特发性癫痫和隐源性癫痫。隐源性癫痫的临床表现提示为症状性癫痫，但现有的检查手段不能发现其明确的病因。隐源性癫痫是最常见的癫痫类型，占全部癫痫的60%~70%。

3. B 根据引起癫痫的病因不同，可以分为特发性癫痫（综合征）、症状性癫痫（综合征）以及隐源性癫痫（综合征），状态关联性癫痫发作属于症状性癫痫。癫痫持续状态不是根据病因分类的。

4. C 癫痫发作是癫痫的特征性临床表现，由于放电起源可累及不同脑区，神经元放电时可表现出与相应脑功能有关的发作形式。癫痫发作的神经元异常放电源于大脑的局灶部位，称为部分性发作。全面性发作的神经元异常放电源于双侧大脑半球，并在发作时伴有意识障碍。所以选项 C 错误。

5. B 癫痫是大脑神经元突发性异常放电导致短暂性大脑功能障碍的一种临床综合征。大脑神经元的异常过度放电是癫痫发作的病理生理基础，由于脑病变和放电起源部位不同，癫痫发作可表现为运动、感觉、意识、行为和自主神经等功能异常。临床上每次发作或每种发作的过程称为癫痫发作，一名患者

可有一种或数种形式的癫痫发作。癫痫和癫痫发作都是症状。癫痫患者的脑电图上可以出现棘波、尖波、棘－慢波、尖－慢波等癫痫发作特有的波形，对癫痫的诊断具有重要的价值。所以选项 B 错误。

6. B 检查继发性癫痫病因的最有效方法之一是脑 MRI 检查。MRI 具有很高的空间分辨率，能够发现一些细微的结构异常，对于病因诊断有很高的提示价值。

7. E 致痫灶是脑电图出现一个或数个最明显的痫性放电部位，痫性放电可因病灶挤压、局部缺血等导致局部皮质神经元减少和胶质增生所致。直接导致癫痫发作的并非癫痫病理灶而是致痫灶，致痫灶能够导致脑内神经元异常放电而引起癫痫发作。

8. A 特发性癫痫多数为中枢神经系统的离子通道病。有较明显的遗传倾向而无其他明显病因，部分患者需要用分子生物学的方法才能发现病因。可能由于基因的突变而引发，常在某特殊年龄段起病，有特征性临床及脑电图表现，患者无认知功能损害，诊断较明确，远期预后较好。所以选项 A 正确。

9. E 癫痫患者的病理改变多样化，海马硬化（HS）是最常见的癫痫性异常病理改变，具有一定的代表性。

10. D 癫痫发作是因脑部神经元异常和过度超同步化放电所造成的一过性症状和（或）体征。所以选项 A 正确。一般认为只发作一次不能诊断癫痫，至少要有两次以上发作才能考虑诊断为癫痫。所以选项 B、C 正确。

癫痫发作是一过性的临床现象，尽管癫痫发作症状多种多样，但是在个体患者，发作呈现相对的刻板性。所以选项 D 错误。癫痫是一种脑部疾患，特点是持续存在能产生癫痫发作的易感性因素，并出现相应的神经生物、认知、心理及社会等方面的后果。所以选项 E 正确。因此，本题的正确答案为 D。

11. C 癫痫单纯部分性发作的发作时程短，一般不超过 1 分钟，发作起始与结束均较突然，无意识障碍。

12. E 全面强直 - 阵挛发作的治疗过程中，如不恰当地突然停药，可以引起癫痫强直 - 阵挛发作在短期频繁发生，以致发作间歇中意识持续昏迷，形成癫痫持续状态。

13. D 丙戊酸钠（VPA）是一种广谱抗癫痫药物（AEDs），是全面性发作（尤其是 GTCS 合并典型失神发作）的首选药，也用于部分性发作，对各型癫痫都有一定疗效。

14. E 阵挛性发作几乎都发生在婴幼儿，特征是重复阵挛性抽动伴意识丧失，之前无强直期。双侧对称或以某一肢体为主的抽动，幅度、频率和分布多变，为婴儿发作的特征，持续 1 分钟至数分钟。

15. D 意识丧失、双侧强直后出现阵挛是全面强直 - 阵挛发作（GTCS）的主要临床特征。GTCS 可由部分性发作演变而来，也可在疾病开始即表现为全面强直 - 阵挛发作。

16. E 癫痫发作时有瞳孔散大、对光反射消失等改变，假性癫痫发作时瞳孔正常、对光反射存在。其余选项所述在二者均可见。

17. A 假性癫痫发作是一种非癫痫性的发作性疾病，是由心理障碍而非脑电紊乱引起的脑部功能异常。可出现运动、感觉异常以及自动症、意识模糊等类似癫痫发作的症状。

多在情绪波动后发生且症状富有戏剧性、暗示性。表现为全身抽搐或双手紧握，下肢僵直，呼吸急促，喉中发出叫声，可突然跌倒。但自伤行为和尿失禁一般不会在假性癫痫发作中表现出来。癫痫发作时瞳孔散大，对光反射消失；假性癫痫发作时瞳孔正常，对光反射存在。发作时脑电图上无相应的痫性放电和抗癫痫治疗无效是鉴别的关键。

18. E 根据癫痫发作类型、癫痫及癫痫综合征类型正确选择用药。70% ~ 80% 新诊断癫痫患者可以通过服用一种抗癫痫药物控制癫痫发作，所以治疗初始的药物选择非常关键，可以增加治疗成功的可能性；如选药不当，不仅治疗无效，而且还会导致癫痫发作加重。

19. E 大多数抗癫痫药物都有不同程度的不良反应，且不良反应的严重程度在不同的个体有很大的差异，因此应用抗癫痫药物前须检查肝、肾功能和血、尿常规，用药后还需每月监测血、尿常规并每季度监测肝、肾功能，至少持续半年。不良反应包括特异体质性、剂量相关性、慢性及致畸性。以剂量相关性不良反应最常见，通常发生于用药初始或增量时，与血药浓度有关。多数常见的不良反应属短暂性，缓慢减量即可明显减少。所以选项 E 叙述错误。

20. E 多项研究证实，尽管予以合理的药物治疗，另外仍然有 30% 左右患者的癫痫发作迁延不愈，称为难治性癫痫。目前对难治性癫痫尚无统一定义，国内提出的有关难治性癫痫的定义为"频繁的癫痫发作至少每月 4 次以上，适当的 AEDs 正规治疗且药物浓度在有效范围以内，至少观察 2 年，仍不能控制并且影响日常生活，除外进行性中枢神经系统疾病或者颅内占位性病变者"。

21. E 半年内发作两次以上的癫痫患者，一经诊断明确，就应用药；首次发作或间隔半年以上发作一次者，可在告之抗癫痫药可能的不良反应和不经治疗的可能后果等情况下，根据患者及家属的意愿，酌情选择用或不用抗癫痫药。

22. E 特殊感觉性发作中，听觉性发作多表现为重复的噪声或者单调声音，如蝉鸣、嚷嚷以及嗡嗡声等。发作起源于颞上回，病灶在颞叶外侧或岛回。所以选项 E 正确。视觉性发作病灶在枕叶（选项 A）；情感异常精神性发作的病灶在扣带回（选项 B）；眩晕性发作的病灶在岛回或顶叶（选项 C）；嗅觉性发作的病灶多在额叶眶部或杏仁核（选项 D）。

23. D 癫痫的手术治疗效果比较理想的多为部分性发作，主要是起源于一侧颞叶的难治性复杂部分性发作，如致痫灶靠近大脑皮质、可为手术所及且切除后不会产生严重的神经功能缺陷者，疗效较好。所以选项 D 正确。

24. D 全面强直 - 阵挛发作（GTCS）也称大发作。癫痫大发作时呼吸道分泌物较多，易造成呼吸道阻塞或吸入性肺炎。故首先应清理呼吸道，注意保持呼吸道通畅，及时吸氧，对呼吸功能不恢复者及时做人工辅助呼吸。发作时不得随意搬动患者，对其抽搐肢体不可用力按压，以免造成骨折或关节脱位。

25. D 抗癫痫药物停药应遵循缓慢和逐渐减量的原则，一般来说，全面强直 - 阵挛发作、强直性发作、阵挛性发作完全控制 4~5 年后，失神发作停止半年后可考虑停药，但停药前应有缓慢减量的过程，一般不少于 1~1.5 年无发作者方可停药。有自动症者可能需要长期服药。

26. C 抗癫痫药物（AEDs）一般宜从小

剂量开始，逐渐增加剂量，以既能控制发作，又不产生毒性反应的最小有效剂量为宜。发作频繁而又难以控制者，不应强求完全控制发作而过分增加药物剂量以致产生不良反应，应考虑患者的生活质量。

27. D 卡马西平可加重失神和肌阵挛发作。奥卡西平是卡马西平的 10 - 酮衍生物，适应证与卡马西平相同，故也可加重失神和肌阵挛发作。

28. A 脑电图（EEG）是诊断癫痫最重要的辅助检查方法。EEG 对发作性症状的诊断有很大价值，有助于明确癫痫的诊断及分型和确定特殊综合征。但不能单纯依据脑电活动的异常或正常来确定是否为癫痫。应结合病史进行诊断。

29. C 抗癫痫联合用药应注意：①不宜合用化学结构相同的药物，如苯巴比妥与扑痫酮、氯硝西泮和地西泮；②尽量避免不良反应相同的药物合用，如苯妥英钠可引起肝肾损伤，丙戊酸可引起特异过敏性肝坏死，因而在对肝功能有损害的患者联合用药时要注意这两种药的不良反应；③合并用药时要注意药物的相互作用，如一种药物的肝酶诱导作用可加速另一种药物的代谢，药物与蛋白的竞争性结合也会改变另一种药物起主要药理作用的血中游离浓度。所以选项 C 错误。

30. D 全面性肌阵挛发作表现为快速、短暂、触电样肌肉收缩，可遍及全身，也可限于某个肌群或某个肢体，常成簇发生，声、光等刺激可诱发。可见于任何年龄，常见于预后较好的特发性癫痫患者，如婴儿良性肌阵挛性癫痫；也可见于罕见的遗传性神经变性病以及弥漫性脑损害。发作期 EEG 表现为新出现的全面性多棘 - 慢复合波，与发作具有锁时关系。所以选项 D 错误。

31. E 癔症有时表现为全身肌肉的不规则收缩，而且反复发生，须与全面强直-阵挛发作进行鉴别。癔症发作时程一般较长，持续数十分钟或数小时，甚至整日整夜发作，无意识丧失，也无舌咬伤或尿便失禁，常伴感情色彩。

32. E 难治性癫痫持续状态是指持续的癫痫发作，对初期的一线药物如地西泮、氯硝西泮、苯巴比妥、苯妥英钠等无效，连续发作 1 小时以上者。所以选项 E 错误。

33. E 脑部异常放电神经元的位置不同及异常放电波及的范围差异，导致患者的癫痫发作形式不一，可表现为感觉、运动、意识、精神、行为、自主神经功能障碍或兼而有之。失神发作的患者伴有意识障碍。癫痫发作不一定都有抽搐发生和意识丧失。典型失神发作的特征性表现是突然短暂的（5～10 秒）意识丧失和正在进行的动作中断，双眼茫然凝视，呼之不应，不伴有抽搐发生。所以选项 E 正确。

34. E 不典型失神发作的起始和终止均较典型失神发作缓慢，除意识丧失外，常伴肌张力降低，偶有肌阵挛。EEG 显示较慢的（2.0～2.5Hz）不规则棘-慢波或尖-慢波，背景活动异常。多见于有弥漫性脑损害患儿，预后较差。

35. A 失张力发作是姿势性张力丧失所致。部分或全身肌肉张力突然降低导致垂颈（点头）、张口、肢体下垂（持物坠落）、躯干失张力跌倒或猝倒发作，持续数秒至 1 分钟，时间短者意识障碍可不明显，发作后立即清醒和站起。EEG 示多棘-慢波或低电位活动。所以选项 A 错误。

36. E 丙戊酸钠（VPA）是一种广谱 AEDs，是全面性发作，尤其是全面强直-阵挛发作（GTCS）合并典型失神发作的首选药，也用于部分性发作。所以选项 E 正确。地西泮（安定）（选项 A）可在 30 分钟内终止全面性惊厥性癫痫持续状态发作。乙琥胺（选项 B）仅用于单纯失神发作。苯妥英钠（选项 C）对全面强直-阵挛发作（GTCS）和部分性发作有效，但可加重失神和肌阵挛发作，故不可用于失神发作。苯巴比妥（选项 D）常作为小儿癫痫的首选药物，对 GTCS 疗效好，也用于单纯及复杂部分性发作，不可用于失神发作。

37. A 根据发作类型和癫痫及癫痫综合征类型选择药物，尽可能单药治疗目前依然是抗癫痫治疗的基本原则。若在使用两种单药治疗后仍不能控制发作，此时应该考虑合理的联合治疗。所以选项 A 错误。

38. C 根据癫痫发作类型选用有效抗癫痫药物。单药治疗应从小剂量开始，缓慢增量至最低有效剂量。AEDs 控制发作后必须坚持长期服用，除非出现严重的不良反应，不宜随意减量或停药，以免诱发癫痫持续状态。如果单种一线药物已达到最大可耐受剂量仍然不能控制发作，可加用另一种一线或二线药物，至发作控制或达到最大可耐受剂量后逐渐减掉原有的药物，转换为单药，换药期间应有 5～7 天的过渡期。停药应遵循缓慢和逐渐减量的原则。所以选项 C 错误。

39. E 癫痫持续状态的治疗应强调综合治疗，首先应从速终止癫痫发作，选择起效快、作用强、不良反应小的药物静脉给药及时控制癫痫发作。

40. C 全面性惊厥性癫痫持续状态发作最常见，出现于强直-阵挛性发作中表现为全身性抽搐一次接一次发生，意识始终不清，必须从速控制发作，并保持不再复发的时间至少为 24 小时。

41. D　癫痫持续状态的药物治疗首选地西泮，起效快，1～3 分钟即可生效，但作用持续时间短。成年人首次静脉注射 10～20mg，每分钟不超过 2mg，如有效，再将 60～100mg 地西泮溶于 5% 葡萄糖氯化钠注射液中，于 12 小时内缓慢静脉滴注。

42. E　大多数类型的癫痫开始都应用单药治疗。但在两种单药治疗后仍不能控制发作，此时应该考虑合理的联合治疗。下列情况可考虑合理的联合治疗：①有多种类型的发作；②针对药物的不良反应，如苯妥英钠治疗部分性发作时出现失神发作，除选用广谱抗癫痫药外，也可合用氯硝西泮治疗苯妥英钠引起的失神发作；③针对患者的特殊情况，如月经性癫痫患者可在月经前后加用乙酰唑胺，以提高临床疗效；④对部分单药治疗无效的患者可以联合用药。所以选项 E 错误。

43. B　抗癫痫药物的用药方法取决于药物代谢特点、作用原理及不良反应出现规律等，因而差异很大。从药代动力学角度，剂量与血药浓度关系有三种方式，代表性药物分别为苯妥英钠、丙戊酸钠和卡马西平。苯妥英钠常规剂量无效时增加剂量极易中毒，须非常小心；丙戊酸治疗范围大，开始可给予常规剂量；卡马西平由于自身诱导作用使代谢逐渐加快，半衰期缩短，需逐渐加量，1 周左右达到常规剂量。拉莫三嗪、托吡酯应逐渐加量，1 个月左右达治疗剂量，否则易出现皮疹、中枢神经系统不良反应等。所以选项 B 错误。

44. C　脑电图（EEG）是诊断癫痫最重要的辅助检查方法，其重要性在于确定有无癫痫可能。EEG 只是明确诊断的一种方法，但不能否定临床诊断。理论上任何一种癫痫发作都能用脑电图记录到发作或发作间期痫样放电，但实际工作中由于技术和操作上的局限性，常规头皮脑电图仅能记录到 49.5% 患者的痫性放电，采取各种方法后虽可进一步提高脑电图的阳性率，但仍有部分癫痫患者的脑电图检查始终正常。在部分正常人中偶尔也可记录到痫样放电，因此，不能单纯依据脑电活动的异常或正常来确定是否为癫痫。

45. E　癫痫是一种常见的大脑神经元之间异常放电所致的临床综合征，癫痫发作是脑内神经元异常超同步化阵发性电活动的临床表现。脑电图可以记录癫痫患者发作期或发作间歇期的棘波、尖波、棘 - 慢复合波和尖 - 慢复合波等癫痫样放电活动。节律性 θ 波暴发可以是小儿睡眠时的脑电图波型。所以选项 E 符合题意。

46. C　West 综合征又称为婴儿痉挛症，出生后 1 年内起病，3～7 个月为发病高峰，男孩多见。肌阵挛性发作、智力低下和 EEG 高度节律失调是本病特征性三联征。

47. D　①典型失神发作：发作时 EEG 呈双侧对称 3Hz 棘 - 慢综合波。②不典型失神发作：EEG 显示较慢的（2.0～2.5Hz）不规则棘 - 慢波或尖 - 慢波，背景活动异常。

48. B　强直性发作典型发作期的 EEG 表现为暴发性多棘波。

49. C　单纯部分性发作为大脑皮质局部病灶引起的异常放电，脑电图变化在症状对侧相应的皮质区域。所以选项 C 错误。

二、A2 型题

50. B　如明确是继发性癫痫，应行头颅 CT、头颅 MRI、放射性核素脑扫描或脑血管造影等检查。由于 MRI 较 CT 更敏感，因而高度怀疑是继发性癫痫者，尤其有局灶性神经系统缺损定位体征的难治性癫痫，应首先考虑头颅 MRI 检查。所以选项 B 正确。

51. E 单纯部分性发作是指发作时程短，一般不超过 1 分钟，发作起始与结束均较突然，无意识障碍。其中的部分运动性发作表现为身体某一局部发生不自主抽动，多见于一侧眼睑、口角、手指或足趾，也可波及一侧面部或肢体，病灶多在中央前回及附近。该患者 3 个月来发作性右上肢抽搐，每次持续 5~20 秒，一日可发作 5~10 次，最可能诊断为单纯运动性发作。

52. D 患者最可能诊断为失张力发作。失张力发作是由于姿势性张力丧失所致。部分或全身肌肉张力突然降低导致垂颈（点头）、张口、肢体下垂（持物坠落）或躯干失张力跌倒或猝倒发作，持续数秒至 1 分钟，时间短者意识障碍可不明显，发作后立即清醒和站起。EEG 示多棘 - 慢波或低电位活动。

53. B 根据患者意识清醒，即无意识障碍，可排除选项 A、C、D、E。故患者最可能诊断为单纯部分性发作。患者为单纯部分性发作中的部分运动性发作，表现为身体某一局部发生不自主抽动，多见于一侧眼睑、口角、手指或足趾，也可波及一侧面部或肢体。

54. E 伴中央 - 颞部棘波的良性儿童癫痫是与年龄有关的特发性癫痫，3~13 岁起病，9~10 岁为发病高峰，男孩多见。发作表现为一侧面部或口角短暂的运动性发作，常伴躯体感觉症状，多在夜间发病，发作有泛化倾向。发作频率稀疏，每月或数月 1 次，少有短期内发作频繁者。EEG 表现为在背景活动正常基础上，中央 - 颞区高波幅棘 - 慢波。常由睡眠激活，有扩散或游走（从一侧移至另一侧）倾向。卡马西平或丙戊酸钠治疗有效。多数患者青春期自愈。根据题中症状表现及

检查结果，患者最可能的诊断是伴中央 - 颞部棘波的良性儿童癫痫。

55. B 患儿病毒性脑炎后遗留癫痫，为癫痫部分性发作，治疗首选卡马西平。

56. E 苯妥英钠对全面强直 - 阵挛发作（GTCS）有效，但可加重失神和肌阵挛发作。所以"暑期天天去游泳"应该避免，防止危险（如溺水）发生。所以选项 E 错误。

57. E 患者最可能诊断为精神运动性发作，即复杂部分性发作。表现为意识障碍和自动症，即经典的复杂部分性发作可从先兆开始，随后出现意识障碍、呆视和动作停止；患者伴有奔跑、游走等自动症，自动症均在意识障碍的基础上发生，伴有遗忘。

58. E 儿童的失神发作一般首选乙琥胺治疗，多数控制良好，但应用时较易诱发癫痫大发作，临床应加用治疗癫痫大发作的药物。

59. C 题中患者的症状和心电图表现符合复杂部分性发作，表现为单纯部分性发作后出现意识障碍。复杂部分性发作的病灶多在颞叶，故又称为颞叶癫痫。本型的发作特点在于有意识障碍，表现为在感觉、运动等症状的基础上有更为复杂的症状，如意识障碍、精神症状等，这些症状可单独或相继出现，也可扩散形成大发作而终止。颞叶癫痫常在儿童或青年期起病，40% 有高热惊厥病史。典型发作持续时间长于 1 分钟，常有发作后意识模糊，事后不能回忆，逐渐恢复。EEG 常见单侧或双侧颞叶棘波。

60. A 本病例为年轻女性，可诊断为癫痫大发作，应该给予抗癫痫药物治疗，首选卡马西平（选项 A），该药为广谱抗癫痫药物，对大发作效果良好，能进行血药浓度监测，患者较易耐受，不良反应相对较轻，可长期口服。地西泮（安定）（选项 B）宜在发作时使

用，或用于癫痫持续状态的急救，一般需静脉给药；乙琥胺（选项 C）仅用于单纯失神发作；扑米酮（扑痫酮）（选项 E）可用于大发作的备选药；氯硝西泮（选项 D）仅作为抗癫痫治疗的辅助镇静用药，不予以考虑。

61. E　本例病情为右侧肢体阵发性抽搐，提示继发性局限性运动性癫痫发作，病变位于左侧大脑半球；结合有持续头痛、视神经乳头水肿，说明左侧颅内病变较明显，已引起颅内压增高，需进一步查找病因并治疗。在颅内压增高情况下，做腰穿有引起脑疝的危险，故此时不宜行腰椎穿刺查脑脊液。

62. A　根据患者有长时间站立史，长时间站立后突然出现头晕、恶心、眼前发黑等先兆，然后意识丧失、跌倒，四肢强直，伴面色苍白、出汗，最可能诊断为晕厥。晕厥为脑血流灌注短暂全面下降，缺血、缺氧所致意识瞬时丧失和跌倒。多有明显的诱因，症状发生前常有恶心、头晕、无力、震颤、腹部沉重感或眼前发黑等先兆。与癫痫发作比较，跌倒时较缓慢，表现为面色苍白、出汗，有时脉搏不规则。晕厥引起的意识丧失极少超过 15 秒，以意识迅速恢复并完全清醒为特点，一般不伴发作后意识模糊。

63. D　本病例中患者半年内出现 3 次突然不能言语，每次持续 30 分钟左右，症状反复发作，第 3 次伴右侧肢体麻木，符合短暂性脑缺血发作的特点。房颤也是引起短暂性脑缺血发作的高危因素。

64. B　本病例中患者 9 小时前突然不能说话，右侧肢体无力，持续约 20 分钟后症状完全消失；8 小时后又出现不能讲话，右侧上、下肢不能活动。目前没有神经功能缺损。符合短暂性脑缺血发作的特点。

65. A　Jackson 癫痫发作是大脑神经异常放电，导致部分神经中枢电生理短路，影响身体某部分的运动型癫痫发作。异常运动从局部开始，沿大脑皮质运动区移动，临床表现为抽搐自手指→腕部→前臂→肘→肩→口角→面部逐渐发展。本病例中患者"突然发生左侧手指首先抽搐，逐渐向手腕、前臂、肩部及左侧半身扩展"，符合 Jackson 癫痫发作的临床表现。

66. E　患者及时进食可预防或缩短晕厥时间，提示该患者可能是低血糖性晕厥，而且多次出现。根据备选项，诊断可能为内源性胰岛素分泌过多所致的胰岛 β 细胞疾病中的胰岛素瘤。而癫痫、心血管疾病、脑血管疾病、促胃液素瘤均不会出现顽固性低血糖发作。

67. D　颈内动脉系统 TIA 最常见的症状是患侧单眼黑矇或失明、对侧偏瘫及感觉障碍（眼动脉交叉瘫）、患侧 Horner 征、对侧偏瘫（Horner 交叉瘫），对侧同向性偏盲（大脑中 - 后动脉皮质支分水岭区缺血致颞 - 枕交界区受累所致），优势半球受累还可出现失语。因此本病例患者考虑的诊断为颈内动脉系统短暂性脑缺血发作。

68. B　通过症状表现可考虑患者为癔症样发作。癔症样发作又称为假性癫痫发作，是一种非癫痫性的发作性疾病，是由心理障碍而非脑电紊乱引起的脑部功能异常。本病多在精神刺激或不良暗示后发病，可有运动、感觉和意识模糊等类似癫痫发作症状，症状有鲜明的情感色彩。瞳孔正常、对光反射存在。症状持续时间可长达数小时，无锥体束征。

69. E　患者可诊断为假性癫痫发作，且经暗示治疗等初步处理后，患者已清醒，但患者内心对于发病前与邻居的口角等经历仍然存在心理障碍，应积极进行心理治疗，只有疏通了患者内心的积郁，使患者释怀，这样才能防止症状复发。所以选项 E 正确。生物反馈治疗（选项 A）、物理治疗（选项 B）、药物治疗（选项 C）和针灸治疗（选项 D）均不能根除患者复发的可能。

70. C 根据"突发神志丧失，几秒钟后即醒，脑电图示 3 周/秒棘 - 慢波规律性和对称性发放"，可考虑患者为典型失神发作。典型失神发作的特征性表现是突然短暂的（5 ~ 10 秒）意识丧失和正在进行的动作中断，双眼茫然凝视，呼之不应，可伴简单自动性动作，如擦鼻、咀嚼、吞咽等，或伴失张力如手中持物坠落或轻微阵挛，一般不会跌倒，事后对发作全无记忆，每日可发作数次至数百次。发作后立即清醒，无明显不适，可继续先前活动。醒后不能回忆。发作时 EEG 呈双侧对称的 3Hz 棘 - 慢综合波。

71. D 癫痫小发作（单纯失神发作）药物治疗首选乙琥胺，其次为丙戊酸钠、氯硝西泮。

72. C 判断患者的癫痫发作类型是复杂部分性发作，表现为意识障碍和自动症。经典的复杂部分性发作可从先兆开始，先兆是痫性发作出现意识丧失前的部分，患者对此保留意识，以上腹部异常感觉最常见，也可出现情感（恐惧）、认知（似曾相识）和感觉性（嗅幻觉）症状，随后出现意识障碍、呆视和动作停止。自动症是指在癫痫发作过程中或发作后意识模糊状态下出现的具有一定协调性和适应性的无意识活动。自动症均在意识障碍的基础上发生，伴有遗忘。题中患者出现了口咽自动症和言语自动症。

73. B 判断患儿的癫痫发作类型是强直性发作。强直性发作多见于弥漫性脑损害的儿童，睡眠中发作较多。表现为全身骨骼肌强直性收缩，常伴有明显的自主神经症状，如面色苍白、瞳孔散大等，如发作时处于站立位可剧烈摔倒。发作持续数秒至数十秒。典型发作期 EEG 为暴发性多棘波。

74. C 判断患儿最可能的诊断是 West 综合征。West 综合征又称婴儿痉挛症，出生后 1 年内起病，3 ~ 7 个月为发病高峰，男孩多见。肌阵挛性发作、智力低下和 EEG 高度节律失调是本病特征性三联征，典型肌阵挛发作表现为快速点头状痉挛、双上肢外展，双下肢和躯干屈曲，下肢偶可为伸直。5 岁之前 60% ~ 70% 发作停止，40% 转变为其他类型发作如 Lennox - Gastaut 综合征或强直 - 阵挛发作。

75. D 抗癫痫治疗停药应遵循缓慢和逐渐减量的原则。此患儿近 4 年无抽搐发作，可考虑停药，但停药前应有缓慢减量的过程，一般不少于 1 ~ 1.5 年无发作者方可停药。

76. B 患儿反复发作性愣神，意识障碍持续 10 余秒，脑电监测见 3Hz 棘 - 慢复合波，是癫痫失神发作的典型表现。所以选项 B 正确。肌阵挛发作（选项 A）表现为快速的肢体阵挛样抖动；颞叶癫痫（选项 C）除愣神外，还伴有咂嘴等消化系统自动症，脑电图可记录到颞部癫痫样放电。癔症样发作（选项 D）和短暂性脑缺血发作（选项 E）均无脑电图异常放电。

三、A3/A4 型题

77. E 根据局限于左上肢发作性抽动，可判断为局灶性运动性发作。然后逐渐波及下肢和面部，可判断为伴 Jackson 癫痫发作。

78. C Jackson 癫痫发作的病变部位是对侧中央前回，开始为身体某一部分抽搐，随后按照一定次序逐渐向周围扩散。

79. A 患者为 Jackson 癫痫发作，属于部分性发作中的运动性发作。部分性发作首选的治疗药物为卡马西平，次选苯妥英钠。

80. A　患者亚急性病程，性格改变、频繁癫痫发作，首先考虑为自身免疫性脑炎。自身免疫性脑炎是一类由自身免疫机制介导的针对中枢神经系统抗原产生免疫反应所导致的脑炎，临床主要表现为精神行为异常、认知功能障碍和急性或亚急性发作的癫痫等。

81. C　该患者目前首先考虑为自身免疫性脑炎，需要完善腰椎穿刺、自身免疫性脑炎抗体、头颅 MRI、脑电图等检查，肌电图暂不需要。

82. A　极度 δ 刷是抗 NMDAR 脑炎的特征性脑电图改变，表现为 δ 节律基础上叠加大量 β 快活动。

83. D　根据患儿"逐渐出现言语减少、词义失认，伴多动和注意力障碍半年，睡眠中强直－阵挛发作 1 次"，可判断为 Landau－Kleffner 综合征。Landau－Kleffner 综合征也称获得性癫痫性失语，发病年龄 3～8 岁，表现为语言听觉性失认及自发言语的迅速减少。

84. B　Landau－Kleffner 综合征的 EEG 表现为以颞区为著的癫痫样放电，睡眠期全导泛化。

85. A　根据发作性右侧肢体无力，每次发作持续 30 分钟左右缓解，不伴抽搐及意识障碍，患儿最可能诊断为短暂性脑缺血发作（TIA）。TIA 症状常持续 15 分钟到数小时，脑电图无明显痫性放电。癫痫多为刺激症状（感觉异常、肢体抽搐），发作持续时间多为数分钟，极少超过半小时，脑电图上多有痫性放电。

86. B　患者最可能的诊断是烟雾病。烟雾病引起的 TIA 常因导致过度换气的动作诱发。应用经颅多普勒超声（TCD）可筛查出不

少临床可疑或不曾想到的烟雾病患者。烟雾病患者可在 TCD 上检测到双侧颈内动脉末端、大脑中动脉、大脑前动脉狭窄或闭塞的相应频谱。

87. D　患者发作时有意识障碍、舌咬伤和括约肌功能障碍，可排除手足搐搦症（选项 B），手足搐搦症是由低钙引起的；同时也可排除癔症性抽搐（选项 C）。患者症状符合癫痫的特点，头颅 CT 可见多发性钙化灶，说明存在脑结构异常与器质性病变，继发性癫痫可能性大，故可排除原发性癫痫（选项 A）。脑肿瘤在 CT 上不如钙化灶的密度高，故可排除多发性脑肿瘤继发癫痫（选项 E）。该患者粪便中曾有白色节片，患寄生虫病的可能性大，结合脑部多发钙化灶，支持脑囊虫病的诊断；患者又符合癫痫的特点，故诊断应首先考虑为脑囊虫病继发癫痫。

88. A　对于脑囊虫病引起的癫痫，首先可以口服抗癫痫药物，比如丙戊酸钠等，从而预防反复的发作；如果出现癫痫持续状态，采用的急诊治疗措施是静脉注射地西泮（安定）注射液，这样能够快速控制癫痫发作。此外还需处理原发病灶，即通过手术切除囊虫的包囊病灶，解除皮质刺激才能达到最终的治愈。

89. A　患者可诊断为癫痫持续状态。癫痫持续状态的首选治疗药物是地西泮。地西泮 10～20mg 静脉注射，每分钟不超过 2mg，如有效，再将 60～100mg 地西泮溶于 5% 葡萄糖氯化钠注射液中，于 12 小时内缓慢静脉滴注。

90. A　癫痫持续状态是指癫痫连续发作之间意识尚未完全恢复又频繁再发，或癫痫发作持续 30 分钟以上未自行停止。全面性发作的癫痫持续状态常伴有不同程度的意识、运动功能障碍，严重者更有脑水肿和颅压增高表现。患者"2 年来有发作性神志丧失，四肢抽

搐，服药不规律；凌晨开始又有发作，意识一直不清醒。来院后又有一次四肢抽搐发作"，说明癫痫连续发作之间意识未完全恢复又频繁再发，故患者目前处于癫痫持续状态。

91. B 癫痫持续状态发作控制后，应立即给予维持剂量，清醒后改为口服抗癫痫药物。仔细询问近期服药情况，正规用药。

92. D 根据"患者意识不清，跌倒，全身强直数秒钟后抽搐，咬破舌"，可初步诊断为癫痫全面强直-阵挛发作。

93. B 癫痫是由于脑部神经元异常放电引起，脑电图可以检出异常放电的部位，因而是诊断癫痫最重要的辅助检查方法。所以选项 B 正确。头颅 X 线片（选项 A）只能检查颅骨器质性损害，可用于协助探寻继发性癫痫的病因。癫痫患者的脑脊液检查（选项 C）通常是正常的。脑血管造影（选项 D）和经颅多普勒超声（TCD）（选项 E）多用于辅助诊断脑血管疾病，对诊断癫痫意义不大。

94. E 经上述诊断为癫痫，治疗首选抗癫痫药。

95. B 癫痫发作是一过性的临床现象，绝大多数的癫痫发作持续时间短于 5 分钟。题中患者为老年男性，既往有脑梗死病史，此次出现发作性右侧肢体抖动，有时伴有一过性意识障碍，且意识障碍持续 2 分钟左右后自行缓解，故最可能考虑为癫痫发作。"短暂性脑缺血发作"待排除。

96. E 老年癫痫患者，在药物治疗时的注意事项：①老年人体内抗癫痫药蛋白结合率减少，药物分布容积减少，同时肝脏和肾脏药物清除率减低，因此药物剂量应该减少至中青年人的 1/2 左右。②由于老年人共患病多，应尽可能选择非肝酶诱导或者抑制的药物，减少药物之间的相互作用。③老年人对于

抗癫痫药的不良反应更为敏感，应减少或者避免应用对认知功能有影响的药物，同时避免造成或者加重骨质疏松的药物。④由于老年人容易出现卡马西平以及奥卡西平导致的低钠血症，也应减少使用相关药物。所以选项 A、B、C、D 均正确。抗癫痫药物治疗的基本原则是尽可能单药治疗，70%~80% 的癫痫患者可以通过单药治疗控制发作；只有在两种单药治疗后仍不能控制发作时，才考虑合理的联合治疗。所以选项 E 错误。

97. D 该患儿"发作逐渐频繁，持续时间逐渐延长，并出现认知功能衰退和左侧肢体瘫痪"，初步怀疑为 Rasmussen 综合征。Rasmussen 综合征多起病于 1~15 岁，突出症状为难以控制的癫痫发作，多以单纯部分性运动性发作起病，易出现部分性局灶性运动发作持续状态（EPC），也可继发其他类型发作。随着病情进展，患者出现轻偏瘫和神经-心理功能恶化和认知、语言缺陷。所以选项 D 正确。

98. D Rasmussen 综合征脑电图呈现背景活动异常，一侧为主的癫痫样放电。病灶处神经外科病理活检显示慢性脑炎证据。MRI 检查可见一侧大脑半球萎缩，额、颞、顶叶长 T_2 信号或部分脑叶发育不良。所以选项 D 正确。

99. E 药物治疗效果不佳后应选择手术治疗。Rasmussen 综合征早期进行手术治疗，能够缓解发作，改善预后。

100. E 患者可初步诊断为癫痫大发作（GTCS），追问病史需特别注意以前有无类似发作。完整和详尽的病史对癫痫的诊断、分型和鉴别诊断具有非常重要的意义。

101. C 检查发现脑电图有棘-慢综合波持续发放，说明此部位有脑部神经元异常放电，考虑癫痫的可能性较大。

102. A 如果患者在既往 5 年内有同样发

作，但未采取治疗，此时应首选苯妥英钠进行治疗。苯妥英钠对治疗癫痫大发作和部分性发作均有效。

四、B1 型题

103～107. D、E、B、C、A ①癫痫强直性发作首选丙戊酸钠，不能给予卡马西平、奥卡西平（可能加重病情）。②癫痫持续状态急救的首选药物是地西泮（安定）。③苯妥英钠抗癫痫的作用特点是选择性好，抗癫痫的同时并不引起中枢神经系统的广泛抑制，因此不出现镇静、催眠作用，不影响患者的正常工作和生活。④卡马西平是治疗癫痫复杂部分性发作的首选药物，该药对癫痫复杂部分性发作患者的治疗效果要比其他任何抗癫痫药物的效果更好。⑤典型单纯失神发作的药物治疗首选乙琥胺，其次为丙戊酸钠、氯硝西泮。

108～110. C、A、E ①复杂部分性发作也称为精神运动性发作，病灶多在颞叶，故又称为颞叶癫痫，也可见于额叶、嗅皮质等部位。②躯体感觉性癫痫发作常表现为一侧肢体麻木感和针刺感，多发生在口角、舌、手指或足趾，病灶多在中央后回躯体感觉区。③脑叶是脑的一种结构的简称，分为额叶、顶叶、枕叶、颞叶。所谓的脑叶出血，实际上就是指这些部位的出血，最常见的出血部位在顶叶。

111～114. C、E、B、A 儿童良性癫痫伴中央－颞区棘波（BECT）的脑电图特征为中央－颞区高波幅棘－慢波；多棘波和多棘－慢复合波通常伴有肌阵挛，即肌阵挛发作；失神发作脑电图的典型表现为双侧对称 3Hz 棘－慢综合波；三相波通常为中至高波幅、频率为 1.3～2.6Hz 的负－正－负波或正－负－正波，主要见于 Creutzfeldt－Jakob 病（CJD）、肝性脑病和其他原因所致的中毒代谢性脑病。

五、X 型题

115. BCDE 癫痫、癫痫综合征的国际分类中包括：与部位有关（局灶性、局限性和部分性）癫痫和癫痫综合征、全面性癫痫和癫痫综合征、不能确定为部分性或全面性的癫痫或癫痫综合征、特殊综合征。所以选项 BCDE 正确。选项 A"痫样发作"不属于癫痫、癫痫综合征的国际分类内容。

116. ABCD 癫痫临床表现丰富多样，但都具有如下共同特征：①发作性，即症状突然发生，持续一段时间后迅速恢复，间歇期正常；②短暂性，即发作持续时间非常短，通常为数秒钟或数分钟，除癫痫持续状态外，很少超过半小时；③重复性，即第一次发作后，经过不同间隔时间会有第二次或更多次的发作；④刻板性，指每次发作的临床表现几乎一致。

117. ABDE 单纯部分性发作包括：①运动性发作，局灶性运动性、旋转性、Jackson、姿势性、发音性发作；②感觉性发作，特殊感觉（嗅觉、视觉、味觉、听觉），躯体感觉（痛觉、温觉、触觉、运动觉、位置觉），眩晕；③自主神经性发作（心慌、烦渴、欲排尿感等）；④精神性发作，言语障碍、记忆障碍、认知障碍、情感变化、错觉、结构性幻觉。选项 C"肌阵挛发作"属于全面性发作类型。所以选项 ABDE 正确。

118. ABCD 发作性睡病伴有面部抽搐，可引起意识丧失和猝倒，易误诊为癫痫。根据突然发作的不可抑制的睡眠、睡眠瘫痪、入睡前幻觉及猝倒"四联征"可鉴别。所以选项 ABCD 正确。

119. ACD 进行性肌阵挛癫痫（选项 A）可以通过饮食治疗得到控制，病程呈进展性，手术还有可能加重疾病，故禁忌进行外科切除术。获得性失语癫痫（选项 C）具有严重的认知功能障碍，故禁忌行外科切除术。Dravet 综合征（选项 D）主要是对症治疗，以药物控制癫痫发作，故禁忌行外科切除术。海马硬化是成人颞叶内侧癫痫（选项 B）的主要病因，约 30% 患者因对药物耐药而需手术治疗。外科手术是控制 Rasmussen 综合征（选项 E）引起的顽固性癫痫发作的唯一有效手段。

120. ABD 特发性癫痫中的全面强直－阵挛发作患者，发作较频繁，应立即控制癫痫发作，稳定生命体征，同时尽快明确原因，进行针对性治疗。应避免疲劳、高热、饮酒、激烈运动等诱发因素。全面强直－阵挛发作患者在发作时应服用抗癫痫药，首选丙戊酸钠。待癫痫完全控制 4~5 年后才可以考虑停药。所以选项 ABD 正确。特发性癫痫的颅脑 CT 一般无结构性异常变化。

121. ABD 进行癫痫药物治疗时，根据药物的半衰期可将日剂量分次服用。半衰期长者每日 1~2 次，如苯妥英钠、苯巴比妥等；半衰期短的药物每日服 3 次。所以选项 A 正确。大多数抗癫痫药物都有不同程度的不良反应，应用抗癫痫药物前应检查肝、肾功能和血、尿常规；用药后还需每月监测血、尿常规，每季度监测肝、肾功能，至少持续半年。所以选项 B 正确。增减药物时，增药可适当快，减药一定要慢，必须逐一增减，以利于确切评估疗效和毒副作用。所以选项 C 错误。如果一种一线药物已达到最大可耐受剂量而仍然不能控制发作，可加用另一种一线或二线药物，至发作控制或达到最大可耐受剂量后逐渐减掉原有的药物，转换为单药治疗，换药期间应有 5~7 天的过渡期。所以选项 D 正确。发作频繁而又难以控制者，不应强求完全控制发作而过分增加药物剂量以致产生严重不良反应，应考虑患者的生活质量。所以选项 E 错误。

122. ABE 癫痫的诊断依据主要是通过做脑电图（EEG）和做头部 CT 或 MRI 检查来进行明确，同时结合临床表现及病史。所以选项 ABE 正确。

123. BCDE 假性癫痫发作是一种非癫痫性的发作性疾病，是由心理障碍而非脑电紊乱引起的脑部功能异常。可有运动、感觉和意识模糊等类似癫痫发作症状。所以假性癫痫发作和癫痫均有意识障碍，故选项 A 不是两者的鉴别点。假性癫痫发作患者在发作时脑电图上无相应的痫性放电和抗癫痫治疗无效是鉴别的关键。假性癫痫发作多在情绪波动后发生且症状富有戏剧性、暗示性。发作形式多样，有强烈自我表现，如闭眼、哭叫、手足抽动和过度换气等。所以选项 BCDE 正确。

124. ABCD 卡马西平是肝酶诱导剂，其与拉莫三嗪、托吡酯、非尔氨酯、加巴喷丁合用治疗难治性癫痫时，拉莫三嗪、托吡酯、非尔氨酯、加巴喷丁的血药浓度均降低，故联合应用时需适量增加以上药物的给药剂量。所以选项 ABCD 正确。

125. BCDE 典型失神发作在儿童期起病，青春期前停止发作。特征性表现是突然短暂的（5~10 秒）意识丧失和正在进行的动作中断，双眼茫然凝视，呼之不应，可伴简单自动性动作，如擦鼻、咀嚼、吞咽等，或伴失张力如手中持物坠落或轻微阵挛，一般不会跌倒，事后对发作全无记忆，每日可发作数次至数百次。发作后立即清醒，无明显不适，可继续先前活动。醒后不能回忆。所以选项 A 错误，本题应选 BCDE。

126. ABDE 苯妥英钠（PHT）是传统的抗癫痫药物，对 GTCS 和部分性发作有效，可加重失神和肌阵挛发作。胃肠道吸收慢，代谢酶具有可饱和性，饱和后增加较小剂量即达到中毒剂量；小儿不易发现毒副反应，故婴幼儿和儿童不宜服用。成人剂量 200mg/d，加量时要慎重。半衰期长，达到稳态后成人可日服 1 次。所以选项 ABDE 均正确，C 错误。

127. ACDE Lennox – Gastaut 综合征中，强直性发作、失张力发作、肌阵挛发作、不典型失神发作和全面强直 – 阵挛发作等多种发作类型并存，但不包括典型失神发作。

128. CE ①大田原综合征发生于出生后数月内，常为强直性痉挛，可以出现部分性发作，肌阵挛发作罕见。在清醒和睡眠状态时 EEG 均见周期性暴发 – 抑制的波形。②早发性肌阵挛性脑病起病于出生后 3 个月以内，初期为非连续的单发肌阵挛（全面性或部分性），然后为怪异的部分性发作，呈现大量的肌阵挛或强直性痉挛。EEG 示暴发 – 抑制性活动，可进展为高度节律失调。所以选项 CE 正确。

129. BCDE 晕厥与癫痫均具有短暂的意识障碍。所以选项 A 不是两者的鉴别点。晕厥多有明显的诱因，如久站、剧痛、见血、情绪激动和严寒等，胸腔内压力急剧增高如咳嗽、哭泣、大笑、用力、憋气、排便和排尿等也可诱发。所以选项 B 正确。与癫痫发作比较，晕厥跌倒时较缓慢，表现为面色苍白、出汗，有时脉搏不规则，偶可伴有抽动、尿失禁。所以选项 C、D 均正确。晕厥在 EEG 上无癫痫波，而 EEG 上有癫痫波是诊断"癫痫"的重要依据。所以选项 E 正确。

130. ABCD 药物难治性癫痫常用的手术方法有：①前颞叶切除术和选择性杏仁核、海马切除术；②颞叶以外的脑皮质切除术；③癫痫病灶切除术；④大脑半球切除术；⑤胼胝体切开术；⑥多处软脑膜下横切术。除此以外，还有迷走神经刺激术、慢性小脑电刺激术、脑立体定向毁损术等，理论上对于各种难治性癫痫都有一定的疗效。

131. ABC 剂量相关性不良反应通常发生于用药初始或增量时，与血药浓度有关。卡马西平的与剂量相关的副作用有头晕、视物模糊、恶心、困倦、中性粒细胞减少、低钠血症。特异体质副作用包括皮疹、再生障碍性贫血、Stevens – Johnson 综合征、肝损害。所以选项 ABC 正确。

132. ABDE 癫痫持续状态的对症处理：保持呼吸道通畅，吸氧，必要时做气管插管或切开；尽可能对患者进行心电、血压、呼吸、脑电的监测，定时进行血气分析、生化全项检查；查找诱发癫痫持续状态的原因并治疗；有牙关紧闭者应放置牙套。不可用大剂量的醒脑药物。所以选项 ABDE 正确。

第九章　神经－肌肉接头和肌肉疾病

一、A1 型题

1. B　肌束颤动是指肌束发生短暂性不自主收缩，肉眼可以辨认但不引起肢体运动，见于脊髓前角或前根损害。

2. A　重症肌无力的发病机制：主要由 AChR 抗体介导，在细胞免疫和补体参与下突触后膜的 AChR 被大量破坏，不能产生足够的终板电位，导致突触后膜传递功能障碍而发生肌无力。

3. C　重症肌无力全身骨骼肌均可受累，多以脑神经支配的肌肉最先受累。肌无力常从一组肌群开始，范围逐步扩大。最常见的首发症状常为一侧或双侧眼外肌无力，如上睑下垂、斜视和复视，重者眼球运动明显受限，甚至眼球固定，但瞳孔括约肌不受累。其他选项中所述肌肉也可受累，但不是最常受累的肌肉。

4. D　重症肌无力孕妇可将 AChR 抗体 IgG 经胎盘传给胎儿，形成新生儿型重症肌无力。患儿出生后即哭声低、吸吮无力、肌张力低、动作减少。母亲、患儿均可检出 AChR－Ab，持续数日至数周，症状逐步改善直至消失，抗体滴度降低。经治疗多在 1 周至 3 个月缓解。严重呼吸功能不全患儿可以用血浆置换疗法、呼吸机支持和营养治疗等。但新生儿型重症肌无力患儿的父亲不一定是重症肌无力患者。所以选项 D 错误。

5. B　先天性肌无力综合征是指一些遗传病导致的肌无力，在血清中查不到 AChR-Ab。

6. E　重症肌无力患者全身骨骼肌均可受累，主要影响的是骨骼肌，另外也会影响到眼外肌、面部肌肉和口咽肌、胸锁乳突肌和斜方肌以及肢带肌肉等，但瞳孔括约肌不受累。特别需要警惕的是，重症肌无力还可以影响到负责呼吸的肌肉比如膈肌，引发重症肌无力危象。

7. E　疲劳试验、AChR 抗体滴度的检测、抗胆碱酯酶药物试验（新斯的明试验、腾喜龙试验）、重复神经电刺激均可以用于重症肌无力的辅助检查。肌肉活检可作为炎性肌肉疾病、进行性肌营养不良症、代谢性肌病等的辅助检查方法。

8. E　重症肌无力低频重复神经电刺激（RNES）典型改变为动作电位波幅第 5 波比第 1 波在低频刺激时递减 10% 以上或高频刺激时递减 30% 以上。90% 的重症肌无力患者低频刺激时为阳性，且与病情轻重相关。所以选项 E 错误。

9. E　重症肌无力患者禁用和慎用的药物中，氨基糖苷类抗生素、新霉素、多黏菌素、巴龙霉素等可加重神经－肌肉接头传递障碍；奎宁、奎尼丁等药物可以降低肌膜兴奋性。

10. C　重症肌无力患者合并肺部感染不宜使用庆大霉素。重症肌无力患者使用氨基糖苷类抗生素中的庆大霉素会加重肌无力的症状，诱发重症肌无力危象，出现呼吸肌无力，甚至导致呼吸困难。所以选项 C 正确。

11. C　肾上腺糖皮质激素治疗重症肌无力时，应注意皮质类固醇激素治疗初期可使病情加重，甚至出现危象，应予注意，特别是在大剂量应用时。病情允许的情况下可选择使用小剂量递增法，此法可避免用药初期病情加重。

12. E 胆碱酯酶抑制剂是重症肌无力对症治疗的药物，其通过抑制胆碱酯酶，减少ACh的水解而减轻肌无力的症状。

13. B 有眼睑下垂的重症肌无力患者，还可能有的症状是眼球外展受限，斜视复视。

14. B 新斯的明试验：成人新斯的明1.0mg左右肌内注射，10～20分钟后肌无力症状明显减轻者为阳性。可同时注射阿托品0.5mg以对抗新斯的明的毒蕈碱样反应（瞳孔缩小、心动过缓、流涎、多汗、腹痛、腹泻和呕吐等）。

15. B 80%重症肌无力患者胸腺异常（包括胸腺增生及肥大），10%～20%的患者有胸腺瘤。另外，重症肌无力患者常合并甲状腺功能亢进症、甲状腺炎、系统性红斑狼疮、类风湿关节炎和天疱疮等其他自身免疫病。

16. C 重症肌无力首发症状常为一侧或双侧眼外肌无力，如上睑下垂、斜视和复视，重者眼球运动明显受限，甚至眼球固定；但瞳孔括约肌不受累，不会出现瞳孔散大、对光反射丧失的症状。所以选项C符合题意。

17. A 重症肌无力的传统临床分型，对临床医师而言使用方便且容易掌握。成年型（Osserman分型）中，ⅡA型（轻度全身型）可累及眼、面、四肢肌肉，生活多可自理，无明显咽喉肌受累；对药物治疗的反应比较敏感，药物治疗有效，预后较好。

18. C 妊娠可引起母体免疫系统发生很大变化，但对重症肌无力的影响却因人而异，并没有一致的结果。妊娠期病情加重可能与妊娠期孕酮增多及其影响盐皮质激素有关。

此外孕早期的恶心、呕吐，无法口服抗胆碱酯酶药物也影响了重症肌无力的病情发展；妊娠期的生理应激，如子宫长大、膈肌抬高也影响呼吸功能，使肺通气不足，在呼吸肌无力的危象患者危险性更为增大。

19. D 重症肌无力患者首选的治疗药物是胆碱酯酶抑制剂，其可以改善重症肌无力的症状。胆碱酯酶抑制剂中最常用的是溴吡斯的明。

20. E 重症肌无力眼外肌麻痹与其他疾病引起的眼外肌麻痹区别主要在于症状有波动，疲劳或傍晚加重，休息或晨起缓解，即"晨轻暮重"。

21. A 重症肌无力的治疗方法如下。①药物治疗：胆碱酯酶抑制剂、肾上腺糖皮质激素、免疫抑制剂；②胸腺治疗：胸腺切除和胸腺放射治疗；③血浆置换；④大剂量静脉注射免疫球蛋白。抗生素治疗对重症肌无力无效。所以本题应选A。

22. E 重症肌无力患者禁用和慎用的药物：氨基糖苷类抗生素、新霉素、多黏菌素、巴龙霉素等可加重神经－肌肉接头传递障碍；奎宁、奎尼丁等药物可以降低肌膜兴奋性；另外，吗啡、地西泮、苯巴比妥、苯妥英钠、普萘洛尔等药物也应禁用或慎用。

23. E 重症肌无力患者做X线胸片检查的目的是检查是否有胸腺瘤，常规胸部X线平片是目前比较简单的检查方法，对合并有胸腺瘤的诊断可达62%。胸部CT诊断符合率达94%，CT扫描可鉴别囊性或实性，有无钙化并能发现较小的胸腺瘤，也可看出有无侵犯胸膜、肺及大血管等恶性胸腺瘤的指征。

24. E 血浆置换疗法起效快，但疗效持续时间短，仅维持1周至2个月，随抗体水平增高而症状复发且不良反应大，仅适用于危象和难治性重症肌无力。

25. A 胸腺切除可去除重症肌无力（MG）患者自身免疫反应的始动抗原，减少参与自体免疫反应的 T 细胞、B 细胞和细胞因子。适用于：①伴有胸腺肥大和高 AChR 抗体效价者；②伴胸腺瘤的各型重症肌无力患者；③年轻女性全身型 MG 患者；④对抗胆碱酯酶药治疗反应不满意者。

26. C 低钾型周期性瘫痪的主要病理变化为肌肉肌浆网空泡化，空泡内含透明的液体及少数糖原颗粒，单个或多个，位于肌纤维中央甚至占据整个肌纤维，另外可见肌小管聚集。电镜下可见空泡由肌浆网终末池和横管系统扩张所致。发作间歇期可恢复，但不完全，故肌纤维间仍可见数目不等的小空泡。

27. E 高钾型周期性瘫痪又称强直性周期性瘫痪，呈常染色体显性遗传。表现为肌无力、肌强直，部分患者伴有手肌、舌肌的强直发作，肌电图可见强直电位。发作时血清钾和尿钾含量升高，血清钙降低，心电图 T 波高尖。但每次发作持续时间短，约数分钟到 1 小时，不可持续数天或数天以上。所以选项 E 错误。

28. A 低钾型周期性瘫痪中，肌无力在饱餐后或激烈活动后的休息中最易发作，能促使钾离子转入细胞内的因素如注射胰岛素、肾上腺素或大量葡萄糖也能诱发。

29. D 低钾型周期性瘫痪属于骨骼肌钙离子通道病。其致病基因主要位于 1 号染色体长臂（1q31-32），该基因编码肌细胞二氢吡啶敏感的 L 型钙离子通道蛋白，是二氢吡啶复合受体的一部分，位于横管系统，通过调控肌质网钙离子的释放而影响肌肉的兴奋 - 收缩耦联。

30. C 周期性瘫痪最常累及的肌肉是四肢近端肌肉。低钾型周期性瘫痪多在夜间或清晨醒来时发病，表现为四肢弛缓性瘫痪，下肢重于上肢、近端重于远端；也可从下肢逐渐累及上肢。脑神经支配肌肉一般不受累，膀胱与直肠括约肌功能也很少受累。高钾型周期性瘫痪常因寒冷或摄入钾盐诱发，白天发病。肌无力也从下肢近端开始，然后影响到上肢甚至颈部肌肉，脑神经支配肌肉和呼吸肌偶可累及。

31. B 高钾型周期性瘫痪又称强直性周期性瘫痪。部分患者伴有手肌、舌肌的强直发作，肢体放入冷水中易出现肌肉僵硬，肌电图可见强直电位。

32. B 低钾型周期性瘫痪发作时给予 10% 氯化钾或 10% 枸橼酸钾 40～50ml 顿服，24 小时内再分次口服，一日总量为 10g。

33. A 低钾型周期性瘫痪发作期应快速口服补钾，给予 10% 氯化钾或 10% 枸橼酸钾 40～50ml 顿服，24 小时内再分次口服，一日总量为 10g。

34. E 高钾型周期性瘫痪发作的治疗：对发作时间短，症状较轻患者一般不需特殊治疗，症状重时可用 10% 葡萄糖酸钙 10～20ml 静注或 10% 葡萄糖 500ml 加胰岛素 10～20U 静脉滴注以降低血钾。预防发作可给予高碳水化合物饮食，避免过度劳累及寒冷刺激，口服氢氯噻嗪等利尿药帮助排钾。

35. A 正常钾型周期性瘫痪的治疗可给予：①大量生理盐水静脉滴注；②10% 葡萄糖酸钙 10ml（2 次/日静脉注射），或钙片每天 0.6～1.2g（分 1～2 次口服）；③每天服食盐 10～15g，必要时用氯化钠静脉滴注；④乙酰唑胺 0.25g，2 次/日。预防发作可在间歇期给予氟氢可的松和乙酰唑胺；避免进食含钾多的食物，如肉类、香蕉、菠菜、薯类；防止过劳或过度肌肉活动，注意寒冷或暑热的影响。所以选项 A 为预防发作采取的措施。

36. B 甲亢常合并周期性瘫痪，为除外甲亢，应查血 T_3、T_4。

37. C 周期性瘫痪是一组以反复发作的骨骼肌弛缓性瘫痪为特征的肌病，与钾代谢异常有关。

38. B 周期性瘫痪可有骨骼肌弛缓性瘫痪、腱反射减弱，血清钾可升高、降低或正常，脑脊液正常；膀胱、直肠括约肌不受累，即无大、小便障碍。所以选项 B 符合题意。

39. C 为了预防正常钾型周期性瘫痪发作，可在间歇期给予氟氢可的松和乙酰唑胺；避免进食含钾多的食物，如肉类、香蕉、菠菜、薯类；防止过劳或过度肌肉活动，注意寒冷或暑热的影响。

40. D 多发性肌炎的首发症状通常为四肢近端无力，常从盆带肌开始逐渐累及肩带肌肉，表现为上楼、起蹲困难，双臂不能高举、梳头困难等；颈肌无力，出现竖颈困难；咽喉肌无力，表现为构音障碍、吞咽困难；呼吸肌受累则出现胸闷、气短。常伴有关节、肌肉痛。眼外肌一般不受累。所以选项 D 错误。

41. E 多发性肌炎是以对称性四肢近端、颈部、咽部肌肉无力，肌肉压痛，血清肌酶增高为特征的弥漫性肌肉炎症性疾病，严重者呼吸肌无力，危及生命。一般不累及眼外肌。

42. B 多发性肌炎是一种以肌无力、肌痛为主要表现的自身免疫性疾病，主要临床表现以对称性四肢近端、颈肌、咽部肌肉无力，肌肉压痛，血清肌酶增高为特征的弥漫性肌肉炎症性疾病。常伴有肌肉、关节部位的疼痛、酸胀和压痛。约 20% 患者合并红斑狼疮、硬皮病、类风湿关节炎、干燥综合征等其他自身免疫性疾病。部分患者可以合并其他系统

性损害，心肌受累可以出现心律失常、心肌炎；呼吸系统表现为呼吸困难或肺间质纤维化；消化系统损害导致胃肠道症状、痉挛性腹痛以及吞咽困难。多发性肌炎不伴有肌肉假性肥大，所以选项 B 错误。

43. E 多发性肌炎（PM）是一种以肌无力、肌痛为主要表现的自身免疫性疾病，主要临床表现以对称性四肢近端、颈肌、咽部肌肉无力，肌肉压痛，血清肌酶增高为特征的弥漫性肌肉炎症性疾病。而进行性肌营养不良症、线粒体肌病、先天性肌强直、强直性肌营养不良症均无明显的肌肉压痛。

44. D 多发性肌炎急性期周围血白细胞增高，血沉增快，C 反应蛋白增高。血清肌酸激酶（CK）明显增高，可达正常的 10 倍以上。所以选项 D 错误。

45. B 肌肉活检是诊断多发性肌炎（PM）最重要的方法，病理主要为骨骼肌的炎性改变，肌纤维变性、坏死、萎缩、再生和炎症细胞浸润，浸润的炎症细胞可以呈灶状或散在分布，PM 中炎细胞主要是 $CD8^+T$ 淋巴细胞、单核细胞和少量 B 淋巴细胞，多分布于肌内膜，也可位于肌束膜和血管周围，可见活化的炎症细胞侵入非坏死肌纤维。

46. B 肾上腺糖皮质激素为多发性肌炎的首选治疗药物。大剂量泼尼松能改善肌力和功能，短期静脉用甲泼尼龙也有效。多发性肌炎（PM）的治疗目前主要应用肾上腺糖皮质激素、免疫抑制剂、免疫球蛋白及给予高蛋白和高维生素饮食等支持治疗。

47. C 绝大多数肌营养不良症患儿有腓肠肌的假肥大，可见双侧的腓肠肌肥大，这是由于萎缩的肌纤维组织被脂肪浸润、充填而致，同时出现肌力减弱；由于伴发纤维结缔组织增生，触之坚硬。

48. E 进行性肌营养不良症（PMD）是一组遗传性肌肉变性疾病，临床特征主要为缓慢进行性加重的对称性肌肉无力和萎缩，无感觉障碍。本病可累及肢体和头面部肌肉，少数有心肌受累。肌电图呈现典型肌源性改变的特征，轻收缩时可见运动单位电位时限缩短、波幅减低，多相波增多；大力收缩时可见强直样放电及病理干扰相。所以选项 E 错误。

49. A 进行性肌营养不良症的肌电图检查：具有典型的肌源性受损的表现。用针电极检查股四头肌或三角肌，静息时可见纤颤波和正锐波；轻收缩时可见运动单位时限缩短，波幅减低，多相波增多；大力收缩时可见强直样放电及病理干扰相。神经传导速度正常。故选项 A 错误，其余选项内容均正确。

50. B 由于腹肌和髂腰肌无力，患儿自仰卧位起立时必须先翻身转为俯卧位，依次屈膝关节和髋关节，并用手支撑躯干成俯跪位，然后以两手及双腿共同支撑躯干，再用手按压膝部以辅助股四头肌的肌力，身体呈深鞠躬位，最后双手攀附下肢缓慢地站立，可因十分用力而出现面部发红。上述动作称为 Gowers 征，为 Duchenne 型肌营养不良症（DMD）的特征性表现。

51. E 进行性肌营养不良症（PMD）临床特征主要为缓慢进行性加重的对称性肌肉无力和萎缩，无感觉障碍。假肥大型肌营养不良症包括 Duchenne 型肌营养不良症（DMD）和 Becker 型肌营养不良症（BMD）。DMD 是抗肌萎缩蛋白基因缺陷所致，属于抗肌萎缩蛋白缺陷型肌营养不良。DMD 大多患者伴心肌损害，如心律不齐，右胸前导联出现高 R 波和左胸前导联出现深 Q 波；心脏扩大，心瓣膜关闭不全。BMD 的发病率为 DMD 患者的 1/10，临床表现与 DMD 类似，但病情轻微。

"斧状脸"是强直性肌营养不良症肌无力和肌萎缩的临床表现，所以选项 E 错误。

52. A Duchenne 型肌营养不良症患者因基因缺陷而使肌细胞内缺乏抗肌萎缩蛋白，造成肌细胞膜不稳定并导致肌细胞坏死和功能缺失而发病。

53. B 根据遗传方式、起病年龄、萎缩肌肉的分布、病程进展速度和预后，进行性肌营养不良症至少可以分为以下 9 种类型：假肥大型肌营养不良症［包括 Duchenne 型肌营养不良症（DMD）和 Becker 型肌营养不良症（BMD）］、面肩肱型肌营养不良症（FSHD）、肢带型肌营养不良症（LCMD）、Emery - Dreifuss 肌营养不良症（EDMD）、先天性肌营养不良症（CMD）、眼咽型肌营养不良症（OPMD）、眼肌型肌营养不良症和远端型肌营养不良症。在这些类型中，DMD 最常见，其次为 BMD、FSHD 和 LGMD。

54. B 进行性肌营养不良症中，Duchenne 型肌营养不良症病情最严重，多数患者在 20~30 岁可因呼吸道感染或心力衰竭而死亡。

55. D Duchenne 型肌营养不良症（DMD）病理性基因突变与其发病直接相关，其结果引起抗肌萎缩蛋白缺如或减少；而 Becker 型肌营养不良症（BMD）抗肌萎缩蛋白基因多为整码缺失突变，骨骼肌膜中的抗肌萎缩蛋白表达减少。

56. A 90% 的 DMD 患儿有肌肉假肥大，触之坚韧，为首发症状之一。以腓肠肌最明显，三角肌、臀肌、股四头肌、冈下肌和肱三头肌等也可发生。

57. E 肌营养不良症患者骨盆带肌肉无力，表现为走路慢，脚尖着地，易跌跤。臀中肌无力导致行走时骨盆向两侧上下摆动，呈典型的"鸭步"。

58. E 进行性肌营养不良症容易导致不同程度和进行性加重的对称性骨骼肌萎缩、无力等症状，这是最具价值的体征，甚至有可能会累及到心肌。随着病情的发展造成瘫痪，还有可能出现肌肉挛缩、肺部感染、智力减退、脊柱侧弯、心肺功能衰竭等严重并发症而致死。

59. B 进行性肌营养不良症表现为缓慢进行性加重的对称性肌肉无力和萎缩，一般近端肌肉无力重于远端，但不常伴有肌肉疼痛，无感觉障碍。肌电图具有典型的肌源性受损的表现。常规的血清酶检测多伴肌酶升高。肌炎患者可出现肌肉疼痛。所以选项 B 错误。

60. A Becker 型肌营养不良症（BMD）临床表现与 DMD 类似，呈 X 连锁隐性遗传；首先累及骨盆带肌和下肢近端肌肉，逐渐波及肩胛带肌，有腓肠肌假肥大；血清肌酸激酶（CK）水平明显升高，尿中肌酸增加、肌酐减少；肌电图和肌活检均为肌源性损害；肌肉 MRI 检查示变性肌肉呈"虫蚀现象"。所以选项 A 错误。

61. D BMD 与 DMD 的主要区别在于，BMD 起病年龄稍迟（5～15 岁起病）、进展速度缓慢、病情较轻、12 岁以后尚能行走、心脏很少受累（一旦受累则较严重）、智力正常、存活期接近正常生命年限、抗肌萎缩蛋白基因多为整码缺失突变，骨骼肌膜中的抗肌萎缩蛋白表达减少。

62. B Duchenne 型肌营养不良症（DMD）的辅助检查：血清酶学检测可表现为血肌酸激酶、乳酸脱氢酶异常显著增高。在 DMD 和 LGMD2 晚期，因患者肌肉严重萎缩，则血清肌酸激酶（CK）值可明显下降；肌电图具有典型的肌源性受损的表现；抗肌萎缩蛋

白基因检查可以发现基因缺陷；肌肉 MRI 对肌肉受损分布情况进行确定，检查提示变性的肌肉呈不同程度的"蚕食现象"。所以选项 B 错误。

63. D Duchenne 型肌营养不良症患者最后会因呼吸肌萎缩而出现呼吸变浅，咳嗽无力，肺容量明显下降，心律失常和心功能不全症状。多数患者在 20～30 岁因呼吸道感染、心力衰竭而死亡。

64. B 假肥大型肌营养不良症的基因位于染色体 Xp21，属于 X 连锁隐性遗传。

65. B 肢带型肌营养不良症是一类具有高度遗传异质性和表型异质性的常染色体遗传性肌病，根据遗传方式，呈常染色体显性遗传的称为 LGMD1，呈常染色体隐性遗传的称为 LGMD2。90% 以上的肢带型肌营养不良症是常染色体隐性遗传，以 LGMD2A 型最常见。肢带型肌营养不良症的发病与肌膜蛋白和近膜蛋白的异常有关，直接影响肌细胞膜上的抗肌萎缩蛋白 – 糖蛋白复合体的结构和功能。复合体内各蛋白之间紧密结合、互相关联，作用为连接膜内骨架蛋白和膜外基质以保持肌细胞膜的稳定性；任何一种蛋白的缺失均会影响到整个膜结构的稳定，导致肌细胞的坏死。所以选项 B 错误。

66. A Lambert – Eaton 综合征（LES）又称肌无力综合征，是一种由免疫介导的神经 – 肌肉接头功能障碍性疾病，病变主要累及突触前膜。由于肿瘤细胞表面的抗原决定簇与突触前膜神经末梢钙离子通道蛋白有交叉免疫反应，使之产生的抗体也对神经末梢突触前膜产生免疫应答，导致钙通道、特别是电压依赖性钙通道不能开放。当神经冲动到达神经末梢时，钙离子不能进入神经末梢，突触前膜不能正常释放乙酰胆碱，导致神经 – 肌肉接头传递

功能障碍。

67. D Lambert – Eaton 综合征（LEMS）又称肌无力综合征，致病的自身抗体直接抑制神经末梢突触前膜的压力门控钙通道（VGCC），阻碍钙离子进入神经末梢，从而导致 LEMS 肌无力症状。

68. C 肌肉活检冷冻切片经 Gomori trichrome（GT）染色可见破碎红纤维（RRF），由大量变性线粒体聚集造成，是线粒体肌病及线粒体脑肌病的特征改变。电镜可见多种形式的线粒体形态及其内部结构异常，对线粒体肌病及线粒体脑肌病有提示诊断性意义。

69. E 线粒体脑肌病的临床类型包括慢性进行性眼外肌瘫痪（CPEO）、Kearns – Sayre 综合征（KSS）、MELAS 综合征、MERRF 综合征。Lambert – Eaton 综合征属于肌无力综合征。

70. E 线粒体肌病的病变以侵犯骨骼肌为主；线粒体脑肌病的病变同时累及到中枢神经系统。线粒体脑肌病与线粒体肌病的临床鉴别在于线粒体脑肌病除了有肢体肌无力的症状外还有各种不同的脑部症状，如脑、视网膜、眼咽肌的受损。线粒体肌病表现为肢体不耐受疲劳，活动后出现肌无力、休息后好转，血乳酸、丙酮酸试验阳性，但没有脑部受损的表现。

71. D 慢性进行性眼外肌瘫痪（CPEO）是一种常见的线粒体肌病，眼外肌瘫痪合并肢体无力的患者，应高度怀疑 CPEO。本病应注意与重症肌无力、眼咽型肌营养不良症、眼肌型肌营养不良症、Miller – Fisher 综合征、眼咽型肌营养不良症（OPMD）等眼外肌受累疾病鉴别，骨骼肌活检病理分析对诊断与鉴别诊断具有重要意义。在有条件的情况下，建议基因检测，以在分子生物学水平明确诊断。

多发性肌炎患者眼外肌一般不受累。

72. E 肌强直的原因不清，可能与肌膜对某些离子的通透性异常有关。例如，在强直性肌营养不良症中，肌膜对钠离子的通透性增加；而在先天性肌强直中，则对氯离子通透性降低。

73. B 强直性肌营养不良症（MD）是一组以肌无力、肌强直和肌萎缩为特点的多系统受累的常染色体显性遗传病。除骨骼肌受累外，还常伴有白内障、心律失常、糖尿病、秃发、多汗、性功能障碍和智力减退等表现。不同的患者病情严重程度相差很大。

74. B 强直性肌营养不良症（MD）患者可表现为肌强直。肌肉用力收缩后不能正常地松开，遇冷加重。主要影响手部动作、行走和进食，如用力握拳后不能立即将手伸直，需重复数次才能放松，或用力闭眼后不能睁开，或开始咀嚼时不能张口。用叩诊锤叩击四肢近端肌肉后可见局部肌球，数秒钟后消失，该体征具有重要的诊断价值。

75. B 强直性肌营养不良症的临床表现：①肌强直，可表现为用力握拳后不能立即将手伸直，需重复数次才能放松。②肌无力和肌萎缩，常先累及手部和前臂肌肉；继而累及头面部肌肉，尤其颞肌和咬肌萎缩最明显。部分患者有上睑下垂、眼球活动受限、构音障碍、吞咽困难、足下垂及跨阈步态。所以选项 B 错误。

76. C 强直性肌营养不良症（MD）表现为肌无力和肌萎缩，临床表现常先累及手部和前臂肌肉，继而累及头面部肌肉，尤其颞肌和咬肌萎缩最明显。患者面容瘦长，颧骨隆起，呈"斧状脸"；颈消瘦而稍前屈，形成"鹅颈"。

77. D 先天性肌强直症是由位于染色体

7q35 的氯离子通道（CLCN1）基因突变所致。该基因编码的骨骼肌电压门控性氯离子通道蛋白是一跨膜蛋白，对骨骼肌细胞膜内、外氯离子的转运起重要作用。当 CLCN1 基因点突变引起氯离子通道蛋白主要疏水区的氨基酸替换，使氯离子的通透性降低，从而诱发肌强直。

78. E 强直性肌营养不良症无有效的治疗方法，只能对症治疗。肌强直可用膜系统稳定药治疗，能促进钠泵活动，降低膜内钠离子浓度，提高静息电位，改善肌强直状态；如硫酸奎宁、普鲁卡因胺、苯妥英钠治疗，首选苯妥英钠，因其他药物对心脏传导有不良影响。肌无力尚无治疗方法。肌萎缩可试用苯丙酸诺龙治疗，加强蛋白合成代谢。近年应用薄芝糖肽、香菇多糖等有一定的疗效。地西泮是强直性肌营养不良症患者禁服的药物。

二、A2 型题

79. D 重症肌无力（眼肌型）主要有 4 种症状：上睑下垂、眼球转动障碍、斜视、复视。患儿近 3 个月来表现为右眼睑不完全下垂，伴有看东西叠影，症状有波动，早晨起床后较轻；判断为单纯眼外肌受累，无其他肌群受累的临床和神经电生理所见，也不向其他肌群发展。故最可能的诊断是重症肌无力 I 型（眼肌型）。

80. D 患者"睁眼困难伴复视，晨轻暮重，休息后好转"均为重症肌无力的临床表现，新斯的明试验、疲劳试验、腾喜龙试验以及乙酰胆碱受体抗体测定均有助于明确诊断。椎管造影不可用于明确重症肌无力的诊断。

81. C 根据题干信息，该患者"右睑下垂、晨轻暮重、吞咽困难、四肢无力、言语无力"均符合重症肌无力的临床表现。10 分钟前患者发生了"呼吸困难、口唇发绀"，提示

出现了重症肌无力危象。为明确诊断，应采取腾喜龙试验。腾喜龙试验可以鉴别临床上是何种类型的危象，肌无力先改善后恶化者为肌无力危象，症状加重者为胆碱能危象，无改善者为反拗危象。

82. C 患者为重症肌无力，长期口服新斯的明治疗，症状控制尚可。若服用本题选项中的"新霉素"可加重神经－肌肉接头传递障碍，使症状加重。此外可加重神经－肌肉接头传递障碍的药物还有氨基糖苷类抗生素、多黏菌素、巴龙霉素等。

83. C 根据题干信息，该患者为重症肌无力 II A 型（轻度全身型），表现为病变累及眼、面、四肢肌肉，生活多可自理，无明显咽喉肌受累。对药物治疗有效，预后较好。

84. D 新斯的明试验是临床上用来诊断重症肌无力的一项抗胆碱酯酶药物试验，一般新斯的明 0.5～1mg 肌内注射，20 分钟后肌无力症状明显减轻者为阳性。

85. B 甲亢常合并周期性瘫痪，周期性瘫痪表现为四肢及躯干弛缓性瘫痪，四肢肌受累早，程度可轻可重。肌无力常由双下肢开始，后延及双上肢，两侧对称，近端较重。瘫痪肢体肌张力低，腱反射减弱甚或消失。根据题中表现可初步诊断为甲亢伴周期性瘫痪；患者血钾、尿钾低，可诊断为甲亢伴低钾型周期性瘫痪。

86. A 低钾型周期性瘫痪常于饱餐后夜间睡眠或清晨起床时发现肢体肌肉对称性不同程度的无力或完全瘫痪，下肢重于上肢、近端重于远端，也可从下肢逐渐累及上肢。瘫痪肢体肌张力低，腱反射减弱甚或消失。心电图呈典型的低钾性改变，U 波出现，T 波低平或倒置，P－R 间期和 Q－T 间期延长，ST 段下降，QRS 波增宽。题中患者清晨起床时发现

四肢无力，四肢肌张力减低、腱反射减低，心电图示 U 波，均为低钾性改变。故最可能的诊断是低钾型周期性瘫痪。

87. D 根据患者发病年龄、病史、诱因、瘫痪特点及脑脊液检查，应考虑为周期性瘫痪。周期性瘫痪以青年男性多见，表现为发作性的四肢、颈部骨骼肌弛缓性瘫痪，不伴呼吸、吞咽、咀嚼、发音等障碍，眼球运动不受侵犯。发作时伴有血清钾的改变；以低钾型常见，持续 24～72 小时或补钾后可缓解。高糖饮食、寒冷、过劳、饮酒易诱发。

88. A 患者亚急性发病，伴随出现四肢近端无力、腱反射减弱或消失，血清肌酸激酶（CK）水平升高和肌电图呈肌源性损害，临床可以作出多发性肌炎（PM）的诊断。肌肉活检可以进一步明确诊断。

89. B 多发性肌炎病前可有低热或感冒史，首发症状通常为四肢近端无力，咽喉肌无力表现为吞咽困难。常伴有关节、肌肉痛。患者抗核抗体（ANA）阴性，可排除系统性红斑狼疮（选项 C）。肌酸激酶（CK）、乳酸脱氢酶明显升高，说明患者最可能诊断为多发性肌炎。

90. C 皮肌炎同时有骨骼肌和皮肤的损害。题中患者表现为上肢上举、下肢下蹲困难（四肢近端肌肉无力）伴肌肉疼痛，说明病变累及骨骼肌。出现"颈部及前胸弥漫性暗紫红色斑疹"，说明病变累及皮肤。故患者最可能诊断为皮肌炎。

91. C 本病例为成年起病，亚急性病程，定位于骨骼肌病变，定性考虑多发性肌炎可能。多发性肌炎临床表现为急性或亚急性起病；具有对称性四肢近端为主的肌肉无力伴压痛，血清肌酶增高，血沉增快，肌电图呈肌源性损害，用糖皮质激素治疗效果好等特点。

92. C 进行性四肢肌肉无力和萎缩为该患者的主要症状，慢性病史 2 年，无家族史。患者肌电图检查异常，提示肌源性损害，肌酶检查 CK 轻度升高，可初步诊断为多发性肌炎。肌肉活检对明确诊断最有帮助。明确诊断后，激素治疗不满意者可用免疫抑制剂与免疫球蛋白。

93. D 面肩肱型肌营养不良症（FSHD）患者面部和肩胛带肌肉最先受累，患者面部表情少，眼睑闭合无力或露出巩膜，吹口哨、鼓腮困难，逐渐延至肩胛带（翼状肩胛很明显）、三角肌、肱二头肌、肱三头肌和胸大肌上半部。肩胛带和上臂肌肉萎缩十分明显，常不对称。因口轮匝肌假性肥大致嘴唇增厚而微翘，称为"肌病面容"。肌电图为肌源性损害，血清酶正常或轻度升高。根据题干信息所述，该患者眼睑闭合无力，吹哨、鼓腮困难，检查时发现"肌病面容"和"翼状肩胛"症状，肌电图显示为肌源性损害，临床最可能的诊断为 FSHD。

94. B 患者疑诊有胸部占位性病变，最可能的诊断是 Lambert－Eaton 综合征。该病特征是肢体近端肌群无力和易疲劳，患肌短暂用力收缩后肌力反而增强，持续收缩后呈病态疲劳。本病一般不累及脑神经支配的肌肉；半数以上患者有胆碱能自主神经功能障碍，如口干、便秘、排尿困难、勃起功能障碍、体位性低血压等。体征包括深反射减弱甚或消失，无感觉障碍。

95. E 先天性肌强直症表现为肢体僵硬、动作笨拙，静息后或寒冷环境中运动不能的肌强直症状加重。本病常有咀嚼后张口不能，久坐后不能站起，静坐后不能步行，握手后不能松手，打喷嚏后眼睛不能睁开等肌强直的表现，严重时患者似门板样跌倒；发笑后表情肌不能立即松弛和恢复正常面貌，呈现"强笑"

状。本题根据题干信息，患者有阳性家族史与临床特征，再结合肌电图、肌活检以及血清肌酶检查可以作出诊断。抗肌强直症的药物可以缓解症状，包括苯妥英钠、普鲁卡因胺、卡马西平等。

96. A　重症肌无力患者不宜使用卡那霉素等氨基糖苷类抗生素，此类药物会加重神经－肌肉接头传递障碍，加剧肌无力的症状，从而诱发重症肌无力危象，出现呼吸肌无力导致呼吸困难。故选项 A 错误。

三、A3/A4 型题

97. B　根据题干中患者的症状和查体表现，可初步诊断为甲亢引起的低钾型周期性瘫痪，血钾异常可能是导致患者双下肢软瘫的直接原因。低钾型周期性瘫痪患者在发作期血清钾低于 3.5mmol/L，间歇期正常。

98. E　低钾型周期性瘫痪是由于低钾血症引起的。当低钾时人会出现无力感，如骨骼肌无力引起软瘫、心脏无力引起心搏缓慢，并具有周期性发作的特点，故应首先进行血电解质测定。个别散发性低钾型周期性瘫痪患者可以存在甲状腺功能亢进症，故应继续做甲状腺功能测定以进行病因诊断，有效防治复发。

99. B　急诊处理是关键，首先应纠正电解质紊乱，首选口服补钾。低钾时尤其是血钾非常低的时候，需要尽可能减少一切可能再次导致血钾降低的因素。

100. E　该患者呼吸急促，呼吸动度减弱，口唇轻度发绀，双肺可闻及湿啰音；左侧眼裂减小，无复视，但有吞咽困难和构音障碍，抬头不能；四肢肌力 4 级。当地医院已经给予溴吡斯的明口服，剂量达到每日 480mg（最大剂量），仍然感到呼吸困难。可诊断为重症肌无力Ⅳ型（迟发重症型）。

101. C　溴吡斯的明是重症肌无力的一线用药，可以缓解大部分重症肌无动患者无力症状。但溴吡斯的明属对症治疗，不能治疗重症肌无力疾病本身的免疫异常，且过大剂量服用有可能引发胆碱能危象，若在服药 20 ~ 40 分钟后有呼吸短促或呼吸困难，表明剂量可能过多。观察患者瞳孔大小可提示是否引发胆碱能危象，危象发生时瞳孔缩小，此法最安全。

102. E　暂时不进行气管插管，使用呼吸兴奋剂有可能加重目前患者病情，增加呼吸做功，故不能采用。

103. C　重症肌无力患者在治疗过程中出现症状加重，呼吸困难，瞳孔缩小，唾液增多，腹痛，肌束颤动；可能是胆碱能危象。目前患者的主要表现是呼吸肌无力，不能维持换气和通气功能，可导致患者出现缺氧，随时会引发呼吸衰竭而死亡。故辅助通气维持有效通气是该患者首选的治疗措施。

104. B　患儿无明显诱因的右眼睑下垂，晨轻暮重，体检结果仅单纯眼外肌受累，无瞳孔括约肌受累，也未向其他肌群发展。目前可判断为重症肌无力眼肌型。

105. E　血抗 AChR 抗体测定最有助于重症肌无力的诊断，重症肌无力眼肌型患者的抗 AChR 抗体升高可不明显，而85% 以上重症肌无力全身型患者的血清中抗 AChR 抗体浓度明显升高。

106. A　胆碱酯酶抑制剂溴吡斯的明是重症肌无力重要的对症治疗药物，大部分眼肌型患者服用后可改善症状。

107. C　重症肌无力患者做 X 线胸片的目的是检查是否有胸腺瘤。常规胸部平片是目前比较简单的检查方法，对合并有胸腺瘤的诊断率可达 62%。

108. A 当重症肌无力患者合并肺部感染，应首选青霉素。忌用庆大霉素、链霉素、妥布霉素、卡那霉素以及阿米卡星等氨基糖苷类抗生素，因其可加重神经－肌肉接头传递障碍。

109. E Lambert－Eaton 综合征的特征是肢体近端肌群无力和易疲劳，患肌短暂用力收缩后肌力反而增强，而持续收缩后呈病态疲劳。另外，约半数患者伴有自主神经症状，出现口干、少汗、便秘、阳痿。

110. D 神经电生理检查最有助于明确诊断和鉴别诊断。肌电图的特征性表现和 P/Q 型电压门控钙通道（VGCC）抗体的检出可以确诊。

111. B 该患儿的主要临床表现为进行性加重的四肢近端肌及骨盆带肌无力，腓肠肌肥大，严重影响日常运动能力，最可能的诊断是进行性肌营养不良症。该病病程晚期累及呼吸肌、心肌致患者死亡。

112. D 肌肉活检是为了对神经－肌肉疾病进行诊断或鉴别诊断，取出身体某些部位的肌肉（黄豆粒大小）进行显微光镜或电镜下检查，进行性肌营养不良症不可能见到破碎红纤维。大多数类型的进行性肌营养不良症患者的肌肉活检均表现为肌肉的变性、坏死、萎缩和再生，间质脂肪和纤维结缔组织增生，肌膜核内移增多等共性。

113. C 糖皮质激素是目前国际公认治疗本病的有效药物，长期应用可显著延长患儿的独立活动时间达 2～5 年。治疗过程中应注意合理饮食（低脂、低糖，优质蛋白质，少量多餐，多食水果和蔬菜），控制体重，补充钙质、维生素 D。

四、B1 型题

114～115. A、B ①周期性瘫痪在发病时通常首先累及的肌肉为双侧下肢诸肌，后延及双上肢，两侧对称，近端较重。②重症肌无力在发病时通常首先累及的肌肉为眼外肌，首发症状常为一侧或双侧眼外肌无力。

116～117. C、D ①Lambert－Eaton 综合征多与恶性肿瘤，尤其是小细胞肺癌有关。故 Lambert－Eaton 综合征患者最常伴发小细胞肺癌。②重症肌无力常合并有胸腺的病变，而胸腺的病变包括胸腺增生和胸腺瘤。

118～119. C、B ①假肥大型肌营养不良症以肌肉进行性萎缩无力伴腓肠肌假肥大为特征，行走呈鸭型步态。②重症肌无力患者的呼吸肌和延髓肌如急骤发生严重无力，以至不能维持换气功能，即为重症肌无力危象。

120～121. D、B 重症肌无力的成年型（Osserman 分型） ①Ⅰ眼肌型：病变仅限于眼外肌，出现上睑下垂和复视。②ⅡA 轻度全身型：可累及眼、面、四肢肌肉，生活多可自理，无明显咽喉肌受累，对胆碱酯酶抑制剂反应良好；ⅡB 中度全身型：四肢肌群受累明显，除伴有眼外肌麻痹外，还有较明显的咽喉肌无力症状，如说话含糊不清、吞咽困难、饮水呛咳、咀嚼无力，但呼吸肌受累不明显。③Ⅲ急性重症型：急性起病，常在数周内累及延髓肌、肢带肌、躯干肌和呼吸肌，肌无力严重，有重症肌无力危象，需做气管切开，死亡率较高。④Ⅳ迟发重症型：病程达 2 年以上，常由Ⅰ、ⅡA、ⅡB 型发展而来，症状同Ⅲ型，常合并胸腺瘤，预后较差。⑤Ⅴ肌萎缩型：少数患者肌无力伴肌萎缩。

122～126. D、B、A、C、E 这几种疾病导致神经－肌肉接头传递障碍的机制不同：肉毒杆菌中毒和高镁血症阻碍钙离子进入神经末梢，造成 ACh 释放障碍；氨基糖苷类药物和 Lambert－Eaton 综合征可使 ACh 合成和释放减少；有机磷中毒时，突触间隙中乙酰胆碱酯酶活性降低而出现突触后膜过度去极化；重症肌无力由于体内产生抗 AChR 自身抗体而破坏了突触后膜的 AChR；美洲箭毒与 AChR 结合，从而阻止 ACh 与受体的结合。

127～129. C、D、E　Lambert - Eaton 综合征由于高频刺激使递质释放增加，波幅递增；重症肌无力低频刺激使递质耗竭，波幅递减；周期性瘫痪严重发作期，骨骼肌对任何刺激没有反应。

五、X 型题

130. ABCD　重症肌无力患者禁用和慎用的药物：氨基糖苷类抗生素、新霉素、多黏菌素、巴龙霉素等可加重神经 - 肌肉接头传递障碍；奎宁、奎尼丁等药物可以降低肌膜兴奋性；另外吗啡、地西泮、苯巴比妥、苯妥英钠、普萘洛尔等药物也应禁用或慎用。

131. ABCD　重症肌无力（MG）是一种神经 - 肌肉接头传递功能障碍的获得性自身免疫性疾病，该疾病以骨骼肌无力和异常疲劳为特征，多侵犯眼外肌、咀嚼肌、吞咽肌、颈肌、肢带肌和呼吸肌。但瞳孔括约肌不受累。

132. ABDE　重症肌无力可疑病例可通过新斯的明试验、AChR - Ab 抗体滴度（明显增高）、疲劳试验（病态疲劳）、腾喜龙试验（阳性）、重复神经电刺激（具有确诊价值）、单纤维肌电图（间隔时间延长）、胸腺 CT 或 MRI 检查来确诊。

133. ABCD　重症肌无力肌疲劳试验是令患者重复活动受累肌群可见肌无力明显加重。如连续眨眼动作 50 次，可见眼裂逐渐变小；如眼睑下垂者持续向上凝视，或复视患者连续睁 - 闭眼 10～20 次后症状明显加重；或重复做咀嚼、举臂、下蹲、仰卧位抬头等动作

后，肌无力症状明显加重。

134. ACD　周期性瘫痪根据发作时血清钾的浓度，可分为低钾型周期性瘫痪、高钾型周期性瘫痪和正常钾型周期性瘫痪三类。

135. ABC　多发性肌炎可采用的治疗方法①肾上腺糖皮质激素：为多发性肌炎的首选药物。②免疫抑制剂：当激素治疗不满意时加用；首选甲氨蝶呤，其次为硫唑嘌呤、环磷酰胺、环孢素 A，用药期间注意监护白细胞减少和定期进行肝、肾功能的检查。③免疫球蛋白：急性期与其他治疗联合使用，效果较好。④支持治疗：给予高蛋白和高维生素饮食，进行适当体育锻炼和理疗。

136. ABCD　当多发性肌炎患者使用激素治疗不满意时，可加用免疫抑制剂。首选甲氨蝶呤，其次为硫唑嘌呤、环磷酰胺、环孢素 A，用药期间注意白细胞减少的监护和定期进行肝、肾功能的检查。

137. ABDE　Duchenne 型肌营养不良症与 Becker 型肌营养不良症的临床表现类似，均呈 X 连锁隐性遗传，有腓肠肌假肥大，血清 CK 水平明显增高，肌电图和肌肉病理呈肌病改变。所以选项 ABDE 正确。选项 C"远端肢体无力"是远端型肌营养不良症的临床特点，肌无力和萎缩始于四肢远端、腕踝关节周围和手足的小肌肉。

138. ABC　Kearns - Sayre 综合征（KSS）多在 20 岁前起病，临床表现为三联征：慢性进行性眼外肌瘫痪（CPEO）、视网膜色素变性、心脏传导阻滞。其他神经系统异常包括小脑性共济失调、脑脊液蛋白增高、神经性耳聋和智能减退等。病情进展较快，多在 20 岁前死于心脏病。

139. ABDE　重症肌无力、Lambert - Eaton 综合征、慢性炎症性脱髓鞘性多发神经

根神经病和多发性肌炎均为自身免疫病，而进行性肌营养不良症是遗传性肌肉变性疾病。

140. ABCDE 低钾型周期性瘫痪、原发性醛固酮增多症、应用噻嗪类利尿剂、肾小管酸中毒、应用皮质类固醇等患者均可能出现反复血钾降低。

141. BCE 多发性肌炎、皮肌炎、包涵体肌炎属于炎性肌病，而重症肌无力和 Lambert – Eaton 综合征属于自身免疫病。

142. ABDE 新斯的明进入机体后，通过可逆性抑制胆碱酯酶活性，使乙酰胆碱不能水解，从而提高体内神经 – 肌肉接头突触后膜受体部位的乙酰胆碱浓度，加强和延长乙酰胆碱的作用，呈现出全部胆碱能神经兴奋的效应。因尚能直接作用于骨骼肌细胞的胆碱能受体，故对骨骼肌作用较强，缩瞳作用较弱。多用于重症肌无力及腹部手术后的肠麻痹。也可用于有机磷农药中毒、蛇咬伤、Lambert – Eaton 综合征以及肉毒杆菌毒素中毒，可改善临床症状。若大剂量新斯的明引起恶心、呕吐、腹泻、流泪和流涎等症状，可用阿托品对抗。多发性肌炎新斯的明试验阴性，抗胆碱酯酶药治疗无效。

第十章　运动障碍性疾病

一、A1 型题

1. A　震颤麻痹即帕金森病，最重要的诊断依据是明确的病史和体征，其他检查仅作为与其他疾病的鉴别诊断手段。帕金森病的诊断标准主要是依据临床标准，包括有中老年发病、缓慢进展性病程、运动迟缓，以及至少具备静止性震颤、肌强直或姿势平衡障碍中的一项，偏侧起病，对左旋多巴治疗敏感，即可做出临床诊断。

2. E　帕金森病（PD），又名震颤麻痹，是一种常见于中老年的神经系统变性疾病。目前认为约 10% 的患者有家族史，绝大多数患者为散发性。我国 65 岁以上人群患病率为 1700/10 万，与欧美国家相似；患病率随年龄增加而升高，男性稍高于女性。所以选项 E 错误。

3. C　慌张步态是帕金森病的典型症状之一，表现为身体前屈、头向前探，肘、腕、膝关节屈曲，双臂略微内收于躯干前方；行走时起步困难，第一步不能迅速迈出，开始行走后步履缓慢，后逐渐速度加快，小碎步前进，双上肢自然摆臂减少，停步困难，极易跌倒；转身时以一脚为轴，挪蹭转身。走路步基宽大是小脑步态的表现：小脑步态表现为行走时两腿分开、步基宽大，步态不稳且向一侧偏斜，站立时向一侧倾倒。所以选项 C 符合题意。

4. D　帕金森病（PD），又名震颤麻痹，是一种常见于中老年的神经系统变性疾病，临床上以静止性震颤、运动迟缓、肌强直和姿势平衡障碍为主要特征，其中必备"运动迟

缓"一项。

5. A　帕金森病起病隐袭，进展缓慢。静止性震颤常为首发症状，多始于一侧上肢远端，进而累及对侧肢体。静止位时出现或明显，随意运动时减轻或停止，紧张或激动时加剧，入睡后消失。

6. A　帕金森病的典型表现是静止性震颤，在静止位时震颤出现或明显，随意运动时震颤减轻或停止，紧张或激动时加剧，入睡后消失。患者被动运动关节时阻力增高，且呈一致性，类似弯曲软铅管的感觉，故称"铅管样强直"。患者书写字体越写越小，呈现"小字征"。所以选项 A 符合题意。

7. E　帕金森病突出的病理改变是中脑黑质多巴胺（DA）能神经元的变性死亡、纹状体 DA 含量显著性减少以及黑质残存神经元胞质内出现嗜酸性包涵体［即路易（Lewy）小体］。出现临床症状时黑质多巴胺能神经元死亡至少在 50% 以上，纹状体 DA 含量减少在 80% 以上。所以帕金森病的病变部位在脑，而不在脊髓。所以选项 E 符合题意。

8. A　帕金森病的病理特征之一是黑质致密区多巴胺能神经元及其他含色素的神经元大量变性丢失，出现临床症状时丢失至少达 50% 以上。其他部位含色素的神经元，如蓝斑、脑干的中缝核、迷走神经背核等也有较明显的丢失。

9. D　帕金森病的主要生化改变是多巴胺含量减少。黑质多巴胺能神经元通过黑质－纹状体通路将多巴胺输送到纹状体，参与基底核

的运动调节。由于帕金森病患者的黑质多巴胺能神经元显著变性丢失，黑质－纹状体多巴胺能通路变性，纹状体中多巴胺递质水平显著降低，降至70%~80%以上时则出现临床症状。

10. E 静止性震颤、运动迟缓、肌强直和姿势平衡障碍均为帕金森病的运动症状。选项E"认知障碍"属于非运动症状，可以早于或伴随运动症状而发生。

11. E 运动并发症（症状波动和异动症）是抗帕金森病药物治疗中晚期患者常见的症状，也是最棘手的治疗难题。症状波动主要有两种形式：①疗效减退或剂末现象，指每次用药的有效作用时间缩短，症状随血药浓度波动而发生波动；②"开－关"现象，指症状在突然缓解（"开期"）与加重（"关期"）之间波动，"开期"常伴异动症。异动症常表现为不自主的舞蹈样、肌张力障碍样动作，可累及头面部、四肢、躯干。

12. B 慌张步态是帕金森病常见的步态。在帕金森病早期，表现为走路时患侧上肢摆臂幅度减小甚或消失，下肢拖曳。随病情进展，步伐逐渐变小、变慢，启动、转弯时步态障碍尤为明显，自坐位、卧位起立时困难；有时行走中全身僵住，不能动弹，称为"冻结"现象；有时迈步后，以极小的步伐越走越快，不能及时止步。称为前冲步态或慌张步态。剪刀步态（选项A）又称为痉挛性截瘫步态，为双侧皮质脊髓束受损步态。醉酒步态（选项C）见于小脑蚓部损害。跨阈步态（选项D）常见于腓总神经损伤、脊髓灰质炎或进行性腓骨肌萎缩等。摇摆步态（选项E）多见于进行性肌营养不良症，也可见于进行性脊肌萎缩症、少年型脊肌萎缩等疾病。

13. D 帕金森病患者晚期出现的肌张力

障碍中，足部痉挛最为常见（占30%），患者可出现足趾过度屈曲或背伸，可伴有足内翻，导致足部疼痛、姿势异常，甚至影响正常行走。

14. E 帕金森病主要发生于中老年人，40岁以前发病少见。临床以静止性震颤、运动迟缓、肌强直和姿势平衡障碍为主要特征。血、唾液、脑脊液等常规检查均无异常。在少数患者中可以发现血DNA基因突变；可以发现脑脊液和唾液中α－突触核蛋白、DJ－1蛋白含量有改变。抗胆碱能药物主要适用于震颤明显且年轻患者，老年患者慎用。帕金森病目前应用的治疗手段只能改善症状，不能阻止病情的进展，也无法治愈疾病。所以选项E错误。

15. A 抗胆碱能药主要有苯海索，每次1~2mg，3次/日。此外有丙环定、甲磺酸苯扎托品、东莨菪碱、环戊哌丙醇和比哌立登。主要适用于震颤明显且年轻患者，老年患者慎用。

16. B 东莨菪碱为颠茄中药理作用最强的一种生物碱，可用于阻断副交感神经，也可用作中枢神经系统抑制剂。它的作用类似颠茄碱，但作用较强且较短暂。临床使用的一般是它的氢溴酸盐，可用于麻醉镇痛、止咳平喘；对晕动症有效，也可用于控制帕金森病的僵硬和震颤。所以东莨菪碱具有抗晕动病及抗帕金森病作用。

17. C 金刚烷胺抗病毒的机制似与阻止甲型流感病毒穿入呼吸道上皮细胞，剥除病毒的外膜以及阻止病毒释放核酸进入宿主细胞有关；对已经穿入细胞内的病毒亦有影响病毒初期复制的作用。故金刚烷胺是具有抗病毒作用的抗帕金森病药物。

18. A 晚发型（≥65岁）或伴有智能减

退的患者，因年龄大，神经变性重，黑质致密区多巴胺能神经元丢失多，直接首选补充多巴胺的药物，如复方左旋多巴。随着症状的加重，疗效减退时可添加 DR 激动剂、MAO－B 抑制剂或 COMT 抑制剂治疗。尽量不应用苯海索，尤其老年男性患者，因有较多副作用，除非有严重震颤而明显影响日常生活。

19. C　肝豆状核变性（HLD）是一种遗传性铜代谢障碍所致的肝硬化和以基底核为主的脑部变性疾病。临床特征为进行性加重的锥体外系症状、精神症状、肝硬化、肾功能损害及角膜色素环（K－F环）。所以选项 C 错误。

20. B　肝豆状核变性（HLD）由 Wilson 在 1912 年首先描述，故又称为 Wilson 病（WD），是一种常染色体隐性遗传的铜代谢障碍性疾病，以铜代谢障碍引起的肝硬化和以基底核损害为主的脑变性疾病为特点。

21. B　肝豆状核变性是一种常染色体隐性遗传的铜代谢障碍性疾病，以铜代谢障碍引起的肝硬化和以基底核损害为主的脑变性疾病为特点。所以选项 A 正确。肝豆状核变性为常染色体隐性遗传性疾病。绝大多数限于同胞一代发病或隔代遗传，罕见连续两代发病。所以选项 B 错误。致病基因 *ATP7B* 定位于染色体13q14.3，编码一种1411个氨基酸组成的铜转运 P 型 ATP 酶；*ATP7B* 基因突变导致此 ATP 酶功能减弱甚或消失，引致血清铜蓝蛋白合成减少以及胆道排铜障碍，蓄积在体内的铜离子在肝、脑、肾、角膜等处沉积，引起进行性加重的肝硬化、锥体外系症状、精神症状、肾损害及角膜色素环（K－F环）等。所以选项 C、D 均正确。正常人每日自肠道摄取少量的铜，铜在血中先与白蛋白疏松结合，在肝细胞中铜与 α_2－球蛋白牢固结合成具有氧化酶活性的铜蓝蛋白；循环血

中90%的铜与铜蓝蛋白结合，铜作为辅基参与多种重要生物酶的合成，铜在各脏器中形成各种特异的铜－蛋白组合体，剩余的铜通过胆汁、尿和汗液排出。疾病状态时，由于铜不能与铜结合蛋白结合，过量铜沉积于肝、脑等组织而致病。所以选项 E 正确。因此，本题的正确答案为 B。

22. A　肝豆状核变性疾病累及的部位中，脑部以壳核最明显，其次为苍白球及尾状核，大脑皮质亦可受侵。壳核最早发生变性，然后病变范围逐渐扩大到上述诸结构。壳核萎缩，岛叶皮质内陷，壳核及尾状核色素沉着加深，严重者可形成空洞。

23. E　肝豆状核变性的神经症状主要是锥体外系症状，表现为肢体舞蹈样及手足徐动样动作，肌张力障碍，怪异表情，静止性、意向性或姿势性震颤，肌强直，运动迟缓，构音障碍，吞咽困难，屈曲姿势及慌张步态等。所以选项 E 错误。

24. A　肝豆状核变性的实验室检查①血清铜：正常人血清铜为 14.7～20.5μmol/L，90%肝豆状核变性（WD）患者的血清铜降低。②血清铜蓝蛋白：正常人血清铜蓝蛋白值为 0.26～0.36g/L，WD 患者显著降低，甚至为 0。③尿铜：大多数患者 24 小时尿铜含量显著增加，未经治疗时增高数倍至数十倍，服用排铜药物后尿铜进一步增高，待体内蓄积铜大量排出后，尿铜量又逐渐降低。④肝铜量：被认为是诊断 WD 的"金标准"之一，绝大多数患者肝铜含量在 250μg/g 干重以上（正常 50μg/g 干重）。从以上分析可知，选项 A 正确。

25. C　角膜 K－F 环是肝豆状核变性最重要的体征，见于 95%～98% 患者，绝大多数出现在双眼，个别为单眼。大多在出现神经系统

受损征象时就可发现此环，位于角膜与巩膜交界处。

26. A D-青霉胺是治疗 Wilson 病的首选药物，药理作用不仅在于络合血液及组织中的过量游离铜从尿中排出，而且能与铜在肝中形成无毒的复合物而消除铜在游离状态下的毒性。

27. C 小舞蹈病又称 Sydenham 舞蹈病、风湿性舞蹈病，是风湿热在神经系统的常见表现。本病多见于儿童和青少年，其临床特征为舞蹈样动作、肌张力降低和肌无力（挤奶妇手法）以及精神障碍。约 1/3 患儿可伴其他急性风湿热表现，如低热、关节炎、心瓣膜炎、风湿结节等。角膜色素环（K-F 环）是肝豆状核变性的临床表现。所以选项 C 符合题意。

28. E 不自主舞蹈样动作可干扰随意运动，导致步态笨拙、持物跌落、动作不稳、暴发性言语。挤奶妇手法是由于肌张力低下和肌无力引起的。

29. D 小舞蹈病患儿约 1/3 可伴其他急性风湿热表现，如低热、关节炎、心瓣膜炎、风湿结节等。所以选项 D 正确。

30. E 小舞蹈病诊断主要依据儿童或青少年起病、有风湿热或链球菌感染史、亚急性或急性起病的舞蹈症，伴肌张力低下、肌无力或（和）精神症状，应考虑本病；合并其他风湿热表现及自限性病程可进一步支持诊断。小舞蹈病不伴有智能障碍。所以选项 E 错误。

31. B 小舞蹈病的发病与 A 组 β 溶血性链球菌感染有关，属于自体免疫性疾病。

32. B 在确诊小舞蹈病后，无论病症轻重，均需应用抗链球菌治疗，目的在于最大限度地防止或减少小舞蹈病复发及避免心肌炎、

心瓣膜病的发生。一般应用青霉素 80 万单位肌注，2 次/日，1~2 周为一疗程。所以选项 B 错误。

33. A 亨廷顿病（HD）又称亨廷顿舞蹈病、慢性进行性舞蹈病、遗传性舞蹈病，是一种常染色体显性遗传的基底核和大脑皮质变性疾病。

34. C 在 IT15 基因 5'-端编码区内的三核苷酸（CAG）重复序列拷贝数异常增多。拷贝数越多，发病年龄越早，临床症状越重。

35. B 亨廷顿病患者纹状体传出神经元中 γ-氨基丁酸、乙酰胆碱及其合成酶明显减少，多巴胺浓度正常或略增加；与 γ-氨基丁酸共存的神经调质脑啡肽、P 物质亦减少，生长抑素和神经肽 Y 增加。

36. A 亨廷顿病多见于 30~50 岁，5%~10% 的患者发病于儿童和青少年，10% 在老年。绝大多数有阳性家族史。隐匿起病，缓慢进展，无性别差异，临床上以舞蹈症、精神异常和痴呆为特征。所以选项 A 错误。

37. C 根据发病年龄、慢性进行性舞蹈样动作、精神症状和痴呆，结合家族史可诊断亨廷顿病；基因检测可确诊，还可发现临床前期患者。基因检测中，三核苷酸（CAG）重复序列拷贝数增加，拷贝数大于 40 具有诊断价值。该检测方法结合临床有较高的诊断价值，可通过该方法确诊此病。

38. D 亨廷顿病表现为锥体外系症状，以舞蹈样不自主运动最常见、最具特征性，通常为全身性，程度轻重不一；典型表现为手指弹钢琴样动作和面部怪异表情，累及躯干可产生舞蹈样步态，可合并手足徐动及偏身投掷症。随着病情进展，舞蹈样不自主运动可逐渐减轻，而肌张力障碍及动作迟缓、肌强直、姿势不稳等帕金森综合征表现渐趋明显。亨廷顿

病没有"静止性震颤"的锥体外系症状，所以选项 D 符合题意。

39. D　原发性扭转痉挛属于遗传性肌张力障碍，主要由 *DYT1* 基因突变引起，大多为常染色体显性遗传。多巴反应性肌张力障碍大多是常染色体显性遗传。家族性局限性肌张力障碍亦通常为常染色体显性遗传。肌张力障碍 – 帕金森综合征是 X 染色体连锁隐性遗传。

40. D　继发性（症状性）肌张力障碍是指有明确病因的肌张力障碍，病变部位包括纹状体、丘脑、蓝斑、脑干网状结构等处，病理变化较少累及大脑皮质。

41. A　吩噻嗪类及丁酰苯类神经安定剂（氯丙嗪、奋乃静、氟哌啶醇）、左旋多巴、甲氧氯普胺都会引起继发性肌张力障碍。奥氮平不同于氯氮平，不会发生粒细胞缺乏症，无迟发性运动障碍和严重的精神抑制症状产生，较少引起继发性肌张力障碍。所以选项 A 正确。

42. B　多巴反应性肌张力障碍的主要治疗方式是药物治疗，疗效显著是其临床特征，主要特效药物为左旋多巴，用药后患者的易疲劳、肌张力障碍、姿势异常等症状有显著缓解甚至完全消失。

43. E　多巴反应性肌张力障碍多于儿童期发病，女性多见。缓慢起病，通常首发于下肢，表现为上肢或下肢的肌张力障碍和异常姿势或步态，步态表现为腿僵直、足屈曲或外翻，严重者可累及颈部。肌张力障碍亦可合并运动迟缓、齿轮样肌强直、姿势反射障碍等帕金森综合征之表现。对小剂量左旋多巴有戏剧性和持久性反应是其显著的临床特征。长期服用左旋多巴无需增加剂量，且不会出现左旋多巴相关的运动并发症。所以选项 E

错误。

44. C　扭转痉挛与舞蹈症的鉴别要点是舞蹈症的不自主运动速度快、运动模式变幻莫测、无持续性姿势异常，并伴肌张力降低；而扭转痉挛的不自主运动速度慢、运动模式相对固定、有持续性姿势异常，并伴肌张力增高。

45. B　僵人综合征表现为发作性躯干肌（颈脊旁肌和腹肌）以及四肢近端肌的紧张、僵硬和强直，而面肌和肢体远端肌常不受累，僵硬可明显限制患者的主动运动，且常伴有疼痛。肌电图检查在休息和肌肉放松时均可出现持续运动单位电活动，易与扭转痉挛区别。所以选项 B 错误。

46. A　原发性震颤（ET）又称特发性震颤，是以震颤为唯一表现的常见运动障碍性疾病，1/3 患者有阳性家族史，呈常染色体显性遗传。

47. E　原发性震颤隐匿起病，缓慢进展，也可长期缓解。可见于任何年龄，但多见于 40 岁以上的中、老年人。震颤是唯一的临床症状，主要表现为姿势性震颤和动作性震颤，往往见于一侧或双侧上肢，头部也常累及，下肢较少受累。所以选项 E 错误。

48. A　部分原发性震颤患者饮酒后震颤症状可暂时减轻，情绪激动或紧张、疲劳、寒冷等可使震颤加重。

二、A2 型题

49. A　帕金森综合征可以在任何年龄发病，临床上以静止性震颤、运动迟缓、肌强直和姿势平衡障碍为主要特征。体检可见双手震颤面容呆板，双眼凝视，瞬目减少，言语减少，时有不自主发笑，且急躁、易忘事。题中的青年男性患者有一氧化碳中毒史，故符合继发性帕金森综合征的诊断。

50. A 苯海索主要适用于震颤明显且年轻的帕金森病患者，老年患者慎用，闭角型青光眼及前列腺肥大患者禁用。

51. B 患者最正确的诊断是帕金森病。帕金森病又名震颤麻痹，是一种常见于中老年的神经系统变性疾病，临床以静止性震颤、运动迟缓、肌强直和姿势平衡障碍为主要特征。

52. D 根据肢体静止性震颤、铅管样肌强直及慌张步态，患者可诊断为帕金森病。帕金森病患者不能服用利血平。因为利血平可阻止多巴胺的再摄取，引起多巴胺能神经元的耗竭，诱发或加重帕金森病的症状。

53. B 根据静止性震颤、运动迟缓、肢体齿轮样强直和姿势平衡障碍等症状，患者可诊断为帕金森病。

54. E 帕金森病患者一般会出现静止性震颤、协调运动减少、全身肌肉强直和姿势步态异常（如"慌张步态"）这四种典型症状，一般不会出现偏瘫症状。

55. E 齿轮样肌张力强直最多见于帕金森病。普拉克索为一种选择性作用于多巴胺 D_3 受体的多巴胺受体激动剂，可明显减少帕金森病静息时的震颤。临床上主要用于治疗老年前（<65 岁）患者的帕金森病及其综合征。

56. C 患者为帕金森病，单用左旋多巴治疗，不会产生口干、眼花、面红、无汗症状，而抗胆碱能药物如苯海索（安坦）可引起。

57. D 患者确诊为帕金森病，近 1 年来每次服多巴丝肼后 1~2 小时出现手足徐动样不自主运动，考虑为异动症。异动症是左旋多巴的并发症之一，又称为运动障碍，常表现为不自主的舞蹈样、肌张力障碍样动作（手足徐动样动作），可累及头面部、四肢、躯干。

58. A 根据静止性震颤、运动迟缓、齿轮样强直及慌张步态，患者可诊断为帕金森病。患者年龄大于 65 岁，首选的治疗药物为左旋多巴。

59. E 肝豆状核变性临床表现：神经症状以锥体外系损害为突出表现，以舞蹈样动作、手足徐动和肌张力障碍为主，并有面容怪异、张口流涎、吞咽困难、构音障碍、运动迟缓、震颤、肌强直等。角膜色素环是本病的重要体征，出现率达 95% 以上；其位于巩膜与角膜交界处，呈绿褐色或金褐色，宽约 1.3mm，是铜在角膜后弹力膜沉积而成。因此，根据患者题中病历摘要表现，可诊断为肝豆状核变性。

60. E 肝豆状核变性的实验室检查 ①血清铜：正常人血清铜为 14.7~20.5μmol/L，90% 肝豆状核变性（WD）患者的血清铜降低。②血清铜蓝蛋白及铜氧化酶活性：正常人血清铜蓝蛋白值为 0.26~0.36g/L，WD 患者显著降低，甚至为 0；血清铜氧化酶活性强弱与血清铜蓝蛋白含量成正比。③尿铜：大多数患者 24 小时尿铜含量显著增加，未经治疗时增高数倍至数十倍，服用排铜药物后尿铜进一步增高，待体内蓄积铜大量排出后，尿铜量又逐渐降低。④肝铜量：被认为是诊断 WD 的"金标准"之一，绝大多数患者肝铜含量在 250μg/g 干重以上（正常 50μg/g 干重）。根据第②点分析可知，肝豆状核变性患者血清铜氧化酶活性降低，所以选项 E 错误。

61. B 小舞蹈病多见于 5~15 岁女童，病前常有上呼吸道炎、咽喉炎等 A 组 β 溶血性链球菌感染病史。表现为不自主、无规律的急速舞蹈样动作，可以是全身性，也可以是一侧较重，主要累及面部和肢体远端；呈现挤眉、弄眼、撅嘴、吐舌、扮鬼脸，上肢各关节交替屈伸、内收，下肢步态颠簸，精神紧张时加重，睡眠时消失。根据患儿题中病历摘要表现，可诊断为小舞蹈病。

62. A 依据儿童或青少年起病、有风湿热或链球菌感染史、亚急性或急性起病的舞蹈症（肢体不自主运动伴挤眉弄眼），伴肌张力低下、肌无力或（和）精神症状，应考虑为小舞蹈病。

三、A3/A4 型题

63. C 根据典型的静止性震颤、肌强直、运动减少且迟缓等症状，结合搓丸样动作、铅管样肌强直、面具脸、小字征、慌张步态等体征，一般均可做出帕金森病的诊断。

64. A 震颤麻痹即帕金森病，确诊主要依据病史和体征，其他检查仅作为与其他疾病的鉴别诊断手段。

65. B 帕金森病的发病机制是由于黑质多巴胺能神经元变性、缺失，纹状体多巴胺含量显著降低，造成乙酰胆碱系统功能相对亢进。临床治疗本病采用多巴胺替代疗法，即使用复方左旋多巴是帕金森病最重要的治疗方法。复方左旋多巴（苄丝肼－左旋多巴、卡比多巴－左旋多巴）是治疗本病最基本、最有效的药物，对强直、少动、震颤等均有良好疗效。

66. D 帕金森病患者长期使用抗胆碱能药物如苯海索可引起认知障碍；主要适用于震颤明显的年轻患者，老年患者慎用，且对强直、少动无效。故患者出现上述反应均是由于药物选择不合理引起的。

67. A 复方左旋多巴（美多芭）属于帕金森病（震颤麻痹）治疗的最基本、最有效

药物；对于 65 岁以上的老年患者在确诊后首选复方左旋多巴。

68. C 早期即选用低剂量复方左旋多巴治疗的患者，至中期阶段症状控制不理想时应适当加大剂量或添加 DA 受体激动剂。

69. C 根据患者动作迟缓、肌强直和姿势步态障碍（始动及停步或转弯时困难，走路慌张不稳），患者最可能诊断为帕金森病。

70. B 应对帕金森病的运动症状和非运动症状采取综合治疗，包括药物治疗、手术治疗、运动疗法、心理疏导及照料护理。药物治疗作为首选，且是贯穿整个治疗过程中的主要治疗手段，手术治疗则是药物治疗的一种有效补充手段。

71. D 患者确诊为帕金森病，若服用多巴丝肼多日后效果不好，应考虑为症状波动等运动并发症现象。应加用 DR 激动剂等其他药物辅助。

72. A 患者为老年男性，出现缓慢发生并逐渐进展的静止性震颤、肌张力增高和运动减少，无智能和感觉障碍，无锥体束损害征，帕金森病最可能被诊断。

73. B 帕金森病的发病机制是由于黑质多巴胺能神经元变性、缺失，纹状体多巴胺含量显著降低，造成乙酰胆碱系统功能相对亢进。多巴胺替代疗法，即使用复方左旋多巴是帕金森病最重要的治疗方法。

74. C 帕金森病药物治疗的目的主要是改善症状，目前还没有阻止病情进展加重的良好方法。

75. B 最可能的诊断是肝豆状核变性。肝豆状核变性超声表现：肝脏形态不规则，囊壁增厚，实质内回声弥漫性不均匀；整个肝脏覆盖有多个不同大小的高回声结节，边界不

清，重叠融合。

76. C 肝豆状核变性具有高度的遗传异质性，致病基因突变位点和突变方式复杂，故尚不能取代常规筛查手段。利用常规手段不能确诊的病例，或对神经精神症状前期患者、基因携带者筛选时，可考虑基因检测。*ATP7B* 基因突变是本病的主要原因。所以为明确诊断，首选 *ATP7B* 基因检测。

77. C 根据发病年龄（多见于30～50岁），慢性进行性舞蹈样动作、精神症状和痴呆，结合家族史可诊断为 Huntington 舞蹈病。

78. D Huntington 舞蹈病可通过基因检测确诊，还可发现临床前期患者。基因检测中，三核苷酸（CAG）重复序列拷贝数增加，拷贝数40具有诊断价值。该检测方法结合临床有较高的诊断价值，可通过该方法确诊此病。

79. E Huntington 舞蹈病患者的脑电图呈弥漫性异常，无特异性。CT 及 MRI 显示大脑皮质和尾状核萎缩，脑室扩大。MRI T_2 加权像示壳核信号增强。MR 波谱（MRS）示大脑皮质及基底核乳酸水平增高。所以选项 A、B、C、D 均正确。Huntington 舞蹈病患者的脑内生化检查显示 GABA、ACh 及其合成酶显著减少，DA 含量升高。所以选项 E 错误，符合题意。

80. C 患者最可能的诊断是肌张力障碍——扭转痉挛。扭转痉挛是指全身性扭转性肌张力障碍，又称畸形性肌张力障碍，临床上以四肢、躯干甚至全身的剧烈而不随意的扭转运动和姿势异常为特征。

81. C 对诊断扭转痉挛等肌张力障碍帮助最大的是服药史。抗精神病药物如吩噻嗪类及丁酰苯类神经安定剂（氯丙嗪、奋乃静、氟哌啶醇）、左旋多巴、甲氧氯普胺等均可引起药源性急性肌张力障碍，如局部和全身性

肌痉挛，以口面部、颈部多见。

82. D 甲氧氯普胺可引起痛性急性肌张力障碍，所以停用甲氧氯普胺后，急性肌张力障碍不会再发作。所以选项 A 正确。由药物不良反应引起的急性肌张力障碍，建议患者多饮水，促进药物排出，必要时洗胃。所以选项 B 正确。氯丙嗪引起的急性肌张力障碍可以用苯海索来缓解。所以选项 C 正确。氟哌啶醇可引起急性肌张力障碍。所以选项 D 错误。药物引起的急性肌张力障碍者，可予以苯海拉明治疗；如对苯海拉明过敏，可使用抗胆碱能药物如东莨菪碱、山莨菪碱、阿托品或苯二氮䓬类药物如地西泮等。所以选项 E 正确。

83. C 患者如果经常出现姿势性和（或）动作性震颤，饮酒后震颤减轻，有阳性家族史，不伴有其他神经系统症状和体征，应考虑特发性震颤的可能性。

84. D 普奈洛尔对特发性震颤疗效较好，为一线用药，因此可选用此药治疗。

85. B 特发性震颤的特点是姿势性震颤，运动时加重。姿势性震颤在随意运动时不出现，当运动完成，肢体和躯干主动保持在某种姿势时才出现，如当患者上肢伸直、手指分开，保持这种姿势时可见到手臂的震颤；肢体放松时震颤消失，当肌肉紧张时又变得明显。

四、B1 型题

86～88. D、B、C ①国际亨廷顿病协作研究组克隆出该病的致病基因 *IT15*，该病致病基因也称为 Huntington 基因，位于4号染色体的上部。②原发性扭转痉挛是常染色体显性遗传，绝大部分是由于 *DYT1* 基因突变所致，该基因定位在 9q32 - 34，外显率为 30% ～50%。③多巴反应性肌张力障碍是常染色体显性遗传，为三磷酸鸟苷环水解酶 - 1（GCH - 1）基因突变所致。

89～90. B、C 肌张力障碍的治疗措施有药物治疗、局部注射 A 型肉毒素治疗和外科治疗。对局灶型或节段型肌张力障碍首选局部注射 A 型肉毒素，对全身性肌张力障碍宜采用口服药物加选择性局部注射 A 型肉毒素。口服药物或 A 型肉毒素注射治疗无效的严重病例可考虑外科治疗。

91～92. D、D 锥体外系损害的肌张力呈铅管样或齿轮样肌张力增高。表现为屈肌、伸肌张力均增高，如被动屈伸肘部时，若不伴有震颤，则各方向阻力是一致的，故称为铅管样肌张力增高；若伴有震颤，则有类似扳动齿轮样的顿挫感，故称为齿轮样肌张力增高。最多见于帕金森病。痉挛性折刀样肌张力增高是锥体束损害的肌张力表现。

93～96. B、D、A、C 刺激性或激惹性症状是指感觉传导径路受到刺激或兴奋性增高时出现刺激性症状，分类如下。①感觉过敏：指在正常人中不引起不适感觉或仅有轻微感觉的刺激，而在患者中却引起非常强烈甚至难以忍受的感觉。常见于浅感觉障碍。②感觉过度：一般指发生在感觉障碍之基础上的刺激。③感觉倒错：指对刺激产生的错误感觉，如冷的刺激产生热的感觉，触觉刺激或其他刺激误认为痛觉等。常见于顶叶病变或癔症。④感觉异常：指在没有任何外界刺激的情况下，患者感到某些部位有蚁行感、麻木、瘙痒、重压、针刺、冷热、肿胀，而客观检查无感觉障碍。常见于周围神经或自主神经病变。⑤疼痛：是感觉纤维受刺激时的躯体感受，属于机体的防御机制。

五、X 型题

97. ABCDE 基底核是大脑皮质下一组灰质核团，由尾状核、壳核、苍白球、丘脑底核和黑质组成。在人、猴等高等动物，基底核对

运动功能的调节主要通过"大脑皮质－基底核－丘脑－大脑皮质"环路间的联系而实现。

98. ABCD 老年前（<65 岁）患者，且不伴智能减退，可有如下选择：①非麦角类 DR 激动剂；②MAO－B 抑制剂，或加用维生素 E；③金刚烷胺，若震颤明显而其他抗 PD 药物效果不佳则可选用；④复方左旋多巴＋儿茶酚－氧位－甲基转移酶（COMT）抑制剂，即达灵复；⑤复方左旋多巴：一般在①、②、③方案治疗效果不佳时加用。

99. ABC 复方左旋多巴的副作用有周围性和中枢性两类，前者为恶心、呕吐、低血压、心律失常（偶见）；后者有症状波动、异动症和精神症状等。

100. ABCD DR 激动剂有两种类型，麦角类包括溴隐亭、培高利特、α－二氢麦角隐亭、卡麦角林和麦角乙脲；非麦角类包括普拉克索、罗匹尼罗、吡贝地尔、罗替高汀和阿扑吗啡。

101. ABC 维生素 B_6 为左旋多巴外周脱羧酶的辅酶，可加速左旋多巴在外周的分解而增加毒性反应。吩噻嗪类药物和利血平则可导致帕金森综合征。

102. ABDE 治疗震颤麻痹的抗胆碱能药主要有苯海索，用法 1～2mg，3 次/日。此外有丙环定、甲磺酸苯扎托品、东莨菪碱、环戊哌丙醇和比哌立登。主要适用于震颤明显且年轻患者，老年患者慎用，闭角型青光眼及前列腺肥大患者禁用。主要副作用有口干、视物模糊、便秘、排尿困难，影响认知，严重者有幻觉、妄想。所以选项 A、B、D、E 均正确，选项 C 错误。

103. ACDE 原发性帕金森病在临床以静止性震颤、运动迟缓、肌强直和姿势平衡障碍（姿势反射消失）为主要特征。出现双眼向下

的垂直性核上性凝视麻痹可排除原发性帕金森病。

104. ACD 到目前至少发现有 23 个单基因（*Park* 1 ~ 23）与家族性帕金森病连锁的基因位点，其中 6 个致病基因已被克隆，即 α - 突触核蛋白（α - *synuclein*）（*Park* 1，4q22.1）、*Parkin*（*Park* 2，6q26）、*UCH - L*1（*Park* 5，4p13）、*PINK*1（*Park* 6，1p36.12）、*DJ - 1*（*Park* 7，1p36.23）和 *LRRK*2（*Park* 8，12p12）基因。*ATP7B*（选项 B）是肝豆状核变性的致病基因。*IT*15（选项 E）是亨廷顿病的致病基因。

105. ABCE 左旋多巴、托卡朋、司来吉兰、普拉克索均可用于治疗帕金森病。培高利特属于麦角类 DR 激动剂，会导致心脏瓣膜病变和肺胸膜纤维化，现已不主张使用。

106. ABCD Wilson 病的临床诊断主要根据 4 条标准：①肝病史、肝病征或锥体外系表现；②血清铜蓝蛋白显著降低和（或）肝铜增高；③角膜 K - F 环；④阳性家族史。符合①、②、③或①、②、④可确诊 Wilson 病；符合①、③、④为很可能的 Wilson 病；符合②、③、④为很可能的症状前 Wilson 病；如具有 4 条中的 2 条则为可能的 Wilson 病。

107. DE 肝豆状核变性的脑部病变以豆状核最为多见，其次为丘脑、尾状核头部及大脑白质，多数病灶为双侧对称，少数为单侧。肝豆状核变性的脑 CT 显示双侧豆状核区异常低密度影，尾状核头部、小脑齿状核及脑干内也可有密度减低区，大脑皮质和小脑示萎缩性改变。MRI 显示 T_1 低信号、T_2 高信号，大脑皮质萎缩。约 96% 患者的骨关节 X 线平片可见骨质疏松、骨关节炎或骨软化等，最常见于手部。肝豆状核变性的影像学检查不可见胼胝体病变和双侧海马结构病变。

108. DE 肝豆状核变性患者应采取低铜饮食。应尽量避免食用含铜多的食物，如坚果类、巧克力、豌豆、蚕豆、玉米、香菇、贝壳类、螺类和蜜糖、各种动物肝和血等。可食用高氨基酸、高蛋白饮食以促进尿铜的排泄。

109. ABCDE 肝豆状核变性施行脾切除术适用于：严重脾功能亢进；长期白细胞和血小板显著减少，经常出血或（和）感染；因白细胞和血小板降低致青霉胺不能应用；或青霉胺效果不明显。

110. ABCDE 小舞蹈病的病理改变主要为黑质、纹状体、丘脑底核、小脑齿状核及大脑皮质充血、水肿、炎性细胞浸润与神经细胞弥漫性变性，有的病例出现散在动脉炎、点状出血，有时脑组织可呈现栓塞性小梗死，软脑膜可有轻度炎性改变，血管周围有少量淋巴细胞浸润。

111. ABCDE 小舞蹈病的临床特征为舞蹈样动作、肌张力降低、肌力减退和（或）精神症状（行为异常、强迫观念）。所以五个选项均正确。

112. BCDE 小舞蹈病的对症治疗：对舞蹈症状可选用多巴胺受体拮抗剂，如氯丙嗪 12.5 ~ 25mg、氟哌啶醇 0.5 ~ 1mg、奋乃静 2 ~ 4mg 或硫必利 50 ~ 100mg，每日 3 次口服；前两种药物易诱发锥体外系副作用，需注意观察，一旦发生，需减少剂量。也可选用多巴胺耗竭剂，如丁苯那嗪 25mg，每日 2 ~ 3 次口服。或可选用增加 GABA 含量的药物，如丙戊酸钠 200mg，每日 3 次口服。必要时加用苯二氮䓬类药，如地西泮、氯硝西泮或硝西泮则可更有效地控制舞蹈症。甘露醇不用小舞蹈病的治疗。所以本题应选 BCDE。

113. CE 亨廷顿病患者的病理变化主要位于纹状体和大脑皮质，黑质、视丘、视丘下核、齿状核亦可轻度受累。

114. BCDE　亨廷顿病可以服用多巴胺受体拮抗剂来缓解舞蹈症状。常用的药物有氟哌啶醇、氯丙嗪、奋乃静、硫必利、匹莫齐特等。在有症状的亨廷顿病患者中，左旋多巴可以使舞蹈样动作加重；左旋多巴还可以诱发处于亚临床状态的患者出现舞蹈样动作。所以选项 A 不正确。

115. ABDE　肌张力障碍根据症状分布可分为局灶型、节段型、多灶型、偏身型、全身型。所以选项 A、B、D、E 正确。选项 C "特发型"是按照病因分类的。

116. ABCE　继发性（症状性）肌张力障碍指有明确病因的肌张力障碍，病变见于感染（脑炎后）、神经变性病（肝豆状核变性、苍白球 - 黑质 - 红核色素变性、进行性核上性麻痹、家族性基底核钙化）、中毒（一氧化碳等）、代谢障碍（大脑类脂质沉积、胆红素脑病、甲状旁腺功能减退症）、脑血管病、外伤、肿瘤、药物（吩噻嗪类及丁酰苯类神经安定剂、左旋多巴、甲氧氯普胺）等。

117. ABCD　局限性扭转性肌张力障碍可为特发性扭转性肌张力障碍之某些特点的孤立出现，如痉挛性斜颈、睑痉挛、口 - 下颌肌张力障碍、痉挛性发音困难（声带）和书写痉挛（一侧上肢）等。所以选项 A、B、C、D 正确。面肌痉挛（选项 E）表现为一侧面肌和眼睑的抽搐样表现，不伴有口 - 下颌的不随意运动，属于脑神经疾病。

118. CDE　Meige 综合征应与颞下颌关节紊乱综合征、下颌错位咬合、面肌痉挛、神经症相鉴别。面肌痉挛亦好发于老年女性，表现为一侧面肌和眼睑的抽搐样表现，不伴有口 - 下颌的不随意运动。

119. AB　治疗原发性震颤的一线用药为普萘洛尔、扑痫酮（扑米酮），二线用药包括苯二氮䓬类药（阿普唑仑）、加巴喷丁、托吡酯、A 型肉毒素。

120. BDE　早期药物治疗显效，而长期治疗疗效明显减退，同时出现异动症的帕金森病患者可考虑手术治疗。手术对肢体震颤和（或）肌强直有较好疗效，但对躯体性中轴症状如步态障碍无明显疗效。手术方法主要有神经核毁损术和脑深部电刺激术（DBS），后者因其相对微创、安全和可调控性而作为主要选择。手术靶点包括苍白球内侧部、丘脑腹中间核和丘脑底核。

第十一章 头 痛

1. D 继发性头痛的警示征象包括：特殊人群的头痛（50 岁以上、妊娠或产褥期、创伤后头痛、既往有肿瘤病史、既往有免疫功能缺陷病史）、发病模式特殊的头痛（突然发生的头痛、进展性头痛、既往头痛特征最近改变或恶化）、特殊诱因导致的头痛（体力活动、打喷嚏、咳嗽、体位改变等触发）、特殊的伴随症状（发热等全身性症状、眼部症状、自主神经症状等）、特殊的伴随体征（意识障碍、视神经乳头水肿、颈项强直等异常体征）等。

2. B 头痛的发病机制复杂，主要是由于颅内、外痛敏结构内的痛觉感受器受到刺激，经痛觉传导通路传导到达大脑皮质而引起。颅内痛敏结构包括静脉窦、脑膜前动脉及中动脉、颅底硬脑膜、三叉神经（Ⅴ）、舌咽神经（Ⅸ）和迷走神经（Ⅹ）、颈内动脉近端部分及邻近 Willis 环分支、脑干中脑导水管周围灰质和丘脑感觉中继核等；颅外痛敏结构包括颅骨骨膜、头部皮肤及皮下组织、帽状腱膜、头颈部肌肉和颅外动脉、第 2 和第 3 颈神经、眼、耳、牙齿、鼻窦、口咽部和鼻腔黏膜等。脑组织本身无感觉神经，所以大脑白质无疼痛感觉。

3. A 偏头痛是临床常见的原发性头痛，临床以发作性中重度、搏动样头痛为主要表现，头痛多为偏侧，一般持续 4～72 小时，可伴有恶心、呕吐，光、声刺激或日常活动均可加重头痛，安静环境、休息及睡眠可缓解头痛。其中，无先兆偏头痛是最常见的偏头痛类型，约占 80%。

4. B 头痛是常见的临床症状，一般是指外眦、外耳道与枕外隆突连线以上部位的疼痛，而连线以下至下颌部的疼痛则称为面痛。头痛不是一种单纯的疾病，而是由许多病因引起的临床综合征。所以选项 B 错误。头痛发病快慢与疾病的关系见下表。

头痛发病快慢与疾病的关系：

头痛的发病形式	病因
急性头痛	蛛网膜下腔出血、脑梗死、脑出血、脑炎、脑膜脑炎、癫痫、高血压脑病、腰穿导致的低颅压、青光眼、急性虹膜炎
亚急性头痛	颅内占位性病变、良性颅内压增高、高血压头痛
慢性头痛	偏头痛、丛集性头痛、紧张型头痛、药物依赖性头痛、鼻窦炎

5. C 偏头痛的病因 ①内因：偏头痛具有遗传易感性，约 60% 的偏头痛患者有家族史。所以选项 A 正确。此外，与神经系统兴奋性相关的基因突变与偏头痛的常见类型有关，提示偏头痛与大脑神经细胞的兴奋性紊乱相关。所以选项 B 正确。本病女性多于男性，常在青春期发病，月经期容易发作，妊娠期或绝经后发作减少或停止。这提示内分泌和代谢因素参与偏头痛的发病。所以选项 C 错误。②外因：环境因素也参与偏头痛的发作。偏头痛发作可由某些食物和药物所诱发。食物包括含酪胺的奶酪、含亚硝酸盐的肉类和腌制食品、含苯乙胺的巧克力、含谷氨酸钠的食品添加剂及葡萄酒等；药物包括口服避孕药和血管扩张剂如硝酸甘油等。所以选项 D 正确。另外，强光、过劳、应激以及应激后的放松、睡

眠过度或过少、禁食、紧张、情绪不稳等也是偏头痛的诱发因素。所以选项E正确。故本题应选C。

6. E 无先兆偏头痛临床表现为反复发作的一侧或双侧额颞部疼痛，呈搏动性；疼痛持续时伴颈肌收缩，可使症状复杂化。

7. A 视网膜性偏头痛为反复发生的完全可逆的单眼视觉障碍，包括闪烁、暗点或失明，并伴偏头痛发作，在发作间期眼科检查正常。视觉症状仅局限于单眼，且缺乏起源于脑干或大脑半球的神经缺失或刺激症状。所以选项A错误。

8. C 搏动性疼痛是偏头痛和高血压头痛的常见表现；烧灼、针刺样疼痛主要见于神经病理性疼痛；胀痛、钝痛、持续性疼痛是紧张型头痛和颅内压增高的表现。

9. D 典型偏头痛又称有先兆偏头痛，最显著的特点就是头痛发作之前有先兆症状，多为视觉先兆。先兆症状持续时间不超过60分钟。无先兆（普通型）偏头痛患者常有家族史，头痛性质与典型偏头痛相似，但多无明确的先兆。所以选项D正确。选项A、B、C、E均为普通型偏头痛的特征。

10. A 妇女每逢月经期或行经前、后，即出现明显的头痛，称为"月经性头痛"，多为无先兆偏头痛，发作通常持续时间较长，可达4~5天，与月经持续时间相当，二者具有显著相关性。

11. A 偏头痛是临床常见的原发性头痛，其特征是发作性、多为偏侧、中重度、搏动样头痛，一般持续4~72小时，可伴有恶心、呕吐，声、光刺激或日常活动均可加重头痛，处于安静环境、休息及睡眠可缓解头痛。所以选项A错误。

12. E 睡眠可减轻头痛的发作。偏头痛发作急性期，应使患者保持安静，解除心理上的紧张和恐惧，让患者在光线较暗的房间躺下，保持适度睡眠。

13. C 无先兆偏头痛临床表现为反复发作的一侧或双侧额颞部疼痛，呈搏动性；疼痛持续时伴颈肌收缩，可使症状复杂化。常伴有恶心、呕吐、畏光、畏声、出汗、全身不适、头皮触痛等症状。视觉先兆是有先兆偏头痛的症状表现。

14. C 妊娠期偏头痛对麦角类制剂或曲普坦类应用有禁忌，故应给予布洛芬治疗以终止偏头痛急性发作。

15. E 有先兆偏头痛在头痛之前或头痛发生时，常以可逆的局灶性神经系统症状为先兆，表现为视觉、感觉、言语和运动的缺损或刺激症状。最常见为视觉先兆，如视物模糊、暗点、闪光、亮点（亮线）或视物变形；其次为感觉先兆，言语和运动先兆少见。

16. A 典型先兆偏头痛为最常见的先兆偏头痛类型，先兆表现为完全可逆的视觉、感觉或言语症状，无肢体无力表现。

17. A 眼肌麻痹型偏头痛主要累及动眼神经支配的肌肉（约占90%），尤其是以上睑下垂最多见；也可影响滑车神经、展神经及三叉神经。

18. C 基底型偏头痛即脑干先兆性偏头痛，先兆症状明显源自脑干，临床可见构音障碍、眩晕、耳鸣、听力减退、复视、双眼鼻侧及颞侧视野同时出现视觉症状、共济失调、意识障碍、双侧同时出现感觉异常，但无运动无力症状。在先兆同时或先兆60分钟内出现符合偏头痛特征的头痛，常伴恶心、呕吐。所以选项C错误。

19. D 无先兆偏头痛至少具备下列中的 2 项头痛特征：①单侧性；②搏动性；③中或重度头痛；④日常活动（如步行或上楼梯）会加重头痛，或头痛时会主动避免此类活动。选项 D "语言功能障碍"属于有先兆偏头痛的诊断标准。

20. E NSAIDs 如阿司匹林、萘普生、布洛芬、双氯芬酸等对轻 - 中度偏头痛有效。麦角胺或麦角胺咖啡因合剂可治疗某些中 - 重度的偏头痛发作，要注意合用的咖啡因会增加药物依赖、成瘾及药物过量使用性头痛的危险。所以选项 E 正确。

21. B 临床用于偏头痛预防性治疗的药物有：①β 肾上腺素能受体拮抗剂：普萘洛尔、美托洛尔；②钙通道阻滞剂：氟桂利嗪、维拉帕米；③抗癫痫药：丙戊酸、托吡酯、加巴喷丁；④抗抑郁药：阿米替林；⑤5 - HT 受体拮抗剂：苯噻啶。奋乃静是偏头痛伴严重呕吐患者的治疗药物。

22. A 偏头痛发作期治疗药物包括非特异性止痛药如非甾体抗炎药（NSAIDs）和阿片类药物，特异性药物如麦角类制剂（麦角胺、双氢麦角胺）和曲普坦类药物（舒马曲普坦、那拉曲普坦、利扎曲普坦、佐米曲普坦、阿莫曲普坦）。

23. D 曲普坦类药物为 5 - 羟色胺受体激动剂，能特异性地控制偏头痛的发作，包括舒马曲普坦、佐米曲普坦、利扎曲普坦等。所以选项 D 正确。布洛芬和萘普生属于口服非甾体抗炎药，是偏头痛发作期的非特异性治疗药物。哌替啶对偏头痛急性发作亦有效，但因其具有成瘾性，不推荐常规应用。氟桂利嗪是钙通道阻滞剂，可对偏头痛进行预防性治疗。

24. A 普萘洛尔为偏头痛预防性治疗药物，不适用于急性期甚至严重偏头痛的治疗。

25. A 托吡酯是有试验研究证据支持的对偏头痛进行预防性治疗的抗癫痫药物，对慢性偏头痛有效，每天 25 ~ 200mg。所以选项 A 正确。

26. C 偏头痛患者适宜治疗药物的选择原则是分层式和阶梯式原则，分层是指在选择药物之前，首先应评估偏头痛的病情、伴随症状与致残程度；阶梯式原则是即先给予非特异性镇痛药，无效后再给予特异性镇痛药。不是所有的偏头痛患者都需要预防性使用药物，频繁使用镇痛药易形成药物依赖，或是转变为药物滥用性头痛或慢性偏头痛。偏头痛频繁发作时，必须关注生活方式和偏头痛触发因素；但严格避免所有理论上可能的诱发食物既不现实，也对健康无益。

27. D 偏头痛发作期每次头痛发作时先给予非特异性镇痛药治疗（包括非甾体抗炎药等），如果治疗失败再给予特异性镇痛药治疗（包括麦角胺类药物、曲普坦类药物、降钙素基因相关肽制剂等）。阿片类药物具有成瘾性，可导致药物滥用性头痛并诱发对其他药物的耐药性，故不常规推荐，仅适用于其他药物治疗无效的严重头痛，在谨慎权衡利弊后使用。

28. D 丛集性头痛平均发病年龄约为 25 岁，以男性多见，为女性的 4 ~ 5 倍。头痛突然发生，无先兆症状，几乎发生于每日同一时间，常在晚上发作。丛集发作期常在每年的春季和（或）秋季；丛集发作期后可有数月或数年的间歇期。头痛发作几乎均为单侧，近 15% 的患者下一次发作可转移至另一侧。疼痛多为固定位于一侧三叉神经第一支的分布区。在丛集发作期，饮酒或血管扩张药可诱发头痛发作；而在间歇期，两者均不会引起头痛发作。所以选项 D 的叙述最正确。

29. E 丛集性头痛临床特点为某段时期内频繁出现、反复密集发作性、极剧烈且难以忍受的单侧头痛；绝大多数患者头痛发作时伴有头痛侧的自主神经症状，并有情绪与行为反应，如坐卧不宁、激越、攻击性增强、捶头、头撞墙等。

30. A 丛集性头痛持续15分钟至3小时不等。发作频度不一，从一日8次至隔天1次。

31. B 丛集性头痛开始位于一侧眶周、眶上、眼球后和（或）颞部，呈尖锐、爆炸样、非搏动性剧痛。

32. B 绝大多数丛集性头痛患者头痛发作时常伴有头痛侧颜面部自主神经功能症状，表现为结膜充血、流泪、流涕等副交感亢进症状，或瞳孔缩小和眼睑下垂等交感神经麻痹症状，较少伴有恶心、呕吐；部分患者的交感神经麻痹症状（瞳孔缩小、眼睑下垂）可持续存在，且在发作期加重。患者还可有全身性症状，如心动过缓、眩晕、共济失调、晕厥、血压升高、胃酸增多等。绝大多数患者头痛发作时还有情绪与行为反应：焦虑不安、坐卧不宁、激越、攻击性增强、捶头、砸物、头撞墙等。所以选项B符合题意。

33. E 预防性治疗对于丛集性头痛患者意义重大。预防性药物包括维拉帕米、糖皮质激素和锂制剂等。维拉帕米是首选药物，但需要注意维拉帕米对心脏的影响。锂制剂也是有效的预防性治疗方式，但治疗窗较窄，仅用于其他药物无效或者有禁忌证的情况。糖皮质激素也可有效降低丛集性头痛的发作频率，可采用口服泼尼松、枕神经阻滞（皮下注射激素）等方案。此外，托吡酯也可单药或者作为维拉帕米或激素的联合药物，用于丛集性头痛的治疗。阿米替林是慢性紧张型头痛

的预防性用药。

34. C 紧张型头痛是原发性头痛中最常见的一种。两性均可患病，女性稍多见，男女比例约为4∶5。日常体力活动不导致疼痛加重，应激和精神紧张常加重病情。疼痛通常呈持续性轻至中度钝痛，头痛期间日常生活与工作常不受影响。所以选项C的叙述最正确。

35. C 紧张型头痛（TTH）以往称为紧张性头痛或肌收缩性头痛，是双侧枕部或全头部紧缩性、压迫性头痛。约占头痛患者的40%，是原发性头痛中最常见的类型。

36. A 紧张型头痛（TTH）以往称紧张性头痛或肌收缩性头痛，是双侧枕部或全头部紧缩性、压迫性头痛。头痛部位不定，可为双侧、单侧，可在全头部、颈项部、双侧枕部、双侧颞部等。通常呈持续性轻至中度钝痛，呈头周紧箍感、压迫感或沉重感。

37. B 紧张型头痛在两性均可患病，女性稍多见；随年龄的增长，患病率稍有减低。所以选项A正确，选项B不正确。头痛部位不定，可为双侧、单侧，可在全头部、颈项部、双侧枕部、双侧颞部等。所以选项C正确。体检可发现疼痛部位肌肉触痛或压痛点，颈肩部肌肉有僵硬感，捏压时肌肉感觉舒适。所以选项D正确。头痛期间日常生活与工作常不受影响。所以选项E正确。

38. E 对于频发性和慢性紧张型头痛应采用预防性治疗，包括三环类抗抑郁药如阿米替林、多塞平，也可试用选择性5-羟色胺再摄取抑制剂或肌肉松弛剂如盐酸乙哌立松、巴氯芬等。阿司匹林用于发作性紧张型头痛的治疗。所以本题应选E。

39. E 曲普坦类药物目前不常规推荐用于紧张型头痛发作期的治疗。非甾体抗炎药物联合咖啡因治疗是二线治疗方案，虽然可提高

疗效，但是副作用更常见，比如增加药物过量性头痛的风险。紧张型头痛急性发作时首选非甾体抗炎药如阿司匹林、对乙酰氨基酚等。对于慢性和频发性紧张型头痛，应考虑预防性用药，这两类患者常伴有抑郁和焦虑，会导致明显失能，显著影响生活质量。所以选项 E 的叙述最正确。

40. A 腰穿后头痛很少是在腰穿之后立即出现，而是多在腰穿之后 24~48 小时之内出现。常伴随颈部僵硬和（或）主观的听觉症状。常是直立性头痛，头痛多为双侧对称性，可放射至颈肩背部，摇头、咳嗽、打喷嚏、用力时也可引发头痛。所以选项 A 错误。

41. A 腰穿后头痛为低颅压性头痛，与体位有明显关系，表现为立位时出现或加重，卧位时减轻或消失，头痛多在变换体位后 15~30 分钟内出现。

42. B 低颅压性头痛包括自发性（特发性）和继发性两种。自发性病因不明，既往多认为可能与血管舒张障碍引起脑脊液分泌减少或吸收增加有关，目前已证实多数自发性低颅压与自发性脑脊液漏有关。继发性可由多种原因引起，其中以硬膜或腰椎穿刺后低颅压性头痛最为多见，头颈部外伤及手术、脑室分流术、脊柱创伤及手术等使脑脊液漏出增多也会导致低颅压性头痛。另外，脱水、糖尿病酮症酸中毒、尿毒症、全身严重感染、脑膜脑炎、过度换气和低血压等可使 CSF 生成减少。

43. A 低颅压性头痛是脑脊液压力降低（<60mmH$_2$O）导致的头痛，多为体位性。

44. E 低颅压性头痛多为体位性头痛。患者常在直立 15 分钟内出现头痛或头痛明显加剧，卧位后头痛缓解或消失。

45. C 低颅压性头痛的脑脊液检查：腰穿脑脊液压力 <60mmH$_2$O；部分病例压力测不出，甚至放不出 CSF，称"干性穿刺"。少数病例 CSF 细胞数轻度增加，蛋白质、糖和氯化物正常。所以选项 C 所述结果不可出现。

46. E 硬膜外血贴疗法常用于保守治疗失败的患者。所以选项 E 错误。低颅压性头痛可以采取对症治疗，包括卧床休息（平卧或头低足高位）、大量饮水（5000ml/d）、静脉补液（生理盐水 3500~4000ml/d 或 5% 葡萄糖溶液 2800~3000ml/d）、穿紧身裤和绑腹带，给予适量镇痛剂等。

二、A2 型题

47. C 偏头痛是临床常见的原发性头痛类型，临床以发作性中重度、搏动样头痛为主要表现，头痛多为偏侧，一般持续4~72小时，可伴有恶心、呕吐，光、声刺激或日常活动均可加重头痛，安静环境、休息及睡眠可缓解头痛。该患者出现阵发性偏侧头痛多年，持续数小时可以缓解，神经系统检查未见异常，头痛发作前有视觉先兆，且在月经期间发作，可初步诊断为偏头痛——月经性偏头痛。

48. B 患者青年女性，有视觉先兆后出现右侧额颞部搏动性疼痛，伴恶心、呕吐、畏光、面色苍白、出汗，休息后症状可缓解，临床诊断为典型先兆偏头痛。

49. A 偏头痛急性期的治疗可予以麦角胺静脉注射，能迅速缓解头痛，但麦角胺具有强力的血管收缩作用，严重高血压、心脏病以及妊娠期患者均为禁忌。所以选项 A 的处理是错误的。

50. E 患者可诊断为无先兆偏头痛。无先兆偏头痛临床表现为反复发作的一侧或双侧额颞部疼痛，呈搏动性。常伴有恶心、呕吐、畏光、畏声、出汗、全身不适、头皮触痛等症状。本型发作频率高，可严重影响患者工作和生活，常需要频繁应用止痛药治疗。本型偏头痛常与月经有明显的关系。

51. A 患者偏头痛程度较重且发作频繁，舒马曲普坦皮下注射或经喷鼻吸入可迅速缓解偏头痛。所以选项 A 正确。布洛芬（选项 B）属于口服非甾体抗炎药，是治疗轻-中度偏头痛的非特异性药物。氟桂利嗪（选项 C）、丙戊酸（选项 D）、普萘洛尔（选项 E）均可对偏头痛进行预防性治疗。

52. C 偏瘫性偏头痛属于有先兆偏头痛的一种类型，先兆除必须有运动无力症状外，还应包括视觉、感觉和言语三种先兆之一，先兆症状持续 5 分钟至 24 小时，症状完全可逆，在先兆同时或先兆发生 60 分钟内出现符合偏头痛特征的头痛。题中患者偏瘫为偏瘫性偏头痛先兆，有时伴言语不清或右侧肢体麻木感，先兆症状持续 5~10 分钟后出现左侧额颞部搏动样疼痛等偏头痛的症状。神经影像学排除引起头痛的颅内器质性疾患，故患者可诊断为偏瘫性偏头痛。

53. C 该患者目前已发展至曲普坦类过量性头痛，这类患者的治疗策略应是长程综合性治疗。包括患者教育和规律随诊、预防性药物治疗（应尽早给予，可选择托吡酯、肉毒毒素 A、CGRP 受体拮抗剂）、撤去过度使用的急性对症药物、治疗戒断症状、行为治疗（包括生物反馈、松弛训练、压力管理、认知行为治疗等）以及长期规范治疗原发性头痛。所以选项 C 不合适。

54. B 患者为青年女性，有反复头痛发作史，有明确诱因情况下出现左侧颞部搏动性头痛，伴恶心、呕吐、畏光，上楼时加重，休息后减轻。临床最可能诊断为无先兆偏头痛。

55. C 患者为中青年女性，反复出现双侧额颞部或全头部紧束压迫感，临床诊断为紧张型头痛，日常活动不加重头重。患者近 3 年来每月有 20 多天头痛发作，符合慢性紧张型头痛的诊断标准，其预防性用药应首选三环类抗抑郁药阿米替林。

56. B 患儿最可能的诊断是颅内肿瘤。颅骨 X 线片检查可显示颅内肿瘤所致的各种颅骨结构异常改变，对诊断起很大的作用，较为多见的异常改变为颅内压增高。颅内压增高所致头颅 X 线平片的特点：颅缝裂开；脑回压迹加深；蝶鞍扩大，前、后床突骨质吸收；蛛网膜颗粒压迹扩大、加深。

57. C 患者腰椎穿刺之后出现双侧枕部、额部钝痛，坐起或站立时头痛，伴恶心、呕吐平卧后症状缓解。根据以上临床特点，最可能诊断为低颅压性头痛。腰穿测定脑脊液压力降低（$<60mmH_2O$）可以确诊。

三、A3/A4 型题

58~59. D、B 中年女性患者，突然出现剧烈头痛伴喷射性呕吐，查体见颈部抵抗、双侧 Kernig 征（＋），临床诊断首先考虑继发性头痛——蛛网膜下腔出血的可能。因此，首选的检查是头颅 CT 明确有无蛛网膜下腔出血，头颅 CTA 明确有无动脉瘤及动脉瘤的部位，为下一步制定治疗方案提供依据。

60. D 蛛网膜下腔出血（SAH）指脑底部或脑表面的病变血管破裂，血液直接流入蛛网膜下腔引起的一种临床综合征。患者常突发剧烈头痛，头痛的原因与脑血管痉挛、脑水肿等有关，头痛未经治疗干预不能缓解甚或呈进行性加重；因此口服非特异性镇痛药如布洛芬，静脉滴注尼莫地平防治脑血管痉挛，静脉滴注甘露醇减轻脑水肿及适当抬高床头（15°~30°）卧床休息以控制脑部血流量都是减轻患者头痛的方法，而去枕平卧位会加重患者头痛症状。

61. D 患者发作性右侧额颞部中重度搏动性头痛伴呕吐，可诊断为偏头痛；患者无先兆症状。故可诊断为无先兆偏头痛。无先兆偏头痛临床表现为反复发作的一侧或双侧额颞部疼痛，呈搏动性。常伴有恶心、呕吐、畏光、畏声、出汗、全身不适、头皮触痛等症状。本型偏头痛常与月经有明显的关系。

62. A 偏头痛的病因尚不明确，具有遗传易感性，女性多于男性，月经期容易发作，妊娠期或绝经后发作减少。提示内分泌和代谢性因素参与偏头痛的发病。

63. D 患者最可能诊断为有先兆偏头痛。有先兆偏头痛在头痛之前或头痛发生时可有视觉、感觉和运动等先兆，最常见为视觉先兆，如视物模糊、暗点、闪光、亮点（亮线）或视物变形。先兆症状一般在 5～20 分钟逐渐形成，持续不超过 60 分钟。头痛在先兆同时或先兆后 60 分钟内发生，表现为一侧或双侧额颞部或眶后搏动性头痛，常伴有恶心、呕吐、畏光或畏声、苍白或出汗、多尿、易激惹、气味恐怖及疲劳感等。活动可使头痛加重，睡眠后可缓解头痛。神经影像检查可排除器质性病变。

64. C 重度头痛可直接选用偏头痛特异性治疗药物如麦角类制剂和曲普坦类药物，以尽快改善症状。麦角胺能终止偏头痛的急性发作，但必须在先兆一出现或头痛刚出现时（发作早期）服用，否则无效。所以选项 C 正确。布洛芬（选项 A）适用于轻-中度头痛；哌替啶（选项 B）、吗啡（选项 D）因具有成瘾性，不推荐常规应用；丙戊酸（选项 E）用于偏头痛的预防治疗。

65. A 氟桂利嗪是偏头痛的预防用药，能有效通过血-脑屏障，具有对抗血管平滑

肌收缩、抑制血小板聚集及释放 5-羟色胺的作用，预防偏头痛发作有效率达80%。

66. D 患者先有反复发作右侧肢体麻木、运动无力症状，然后出现右额颞部搏动样疼痛等偏头痛的症状，右侧肢体无力在头痛消失后约 1 小时完全缓解，结合神经影像学排除引起头痛的颅内器质性疾患，患者可诊断为偏瘫性偏头痛。患者家庭中有类似患者，可进一步诊断为家族性偏瘫性偏头痛。

67. A 患者头痛发作程度较轻，单用非甾体抗炎药如阿司匹林、萘普生、布洛芬、双氯芬酸等有效，如无效再用偏头痛特异性治疗药物。所以选项 A 正确。麦角类药物（选项 C）、曲普坦类药物（选项 D）和降钙素基因相关肽（CGRP）受体拮抗剂（选项 E）均为发作期特异性药物。剧烈头痛可应用可待因、吗啡等阿片类镇痛药（选项 B）。

68. A 若患者头痛发作程度严重，可直接选用麦角类药物。麦角类药物多用于发作期严重头痛患者的治疗。所以选项 A 正确。非甾体抗炎药（选项 B）用于轻症患者的治疗；钙通道阻滞剂（选项 C）、抗癫痫药（选项 D）和 5-HT 受体拮抗剂（选项 E）均为预防性用药。

69. C 患者头痛频繁发作，每周发作 3 次以上，为重度头痛，为预防发作可选用的药物是钙通道阻滞剂氟桂利嗪。其他四项均不是预防性用药。

70. A 患者为青年女性，既往有类似发作史，工作压力大所致紧张、失眠为诱因，出现右侧额颞部搏动性头痛，伴恶心、呕吐、畏光和畏声，无闪光或暗点、感觉异常、言语障碍等先兆症状，临床最可能诊断为无先兆偏头痛。患者头痛在休息后缓解，无与体位相关的头痛发作或加重，因此可排除"丛集性头痛"

和 "低颅压性头痛"。题中无患者规律过度使用一种或多种用于头痛急性发作期治疗和（或）对症治疗的药物超过 3 个月的叙述，故可排除 "药物过度使用性头痛"。

71. B 偏头痛的治疗采取分层法和阶梯法方案，轻度偏头痛治疗以非特异性镇痛药，即非甾体抗炎药治疗为首选，如布洛芬、双氯芬酸、萘普生、阿司匹林等。

72. D 偏头痛发作期使用非特异性镇痛药无效时，数小时后可尝试特异性镇痛药，目前临床上使用的特异性镇痛药包括曲普坦类药物（如舒马曲普坦、那拉曲普坦、利扎曲普坦、佐米曲普坦、阿莫曲普坦）、麦角类药物（如酒石酸麦角胺、麦角胺咖啡因和双氢麦角胺）以及降钙素基因相关肽（CGRP）制剂（部分对曲普坦类药物无效或者不能耐受的患者可能对 CGRP 受体拮抗剂有良好的反应）。

73. C 该频繁发作的患者应启动偏头痛的预防用药，临床上用于偏头痛预防性治疗的药物有：①β 肾上腺素能受体拮抗剂，普萘洛尔、美托洛尔；②钙通道阻滞剂，氟桂利嗪、维拉帕米；③抗癫痫药，丙戊酸、托吡酯、加巴喷丁；④抗抑郁药，阿米替林；⑤5 - HT受体拮抗剂，苯噻啶。

74. A 患者为中年女性，青春期后发病，围绝经期头痛加重，表现为单侧搏动性头痛，伴畏光、畏声，头痛发作前有闪光。故患者目前的临床诊断为有先兆偏头痛。

75. B 该患者目前属于药物过度使用性头痛，对该类患者的治疗策略应是长程综合性治疗。首先，对患者进行教育和规律随诊，建议长程频繁规律随诊至少 1 年。其次，预防性药物治疗应尽早给予，可选择托吡酯、肉毒毒素 A 等抗癫痫、抗惊厥药物减少头痛发作

频率，从而减少止痛药物用量。再次，撤去过度使用的急性对症药物。最后，治疗戒断症状、实施行为治疗（包括生物反馈、松弛训练、压力管理和认知行为治疗等）及长程治疗原发性头痛。所以选项 B 错误。

76. E 治疗药物过度使用性头痛首先要撤去过度使用的药物，大多数药物可以立即撤去，包括曲普坦类（舒马曲普坦）、麦角类（麦角胺咖啡因）、对乙酰氨基酚、阿司匹林等；有些药物突然停药会出现严重的撤药症状，需缓慢撤药，包括阿片类、巴比妥类、苯二氮䓬类药物。

77. E 药物过度使用性头痛（MOH）包括如下的 8 个亚型：①麦角胺过量性头痛；②曲普坦类过量性头痛；③非阿片类止痛药过量性头痛；④阿片类药物过量性头痛；⑤复方止痛药物过量性头痛；⑥缘于多重并非单一种类药物的药物过量性头痛；⑦缘于未确定的或未经证实的多重药物种类的药物过量性头痛；⑧缘于其他药物的药物过量性头痛。只有非甾体抗炎药最不容易引起 MOH。

78. D 患者为青年女性，月经期出现发作性右侧颞部剧烈头痛，且有明确的家族史，最可能诊断为偏头痛。该患者头痛程度较剧烈，因此，首先可直接选择曲普坦类的舒马曲普坦进行治疗。

79. A 偏头痛的预防用药首选 β 肾上腺素能受体拮抗剂，如普萘洛尔、美托洛尔。

80. C 孕龄期的女性偏头痛患者的预防和治疗应多选择非药物干预措施，如保持良好的健康生活方式、减少诱因、针灸与推拿、认知行为治疗、生物反馈治疗等；如果有明确证据证明卵圆孔未闭导致的偏头痛，可以在怀孕前行手术治疗，以减少孕期偏头痛的发作。

81. D 根据中青年男性出现发作性单侧

眶周、眶上和（或）颞部严重或极度剧烈的疼痛，可伴有同侧结膜充血、流泪、眼睑水肿、流涕、前额和面部出汗、瞳孔缩小、眼睑下垂等自主神经症状，发作时坐立不安、易激惹，常于夜间痛醒，并具有反复密集发作的特点，神经影像学排除引起头痛的颅内器质性疾患，可作出丛集性头痛的诊断。

82. A 丛集性头痛一线治疗方式是曲普坦类药物和氧疗。皮下注射舒马曲普坦是最有效的治疗，常在 15 分钟内缓解症状；此外，还可使用佐米曲普坦鼻喷剂和舒马曲普坦鼻喷剂，一般在给药后 30 分钟内有效缓解疼痛。吸氧疗法为丛集性头痛发作时首选的治疗措施，给予吸入纯氧，流速 10 ~ 12L/min、10 ~ 20 分钟，可有效阻断头痛发作，约 70% 患者有效。

83. E 丛集性头痛的预防性药物包括维拉帕米、糖皮质激素和锂制剂等。首选维拉帕米，240 ~ 320mg/d 可有效预防丛集性头痛发作，可在用药 2 ~ 3 周内发挥最大疗效。

84. B 患者最可能诊断为丛集性头痛。丛集性头痛表现为一侧眼眶周围发作性剧烈疼痛，有反复密集发作的特点，伴有同侧眼结膜充血、流泪、瞳孔缩小、眼睑下垂以及头面部出汗等自主神经症状，常在一天内固定时间发作，通常发生在夜间，可持续数周至数月，间以数月或数年的缓解期。

85. D 丛集性头痛系颅内、外血管舒缩功能障碍所致的一种血管性头痛。故丛集性头痛的病因常被认为是由于颅内、外血管扩张所致。

86. E 丛集性头痛的主要治疗方法首先是药物治疗。发作时可口服麦角胺或者在每天发作前服以预防发作或减轻发作时的症状，连服 10 ~ 14 天。在丛集发作时，口服泼尼松

或甲泼尼龙静脉滴注，自丛集发作停止后逐渐减量停药。此外还可给予钙通道阻滞剂、抗癫痫药，这些药对部分患者有效，组胺脱敏治疗对部分患者也有效。当药物治疗无效者可以试用神经阻滞疗法，此外发作时给予面罩吸氧或高压氧疗对部分患者也是有效的。题中患者的症状尚不严重，不需要进行手术治疗。

87. D 患者诊断应首先考虑为紧张型头痛。紧张型头痛多在 20 岁左右发病，女性多于男性。头痛部位不定，可为单侧、双侧，可位于全头部、颈项部、双侧颞部、双侧枕部等，通常呈持续性钝痛，呈头周紧箍感、压迫感或沉重感。体检可发现疼痛部位肌肉触痛或压痛点，颈肩部肌肉有僵硬感，捏压时肌肉感觉舒适。

88. E 紧张型头痛的病理生理学机制尚不清楚，目前认为"周围性疼痛机制"和"中枢性疼痛机制"与紧张型头痛的发病有关。周围性疼痛机制在发作性紧张型头痛的发病中起重要作用，是由于颅周肌肉或者肌筋膜结构收缩或缺血、细胞内外钾离子转运异常、炎症介质释放增多等导致痛觉敏感度明显增加，引起颅周肌肉或肌筋膜结构的紧张和疼痛。A、B、C、D 四项为头痛的诱因。

89. C 对发作性紧张型头痛，特别是偶发性紧张型头痛患者，适合对症治疗。治疗可采用非甾体抗炎药如阿司匹林、对乙酰氨基酚等，可单一用药或采取复合制剂。

90. B 患者为中青年男性，既往无类似发作史，头痛以后枕部紧箍样疼痛为主要临床表现，无畏光、畏声等先兆前驱症状，且张口颞颌关节无弹响，神经影像学检查未见异常。故最可能诊断为紧张型头痛。

91. B 紧张型头痛发作期药物治疗首选非甾体抗炎药物，比如布洛芬、酮洛芬、阿司

匹林、萘普生、双氯芬酸等。

92. A 对于慢性紧张型头痛和高频发作性紧张型头痛，应考虑预防性用药，包括三环类抗抑郁药如阿米替林、多塞平，也可试用选择性5－羟色胺再摄取抑制剂及肌肉松弛剂如盐酸乙哌立松、巴氯芬等。

93. E 根据患者双侧额颞部或全头部紧束压迫感，无恶心、呕吐，可以坚持工作和做家务，可初步诊断为紧张型头痛。紧张型头痛的头痛部位不定，可为双侧、单侧，可位于全头部、颈项部、双侧枕部、双侧颞部等。通常呈持续性轻至中度钝痛，呈头周紧箍感、压迫感或沉重感。许多患者可伴有头昏、失眠、焦虑或抑郁等症状，也可出现恶心、畏光或畏声等症状。体检可发现疼痛部位肌肉触痛或压痛点，颈肩部肌肉有僵硬感，捏压时肌肉感觉舒适。头痛期间日常生活与工作常不受影响。应激和精神紧张诱发持续性头颈部肌肉收缩，加重病情。

94. A 慢性紧张型头痛诊断标准：（1）头痛平均每月发作时间≥15天，持续超过3个月（每年≥180天）；并符合诊断第（2）~（4）项标准。（2）头痛持续数小时至数天或持续不断。（3）头痛至少符合下列4项中的2项：①双侧头痛；②性质为压迫性或紧箍样（非搏动性）；③轻或中度头痛；④日常活动（如步行或上楼梯）不会加重头痛。（4）符合下列全部2项：①无畏光、畏声及轻度恶心症状，或仅有其一；②无中或重度恶心和呕吐。（5）不能用 ICHD－3 中的其他诊断更好地解释。

95. B 慢性紧张型头痛的预防性用药应首选三环类抗抑郁药阿米替林，米氮平和文拉法辛是二线治疗方案。其他可考虑预防治疗的药物有托吡酯、加巴喷丁、替扎尼定等，

但疗效尚未确定。

96. C 患者最可能诊断为颅底骨折，脑脊液耳漏。脑脊液耳漏常为颅中窝骨折累及鼓室所致，因岩骨位于颅中、后窝交界处，无论岩骨的中窝部分或后窝部分骨折，只要伤及中耳腔，则皆可有血性脑脊液进入鼓室。耳鼓膜有破裂时溢液经外耳道流出；鼓膜完整时脑脊液可经耳咽管流向咽部，甚至由鼻后孔返流到鼻腔再自鼻孔溢出，酷似颅前窝骨折所致之鼻漏，较易误诊，应予注意。

97. E 患者应注意休息，不要大声地咳嗽，更不要大声说话，周围环境一定要安静，平卧位，头歪向有脑脊液漏出的那一侧，尽量让脑脊液自然流出，一般可以自己愈合。出现脑脊液耳漏以后，千万不要让脑脊液回流，同时应用抗生素预防颅内感染。外耳道冲洗会引起逆行性感染，故不能自行外耳道清洗。所以选项 E 错误。

98. E 患者有典型的低颅内压头痛的临床表现，表现为坐起或站立时头痛，伴恶心、呕吐，平卧后头痛、呕吐等症状缓解，且腰穿脑脊液压力低于 $60mmH_2O$。因此，低颅压性头痛诊断明确。

99. E 该患者为典型的低颅压性头痛，应采取对症治疗，包括卧床休息（平卧或者头低足高位）、大量饮水（5000ml/d）、静脉补液（生理盐水 3500~4000ml/d；5% 葡萄糖液 2800~3000ml/d）、穿紧身裤和绑束腹带，还可采用糖皮质激素、咖啡因和茶碱等药物治疗。不应复查腰穿，因腰穿会使脑脊液量减少，加重低颅压性头痛的症状。

100. E 低颅内压分为自发性低颅内压和继发性低颅内压两种。自发性低颅内压的主要病因是自发性脑脊液漏，通常发生在脊膜，尤其是颈胸段交界处和胸段。在继发性病因中，

腰椎穿刺术是常见病因；外伤、手术、剧烈用力运动、脱水、严重感染、中毒、休克、糖尿病昏迷、尿毒症、头部放疗及某些结缔组织疾病等也可引起低颅压性头痛。头部磁共振平扫及增强是敏感检查，有特异性影像学表现。脑电图检查尚无需进行。

四、B1 型题

101 ~ 105. B、C、D、E、A ①偏头痛是临床常见的原发性头痛，其特征是发作性、多为偏侧、中重度、搏动样头痛，一般持续 4 ~ 72 小时，可伴有恶心、呕吐，声、光刺激或日常活动均可加重头痛，处于安静环境、休息及睡眠可缓解头痛。典型者发作前有视觉、感觉和运动等先兆，可有家族史。②紧张型头痛的头痛部位多位于双侧枕部或全头部，可扩散至颈、肩、背部。头痛性质不同于偏头痛，大多是压迫性头痛，有紧束感，常持续存在。许多患者可伴有头昏、失眠、焦虑或抑郁等症状，也可出现恶心、畏光或畏声等症状。活动后无明显加重。③丛集性头痛往往在夜间入睡后突然发作而无先兆，使患者从睡眠中痛醒。头痛位于一侧眶周、眶上、眼球后和（或）颞部，呈尖锐、爆炸样、非搏动性剧痛。疼痛时常伴有同侧颜面部自主神经功能症状，表现为结膜充血、流泪、流涕等副交感亢进症状，或瞳孔缩小和眼睑下垂等交感神经麻痹症状，较少伴有恶心、呕吐。发作时坐立不安、易激惹，并具有反复密集发作的特点。④药物过度使用性头痛患者常有持续性头痛发作史，并长期使用头痛急性对症药物。头痛几乎每天发生，且几乎持续整天时间。在睡醒时即出现头痛，呈轻至中度钝痛，双侧或弥漫性疼痛，有时局限于额部或枕部。停用镇痛药后头痛加重。⑤低颅压性头痛的头痛特点是与体位有明显关系，立位时出现或加重，卧位时减轻或消失，头痛多在变换体位后

15 ~ 30 分钟内出现。可伴有后颈部疼痛或僵硬、恶心、呕吐、畏光或畏声、耳鸣、眩晕等。

106 ~ 108. A、B、C ①托吡酯是有研究试验证据支持的对偏头痛进行预防性治疗的抗癫痫药物，对慢性或频繁发作的偏头痛有效，每日 25 ~ 200mg。所以选项 A 正确。利扎曲普坦、双氢麦角胺和麦角胺咖啡因均是治疗偏头痛的发作期特异性药物，对乙酰氨基酚是治疗偏头痛的发作期非特异性药物。②严重偏头痛发作期治疗首选曲普坦类药物。曲普坦类药物为 5 - 羟色胺受体激动剂，能特异性治疗偏头痛，包括舒马曲普坦、佐米曲普坦、利扎曲普坦等。③对发作性紧张型头痛，适合对症治疗，可采用非甾体抗炎药如阿司匹林、对乙酰氨基酚等，可单一用药或采取复合制剂。

109 ~ 111. C、E、D ①丛集性头痛是所有头痛当中最严重的一种类型，目前认为其属于血管性头痛。密集发作的时候患者会出现剧烈的呈尖锐、爆炸样、非搏动性头痛，同时伴有球结膜出血，流眼泪，鼻涕等症状。②紧张型头痛通常呈持续性胀痛、钝痛，呈头周紧箍感、压迫感或沉重感。③偏头痛的头痛特征是发作性、多为偏侧、中重度、搏动样头痛，目前认为其是一种慢性神经血管性疾病，压迫头痛部位的动脉或病侧颈动脉或痛侧眼球可使头痛减轻，解除压迫 3 ~ 5 秒后疼痛又恢复至原来程度。

112 ~ 115. B、E、B、E ①无先兆偏头痛发作频率高，可严重影响患者工作和生活，常需要频繁应用止痛药治疗，易合并出现新的头痛类型——药物过度使用性头痛（MOH）。②丛集性头痛具有反复密集发作的特点，但始终为单侧头痛，并常伴有同侧结膜充血、流泪、流涕、前额和面部少汗并潮红、瞳孔缩小和眼睑下垂等 Horner 征（副交感神经亢进、交感神经麻痹）。③无先兆偏头痛是最常见的

偏头痛类型，约占 80% 。临床表现为反复发作的一侧或双侧额颞部疼痛，呈搏动性，疼痛持续时伴颈肌收缩可使症状复杂化。④丛集性头痛的平均发病年龄较偏头痛晚，约为 25 岁，部分患者可有家族史；以男性多见，为女性的 4~5 倍。偏头痛多起病于儿童和青春期，女性多见。紧张型头痛在两性均可患病，女性稍多见。

116~121. B、D、B、D、A、E 轻度偏头痛发作时首选非特异性镇痛药，如非甾体抗炎药的布洛芬；重度偏头痛发作时最适合选用特异性镇痛药，如曲普坦类药物；紧张型头痛发作时首选非甾体抗炎药物；丛集性头痛发作时最适合的治疗方式是曲普坦类药物和氧疗；紧张型头痛预防性用药首选三环类抗抑郁药阿米替林；丛集性头痛预防性用药首选钙通道阻滞剂维拉帕米。

五、X 型题

122. CDE 头痛发病快慢与疾病的关系见本章 A1 型题第 4 题解析中表格。

123. ABCD 有先兆偏头痛在头痛之前或头痛发生时，常以可逆的局灶性神经系统症状为先兆，表现为视觉、感觉、言语和运动的缺损或刺激症状。最常见为视觉先兆，如视物模糊、暗点、闪光、亮点－亮线或视物变形、视野缺损；其次为感觉先兆，言语和运动先兆少见。

124. BCDE 临床用于偏头痛预防性治疗的药物有：①β肾上腺素能受体拮抗剂，普萘洛尔、美托洛尔；②钙通道阻滞剂，氟桂利嗪、维拉帕米；③抗癫痫药，丙戊酸、托吡酯、加巴喷丁；④抗抑郁药，阿米替林；⑤5－HT 受体拮抗剂，苯噻啶。选项 A "曲普坦类药" 用于偏头痛发作期的特异性镇痛治疗。

125. ACD 偏头痛是一种常见的有家族

发病倾向的慢性神经血管性疾病，临床表现为反复发作的搏动性头痛、自主神经功能障碍以及其他神经系统症状的不同组合，头痛发作时常伴有恶心、呕吐及畏光，但无发热，经一段间歇期后可再次发作，患者在安静环境下休息或睡眠后头痛可以得到缓解。偏头痛发作时一侧或双侧额颞部均可发生疼痛。无先兆偏头痛是最常见的偏头痛类型，此型在发作前无先兆症状。

126. ABC 偏头痛预防性治疗适用于：①频繁发作，尤其是每周发作 1 次以上且严重影响日常生活和工作的患者；②急性期治疗无效，或因副作用和禁忌证无法进行急性期治疗者；③可能导致永久性神经功能缺损的特殊变异型偏头痛，如偏瘫性偏头痛、基底型偏头痛或偏头痛性梗死等。预防性药物治疗应从小剂量单药开始，缓慢加量至合适剂量，同时注意副作用。偏头痛发作频率降低 50% 以上可认为预防性治疗有效。有效的预防性治疗需要持续约 6 个月，之后可缓慢减量或停药。

127. CD 麦角类制剂对子宫作用强而持久，易引起子宫强直性收缩，对子宫体、子宫颈无选择性，故不宜用于催产和引产；其对临产时或新分娩后子宫最敏感，主要用于产后子宫出血和子宫复原。同时具有收缩脑血管的作用，用于治疗偏头痛。

128. BCE 丛集性头痛以男性多见，为女性的 4~5 倍。头痛突然发生，无先兆症状，几乎发生于每日同一时间，常在晚上发作，使患者从睡眠中痛醒。发作频度不一，可从一日 8 次至隔日 1 次。疼痛时常伴有同侧颜面部自主神经功能症状，表现为结膜充血、流泪、流涕等副交感神经亢进症状，或瞳孔缩小和眼睑下垂等交感神经麻痹症状，较少伴有恶心、呕吐。

129. AE 丛集性头痛的发作几乎均为单侧，近15%的患者下一次发作可转移至另一侧。头痛发作可持续数周至数月（常为6～12周），在此期间患者头痛呈成串发作，故名丛集性头痛。丛集发作期常在每年的春季和（或）秋季，丛集发作期后可有数月或数年的间歇期。在丛集发作期，饮酒或服用血管扩张药可诱发头痛发作；而在间歇期，两者均不会引起头痛发作。

130. ABD 发作性偏侧头痛好发于女性，也表现为一侧眶周、眶上和（或）颞部剧烈头痛，可伴同侧结膜充血、流泪、鼻塞、流涕以及瞳孔缩小、眼睑下垂等。本病头痛发作持续时间为2～30分钟，发作频率常为每天5次以上，治疗剂量的吲哚美辛能完全控制头痛发作。

131. CDE 吸氧疗法为丛集性头痛发作时首选的治疗措施，给予吸入纯氧，流速10～12L/min，10～20分钟，可有效阻断头痛发作，约70%患者有效。舒马曲普坦皮下注射或经喷鼻吸入、佐米曲普坦经喷鼻吸入，可迅速缓解丛集性头痛，心脑血管疾病和高血压病是禁忌证。若吸氧或曲普坦类药物效果不佳或不耐受，可予以4%～10%利多卡因1ml经患侧鼻孔滴入或双氢麦角胺静脉注射。泼尼松和维拉帕米用于丛集性头痛的预防性治疗。

132. ABCE 治疗丛集性头痛（CH）的预防性药物包括维拉帕米、糖皮质激素和锂制剂等。其他用于治疗CH的预防性药物还包括托吡酯、丙戊酸、苯噻啶、吲哚美辛和褪黑激素等。所以选项A、B、C、E正确。选项D"双氢麦角胺"属于CH急性期的治疗药物。

133. ABC 搏动性疼痛是偏头痛和高血压性头痛的常见表现；烧灼、针刺样疼痛主要见于神经病理性疼痛；胀痛、钝痛、持续性疼痛是紧张型头痛和颅内压增高的表现。

134. AB 对发作性紧张型头痛，特别是偶发性紧张型头痛患者，适合对症治疗。治疗可采用非甾体类抗炎药如阿司匹林、对乙酰氨基酚等，可单一用药或采取复合制剂。盐酸乙哌立松、巴氯芬和阿米替林用于频发性和慢性紧张型头痛患者的治疗。

135. ABC 紧张型头痛在两性均可患病，女性稍多见。所以选项A错误。头痛部位不定，可为双侧、单侧，可位于全头部、颈项部、双侧枕部、双侧颞部等。所以选项B错误。通常呈持续性轻至中度钝痛，呈头周紧箍感、压迫感或沉重感。所以选项C错误。许多患者可伴有头昏、失眠、焦虑或抑郁等症状，也可出现恶心、畏声、畏光等症状。所以选项D正确。体检可发现疼痛部位肌肉触痛或压痛点，颈肩部肌肉有僵硬感，捏压时肌肉感觉舒适。所以选项E正确。因此本题应选ABC。

136. CD 低颅压性头痛见于各种年龄，自发者多见于体弱女性，继发者无明显性别差异。所以选项A错误。头痛以双侧枕部或额部多见，也可为颞部或全头痛，但很少为单侧头痛，呈轻至中度钝痛或搏动样疼痛。所以选项B错误。头痛特点与体位有明显关系，立位时出现或加重，卧位时减轻或消失。所以选项C正确。患者可伴有后颈部疼痛或僵硬、恶心、呕吐、畏光或畏声、耳鸣、眩晕等。所以选项D正确。部分病例可并发硬膜下出血，极少数病例可出现意识障碍、帕金森样症状、痴呆等。所以选项E错误。因此本题应选CD。

137. ABCE 低颅压性头痛的颅脑MRI检查可表现为弥漫性硬脑膜强化、硬膜下积液、脑静脉窦扩大、垂体增大、小脑扁桃体下疝畸形（Arnold–Chiari畸形）等。

第十二章 眩 晕

一、A1 型题

1. D 眩晕的诊断思路包括：问诊眩晕发作的情况、伴随症状、诊疗经过、相关既往史及其他病史的问诊等。全面的体格检查包括：神经专科、内科、耳科，眼科等；重点检查听力、外耳道、鼓膜，必要时进行位置诱发试验，有无眼球震颤、共济失调等；相关辅助检查协助诊断。眩晕的诊断思路不包括选项 D。

2. C 临床按眩晕的性质可分为真性眩晕与假性眩晕。存在自身或对外界环境空间位置的错觉为真性眩晕，而仅有一般的晕动感而并无对自身或外界环境空间位置错觉称假性眩晕。按病变的解剖部位可将眩晕分为系统性眩晕和非系统性眩晕，前者由前庭神经系统病变引起，后者由前庭系统以外病变引起。系统性眩晕是眩晕的主要病因，按照病变部位和临床表现的不同又可分为周围性眩晕与中枢性眩晕。所以选项 C 错误。

3. E 梅尼埃病表现为发作性眩晕、恶心、呕吐，每次发作持续时间超过 24 小时，伴有耳鸣、耳阻塞感以及反复发作后听力减退等症状；除眼球震颤外，无其他神经系统定位体征。

4. C 听神经瘤是指起源于听神经鞘的肿瘤，为良性肿瘤，是常见颅内肿瘤之一。最常见的临床表现为出现一侧耳鸣、听力减退及眩晕，耳鸣可伴有发作性眩晕或恶心、呕吐；少数患者随病情进展出现耳聋。

5. C 中枢性眩晕表现为眩晕感较轻，但持续时间长，常见于椎 – 基底动脉供血不足、脑干梗死、小脑梗死或出血等疾病。所以选项 C 正确。周围性眩晕所致眩晕感严重，持续时间短，常见于梅尼埃病、良性发作性位置性眩晕、前庭神经元炎、迷路卒中等疾病。

6. E 良性发作性位置性眩晕（BPPV）是最常见的导致眩晕的疾病，其病理生理学基础为耳石的脱落，因此又被称为"耳石症"或"耳石性眩晕"。

7. B 系统性眩晕是眩晕的主要病因，按照病变部位和临床表现的不同又可分为周围性眩晕与中枢性眩晕。梅尼埃病是引起周围性眩晕的常见疾病。典型梅尼埃病可表现为眩晕、耳鸣、听力下降及耳闷、耳胀感等症状，但不一定具备全部症状；持续时间一般为 20 分钟左右，也可持续数小时，最长者不超过 24 小时；眩晕可反复发作。所以选项 B 正确。

8. A 眼震是眩晕诊断中最重要的体征。其次为平衡障碍、前庭功能异常和听觉损伤等。

9. A 椎 – 基底动脉系统 TIA 最常见的症状是眩晕、平衡障碍、恶心和呕吐，大多数不伴有耳鸣，为脑干前庭系统缺血的表现。少数伴有耳鸣，是内听动脉缺血的症状。脑干网状结构缺血可引起跌倒发作，表现为突然出现双下肢无力而倒地，但随即自行站起，整个过程中意识清楚。

10. E 良性发作性位置性眩晕的诊断要点主要包括：反复发作性眩晕，眩晕持续时间一般小于 1 分钟，常于改变体位时发生，位置试验可诱发的特征性眼震和伴随的眩晕症状，同时要注意除外其他引发眩晕的疾病。

11. A 良性发作性位置性眩晕的治疗包括手法复位、药物辅助治疗、前庭康复和手术治疗。目前耳石复位法是良性发作性位置性眩晕治疗的首选方法，同时也可以配合必要的药物治疗。手法复位的患者，大部分可以一次治愈，成功治疗取决于正确识别是哪个内耳半规管受累，以及耳石碎片是漂浮于内淋巴液中还是黏附于壶腹嵴；手法复位的目的是将脱落的耳石复位至原先所在的前庭部位，以缓解眩晕。

12. A 脑干中前庭神经核性病变引起的前庭中枢性眩晕，一般无听力障碍，眼球震颤持续时间长，且多呈垂直性或方向多变性，并常伴有其他脑神经、锥体束和感觉传导束等脑受损的症状和体征。

13. B 周围性眩晕是指前庭感受器及前庭神经颅外段（未出内听道）病变而引起的眩晕，眩晕感严重，持续时间短。眼球震颤幅度小、多呈水平性或水平加旋转性，眼震快相向健侧或慢相向病灶侧。有平衡障碍，倾倒方向与眼震慢相一致、与头位有关。有听觉损伤，伴耳鸣、听力减退。有严重的恶心、呕吐、出汗、面色苍白等自主神经症状。所以选项B错误。

14. B 中枢性眩晕表现为眩晕感较轻，但持续时间长，常见于椎－基底动脉供血不足、脑干梗死、小脑梗死或出血等疾病。所以选项B正确。梅尼埃病、良性发作性位置性眩晕、前庭神经元炎、迷路卒中等疾病可引起周围性眩晕。

15. C 非系统性眩晕临床表现为头晕眼花、站立不稳，通常无外界环境或者自身旋转感或摇摆感，很少伴有恶心、呕吐，为假性眩晕。常由眼部疾病（眼外肌麻痹、屈光不正、

先天性视力障碍）、心血管系统疾病（高血压、低血压、心律不齐、心力衰竭）、内分泌与代谢性疾病（低血糖、糖尿病、尿毒症）、中毒、感染和贫血等疾病引起。所以选项C错误。

16. A 良性发作性位置性眩晕呈短暂性，每次眩晕发作一般不超过1分钟。

17. B 前庭神经元炎的主要症状是突发眩晕，伴自发性眼震和恶心、呕吐，但无耳鸣、耳聋，发病前多有上呼吸道感染病史；常为单次发作型，没有反复发作的特征。良性发作性位置性眩晕（BPPV）（选项A）常反复突发，给患者的日常生活、学习、工作和社交活动带来较大影响。偏头痛相关性眩晕（选项C）主要以反复发作性眩晕和偏头痛病史为特征。后循环TIA（选项D）有反复发作特点。梅尼埃病的眩晕（选项E）发作具有反复性，至少2次发作。所以选项B符合题意。

18. E 对疑似良性发作性位置性眩晕（BPPV），推荐的常规检查为位置诱发试验，建议行Dix－Hallpike试验，该试验诱发的眩晕和眼震具有发作性，在10~20秒内增加到消退（短暂性）；由诱发位置回到坐位时再次出现眩晕和眼震（互换性）；反复多次Dix－Hallpike试验后症状减轻（疲劳性）。

19. D 中枢性眩晕是指前庭神经颅内段、前庭神经核、核上纤维、内侧纵束、小脑和大脑皮质病变引起的眩晕，眩晕感可较轻，但持续时间长，常见于椎－基底动脉供血不足、脑干梗死、小脑梗死或出血等疾病。中枢性眩晕的眼球震颤幅度大、形式多变，眼震方向不一致；听觉损伤不明显，无严重的耳鸣、耳聋；恶心、呕吐、出汗、面色苍白等自主神经症状少有或不明显。所以选项D错误。

20. A 中枢性眩晕与周围性眩晕的主要

鉴别点：中枢性眩晕的症状偏轻，持续时间较长；而周围性眩晕常为发作性，症状重，每次持续时间短。所以选项 A 错误。中枢性眩晕的眼震幅度较大、形式多变，眼震方向不一致；周围性眩晕常表现为幅度较小的眼震、多呈水平或水平加旋转，眼震快相向健侧或慢相向病灶侧。所以选项 B 正确。中枢性眩晕不常伴有听力损害，而周围性眩晕伴有耳鸣及听力下降。所以选项 C 正确。中枢性眩晕可见于多发性硬化、脑梗死等，周围性眩晕常见于迷路炎、中耳炎等。所以选项 D 正确。中枢性眩晕倾倒方向不定，周围性眩晕倾倒方向与眼震慢相一致。所以选项 E 正确。

21. D 系统性眩晕是眩晕的主要病因，按照病变部位和临床表现的不同又分为周围性眩晕和中枢性眩晕。前者指前庭感受器至前庭神经颅外段病变引起的眩晕，眩晕感严重，持续时间短；后者指前庭神经颅内段、前庭神经核、核上纤维、内侧纵束、小脑及大脑皮质病变引起的眩晕，眩晕感较轻，但持续时间长。所以选项 D 错误。

22. C 系统性眩晕患者主体对静态的周围客体或自身位置产生了运动错觉的症状，多为病理现象；常表现为视物旋转或自身旋转感，也可有摇摆不稳、波浪起伏、跌落感等；眩晕时一般患者不敢睁眼，常伴有恶心，严重时出现呕吐、多汗、血压波动等自主神经症状，有的可伴眼震、共济失调等神经系统定位体征。非系统性眩晕临床表现为头晕眼花、站立不稳，通常无外界环境或自身旋转感或摇摆感，很少伴有恶心、呕吐，为假性眩晕。所以鉴别系统性与非系统性眩晕的关键点在于是否存在自身或周围环境的运动错觉。

二、A2 型题

23. E 患者最可能的诊断为良性发作性

位置性眩晕。良性发作性位置性眩晕在临床上最为常见，多就诊于耳鼻咽喉科。表现为眩晕与头位有关，起病突然，开始为持续性眩晕，数天后缓解，转为发作性眩晕；当头部处于某一位置时即出现眩晕，可持续数十秒，转向其他位置或反向头位时眩晕可减轻或消失。可见显著眼震。

24. E 眩晕是前庭神经系统病变的最常见表现。由于前庭病变引起平衡障碍，患者表现为站立不稳，行走时向患侧倾斜，走直线不能。卧位时症状明显减轻，活动后症状加重，常伴恶心、呕吐及面色苍白等症状。转头可使眩晕症状加重，闭目不减轻。指鼻试验不稳准，手指向患侧偏斜。前庭周围性眼震表现为水平性或水平加旋转性眼震，一般无垂直性眼震。所以选项 E 错误。

三、A3/A4 型题

25. A 周围性眩晕及中枢性眩晕均可出现自发性眼震，前者的眼震在改变凝视方向的时候不会发生变化，后者在改变凝视方向的时候常会发生变化。所以选项 A 正确，选项 B 错误。良性发作性位置性眩晕（BPPV）及前庭神经元炎均不会出现听力下降及耳鸣，查体有自发性眼震，表现为周围性眼震特点。所以选项 C、D 均错误。患者无肢体感觉及运动平衡异常，故不考虑为后循环缺血。所以选项 E 错误。

26. A 部分中枢性病变也可表现为类似前庭神经元炎的周围性眩晕表现，需要完善脑磁共振检查排除该类患者。

27. C 患者出现缓解－复发病程，在右侧脑室旁再次出现 MRI DWI 异常信号且有强化；腰穿脑脊液 IgG 寡克隆区带（＋）。均为典型的多发性硬化特点。

28. A 患者急性起病，入院后查体表现为中枢性眼震的特点，颅脑核磁显示小脑萎缩，首先考虑为中枢性眩晕可能性大。

29. E 询问既往是否有癫痫病史及药物使用史，目的是了解是否可能存在抗癫痫药毒副作用或药物过量使用情况；询问家族史是为了解是否有遗传性疾病史；询问前驱感染是为了解是否可能有颅内感染可能；询问酗酒史可排除因长期酗酒导致的小脑病变。对该患者的病史应重点询问的内容不包括吸烟史。

30. E 患者有癫痫病史，长期服用抗癫痫药物卡马西平，应首先考虑为药物毒副作用，进行血药浓度测定可了解是否存在药物过量使用所致眩晕。

31. C 患者出现以上症状的原因最可能是周围性眩晕。周围性眩晕是指由前庭感受器及前庭神经颅外段（未出内听道）病变而引起的眩晕；眼球震颤幅度小、多呈水平或水平加旋转，眼震快相向健侧或慢相向病灶侧；有平衡障碍，倾倒方向与眼震慢相一致、与头位有关；有听觉损伤，伴耳鸣、听力减退；有恶心、呕吐、出汗、面色苍白等自主神经症状。题中患者眩晕症状突然发作，头位变动时加重，符合周围性眩晕的特点，临床症状需考虑突发性耳聋、迷路炎或初发梅尼埃病。

32. A 周围性眩晕的病变部位在前庭感受器及前庭神经颅外段（未出内听道）。中枢性眩晕的病变部位在前庭神经颅内段、前庭神经核、核上纤维、内侧纵束、小脑和大脑皮质。所以选项 A 正确。

33. B 周围性眩晕是指前庭感受器及前庭神经颅外段（未出内听道）病变而引起的眩晕，眩晕感严重，持续时间短；眼球震颤幅度小、多呈水平或水平加旋转，眼震快相向健侧或慢相向病灶侧。"眼震幅度大、形式多

变，眼震方向不一致"是中枢性眩晕的特点。所以选项 B 错误。

34. B 患者急性起病，病情迅速达高峰，持续不缓解，有自发性眼震伴行走歪斜，需首先排除脑血管病。故应进行脑磁共振排除后循环缺血、脑干或小脑梗死等可导致眩晕的脑血管病。

35. E 双侧小脑后下动脉分布区梗死，头颈 CTA 正常，提示心源性卒中可能性大，需完善所有心源性病因学筛查检查。脑电图不属于心源性病因学筛查检查内容。

36. A TCD 发泡试验阳性，但心脏经食管超声、动态心电图、右心声学造影均为阴性，需警惕肺动静脉瘘（存在肺动静脉异常右向左分流），故应完善肺动脉 CTA 检查。

37. A 眩晕通常表现为自身及外界空间位置变化的运动错觉；假性眩晕常表现为头重脚轻和摇晃不稳感，体位改变可加重，但无运动错觉。

38. D 患者为青年男性，长期在娱乐场所工作，可能因吸食笑气，引起 N_2O 中毒引起缺氧及大量消耗维生素 B_{12} 导致相应感觉性共济失调症状。

39. D 患者症状表现为翻身时出现发作性眩晕，无耳鸣及听力下降，持续时间短暂，根据病史考虑水平半规管良性发作性位置性眩晕（BPPV）可能性大。首先考虑进行位置试验以明确诊断。

40. D 水平半规管使用翻滚位置诱发试验可明确诊断并判断耳石位置。当向两侧转头时，同时表现为向地性眼震时，提示为管内结石；眼震幅度大的一侧为患侧。当同时表现为背地性眼震时，提示壶腹嵴帽结石；眼震幅度小的一侧为患侧。所以根据题中所示，患者

病灶为左侧水平半规管管内结石。

41. A　患者为水平半规管耳石症，最合适的治疗措施是 Barbecue 法。具体步骤：嘱患者取仰卧位，将头部和身体一起向健侧转90°；然后继续向健侧再转90°，此时患者的体位为俯卧位；再继续向健侧转90°；最后嘱患者继续转90°回到平卧位。每个体位应保持一段时间，待眼震和眩晕消失后再变换下一体位，整个过程头部和身体共转动360°。这种手法可以使耳石碎片移动并从水平半规管管内移出，回到椭圆囊。

42. C　复位完成后患者最合适的体位是右侧卧位。右侧卧位时能够于空间位置上促使耳石沉积物在重力作用下向椭圆囊斑方向沉积。

四、B1 型题

43～45. B、D、A　单眼失明常表现为病灶侧颈内动脉系统血栓脱落栓塞眼动脉所致；运动性失语定位于额叶（额下回的岛盖和三角区后份，相当于 44 区和 45 区后份），由大脑中动脉皮质支的分支——眶额动脉供血；眩晕伴吞咽困难定位于脑干，由椎 - 基底动脉供血，跌倒发作是椎 - 基底动脉短暂性脑缺血发作的一种表现形式。

五、X 型题

46. ACDE　前庭抑制剂对症治疗的目的是减轻眩晕发作期患者的眩晕感受以及止吐、控制心悸等自主神经症状，目前临床上常用的前庭抑制剂主要成分为抗组胺类（异丙嗪、苯海拉明、美克洛嗪等）、抗胆碱类（东莨菪碱）和苯二氮䓬类，并不是对因治疗。前庭抑制剂主要通过抑制神经递质传导而发挥作用，但如果应用时间过长，就会抑制中枢代偿机制的建立，所以当患者的急性期症状控制后就应该停用；不能用于前庭功能永久损害的

患者，非前庭性头晕一般也不用前庭抑制剂。对于药物难以控制的持续性重症眩晕患者，需考虑内耳手术治疗。所以选项 A、C、D、E 均错误。

47. BCDE　眩晕患者基本的眼科检查包括视力、视野、复相（像）分析、瞳孔与眼底检查等。必要时查眼震电图、视网膜电图、视动功能及视觉诱发电位等，以明确或排除眼部疾病及视神经疾病。

48. ABC　通过结构性问询，获知头晕、眩晕伴随有听力减退，疑诊应考虑为后循环缺血性卒中、梅尼埃病、迷路炎。后循环缺血性卒中通常会引起头晕、复视、构音障碍、吞咽困难、姿势步态不稳、共济失调和视野缺损等症状。梅尼埃病的主要症状为发作性眩晕，伴有恶心、呕吐、耳鸣和听力逐渐减退。迷路炎主要表现为头晕、眩晕、恶心、呕吐等症状，而且听力也会下降。前庭神经元炎和偏头痛相关性眩晕均不伴听力减退。

49. CD　前庭抑制剂可以改变感受器的感受阈及其神经突触的感觉递质传导，以镇静剂为主。常用的前庭抑制剂有：①巴比妥类药，苯巴比妥钠，0.03g，3 次/天；或 0.1～0.2g，肌内注射，1～2 次/日。②苯二氮䓬类，地西泮，2.5～5mg，3 次/天；或 5～10mg，肌内注射，1～2 次/天。艾司唑仑，1～2mg，2～3 次/天。③丁酰苯类药，氟哌利多，1～2mg，3 次/天。④吩噻嗪类药，氯丙嗪，12.5～25mg，3 次/天；异丙嗪，25mg，肌内注射，1～2 次/天。⑤其他：东莨菪碱、水合氯醛等，依病情选用。

50. ABDE　前庭神经元炎的诊断标准：以下第（5）和第（7）为必需项——（1）发病前 1～2 周常有上呼吸道感染史。（2）好发于青壮年。（3）多为单侧。（4）良性病程：

多为 2 天至 6 周，6 个月内症状完全消失；慢性型症状较轻，头晕伴平衡障碍的不稳定感在 1 年期间可反复发作。（5）眩晕：通常急性起病，少数于前兆（平衡障碍的不稳定感）1～2 天后起病。①多于夜间发病，醒来时觉察症状；②程度多较严重，常伴恶心、呕吐，眩晕可呈持续性，较轻者呈发作性；③头部活动可诱发或加重；④急性发作期内可伴有自发性水平或旋转性眼震，快相向健侧，7～25 天消失。（6）不伴耳蜗症状及体征：如耳鸣、

耳聋。（7）不伴脑干症状及体征，如复视、构音不良。（8）患耳冷热试验反应减弱或消失。

51. BCDE 中枢性眩晕的病变部位在前庭神经颅内段、前庭神经核、核上纤维、内侧纵束、小脑和大脑皮质。所以选项 B、C、D、E 正确。选项 A "前庭感受器及前庭神经颅外段" 是周围性眩晕的病变部位。

第十三章　睡眠障碍

一、A1 型题

1. A　引发或促发失眠的原因众多，车船、飞机上睡眠环境的变化（选项 A），时差引起生物钟节律变化等属于生理原因。关节痛、肌痛（选项 B）属于躯体疾病因素。中枢兴奋药（选项 D）、酒精、咖啡所致失眠属于药物与食物因素。生活不良事件（选项 E）属于社会 – 心理因素。焦虑和抑郁（选项 C）属于精神疾病因素。

2. A　失眠的原因包括很多，如心理因素、生理因素、环境因素及遗传因素等。其中心理因素，如生活和工作中各种不愉快事件，造成个体发生抑郁、焦虑、紧张等应激反应时往往会出现失眠，占失眠原因的 35% ~44%。

3. A　心理 – 生理性失眠是由于患者过分全神贯注于睡眠问题而引起的一种原发性失眠，也称之为主观性失眠。患者表现为持续相当长时间地对睡眠的"质"和"量"不满意，尽管有合适的睡眠时间和睡眠环境，因此产生恐惧和忧虑，并在心理上形成恶性循环。

4. A　选择治疗失眠药物之前，应详细了解患者失眠的原因、表现形式，以及是否存在其他疾患、既往用药情况、患者的意愿、药物的获益与风险等因素。一般首选短效的苯二氮草受体激动剂（BZRAs）。若短效 BZRAs 无效或无法耐受，可更换为其他药物。

5. C　睡眠卫生教育的目的，是通过对睡眠习惯和睡眠卫生知识的指导，减少或排除干扰睡眠的各种情况，以改善睡眠"质"和"量"的行为与环境。在睡眠卫生教育中，建议患者每天进行规律锻炼，但不宜安排在就寝前 3 小时内进行；过度的运动、不恰当的运动时间可能会进一步干扰到夜间睡眠。

6. E　目前尚没有批准药物可用于治疗儿童失眠，但是批准治疗成年人群慢性睡眠维持型失眠的多塞平已长期安全地用于儿童焦虑、抑郁治疗。因此，低剂量多塞平也许可以用于治疗儿童失眠，但目前尚无应用报道。

7. A　刺激控制疗法是失眠非药物治疗方法之一。其治疗是基于条件反射原理，根据失眠患者已形成的非睡眠活动与床及卧室环境之间的干扰性条件反射，指导患者确立正确的睡眠与床及卧室间的关联性条件反射联系，从而建立稳定的睡眠 – 觉醒规律。

8. E　催眠疗法是运用暗示的方法诱导被催眠者进入一种特殊的意识状态，控制其心身活动，从而解除和治疗心身问题的一种心理治疗方法。暗示是催眠的基础，进入催眠状态的人，意识域缩小，暗示感受性升高，与外界失去联系，唯与催眠者可以交流。在催眠中被催眠者会体验到各种感知觉的变化，会产生各种错觉与幻觉。所以选项 E 错误。

9. B　目前唯一获批准治疗失眠的选择性 H_1 受体拮抗剂是小剂量多塞平（3 ~6mg），它原归属三环类抗抑郁药物，但是对 H_1 受体的拮抗活性非常高，在低剂量范围内，多塞平选择性作用于 H_1 受体，既起到了镇静助眠作用，又没有较高剂量时的抗胆碱能不良反应。

二、A2 型题

10. A　患者入睡困难，晨起感觉头昏眼花，日间工作效率低下，均符合失眠症的表现。故患者可诊断为失眠症。所以选项 A 正确。焦虑症（选项 B）有睡眠障碍，但更加突出的症状还包括焦虑情绪、紧张不安等，与本例不符。神经衰弱（选项 C）是一类精神容易兴奋和容易疲乏，常有情绪烦恼和心理 - 生理症状的神经症性障碍，本疾病虽然有睡眠障碍，但同时有情绪症状、衰弱和兴奋症状以及紧张性疼痛等表现，与本例不符。早期精神分裂症（选项 D）也有睡眠异常，但往往出现个性改变以及情感、思维、感知觉障碍，与本例不符。醒觉不全综合征（选项 E）是指由于生活节律的改变，引起白天觉醒不完全，与该患者的表现也不符。

11. E 慢性失眠症是指持续入睡困难（病程达到或超过 3 个月）、存在睡眠维持障碍以及日间觉醒期相关的功能损害。患者入睡困难、睡眠浅、易醒、醒后不易再次入睡；次日精神差、乏力，注意力不集中，记忆力差，明显影响日常家务活动。以上均符合失眠症的表现，而且患者失眠病程已超过 3 个月，故最可能诊断为慢性失眠症。所以选项 E 正确。

三、A3/A4 型题

12. C 患者最可能诊断为失眠症。失眠症的诊断须符合以下条件——（1）存在以下症状：入睡困难、睡眠维持障碍、早醒、睡眠质量下降或日常睡眠晨醒后无恢复感。（2）在有条件睡眠且环境适合睡眠的情况下仍然出现上述症状。（3）患者主诉至少下述 1 种与睡眠相关的日间功能损害：①疲劳或全身不适；②注意力、注意维持能力或记忆力减退；③学习、工作和（或）社交能力下降；④情绪波动或易激惹；⑤日间思睡；⑥兴趣、精力减退；⑦工作或驾驶过程中错误倾向增加；⑧紧张、头痛、头晕，或与睡眠缺失有关的其

他躯体症状；⑨对睡眠过度关注。

13. C 失眠的辅助检查包括：①睡眠主观评估，包括自评（如自评量表、睡眠日记等）和他评量表。常用量表有匹兹堡睡眠质量指数问卷测评睡眠质量；失眠严重程度指数评定失眠严重程度；疲劳严重程度量表、生活质量问卷 SF - 36 评估日间功能与生活质量；Epworth 嗜睡量表评估日间思睡等。②睡眠客观评估，失眠患者常对睡眠自我评估出现偏差，必要时采取客观评估，如多导睡眠图检查、多次睡眠潜伏期试验、体动记录仪等。本题各选项中，对该患者诊断最有帮助的检查是多导睡眠图检查，患者的睡眠脑电波有相对特征的表现，一般快速眼动睡眠相对增加。

14. C 失眠症治疗主要包括药物治疗（镇静、催眠药物治疗）和非药物治疗（睡眠卫生教育认知疗法）。具有失眠治疗适应证的药物有苯二氮䓬受体激动剂、褪黑素受体激动剂和具有催眠效果的抗抑郁药物。文拉法辛和曲唑酮均是抗抑郁药物，利培酮、氟哌啶醇为抗精神病药物。阿普唑仑为苯二氮䓬类药物，主要用于入睡困难、睡眠浅、易醒患者。患者只是单纯的失眠症，无抑郁和精神障碍症状，故患者适宜使用单纯治疗失眠症的药物——阿普唑仑。

15. D 患者最可能的诊断为慢性失眠症。慢性失眠症是指频繁而持续的睡眠起始和维持困难，导致个体对于睡眠时间和睡眠质量不满足，并存在白天觉醒期间的功能受损；任何年龄、任何性别均可发生，尤其在女性多见。起始可由于偶然一次失眠，经常伴随一些生活不良事件（如重大离别、亲人去世、日常应激因素等），当初始促发因素减弱时睡眠有的得到缓解；但对于睡眠紊乱易感人群，初始促发事件消失后失眠会长时间持续，转变成为慢性失眠症。

16. E 慢性失眠症患者，在应用镇静催眠药物的同时应辅以心理行为治疗，主要是认知疗法。认知疗法解决病因，镇静催眠药物可以快速缓解症状。

17. C 失眠患者常常持有对睡眠的错误态度和信念，如"没有药我就不能睡眠""若不能睡眠我的生活就会毁掉""今晚睡不好明天我就要完蛋了"等，这会引起患者对自我睡眠能力的担忧和焦虑，导致干扰睡眠的认知唤醒，认知唤醒又进一步加重对睡眠的担忧和焦虑，导致"焦虑与唤醒"恶性循环。认知疗法的重点就是认知重构，用正确的信念和态度取代原来错误的认知。所以选项 C 正确。渐进式放松（选项 A）和指引性想象（选项 B）均不属于认知疗法，属于放松疗法，是通过一系列不同形式的放松模式降低干扰睡眠的躯体和认知性唤醒状态，以帮助入眠。矛盾意念法（选项 D）也是睡眠非药物治疗方法之一，是通过患者在正常就寝时进行相反的意念控制，即努力让自己保持清醒、避免睡着的方法，转移患者对于迫切入睡的错误关注，降低患者试图入睡时经历的担忧和焦虑，减少内源性唤醒，导致入睡更快。睡眠限制疗法（选项 E）也是睡眠非药物治疗方法之一，是指减少在床上的觉醒时间，并禁止日间打盹，帮助恢复床和睡眠的关联度，使卧床时间尽量接近实际睡眠时间；另外，设定闹钟叫醒，无论夜间睡了多久每天定时起床。

18. A 患者出现过度的白天嗜睡，首先应该询问夜间睡眠情况（选项 A）。患者病史中情绪略显低落，并未达到重度抑郁程度，所以明确有无自杀意念（选项 B）并非最先需要询问的。既往同学关系（选项 C）、家庭关系（选项 D）、学习成绩（选项 E）应该作为之后询问病史中的一部分。

19. C 患者表现为入睡困难，做梦多，第 2 天情绪不高，上课易困倦，符合失眠症的表现特点。失眠症是指频繁而持续的睡眠起始和维持困难，导致个体对于睡眠时间和睡眠质量不满足，并存在白天觉醒期间的功能受损，常常表现为白天疲劳、易嗜睡。所以选项 C 正确。嗜睡症（选项 A）是指过度的白天或夜间睡眠，并非由于睡眠不足或存在发作性睡病等其他神经精神疾病所致，每天出现睡眠时间过多或睡眠发作持续 1 个月以上。焦虑症（选项 B）的主要特点是不符合实际且以控制的焦虑、担心、害怕，抑郁症（选项 D）是以情绪低落为核心表现，焦虑症和抑郁症患者都有躯体症状、注意力欠佳和睡眠紊乱等症状，但二者的核心症状均以情绪症状为主。睡眠不足综合征（选项 E）是指患者过度延长日间工作时间，或者有意延迟睡眠以便从事娱乐或社交活动，导致其日间过度思睡、疲劳和夜间睡眠减少。当给予充足的睡眠时间，患者很容易启动并维持正常睡眠。

20. D 苯二氮䓬类药物增强 GABA 能神经传递功能和突触抑制效应，还能增强 GABA 与 $GABA_A$ 受体相结合的作用。$GABA_A$ 受体是氯离子通道的门控受体，由两个 α 和两个 β 亚单位（$α_2β_2$）构成氯离子通道，β 亚单位上有 GABA 受点，当 GABA 与之结合时，氯离子通道开放，氯离子内流，使神经细胞超极化，产生抑制效应。苯二氮䓬类通过促进 GABA 与 $GABA_A$ 受体的结合而使氯离子通道开放的频率增加，促使更多的氯离子内流，从而起到中枢神经抑制作用。

四、B1 型题

21 ~ 25. A、E、C、B、D 作用于 GABA/BZ 复合受体的药物中，咪达唑仑的半衰期最短，地西泮的半衰期最长。卡马西平为心境稳定剂，没有明显抗焦虑作用。阿戈美拉汀既是褪黑素受体激动剂也是 5 - 羟色胺受体拮抗剂，因此具有抗抑郁和催眠双重作用，能够改善抑郁症相关的失眠，缩短睡眠潜伏期。喹硫平属于非经典的抗精神病药，可用于治疗精神分裂症、抑郁症、躁狂发作以及双相情感障碍。

五、X 型题

26. ABCD 苯二氮䓬类药物是目前使用最广泛的催眠药，此类药物可缩短入睡时间、减少觉醒时间和次数、增加总睡眠时间，是安全性、耐受性较好的催眠药。缺点是比较容易形成药物依赖、停药反跳和记忆力下降等，但一般短期使用不会出现药物依赖。

27. BDE 由于睡眠药物多数长期服用会有药物依赖及停药反弹，使用原则包括给予最低有效剂量、间断给药（每周 3～5 次）、短期用药（常规用药不超过 3～4 周）、减药缓慢和逐渐停药（每天减掉原药的 25%）。

28. BCE 苯二氮䓬类睡眠药物中，根据半衰期长短分为 3 类 ①短效类（半衰期 <6 小时）：常用的有三唑仑、咪达唑仑、去羟西泮、溴替唑仑等，主要用于入睡困难和醒后难以入睡；②中效类（半衰期 6～24 小时）：常用的有替马西泮、劳拉西泮、艾司唑仑、阿普唑仑、氯氮平等，主要用于睡眠浅、易醒和晨起需要保持头脑清醒者；③长效类（半衰期 24 小时以上）：常用的有地西泮、氯硝西泮、硝基西泮、氟硝西泮、氟西泮等，主要用于早醒。

29. BCD 短效类苯二氮䓬类睡眠药物（半衰期 <6 小时），常用的有三唑仑、咪达唑仑、去羟西泮、溴替唑仑等，主要用于入睡困难和醒后难以入睡。

第十四章　神经系统常见危重症

一、A1 型题

1. E　①中昏迷的临床表现：对外界的正常刺激均无反应，自发动作很少。对强刺激的防御反射、角膜反射和瞳孔对光反射减弱，大、小便潴留或失禁。此时生命体征已有改变。②深昏迷的临床表现：对外界任何刺激均无反应，全身肌肉松弛，无任何自主运动。眼球固定，瞳孔散大，各种反射消失，大、小便多失禁。生命体征已有明显改变，呼吸不规则，血压或有下降。所以，"深、浅反射"均消失是中昏迷与深昏迷最有价值的鉴别点。

2. E　意识模糊表现为注意力减退，情感反应淡漠，定向力障碍，活动减少，语言缺乏连贯性，对外界刺激可有反应，但低于正常水平。

3. A　意识包括意识内容和觉醒状态两个组成部分。意识的"内容"，即高级神经活动，包括定向力、感知觉、注意、记忆、思维、情感、行为等，使人体和外界环境保持完整的联系；意识的"开关"系统则指各种传入神经活动激活大脑皮质，使其维持一定水平的兴奋性，使机体处于觉醒状态。双侧大脑皮质是意识"内容"的所在部位，即各种高级神经活动的中枢。

4. A　大脑和脑干功能全部丧失时称为脑死亡，其确定标准是：①患者对外界任何刺激均无反应，无任何自主运动，但脊髓反射可以存在；②脑干反射（包括对光反射、角膜反射、头眼反射、前庭眼反射、咳嗽反射）完全消失，瞳孔散大固定；③自主呼吸停止，需

要人工呼吸机维持换气；④脑电图提示脑电活动消失，呈一直线；⑤经颅多普勒超声提示无脑血流灌注现象；⑥体感诱发电位提示脑干功能丧失。上述情况持续时间至少 12 小时，经各种抢救无效；需除外急性药物中毒、低温、内分泌与代谢性疾病等。所以选项 A 错误。

5. C　无动性缄默症又称静眠昏迷。患者能注视周围环境及人物，貌似清醒，但不能活动或言语，二便失禁。肌张力减低，无锥体束征。强烈刺激不能改变其意识状态，存在觉醒 – 睡眠周期。本症常见于脑干梗死。所以选项 C 错误。

6. A　运动性失语患者与闭锁综合征患者不能说话的最主要区别在于前者表现为一侧偏瘫，后者表现为双侧瘫（四肢瘫痪）。瘫痪分布和表达思想的方式不同虽然也是二者之间的区别，但不是主要的。两种患者都无意识障碍。

7. C　去皮质综合征多见于因双侧大脑皮质广泛损害而导致的皮质功能减退或丧失，皮质下功能仍保存。所以选项 A 错误。患者表现为意识丧失，但睡眠和觉醒周期存在，能无意识地睁眼、闭眼或转动眼球，但眼球不能随光线或物品转动，貌似清醒但对外界刺激无反应。所以选项 B 错误。对光反射、角膜反射甚至咀嚼与吞咽动作、防御反射均存在，可有吸吮、强握等原始反射，但无自发动作。所以选项 C 正确，选项 D 错误。四肢肌张力增高，双侧锥体束征阳性。所以选项 E 错误。因此本题的正确答案为 C。

8. D 植物状态是指大脑半球严重受损而脑干功能相对保留的一种状态。

9. B 植物状态患者对自身和外界的认知功能全部丧失，呼之不应，不能与外界交流，有自发或反射性睁眼，偶可发现视物追踪，可有无意义哭笑，存在吸吮、咀嚼和吞咽等原始反射，有觉醒 – 睡眠周期，大、小便失禁。所以选项 B 符合题意。

10. E 无动性缄默症由脑干上部和丘脑的网状激活系统受损引起，此时大脑半球及其传出通路无病变。

11. E 弥漫性颅内压增高多由弥漫性脑实质体积增大所致，其颅腔部位压力均匀升高而不存在明显的压力差，故脑组织无明显移位，即使颅内压力很高，也不至于发生脑疝。解除压力后，神经功能恢复也较快。见于弥漫性脑膜脑炎、弥漫性脑水肿、交通性脑积水、蛛网膜下腔出血等。颅内占位性病变易引起局限性颅内压增高。所以选项 E 符合题意。

12. A 颅内压增高的病因 ①脑组织体积增加：是指脑组织水分增加导致的体积增大，即脑水肿，是颅内压增高的最常见原因。②颅内占位性病变：为颅腔内额外增加的颅内容物。病变可为占据颅内空间位置的肿块，如肿瘤（原发或者转移）、血肿、脓肿、肉芽肿等。此外，部分病变周围也可形成局限性水肿，或病变阻塞脑脊液通路，进一步使颅内压增高。③颅内血容量增加：见于引起血管床扩张和脑静脉回流受阻的各种疾病。如各种原因造成的血液中二氧化碳蓄积，严重颅脑外伤所致的脑血管扩张，严重胸腹挤压伤所致上腔静脉压力剧增以及颅内静脉系统血栓形成等。④脑脊液增加（脑积水）：可由脑脊液的分泌增多、吸收障碍或循环受阻引起。⑤颅腔狭小：见于颅缝过早闭合致颅腔狭小的狭

颅症等。

13. B 急性及亚急性颅内血肿是指外伤后脑实质内出血形成的血肿，呈急性（症状在伤后 3 天内出现）或亚急性发病者（症状在伤后 3 天 ~ 3 周内出现）。

14. D 良性颅内压增高是指以颅内压增高为特征的一组综合征，又称为"假脑瘤"。临床表现为颅内压增高，伴头痛、呕吐及视力障碍，神经系统检查除视神经乳头水肿、展神经麻痹外，无其他神经系统定位体征，腰穿压力 > 200mmH$_2$O，头颅 CT 或 MRI 显示无脑室扩大或颅内占位性病变。需排除颅内占位性病变、梗阻性脑积水、颅内感染、高血压脑病及其他脑内器质性病变才可诊断。多数患者可自行缓解，预后良好。所以选项 D 错误。

15. D 颅内血肿是颅脑损伤中常见且严重的继发性病变，最需紧急处理的是并发脑疝形成。脑疝是神经系统疾病最严重的症状，可直接危及生命。

16. A 当颅内病变使颅腔内各分腔之间存在压力梯度时，脑组织从高压力区向低压力区移位，导致脑组织、脑神经和血管等重要结构受压和移位，有时被挤入分腔间的解剖间隙或孔道中，从而出现一系列临床症状和体征，称为脑疝。颅内任何部位占位性病变发展到严重程度时，均可导致颅内各分腔压力不均而引起脑疝。压迫脑干生命中枢可直导致患者死亡。所以选项 A 正确。

17. E 当发生颅内血肿、严重脑水肿、脑脓肿及肿瘤等占位性病变时，颅内压不断增高达到一定程度时，就会迫使一部分脑组织通过自然解剖孔隙，向压力较低处移位形成脑疝。故脑疝形成的基础是颅腔各部分之间存在着压力差。

18. E 甘露醇利用其高渗脱水作用，促

进脑组织内水分回流入血管，使脑组织脱水。因此在颅内压过高时，可快速降低颅内压，预防脑疝。

19. D　头颅 CT 检查是神经系统疾病最常见的检查，有助于颅内病变的诊断，可以明确颅内血肿、中线移位、脑水肿等。

20. A　小脑幕切迹疝时，双侧瞳孔不等大，初期患侧瞳孔略缩小，对光反射稍迟钝；随病情进展，以后患侧瞳孔逐渐散大、略不规则，直接及间接对光反射消失，但对侧瞳孔可正常；患侧上睑下垂。这是由于患侧动眼神经受到压迫、牵拉所致。如脑疝继续发展，则可出现双侧瞳孔散大、对光反射消失。

21. A　昏迷加深、两侧瞳孔不等大，颞叶钩回疝（又称为小脑幕切迹疝、小脑幕裂孔疝）的可能性大。小脑幕裂孔疝的钩回疝发生时，可表现为意识障碍（如嗜睡、昏睡或昏迷）可突然发生或进行性加重，患侧瞳孔增大而导致双侧瞳孔不等大。

22. E　癫痫持续状态（SE）简称癫痫状态，传统定义认为癫痫持续状态指"癫痫连续发作之间意识尚未完全恢复又频繁再发，或癫痫发作持续 30 分钟以上未自行停止"。目前观点认为，如果患者出现全面强直-阵挛发作（GTCS）持续 5 分钟以上即有可能发生神经元损伤，对于 GTCS 的患者若发作持续时间超过 5 分钟就应考虑癫痫持续状态的诊断，并须用 AEDs 紧急处理。

23. E　癫痫持续状态最常见的原因是不恰当地停用 AEDs 或因急性脑病、脑卒中、脑炎、外伤、肿瘤和药物中毒等引起，个别患者原因不明。不规范 AEDs 治疗、感染、精神因素、过度疲劳、孕产和饮酒等也可诱发。

24. D　重症肌无力患者如果急骤发生呼吸肌无力以致不能维持换气功能时，称为重

症肌无力危象，如不及时抢救，即可危及患者生命。

25. C　依酚氯铵可用作重症肌无力的诊断试剂，静脉注射依酚氯铵可用于诊断重症肌无力和鉴别肌无力危象及胆碱能危象。①腾喜龙（依酚氯铵）试验：静脉注射 10mg，注射后 1 分钟内重症肌无力症状明显缓解，维持 10 分钟后又恢复原状，就能确定重症肌无力的诊断。②肌无力危象和胆碱能危象的鉴别：先静脉注射腾喜龙 2mg，若症状好转，再将其余 8mg 注射完，诊断为肌无力危象；若注射 2mg 后症状加重，应立即停止注射，诊断为胆碱能危象。

26. E　重症肌无力患者症状突然加重，出现呼吸肌、吞咽肌进行性无力或麻痹而发生危象，引致呼吸困难，是致死的主要原因。

27. C　不管何种类型的重症肌无力危象，均应首先保证呼吸道通畅和正常换气，以维持患者的生命。

28. B　胆碱能危象是因抗胆碱酯酶药物过量引起，治疗时可静脉注射依酚氯铵 2mg，如症状加重则应立即停用抗胆碱酯酶药物，待药物排除后可重新调整剂量。所以选项 B 错误，其余选项所述均是正确的治疗措施。

29. D　根据患者瞳孔大小、出汗多少，可区分胆碱能危象和肌无力危象。胆碱能危象除有肌无力的特点外，还表现为瞳孔缩小、浑身出汗、肌肉跳动、肠鸣音亢进，并有肌注新斯的明后症状加重等特征；肌无力危象体检可见瞳孔扩大，出汗、肠鸣音正常，新斯的明注射后症状好转。

30. A　重症肌无力危象处理时，最重要的是保证呼吸道通畅并维持正常呼吸功能。当注射新斯的明不能完全缓解危象或反复发生危象者，应进行气管插管并连接呼吸机进行辅

助呼吸，必要时气管切开。

31. E 反拗危象是指由于对抗胆碱酯酶药物不敏感而出现严重的呼吸困难。腾喜龙试验无反应，表现为全身肌肉无力、呼吸困难，不伴有毒蕈碱样和烟碱样症状，增加或减少抗胆碱酯酶药物无效。发生反拗危象时应停止抗胆碱酯酶药，对气管插管或切开的患者可采用大剂量类固醇激素治疗，待运动终板功能恢复后再重新调整抗胆碱酯酶药物剂量。所以选项 E 错误。

32. D 危象是重症肌无力病人最危急的状态，不论何种危象均应保持呼吸道通畅，一旦发生呼吸肌麻痹，立即行气管插管或切开，应用人工呼吸器辅助呼吸，并依危象的不同类型采取相应处理方法：肌无力危象者加大新斯的明用量；胆碱能危象和反拗危象者暂停抗胆碱酯酶药物的应用并对症治疗。

33. D 苯二氮䓬类药物除了具有镇静催眠作用外，还有抗焦虑、抗惊厥、致共济失调和肌肉松弛作用。对于轻、中度慢性阻塞性肺疾病和阻塞性睡眠呼吸暂停低通气综合征患者要避免使用具有对呼吸肌有松弛作用的药物。艾司唑仑、阿普唑仑、氯硝西泮、劳拉西泮均为苯二氮䓬类药物，轻、中度慢性阻塞性肺疾病和阻塞性睡眠呼吸暂停低通气综合征患者应慎用，可选用新型非苯二氮䓬类药物中的佐匹克隆。

34. C 钻孔引流治疗硬膜外血肿主要是通过尿激酶作用于纤维蛋白溶解酶原使之转变为纤维蛋白溶解酶，再通过后者对血肿的溶解作用清除血肿，起效比较缓慢，这决定了使用该法的局限性。因此，对凡是血肿量大，有明显意识障碍及神经功能障碍者，应毫不犹豫采取去骨瓣或骨窗开颅清除血肿，迅速解除压迫与颅内高压，以利于意识与神经功

能恢复。另外，此类患者病情重，容易出现脑疝，若采用钻孔引流，需不停地观察并随时复查头颅 CT，甚至仍要中转开颅手术；另一方面，此类患者颅内高压已处于失代偿状态，根据体积－压力曲线原理，再注入尿激酶数毫升，将可能导致颅内压急剧升高，这无疑是非常危险的。因此，目前主张受伤时间 4 小时以上，病情相对比较稳定，无意识障碍或仅有嗜睡表现，幕上血肿 ≤60ml，中线移位 ≤1cm，轻度脑室受压者适用本法。

二、A2 型题

35. D 该患者的意识状态为闭锁综合征。闭锁综合征表现为患者意识清醒，因运动传出通路几乎完全受损而呈失运动状态，眼球不能向两侧转动，不能张口，四肢瘫痪，不能言语，仅能以瞬目和眼球垂直运动示意与周围建立联系，可有双侧病理反射。昏迷、嗜睡、去大脑强直状态、无动性缄默症患者均表现为意识障碍。所以选项 D 正确。

36. B 患者长期大量饮酒后出现酒精性脑病表现，给予酒精戒断治疗后，出现幻觉，并出现恐惧和兴奋不安交替，大喊大叫，甚至出现冲动攻击行为。病情呈波动性，夜间加重、白天减轻。这种行为属于酒精戒断症状，表现为以意识内容改变为主的意识障碍——谵妄状态。

37. E 患者意识障碍过程中出现呼吸、心搏骤停，为保障有效人工呼吸，增加肺泡有效通气量，应尽快行气管插管术以开通气道。

38. B 中老年男性患者在高温环境劳作后出现意识障碍，体温明显升高，血压尚正常，肢体皮肤干热，首先考虑热射病。热衰竭起病迅速，常伴有皮肤湿冷，生命体征不稳定，有循环衰竭症状。

39. E 腰椎穿刺侧卧位的正常压力一般

成人为 80 ~ 180mmH$_2$O，>200mmH$_2$O 提示颅内压增高。题中患者头痛、呕吐，且呕吐为喷射性，眼底检查视神经乳头水肿，可判断为颅内压增高，故腰穿检查颅内压必须大于 200mmH$_2$O，故选项 E 正确。

40. D 腰穿对颅内压增高的患者，尤其是因颅内局灶性病变导致颅内压增高者，有诱发脑疝的危险。为了明确诊断必须施行腰穿时要按颅高压操作，少放及缓放脑脊液，术前与术后给予脱水剂或利尿剂；患者应卧床，密切观察病情变化。若患者对神经内科治疗无效或出现颅内高压危象，可采用手术治疗，如脑室引流术等。所以选项 D 符合题意。

41. E 患者左枕部着力，对冲部位为右额颞，发生了右额颞急性硬膜下血肿，"进行性意识障碍，右侧瞳孔散大"都是硬膜下血肿的表现。

42. B 患者最可能诊断为急性硬膜外血肿伴脑疝。硬脑膜外血肿典型特征为原发昏迷清醒后，经过一段中间清醒期后，进入继发昏迷。患者表现为左侧瞳孔散大，右侧肢体偏瘫且病理征（+），可进一步诊断为左侧硬脑膜外血肿引起颅压增高发生了脑疝。

43. B 硬膜外血肿临床表现有意识障碍、神经系统症状、颅内压增高，多因头部受外力直接打击，产生受力点处的颅骨变形或骨折，伤及血管所致。出血积聚于硬膜与颅骨内板分离处，并随血肿的增大而使硬膜进一步分离。如血肿持续增大，引起脑疝时，则可表现出患侧瞳孔散大、对侧肢体瘫痪等典型征象。需与硬膜下血肿（大多由对冲性脑挫裂伤所致）鉴别。

44. C 患者急性动态突发病程，头颅 CT 显示左基底节区有一高密度影，可诊断为基底节脑出血。"双瞳孔不等大"提示为脑出血

增加导致脑疝形成。故患者最恰当、完善的诊断为脑出血合并脑疝。当颅腔内某一分腔有占位性病变时，该分腔的压力比邻近分腔的压力高，脑组织从高压区向低压区移位疝出，从而引起一系列临床综合征，称为脑疝。基底节内囊区是高血压颅内出血最常见的部位，典型临床表现为对侧"三偏"综合征（偏瘫、偏身感觉障碍、偏盲）。

45. D 过度通气、促进气体交换可以降低颅内压；补充过多钠盐会加重脑水肿，继而引发脑疝。

46. E 患者左侧豆状核区有一高密度影，说明基底节出血；左侧脑室体部和枕角内有高密度影，说明继发性脑室出血；瞳孔左侧扩大、对光反射消失，说明形成颞叶钩回疝。

47. B 患者发作性四肢抽搐、意识不清，诊断为癫痫全面强直 – 阵挛发作，但患者此次发作频繁，意识状态一直未恢复。目前癫痫持续状态的定义是指超过大多数这种发作类型患者的发作持续时间后，发作仍然没有停止的临床征象，或反复的癫痫发作且在发作间期中枢神经系统的功能没有恢复到正常基线水平。

48. C 重症肌无力患者在治疗过程中出现症状加重，呼吸困难，瞳孔缩小，唾液增多，腹痛，肌束颤动；判断可能是胆碱能危象。胆碱能危象是重症肌无力所致危象的其中一种，患者的主要表现是呼吸肌无力，不能维持换气和通气功能，可导致患者出现缺氧，随时会导致患者因呼吸衰竭而致死亡。除呼吸肌无力外，还会出现腹痛、恶心、呕吐、瞳孔缩小、流涎增多以及肌束颤动、痉挛和紧缩感等其他症状。

49. A 肌无力危象为重症肌无力疾病本身发展至肌无力加重所致，此时胆碱酯酶抑制剂往往药量不足，加大药量或静脉注射腾喜龙

后肌力好转。常由感冒（呼吸道感染）诱发，也可发生于应用神经 – 肌肉阻滞药（如链霉素）、大剂量皮质类固醇及胸腺放射治疗或手术后。

50. E 根据临床资料和血气分析，可以判断患者为 Ⅱ 型呼吸衰竭，由于患者有神志障碍，而且 $PaCO_2 > 70mmHg$，说明有人工通气的指征。慢性阻塞性肺疾病引起的呼吸衰竭，主要是肺泡通气不足，因此最有效的方法是人工通气治疗改善呼吸。

51. C 肺气肿的治疗首先应该是对慢性支气管炎及支气管哮喘等原发病的治疗，只有这些原发病得到控制，才能阻止肺气肿的发展。

52. C 慢性缺氧患者应低流量、低浓度持续给氧。比如 Ⅱ 型呼衰患者由于长期二氧化碳分压高，机体主要通过缺氧刺激颈动脉体和主动脉弓化学感受器，沿神经传导至呼吸中枢，使之兴奋，反射性地引起呼吸运动。若高流量、高浓度给氧，则缺氧反射性刺激呼吸的作用消失，导致二氧化碳潴留更严重，可发生二氧化碳麻醉，甚至呼吸停止。

53. B 此时应首先考虑为 ARDS。ARDS 临床特征包括呼吸频速和窘迫，进行性低氧血症，X 线呈现弥漫性肺泡浸润。

54. C 慢性呼吸衰竭（Ⅱ 型）有明显二氧化碳潴留时，呼吸中枢对二氧化碳的刺激已不敏感，主要依靠缺氧刺激颈动脉体和颈动脉窦的化学感受器，通过负反馈反射维持呼吸。因此，慢性 Ⅱ 型呼吸衰竭患者的氧疗原则为低流量、低浓度持续给氧。若高流量、高浓度给氧，血氧分压迅速上升，使感受器失去低氧刺激，患者呼吸变得浅慢，使肺泡通气量下降，从而加重二氧化碳潴留。

55. C 老年男性患者严重腹泻、呕吐，丢失大量水分，结合有频繁咳嗽、极度呼吸困难、咳粉红色泡沫样痰、双肺满布大量水泡音、端坐呼吸等肺水肿症状，诊断为急性左心衰竭。

56. A 自发性气胸是由于各种原因使肺和脏层胸膜破裂，气体由肺经裂孔进入胸膜腔所致。自发性气胸分为原发性和继发性 2 种，前者发生于无基础肺疾病的健康人，如青年特发性气胸；后者发生在有基础肺疾病的患者，如慢性阻塞性肺疾病（COPD）、肺结核、肺癌等。青年男性患者，既往体健，考虑为自发性气胸。

57. E 本病主要侵犯儿童，特别是学龄儿童，乙脑不仅病死率高，而且后遗症严重，约 30% 的患儿在病后残留不同程度的后遗症。因此，乙脑是严重威胁人体健康的一种急性传染病。主要分布于亚洲和东南亚地区，临床上急起发热，出现不同程度的中枢神经系统症状，如本题中的重症者病后常留有后遗症。

三、A3/A4 型题

58. B 患者为青年男性，有明确外伤史，出现头痛、恶心、呕吐等颅内高压症状，继而出现意识障碍，应尽快进行头颅 CT 检查明确有无颅内出血及确定颅脑损伤程度。

59. C 根据患者头颅 CT 检查结果的特异性（双凸透镜形且边界锐利的高密度影），患者硬膜外血肿诊断明确。

60. D 患者为中年女性，炼钢厂工人，突发意识障碍，同事也有头晕、乏力不适，查体口唇黏膜呈樱桃红色，其余生命体征稳定。结合患者的年龄、工作环境、查体的表现，首先考虑为一氧化碳中毒。患者既往无高血压、糖尿病病史，查体未见神经系统局灶性定位体征，不考虑为脑血管病。

61. A　患者为一氧化碳中毒，最有鉴别意义的是血液中COHb浓度。其他实验室检查，如血气分析、肾功能、肌肉酶谱等能更进一步了解患者病情。而神经影像学往往在短时间内还不能观察到特异性的病理改变。

62. E　针对一氧化碳治疗最有效的方法是急诊行高压氧治疗。其他如保护肾功能、清除脑部氧自由基、改善脑水肿及微循环等综合诊疗策略都有利于患者神经系统与机体功能的康复。

63. C　本例判断最可能是脑血管病引起的闭锁综合征，表现为四肢瘫痪，不能说话和吞咽，眼球不能水平运动，患者清醒，可自主睁眼、闭眼或用眼球垂直运动示意。

64. E　闭锁综合征病变位于脑桥基底部，由于双侧皮质脊髓束和皮质脑干束受损，导致几乎全部的运动功能丧失，脑桥以下的脑神经支配神经通路均瘫痪。

65. E　患者为老年男性，急性起病，表现为意识障碍，且既往有高血压、糖尿病病史，首先考虑为脑血管病、低血糖昏迷或糖尿病酮症酸中毒。为明确诊断，急诊应完善头颅CT/MRI、血糖与血生化检查；尚不需要进行脑电图检查。

66. C　患者意识障碍，瞳孔对光反射存在，对疼痛刺激有躲避反应，但不能睁眼和回答问题，病理征阳性。判断意识障碍程度为浅昏迷。

67. A　患者为老年男性，有高血压、糖尿病危险因素，夜间睡眠情况下发病，出现意识障碍，血糖8.6mmol/L。查体：双眼向左侧凝视，右侧肢体肌力降低，右侧巴宾斯基征阳性。该患者的临床诊断首先考虑为左侧大脑半球脑梗死，应行头颅CT检查以排除脑出血。

68. B　判断昏迷患者是否存在肢体瘫痪的方法有：①肢体坠落试验，将患者上肢抬高后让其自然下落，瘫痪侧下落速度较快；患者仰卧位，检查者使其被动屈髋和屈膝后突然松手，瘫痪侧下肢较快坠于床面。②下肢外旋征，患者仰卧，双下肢伸直位，瘫痪侧下肢外旋。③痛刺激试验，针刺肢体皮肤，健侧可见回避动作，瘫痪侧回避动作消失或明显减弱。④肌张力比较，瘫痪侧肢体肌张力异常改变。

69. D　患者为中年男性，急性起病，出现意识障碍，查体见发热、脑膜刺激征阳性，临床诊断首先考虑为中枢神经系统感染。

70. E　该患者临床诊断为中枢神经系统感染，为明确诊断，首先要做腰椎穿刺行脑脊液检查，以明确感染的病原菌，是病毒性感染、化脓菌感染、真菌性感染，还是结核菌感染，以利于下一步诊疗方案的制订。

71. D　患者出现意识障碍进一步加重，呼吸浅快，其他生命体征尚稳定，瞳孔对光反射迟钝，角膜反射减弱，强烈疼痛刺激时可见防御反射活动。故该患者意识障碍程度达到了中昏迷。

72. A　嗜睡是意识障碍的早期表现，主要是意识水平清晰度的下降。患者表现为睡眠时间过度延长，但能被叫醒，醒后可勉强配合检查及回答简单问题，定向力完整，停止刺激后患者又继续入睡。所以选项A正确。昏睡（选项B）时患者处于沉睡状态，但经高声呼唤或强烈刺激可以被唤醒，有不完全应答，停止刺激后很快入睡。浅昏迷（选项C）表现睁眼反应消失或偶见眼睑半闭合状态，无自发言语和有目的活动，疼痛刺激时可有回避动作和痛苦表情，脑干反射基本保留（瞳孔对光反射、角膜反射、咳嗽反射和吞咽反射等）。中昏迷（选项D）对外界一般刺激无反应，强烈疼痛刺激时可见防御反射活动，角膜反射减弱或消失，呼吸节律紊乱，可见到周期性呼吸或中枢神经性过度换气，瞳孔对光反射迟钝。深昏迷（选项 E）时患者对外界任何刺激均无反应，无自主活动，瞳孔对光反射消失，生命体征显著改变。

73. C 该患者为青年男性，急性起病，高热伴有意识障碍，脑膜刺激征阳性，首先考虑为颅内感染导致皮质功能受累。所以选项 C 正确。青年患者且无脑血管病危险因素，病程中有发热，脑梗死（选项 A）及脑出血（选项 B）的诊断不支持。患者无药物接触史，亦无明确电解质紊乱的疾病基础，药物中毒（选项 D）和电解质紊乱（选项 E）导致的意识障碍依据不足。

74. C 该患者考虑中枢神经系统感染的可能性大，需尽快完善腰穿脑脊液常规、生化及病原学检查以明确感染病原。

75. C 患者腰穿压力明显高于正常，真菌感染需考虑，墨汁染色有助于排查新型隐球菌感染。所以选项 C 正确。潘氏试验（选项 B）为脑脊液蛋白定性试验，对明确病原无特异性。NMO 抗体（选项 A）及寡克隆区带（选项 D）有助于诊断多发性硬化及视神经脊髓炎，而 NMDA 抗体（选项 E）为自身免疫性脑炎特异抗体。

76. C 该患者目前的意识状态是浅昏迷。浅昏迷表现为睁眼反应消失或偶见眼睑半闭合状态，无自发言语和有目的活动，疼痛刺激时可有回避动作和痛苦表情，脑干反射基本保留（瞳孔对光反射、角膜反射、咳嗽反射和吞咽反射等）。

77. A 患者意识障碍进展，双侧瞳孔不等大，需尽快复查头颅 CT 了解有无脑梗死进展以及有无脑疝形成。

78. A 患者大面积脑梗死，头颅 CT 提示脑疝形成，为导致意识水平下降的主要原因。

79. A 意识障碍患者突发肢体抽搐，双发上视，持续 20 分钟未缓解，考虑为癫痫持续状态导致的意识障碍。

80. D 患者脑外伤后 3 月余，呼之不应，自发睁眼，双侧瞳孔等大等圆，直径约 2.5mm，对光反射灵敏，有时见吸吮、咀嚼、吞咽动作，四肢肌张力低，未见自主活动，双侧巴宾斯基征阴性，考虑为植物状态。所以选项 D 正确。浅昏迷（选项 A）表现为对周围事物及声、光等刺激全无反应，对强烈刺激如疼痛刺激可有回避动作及痛苦表情，但不能觉醒，吞咽反射、咳嗽反射、角膜反射以及瞳孔对光反射仍然存在，生命体征无明显改变。无动性缄默症（选项 B）患者能注视周围环境及人物，肌张力降低，存在睡眠 – 觉醒周期，瞳孔对光反射存在。去皮质综合征（选项 C）皮质下功能仍旧保留，对光反射、角膜反射等脑干反射存在，四肢肌张力增高，双侧锥体束征阳性。闭锁综合征（选项 E）表现为患者意识清楚，不能言语，四肢无活动，仅能以瞬目和眼球垂直活动与周围环境建立联系。

81. A 持续性植物状态指颅脑外伤后植物状态持续 12 个月以上，其他原因持续在 3 个月以上。

82. B 青年男性患者，诊断首先考虑为支气管哮喘。支气管哮喘患者的常见症状是发作性的喘息、气急、胸闷或咳嗽等症状，少数患者还可能以胸痛为主要表现，这些症状经常在患者接触烟雾、香水、油漆、灰尘、宠物、花粉等刺激性气体或变应原之后发作，夜间和（或）清晨症状也容易发生或加剧。很多患者在哮喘发作时自己可闻及喘鸣音。症状通常是发作性的，多数患者可自行缓解或经治疗后缓解。

83. E　β₂受体激动剂与气道靶细胞膜上的β₂受体结合，激活兴奋性G蛋白，活化腺苷酸环化酶，催化细胞内ATP转化为cAMP；细胞内的cAMP水平增加，进而激活cAMP依赖性蛋白激酶（PKA），通过使细胞内游离钙浓度的下降、肌球蛋白轻链激酶（MCLK）失活和钾通道开放等途径，最终松弛平滑肌。此外，激动β₂受体还可抑制肥大细胞与中性粒细胞释放炎症介质，增强气道纤毛运动、促进气道分泌物排出、降低血管通透性、减轻气道黏膜下水肿等，这些效应均有利于缓解或消除哮喘。但β₂受体激动剂没有直接抑制气道内炎症的作用。

84. A　患者突起胸痛，显著呼吸困难、发绀、烦躁不安，此为缺氧的表现；一侧胸部饱满膨隆，呼吸运动消失，语颤消失，叩诊呈鼓音，听诊呼吸音明显减弱或消失，则为气胸的表现。

85. C　胸部X线检查快捷简单，对气胸等肺部疾病的诊断具有重要意义。

86. B　排气疗法适用于呼吸困难明显、肺压缩程度较重的气胸患者，尤其是张力型气胸需要紧急排气者。

87. B　患者有呼吸困难、发绀、神经精神症状（神志恍惚、嗜睡）及心血管系统症状（早期心率加快、血压显著升高），符合呼吸衰竭的临床表现，再结合患者有慢性阻塞性肺气肿的病史，考虑患者目前最可能的诊断是呼吸衰竭。其他选项如左心衰竭、右心衰竭、脑血管意外和高血压危象等均不支持其诊断。

88. A　除原发心肺疾病和低氧血症导致的临床表现外，呼吸衰竭的诊断主要依靠动脉血气分析。本题根据临床表现考虑为呼吸衰竭，应进行动脉血气分析检查，以明确诊断。

89. E　呼吸衰竭的处理原则是保持气道通畅，改善通气和氧合功能，纠正缺氧和二氧化碳潴留及代谢功能紊乱，从而为基础疾病和诱发因素的治疗争取时间和创造条件。故此时最主要的处理措施为氧疗＋呼吸兴奋剂，纠正缺氧和二氧化碳潴留。

90. C　此中青年男性患者最需鉴别的是支气管哮喘与心源性哮喘。①支气管哮喘是由多种细胞（如嗜酸性粒细胞、肥大细胞、T淋巴细胞等）及其细胞组分参与的气道慢性炎症性疾病。这种慢性炎症与气道高反应性相关，通常出现可逆性气流受限，并引起反复发作性的喘息、气急、胸闷或咳嗽等症状，常在夜间和（或）清晨发作、加剧，多数患者可自行缓解或经治疗后缓解。②心源性哮喘又称心源性喘息，即左心衰竭引起的喘息样呼吸困难。左心衰竭时，随着左心室舒张末压升高，左心房及肺静脉压也随之增高，使肺毛细血管压升高，导致肺淤血、肺水肿，从而引起呼吸困难，呼吸频率增快（可达每分钟30~40次），重者可有哮鸣音。

91. D　在没有确诊情况下，不宜应用吗啡。因吗啡可抑制呼吸中枢，故禁用于支气管哮喘患者。

92. B　氨茶碱适用于：①支气管哮喘和喘息性支气管炎，与β₂受体激动剂合用可提高疗效；在喘息持续状态，常选用本品与肾上腺皮质激素配伍进行治疗。②治疗急性心功能不全和心源性哮喘。③胆绞痛。

93. D　当颅内某一分腔有占位性病变，该分腔的压力比邻近分腔的压力要高，于是压力高的部位脑组织向压力低的部位挤压、移位，即是脑疝。枕骨大孔疝又称小脑扁桃体疝，大多发生于颅后窝血肿或占位性病变，直接引起幕下颅腔压力严重增高，使小脑扁桃体受挤压而向下疝出；另外多见于小脑幕裂孔疝的中、晚期，此时幕上压力增高传到小脑幕下，因而最后也将并发枕骨大孔疝。

94. D 单纯小脑幕裂孔疝可表现为：①颅内压增高引起的头痛、呕吐（B 对）症状；②颞叶钩回、海马回向下移位使动眼神经受牵拉，引起患侧瞳孔一过性缩小，之后动眼神经麻痹而致患侧瞳孔逐渐散大（E 对），直接和间接对光反射消失；③移位的颞叶组织压迫中脑，引起嗜睡甚至昏迷（A 对），并可出现对侧肢体瘫痪（C 对）——肌力减退、肌张力增高、病理征阳性等症状。单纯小脑幕裂孔疝的临床症状不包括双侧瞳孔大小多变（D 错，为本题正确答案）。枕骨大孔疝患者，因脑干缺氧，可出现瞳孔忽大忽小。

95. C 小脑裂孔迹疝因颅内压增高使脑组织由上而下挤入小脑幕裂孔，可分为钩回疝和中心疝，可使颅内压增高征象明显加重，也可使脑干逐层受累而表现出相应的症状。因动眼神经位于中脑层面，临近小脑幕裂孔，故而发生小脑幕裂孔疝时易压迫动眼神经，表现为患侧除外直肌和上斜肌外的所有眼肌麻痹、瞳孔散大，其中瞳孔改变最为明显。因此，小脑幕裂孔疝最有意义的临床定位体征是患侧瞳孔散大（C 对）。

四、B1 型题

96 ~ 99. A、B、C、D ①嗜睡：是意识障碍的早期表现。患者表现为睡眠时间过度延长，但能被叫醒，醒后可勉强配合检查及回答简单问题，停止刺激后患者又继续入睡。②昏睡：是一种比嗜睡程度加重的意识障碍。患者处于沉睡状态，正常的外界刺激不能使其觉醒，须经高声呼唤或其他较强烈刺激方

可唤醒，对言语的反应能力尚未完全丧失，可进行含糊、简短而不完全的答话，停止刺激后又很快入睡。③浅昏迷：意识完全丧失，仍有较少的无意识自发动作。患者对周围事物及声、光等刺激全无反应，对强烈刺激如疼痛刺激可有回避动作及痛苦表情，但不能觉醒。吞咽反射、咳嗽反射、角膜反射以及瞳孔对光反射仍然存在。生命体征无明显改变。④谵妄：表现为患者对周围环境的认识及反应能力均有下降，表现为认知、注意力、定向、记忆功能受损，思维推理迟钝，语言功能障碍，常有恐怖性错觉、幻觉，睡眠－觉醒周期紊乱等，导致紧张、恐惧和兴奋不安，甚至可有冲动和攻击行为。⑤意识模糊：表现为注意力减退，情感反应淡漠，定向障碍，活动减少，语言缺乏连贯性，对外界刺激可有反应，但低于正常水平。

100 ~ 102. D、A、B ①丘脑损害时出现对侧偏身（包括面部）完全性感觉缺失或减退。其特点是深感觉和触觉障碍重于痛、温觉，远端重于近端，并常伴发对侧偏身的自发性疼痛（丘脑痛）。②昏迷是一种严重的意识障碍，主要是大脑皮质与皮质下的网状结构发生高度抑制的一种病理状态。③无动性缄默症由脑干上部和丘脑的网状激活系统受损引起，此时大脑半球及其传出通路无病变。

103 ~ 106. D、A、E、E ①去大脑强直是病灶位于中脑水平或上位脑桥时出现的一种伴有特殊姿势的意识障碍，表现为角弓反张、牙关紧闭、双上肢伸直旋内、双下肢伸直跖屈，病理征阳性，多有双侧瞳孔散大固定。②去皮质综合征多见于因双侧大脑皮质广泛损害而导致的皮质功能减退或丧失，皮质下功能仍保存。患者表现为意识丧失，但睡眠和觉醒周期存在，能无意识地睁眼、闭眼或转动眼球；四肢肌张力增高，双侧锥体束征阳性；身

体姿势为上肢屈曲内收、腕及手指屈曲，双下肢伸直、足屈曲。有时称为去皮质强直。③闭锁综合征又称去传出状态，病变位于脑桥基底部，双侧皮质脊髓束和皮质脑干束均受累。患者意识清醒，因运动传出通路几乎完全受损而呈失运动状态，眼球不能向两侧转动，不能张口，四肢瘫痪，不能言语，仅能以瞬目和眼球垂直运动示意与周围建立联系。④无动性缄默症又称睁眼昏迷，由脑干上部和丘脑的网状激活系统受损引起，此时大脑半球及其传出通路无病变。患者能注视周围环境及人物，貌似清醒，但不能活动或言语，二便失禁；四肢肌张力减低，无锥体束征；强烈刺激不能改变其意识状态，存在觉醒 – 睡眠周期。本症常见于脑干梗死。

107 ~ 108. C、A　①患者突发意识障碍，查体发现口唇樱桃红色，为一氧化碳中毒特征性体征。一氧化碳中毒时，体内形成碳氧血红蛋白，使血液呈鲜红色，口唇等部位呈现樱桃红色。所以选项 C 正确。有机磷农药中毒（选项 A）多为针尖样瞳孔，该患者瞳孔等大等圆，直径约 3mm，与有机磷农药中毒不符。既往无高血压、糖尿病病史，病理征阴性，急诊头颅 CT 未见病灶，脑血管意外（选项 B）无依据。患者呼吸频率快，与酮症酸中毒深大呼吸不同，且既往无糖尿病病史，酮症酸中毒（选项 D）依据不足。患者发病急，查体颈部无抵抗，无发热等感染征象，不支持中枢神经系统感染（选项 E）。②患者突发意识障碍，查体发现双侧瞳孔针尖样，为有机磷农药中毒特征性体征。有机磷农药中毒时，出现毒蕈碱样中毒症状，表现为腺体分泌增加、瞳孔缩小、呼吸急促、大汗等。所以选项 A 正确。患者被发现时位于室外，无一氧化碳接触条件，一氧化碳中毒（选项 C）依据不足。患者既往无高血压、糖尿病病史，病理征阴性，急

诊头颅 CT 未见病灶，脑血管意外（选项 B）无依据。患者呼吸频率快，与酮症酸中毒深大呼吸不同，且既往无糖尿病病史，酮症酸中毒（选项 D）依据不足。患者发病急，查体颈部无抵抗，无发热等感染征象，不支持中枢神经系统感染（选项 E）。

109 ~ 113. C、B、D、A、E　意识障碍伴发热首先考虑为中枢神经系统感染；意识障碍伴呼吸缓慢多见于吗啡、巴比妥类等引起呼吸抑制的药物中毒；意识障碍伴血压下降、心率过缓多在重度休克患者中可以见到；高血压脑病的患者可以见到意识障碍伴血压急剧、持续升高；剧烈头痛后出现意识障碍首先考虑为蛛网膜下腔出血。

五、X 型题

114. ABC　意识障碍可分为觉醒度下降和意识内容变化两方面。前者表现为嗜睡、昏睡和昏迷；后者表现为意识模糊和谵妄等。闭锁综合征患者意识清楚，四肢瘫痪，不能张口。

115. BCDE　谵妄的病情常呈波动性，夜间加重，白天减轻，常持续数小时和数天。

116. AB　大脑半球胶质瘤和小脑髓母细胞瘤生长比较大，容易造成颅内局限性大体积病灶占位，导致脑疝。

117. BCDE　胆碱能危象是由于抗胆碱酯酶药物过量引起，患者肌无力加重，并且出现明显胆碱酯酶抑制剂的不良反应如肌束颤动及毒蕈碱样反应（瞳孔缩小、心动过缓、流涎、多汗、腹痛、腹泻和呕吐等）。

118. ABCD　良性颅内压增高的主要病因包括：①内分泌和代谢紊乱，如肥胖、月经不调、妊娠或产后（除外颅内静脉窦血栓形成）、肾上腺功能亢进、甲状旁腺功能减退等；②颅内静脉窦血栓形成；③药物及毒物，

如维生素 A、四环素等；④血液及结缔组织病；⑤脑脊液蛋白含量增高，如脊髓肿瘤和多发性神经炎；⑥其他疾病，如假性脑膜炎、空蝶鞍综合征及婴儿期的快速增长等；⑦原因不明。

119. ACDE 昏迷患者的神经系统检查重点包括昏迷程度、眼部体征、运动功能、呼吸形式以及对疼痛刺激的反应、瘫痪体征、脑干反射等，感觉功能检查不作为常规检查内容。

120. ABCDE 去皮质综合征多见于因双侧大脑皮质广泛损害而导致的皮质功能减退或丧失，皮质下功能仍保存。患者表现为意识丧失，但睡眠和觉醒周期存在，能无意识地睁眼、闭眼或转动眼球，但眼球不能随光线或物品转动，貌似清醒但对外界刺激无反应。对光反射、角膜反射甚至咀嚼与吞咽动作、防御反射均存在，可有吸吮、强握等原始反射，但无自发动作。大、小便失禁。四肢肌张力增高，双侧锥体束征阳性。

121. ABCD 脑死亡时大脑和脑干功能全部丧失。其判定标准为：患者对外界任何刺激均无反应，脑干反射消失，自主呼吸停止，脑电图呈电静息状态，经颅多普勒超声提示脑灌注无有效血流，诱发电位提示脑干功能丧失。头颅常规磁共振可发现结构性异常，但不能反映和评定脑功能。

第十五章 内科系统疾病的神经系统表现

一、A1 型题

1. B 氨代谢紊乱引起的氨中毒，是肝性脑病（特别是门 – 体分流性脑病）的重要发病机制。肝衰竭时，肝脏将氨合成尿素的能力减退。门 – 体分流存在时，肠道氨未经肝脏解毒而直接进入体循环，使血氨升高。氨对大脑的毒性作用是：①干扰脑的能量代谢，引起高能磷酸化合物降低；②血氨过高可干扰脑中三羧酸循环。

2. B 肝性脑病是严重肝病引起的以代谢紊乱为基础的中枢神经系统功能失调性临床综合征。诱因包括上消化道出血、大量排钾利尿、放腹水、高蛋白饮食、应用助眠镇静药或麻醉药、便秘、外科手术及感染。低钾性碱中毒可促使氨的形成加快且容易进入大脑。所以选项 B 错误。

3. A 性格改变和行为异常是肝性脑病前驱期的主要表现。

4. E 肺性脑病时出现的神经精神系统症状主要由缺氧、二氧化碳潴留产生高碳酸血症以及酸碱平衡失调和电解质代谢紊乱所引起。

5. E 肺性脑病的神经精神症状主要表现为兴奋、烦躁不安、胡言乱语、抑郁，有时出现幻觉、妄想，定向力和判断力障碍。约30% 的患者出现抽搐或各种不自主运动、瘫痪。严重时出现意识障碍如嗜睡、昏迷，颅内压增高甚至脑疝而死亡。所以选项 E 错误。

6. E 肺性脑病的检查 ①血常规：红细胞增多，血红蛋白也相应增高。②脑脊液：常见压力增高在 $200mmH_2O$ 以上，常规、生化可正常。③脑电图：可有额、顶叶弥漫性 θ 波和 δ 波改变，其异常程度与脑缺氧的程度相一致。④经颅多普勒超声检查：收缩峰高尖，舒张峰低平，PI 值增高，平均血流速度降低。所以选项 E 错误。

7. A 肺性脑病狂躁不安的处理是重点改善通气功能，不可以使用吗啡、哌替啶和大量的地西泮来进行治疗，因为这样会抑制呼吸中枢神经，从而造成严重的生命危险。在给氧改善通气之前，应保持呼吸道通畅：用导管通过口腔、鼻腔、咽喉部将分泌物和胃内反流物吸出，必要时行气管插管或气管切开以建立人工气道。

8. E 肾性脑病常见的神经精神症状①神经衰弱综合征：常见于肾衰竭前期和高氮血症初期，是尿毒症诊断、疗效和预后判断的重要指标。②抑郁、焦虑症状：很常见，部分患者还可出现幻觉、妄想，以被害妄想为主，有的可出现木僵状态。③意识障碍：当肾衰竭严重时可出现轻重不等的意识障碍，直至昏迷。④痴呆状态：在慢性肾衰竭时患者可出现记忆减退、智能障碍等。在肾性脑病的临床表现中，躁狂状态最不常见。

9. E 系统性红斑狼疮的脑部损害表现：偏瘫、失语可以逐渐发生或突然发生，多为局灶性脑梗死或脑出血所致，若脑干部位血管闭塞或出血可出现脑神经麻痹、锥体束征；出现癫痫或疼痛性痉挛发作、舞蹈样和投掷样等不自主动作；也可表现为头痛、呕吐、视神经乳头水肿等脑膜脑炎样症状；精神症状表现为思维障碍、定向力障碍、记忆丧失、躁狂、抑郁和其他精神病症状。严重时出现意识障碍，甚至死亡。

10. A 系统性红斑狼疮的脑脊液压力升高；白细胞增高，以淋巴细胞增高为主；蛋白定量轻度增高，一般很少超过 1g/L；糖及氯化物正常；脑脊液白蛋白/血清白蛋白比率上升。

11. D 干燥综合征（SS）是一个主要累及外分泌腺体的慢性炎症性自身免疫疾病，分为原发性和继发性两类。约半数患者有肾损害，主要累及远端肾小管，可出现肾小管性酸中毒。所以选项 D 错误。

12. A 干燥综合征患者常有肾脏损害，主要为间质性肾炎，受累部位多为远端肾小管，可以引起 I 型肾小管性酸中毒。近端肾小管以及肾小球受累少见。

13. B 干燥综合征是一种常见的风湿免疫系统疾病，初期最常侵犯人体的外分泌腺，其中以泪腺和唾液腺最为常见，形成干燥性角膜结膜炎和口腔干燥症，同时也可累及其他器官系统而导致多种临床表现。

14. D 化验血的 ANCA，即抗中性粒细胞胞浆抗体（ANCA）是一组以人中性粒细胞胞浆成分为靶抗原，与临床多种小血管炎性疾病密切相关的自身抗体，是系统性血管炎的血清标志性抗体，对血管炎的诊断、分类及预后具有重要意义。

15. D 系统性血管炎是由一大类病因不明，以血管炎性破坏为基本病变的全身性疾病，现认为可能是病原体作为外来抗原与抗体相结合，形成免疫复合物，沉积在血管壁引起血管炎性坏死；有些血管炎可能与 HLA 抗原相关，如韦格纳肉芽肿可能与HLA - DR2 有关；近年研究发现，抗中性粒细胞胞浆抗体在

血管炎的发病中起重要作用，提示免疫因素参与发病，故系统性血管炎不完全是遗传性疾病。显微镜下多血管炎是主要累及小血管的坏死性血管炎，很少或无免疫复合物沉积。ANCA与血管炎有关，在韦格纳肉芽肿 c - ANCA阳性率达80%，但是在其他血管炎中仅有部分阳性率，因此确诊血管炎最可靠证据是病理学检查。肾脏是结节性多动脉炎最常侵犯的脏器，主要表现为肾血管坏死性炎症、缺血引起肾功能损害，一般不伴有肾小球肾炎。韦格纳肉芽肿病理表现是上、下呼吸道（肺）和肾脏坏死性肉芽肿性血管炎。

16. D 中性粒细胞、巨噬细胞、内皮细胞、淋巴细胞以及它们各自分泌的细胞因子都参与了血管炎的发病过程。

二、A2 型题

17. C 肝性脑病 II 期（昏迷前期）以意识错乱、睡眠障碍、行为失常为主。前驱期的症状加重。定向力和理解力均减退，对时间、地点、人物的概念混乱，不能完成简单计算和智力构图，言语不清、书写障碍、举止反常也很常见。多有睡眠时间倒错，昼睡夜醒，甚至有幻觉、恐惧、狂躁而被看成精神障碍性疾病。此期有明显神经体征，如腱反射亢进、肌张力增高、踝阵挛及 Babinski 征阳性等。出现扑翼样震颤是对该类患者诊断最有意义的阳性体征。

18. D 肺性脑病早期患者可表现为头痛、头昏、兴奋、烦躁不安；继之可出现不同程度的意识障碍，如嗜睡、昏睡等。严重时出现颅内压增高甚至脑疝、血压下降而死亡。

19. B 患者为系统性红斑狼疮，累及神经系统的表现复杂多样，主要包括头痛、癫痫、肢体瘫痪、面瘫、视力受损、三叉神经痛、感觉麻木等神经系统症状。其中，偏头痛

是最常见的头痛类型，且应用镇静止痛剂无效。

20. C 患者有过敏性鼻炎、支气管哮喘等呼吸道过敏症状，伴有紫癜样皮疹等血管炎表现，外周血嗜酸性粒细胞增多 > 10%，IgE升高，p - ANCA 阳性。变应性肉芽肿性血管炎诊断可能性最大。所以选项 C 正确。患者过敏症状明显，p - ANCA 而非 c - ANCA 阳性，不支持 Wegener 肉芽肿（选项 A）诊断。过敏性紫癜（选项 B）和支气管哮喘（选项 D）均不能解释患者的多系统症状及 p - ANCA阳性。题中也缺乏结节性多动脉炎（选项 E）的诊断依据。

三、A3/A4 型题

21. E 患者腹腔积液 1 个月，6 天前反复呕血、黑便，需要考虑肝硬化可能，而"近日来嗜睡、认人不清"则最应考虑是在肝硬化基础上出现了肝性脑病的情况。

22. E 选项 A、B、C、D 均可以用于检查肝性脑病。肝性脑病是血氨升高引起的以代谢紊乱为基础的中枢神经系统功能失调性临床综合征，脑组织没有结构性病变，所以脑CT 检查是没有确诊价值的。

23. A 患者有无黄疸性肝炎病史，症状表现为嗜睡、晚间烦躁不安等神经精神症状，有意识障碍，皮肤轻度黄染，消化道症状明显，有腹腔积液，可初步诊断为肝性脑病。血氨检查对诊断最有意义。慢性肝性脑病，尤其是门 - 体分流性脑病患者多有血氨增高，动脉血氨浓度增高比静脉血氨浓度增高更有意义。

24. B 肝性脑病患者烦躁不安为昏迷的前兆，故使用镇静药应慎重。目前多主张应用少量地西泮、东莨菪碱或异丙嗪、苯海拉明等，慎用巴比妥类、苯二氮䓬类，而禁用氯丙

嗪、水合氯醛及哌替啶等。

25. C 患者出现意识不清，呈昏迷状态，出现血氨升高至氨中毒表现。为降低血氨，可用谷氨酸钠（每支 5.75g/20ml，含钠 34mmol）3 支加谷氨酸钾（每支 6.3g/20ml，含钾 34mmol）1 支于 5% ~ 10% 葡萄糖注射液 500ml 中静滴 1~2 次/天。该患者有腹腔积液，宜少用钠盐；若血钾偏高、肾功能不良、少尿或无尿，宜慎用或忌用钾盐。近年来学者们认为，多数肝性脑病患者存在呼吸性碱中毒或并发代谢性碱中毒，若用谷氨酸钠（钾）等碱性药物治疗，可加重已存在的碱中毒，影响患者的恢复。目前推荐使用门冬氨酸 - 鸟氨酸，通过肝脏鸟氨酸循环，加速尿素合成，促进氨的代谢，从而达到对血氨的解毒作用；此外，门冬氨酸还能增加肝脏的能量供给，参与肝细胞的再生及修复过程，从而恢复肝细胞功能，促进肝性脑病患者的病情好转。

26. D 患者有慢性支气管炎、肺气肿病史 20 年，本次发病以呼吸困难加重入院。查体有意识障碍（浅昏迷），呼吸困难，口唇发绀，球结膜轻度水肿，双肺散在干啰音、中下部湿啰音，可以得出呼吸衰竭诊断；又因出现昏迷，伴有脑缺氧征象，可诊断为肺性脑病。

27. B 在患者出现呼吸衰竭时应急查动脉血气分析，明确缺氧程度及酸碱失衡和电解质代谢紊乱程度，以决策治疗。

28. A 因患者发生呼吸衰竭，故在抢救过程中应注意保持呼吸道通畅，低流量持续有效吸氧。

29. A 该患者经过抢救后一度清醒，后又出现谵妄、躁动，为二氧化碳在体内蓄积引起呼吸性酸中毒加重所致。

30. B 患者应采取的措施为急查血电解质、肾功能、血气分析，明确缺氧、二氧化碳

蓄积程度及酸碱失衡和电解质代谢紊乱程度，以制订后续抢救措施。

31. E 患者有 34 年慢性阻塞性肺疾病病史，5 年慢性肺源性心脏病病史。临床表现有意识障碍、神经精神症状和体征，排除其他原因引起的神经精神障碍，可初步诊断为肺性脑病。

32. B 该患者首先应进行血气分析，若血气分析有肺功能不全及高碳酸血症的表现，可明确肺性脑病的诊断。

33. B 肺性脑病的患者，一定要使用呼吸机辅助治疗，采用持续低流量、低浓度吸氧等相关措施改善呼吸功能，防治低氧血症和高碳酸血症，纠正电解质代谢紊乱和酸碱平衡失调。针对神经精神障碍进行对症治疗。联合抗感染、盐酸氨溴索静脉滴注祛痰、抗炎、解痉等常规治疗。心衰急救时用呋塞米静脉注射会产生瞬间的静脉扩张强力效果，其利尿减少血容量的效果约半小时后显现。同时，使用呼吸兴奋剂尼可刹米连续泵入治疗 72 小时，可改善肺性脑病患者的预后。呼吸性酸中毒、CO_2 麻醉状态的治疗主要是改善肺泡通气量，一般不宜补碱，所以选项 B 错误。

34. A 患者经药物治疗后病情进一步恶化，血氧进一步下降，呼吸浅弱，呼之不应。此时不应给予高流量（10L/min）吸氧治疗，以免导致呼吸抑制而加重 CO_2 麻醉状态。

35. E 肺心病在功能代偿期只有肺动脉高压及右室肥厚等征象，而无心力衰竭表现。失代偿期出现右心衰竭，心慌、气短、颈静脉怒张、肝大、下肢水肿，甚至全身水肿及腹腔积液，少数患者还可伴有左心衰竭，也可出现心律失常。因此，该患者肝大的原因是处于肺源性心脏病失代偿期。

36. C 肺性脑病的患者出现烦躁不安，

不建议使用镇静类药物，因为这个时候的患者有呼吸急促等症状，如果使用镇静药物，可能会出现呼吸困难或呼吸衰竭等呼吸中枢抑制的不良反应。此外，患者的血氧分压明显偏低的情况下，也需慎重选用镇静类药物。

37. E 根据题干信息，该患者有慢性支气管炎等疾病基础，出现不同程度神经精神异常，血气分析可诊断为Ⅱ型呼吸衰竭。排除其他原因引起的神经精神障碍，可诊断为肺性脑病。肺性脑病可表现为兴奋、烦躁不安、胡言乱语、抑郁，有时出现幻觉、妄想，定向力和判断力障碍。

38. E 患者须进一步检查的项目：①胸部影像学检查，包括胸部 X 线片、CT 以及放射性核素肺通气/灌注扫描等，有助于查找引起呼吸衰竭的病因。②头部影像学检查，头颅 CT、磁共振等，排除有无脑部本身疾病所致神经精神异常。③静脉血液检查，如血常规、电解质、甲状腺功能、血生化等，了解有无其他基础疾病，寻找病因。④肝、肾功能检查。该患者暂时不需要做腰椎穿刺。当怀疑脑、脊髓感染时可行腰椎穿刺，排除可能疾病。

39. B 肺性脑病患者出现躁动明显、脾气性格改变、情绪反常时，应尽力说服、劝导其配合必要的治疗，切不可用镇静剂使患者安静，否则会抑制呼吸中枢加重患者病情，使患者进入昏迷。

40. E 老年人肺性脑病的治疗原则首先要去除诱因，如果该患者出现躁动不安时需要改善通气状态，帮助二氧化碳排出，常需用呼吸机来改善。如果出现严重的脑部神经系统症状，如剧烈狂躁者在有呼吸机保驾的情况下酌情用小剂量镇静药，须加强监护。

41. C 肺性脑病患者应选用低流量、低浓度持续吸氧。因为慢性Ⅱ型呼吸衰竭患者既

有缺 O_2 又伴有 CO_2 潴留，此时呼吸中枢对 CO_2 刺激的敏感性降低，其兴奋性主要依靠缺 O_2 对外周化学感受器颈动脉窦、主动脉体的刺激作用；当吸入氧浓度过高，随缺 O_2 的短暂改善解除了其对外周化学感受器的兴奋作用，结果使呼吸受抑制，CO_2 潴留加剧。吸入低浓度氧，使患者 PaO_2 适当提高即能使 SaO_2 明显提升，这样既纠正严重缺氧，又能避免呼吸中枢抑制导致 CO_2 潴留增加。

四、B1 型题

42~43. C、D ①患者既往有乙肝病史，未进行正规抗病毒治疗；可能已进展至乙肝后肝硬化。黑便后出现意识障碍，考虑消化道出血后导致肠道毒性物质蓄积，血氨升高，诱发肝性脑病。②患者既往有高血压病史，与邻居争吵后出现头痛，恶心、呕吐伴意识障碍，血压明显升高，无神经系统定位体征，头颅 CT 未见明显异常。首先考虑为高血压脑病。

五、X 型题

44. ACDE 关于肝性脑病的治疗原则：①出现肝性脑病症状时，即应停止进食含蛋白质食物，尤其是动物蛋白，以减少氨在肠道内产生，在神志恢复后可逐渐增加蛋白质的摄入，自每日 20g 开始，以后可增至每日 50~60g。②患者出现烦躁不安，是昏迷的前兆，应慎用镇静药物，禁用氯丙嗪、水合氯醛及哌替啶等控制症状。③对有碱中毒的肝性脑病患者，应进行护肝和排氨治疗，可用精氨酸溶液静脉滴注，不宜使用谷氨酸治疗。④左旋多巴可以增加脑内多巴胺及去甲肾上腺素等神经递质，还可以提高大脑对氨的耐受，能使肝性脑病患者意识转清，症状改善。⑤乳果糖是肝性脑病发作首选的治疗方法，乳果糖降低肠道内 pH，改变肠道内环境，从而减少氨的吸收。所以选项 ACDE 正确。

45. ABCD 肝性脑病的诊断条件：①原发性肝病的存在；②有肝性脑病的诱因；③有明显肝功能损害征象；④神经精神改变；⑤扑翼样震颤和肝臭；⑥血氨增高；⑦Ⅱ期及以上肝性脑病的脑电图均有明显异常。①~④是主要的诊断条件，⑤~⑥则有重要的参考价值。

46. ACD 肺性脑病的治疗原则：①去除诱因，如给予抗菌药物、祛痰剂，保持呼吸道畅通（A 对）。②处理呼吸道的呼吸衰竭症状。首先要纠正缺氧，要低流量、持续性吸氧，氧浓度要保持在 25%~30%，氧流量为 1~1.5L/min（B 错）。其次就是使用呼吸中枢兴奋剂。在保持呼吸道通畅的前提下，可以使用洛贝林持续静滴。③纠正电解质代谢紊乱与酸碱平衡失调（C 对）。④防止脑水肿，促进脑细胞的功能恢复，如甘露醇、甘油果糖等脱水治疗。脱水剂可减轻或消除脑水肿，降低颅内压；但使用不当可导致血液浓缩和电解质紊乱，故仅于脑水肿或脑疝时短期少量使用（E 错）。⑤由于镇静剂能抑制咳嗽反射而使痰液引流不畅，抑制呼吸中枢，加重二氧化碳潴留，且肺性脑病患者对镇静剂又不敏感，故应严格掌握使用指征；但若患者出现烦躁、抽搐等神经精神症状时，可适当选用对呼吸中枢影响小、作用持续时间短的镇静剂，一般选用地西泮（安定）（D 对）。

47. ABCD 肺性脑病时出现的神经精神系统症状主要由缺氧、二氧化碳潴留产生高碳酸血症以及酸碱平衡失调和电解质代谢紊乱所引起。

48. AE 系统性红斑狼疮（SLE）并发的脑膜炎有无菌性和结核性两大类型，它们在临床表现及脑脊液常规、生化改变极为相似。但无菌性脑膜炎起病更为缓慢，常发生在 SLE 早期，易于复发；颅内压显著增高（但查不到病原菌）且可伴有精神症状和癫痫，查体有脑膜刺激征，脑神经一般不受侵害，症状可暂行缓解，激素治疗有效。所以选项 AE 错误，符合题意。

49. ABCDE 系统性红斑狼疮损害常累及中枢神经系统，主要表现 ①癫痫发作；②脑血管疾病：脑梗死、脑出血等；③脑病综合征：颅内压增高、头痛、无菌性脑膜炎；④脊髓病变：周围神经病变、自主神经受累。

50. ABDE 干燥综合征的系统损害表现 ①皮肤：可出现过敏性紫癜样皮疹，多见于下肢，为米粒大小、边界清楚的红色丘疹，压之不褪色，分批出现。每批持续时间约为 10 天，可自行消退而遗留褐色色素沉着。②关节：关节痛较为常见，多不出现关节结构的破坏。③肾：约半数患者有肾损害，主要累及远端肾小管，可出现肾小管性酸中毒。小部分患者出现较明显的肾小球损害，临床表现为大量蛋白尿、低白蛋白血症，甚至肾功能不全。④肺：大部分患者无呼吸道症状。轻度受累者出现干咳，重者出现气短。⑤消化系统：可出现萎缩性胃炎、胃酸减少、消化不良等非特异性症状，患者可有肝脏损害。⑥神经系统：少数累及，以周围神经损害为多见。⑦血液系统：本病可出现白细胞减少或（和）血小板减少，严重者可并发感染和出血。

第十六章　神经系统主要遗传性疾病及其他临床常见病

一、A1 型题

1. C 神经系统发育异常性疾病的主要分类　（1）与颅骨脊柱畸形相关的神经疾病：①神经管闭合缺陷；②颅骨、脊柱畸形；③脑室系统发育畸形。（2）神经组织发育缺陷：①脑皮质发育不良；②先天性脑穿通畸形；③胼胝体发育不良。（3）脑性瘫痪。（4）神经外胚层发育不全。

2. A 引起神经系统先天性发育畸形常见的病因有感染、药物、辐射及孕妇患糖尿病、严重贫血、一氧化碳中毒或异位胎盘等。基因遗传与神经系统发育异常性疾病无关，其导致的是神经系统遗传性疾病。

3. C 跨阈步态又称"鸡步"，是由于胫前肌群病变或腓总神经损害导致足尖下垂，足部不能背屈。行走时，为避免上述因素造成的足尖拖地现象，向前迈步时代偿性抬腿过高，脚悬起，落脚时总是足尖先触及地面，如跨门槛样。常见于腓总神经损伤、脊髓灰质炎或进行性腓骨肌萎缩症等。

4. D 结节性硬化症一般在儿童期发病，男性多于女性，男女之比为 2∶1。以癫痫发作、智能障碍和面部皮肤血管痣为其三大特征。常表现为多器官系统受累，其发生、发展有一定的阶段性，其核心受累器官包括神经系统和皮肤、肾脏、肺。患儿常在 2 ~ 3 岁内出现明显的智能减退和癫痫发作。不同的皮肤损害可在不同年龄段出现，面部损害通常是在 4 ~ 10 岁出现，以后逐渐加重。"出生时可见皮肤牛奶咖啡斑"主要见于神经纤维瘤病。

5. E 腭枕线（chamberlain line）是硬腭后缘至枕骨大孔后唇间的连线，正常时枢椎齿状突顶点不应超过此线上方 3mm。

6. A 颅颈侧位、张口正位 X 线平片上测量枢椎齿状突的位置是确诊颅底凹陷症的重要依据。腭枕线为自硬腭后缘至枕骨大孔后缘的连线，齿状突高出此线 3mm 以上即可确诊，高出 0 ~ 3mm 为可疑。

7. A 颅底凹陷症的治疗目的在于给予足够空间进行减压术。对于症状严重，影像学显示明显畸形，需手术治疗，但手术不能彻底的治愈，只能够延缓病情逐渐加重，阻止病情进一步发展。对轻度的、尚无临床症状而仅仅被影像学检查发现的颅底凹陷症可以进行保守的神经内科治疗。治疗的目标仅仅是延缓病情的发展，而不是根治。

8. C 扁平颅底诊断主要根据颅骨侧位片测量颅底角（蝶鞍与斜坡形成角度），颅底角超过 145°对扁平颅底有诊断意义。

9. E 扁平颅底是颅颈区较常见的先天性骨畸形，常与颅底凹陷症并发。扁平颅底单独存在时一般不出现症状。故在单纯扁平颅底的治疗中，对于没有出现明显症状的患者，可以暂时不作处理，但应定期随诊，随时监控病情的变化。

10. A Arnold – Chiari 畸形 I 型多见于成年人，患者临床主诉多为后枕颈部疼痛，伴有压痛及强迫头位。

11. D 小脑扁桃体下疝畸形又称为 Arnold – Chiari 畸形，依畸形的轻重分为四型，多数为Ⅰ型或Ⅱ型：①Ⅰ型（临床表现最轻），小脑扁桃体及下蚓部向下疝入椎管内，延髓与第四脑室位置正常或轻度下移；常伴颈段脊髓空洞症、颅颈部骨畸形。②Ⅱ型，小脑、延髓、第四脑室下移疝入椎管内，正常的延 – 颈交界处呈"扭结样屈曲变形"，某些结构如颅骨、硬脑膜、中脑、小脑等发育不全，90% 有脑积水，常合并脊髓空洞症、神经元移行异常、脊髓脊膜膨出等。③Ⅲ型（存活者中最严重，罕见），除Ⅱ型特点外，常合并枕骨发育异常、枕部脑膜脑膨出、脊髓空洞症及栓系综合征，并有明显头颈部畸形、小脑畸形等。④Ⅳ型，伴有明显的小脑、脑干发育不全，但不疝入椎管内，常在新生儿时期死亡。

12. A Arnold – Chiari 畸形是指小脑扁桃体下疝到颈段椎管内或伴延髓和第四脑室延长下移，从而引起的一系列症状。

13. E 小脑扁桃体下疝畸形的诊断性检查可采用头颅 MRI，MRI 是无创伤性检查，可清晰显示颅后窝结构，并能直接观察脊髓空洞。因此，特别适于小脑扁桃体下疝畸形的诊断，与 CT 相配合可发现其他骨质畸形。

14. E 枢椎属枕骨大孔区重要结构之一，位于人体重要的颅颈区，其直径小而活动度大，又是重要的神经和血管通过之处。由于其结构、功能及胚胎学的特征，使其处于神经系统常见病与多发病的所在区，如当枢椎超过了枕骨大孔水平时，患者很可能有脑干受压。

15. A 脑性瘫痪是指婴儿发育早期阶段（出生前到出生后 1 个月期间）由于多种原因引起的脑损伤，致非进行性中枢性运动功能障碍和姿势异常。

16. A 脑性瘫痪的病理改变可分为两类：一是出血性损害，如室管膜下出血或脑室内出血，多见于妊娠不足 32 周的未成熟胎儿，可能因为此期脑血流量相对较大，但血管发育不完善所致；二是缺血性损害，如脑白质软化、皮质萎缩或萎缩性脑叶硬化等，多见于缺氧窒息的婴儿。

17. E 脑性瘫痪的诊断主要依靠临床体征和症状表现、病史以及相关因素的分析；再加上必要的检查，如神经影像学、电生理学检查，听觉、视觉、感知觉、认知等功能的检查。

18 ~ 19. D、A 脑性瘫痪的临床分型有先天性痉挛性双侧瘫痪（Little 病）、先天性弛缓性双侧瘫痪、舞蹈徐动症型脑瘫、共济失调型脑瘫以及混合型。其中，Little 病最为多见，表现为坐卧、站立及行走均迟缓，严重者不能独立行走，多数呈剪刀步态，双下肢或四肢痉挛性瘫痪，肌张力增高，腱反射亢进。

20. E 先天性脑积水常见病因为先天性导水管狭窄畸形（中脑导水管狭窄、分叉、中隔形成或导水管周围胶质增生）、第四脑室侧孔闭锁综合征、小脑扁桃体下疝畸形和 Galen 大静脉畸形等。

21. E 先天性脑积水最重要的体征是头围快速进行性增大。正常新生儿头围 33 ~ 35cm，出生后 6 个月中头围每月增加1.2 ~ 1.3cm，在患儿则可为正常的 2 ~ 3 倍。伴有前囟扩大，颅缝分离（尤其可摸到裂开的鳞状缝），头皮静脉怒张。

22. B 先天性脑积水患者，体征可表现为表情呆滞，智力低下，展神经麻痹，双眼下视呈"落日征"，视神经萎缩或视神经乳头水肿，痉挛性瘫痪，去皮质强直等。

23. A 先天性脑积水以手术治疗为主，尤其是进展性的脑积水更应手术治疗。药物治疗仅用于症状较轻且稳定者，也可作为手术的辅助治疗；暂时对症，不宜长期使用。

二、A2 型题

24. C　患儿最可能诊断为结节性硬化症。结节性硬化症患者通常是在 2～3 岁内出现明显的智能减退和癫痫发作。90% 以上患儿到 4 岁时有明显的面部皮脂腺瘤。头颅 CT 或 MRI 可以发现室管膜下巨细胞星形细胞瘤、皮质中的结节或钙化以及血管发育异常如血管瘤的存在。

25. E　患者中老年后起病，病情进展缓慢，但呈进行性加重。主要症状表现为枕骨大孔区综合征，如说话不清、声音嘶哑、饮水发呛、咽反射消失、伸舌困难，这些均为后组脑神经症状；腱反射亢进、行走不稳，双上、下肢无力，这些为上颈髓及延髓症状；眼球震颤为小脑症状。结合 X 线片结果，枢椎齿状突在腭枕线上 0.8cm，高出 3mm 以上可明确颅底凹陷症的诊断。颅底凹陷症的诊断依据：①成年后起病，缓慢进展病程；②颈短、后发际低，颈部活动受限；③枕骨大孔区综合征的症状和体征；④典型的影像学改变。可合并 Arnold – Chiari 畸形、扁平颅底和寰 – 枢椎脱位等畸形。

26. C　患者颈项部疼痛 1 年，双上肢麻木、无力半年，颈部运动受限，腱反射减弱，符合颅底凹陷症的临床表现。颅颈侧位片示枢椎齿状突超过腭枕线 3.5mm（>3mm），可明确诊断。

27. E　根据面部典型红葡萄酒色扁平血管痣，伴有癫痫、痴呆、青光眼、突眼、对侧偏瘫、偏身萎缩等症状之一即可确诊为脑面血管瘤病。头颅 X 线平片显示与脑回外形一致的双轨状钙化，头 CT 和 MRI 显示钙化、脑萎缩和脑膜血管瘤等有助于诊断。故题中患

儿首先应考虑的诊断为脑面血管瘤病。

28. E　患者慢性渐进性起病，出现走路不稳，右上肢及双下肢肌无力、右手肌萎缩。查体：右手肌肉萎缩，四肢肌力减弱，双上肢腱反射减低、双下肢腱反射亢进且病理征阳性。提示颈段脊髓病变。眼震伴共济运动异常，提示前庭小脑病变。结合 MRI 征象，最确切诊断为小脑扁桃体下疝畸形合并脊髓空洞症。

29. C　根据发病年龄（患者为成人）、临床表现（肢体活动不灵、吞咽困难、腱反射亢进），尤其是 MRI 影像学表现（小脑扁桃体下端变尖，由枕骨大孔向下疝入椎管内超过 5mm，脑室扩大），可以明确 Arnold – Chiari 畸形的诊断。该患者 MRI 检查结果是本病特征性的表现。

30. E　该患儿 2 岁，双下肢行走困难，呈剪刀步态，膝、踝反射亢进，Babinski 征阳性，可初步诊断为脑性瘫痪。脑性痉挛性双侧瘫痪患儿用双侧足尖着地伴内收痉挛，呈剪刀步态或内翻马蹄足，轻者可见腱反射亢进及病理征。

31. E　根据题干信息所述，该患儿最重要的体征表现是自出生后头围快速、进行性增大，前囟门、后囟门及侧囟门开大，颅缝变宽，叩诊颅骨出现破壶音，"落日征"阳性，目前临床拟诊为先天性脑积水。先天性脑积水的诊断要点包括：①患儿出生后数周或数月内头颅快速增大；②头围增大，前囟扩大，头大面小，眼下斜呈"落日征"，头颅叩诊呈"破壶音"；③头颅 X 线平片有颅内压增高表现；④脑 CT 或 MRI 可见脑室明显扩大，脑皮质变薄。

32. D　该患者为青少年男性，言语不清伴流涎，加重伴智能减退 3 个月。发病年龄

早、进行性加重、有认知、行为和发育异常。应首先考虑为遗传性疾病。

三、A3/A4 型题

33. D 根据题干信息所述，该患儿最可能的诊断为脑性瘫痪（痉挛型）。脑性瘫痪患者的 CT 或 MRI 可见脑发育不良、脑室旁白质软化征象及其他脑组织异常等改变。

34. E 患儿明确诊断后，主要治疗方法包括：①物理疗法和康复训练，加强护理，注意营养及卫生。根据患儿现有能力制定康复方案，积极康复训练，达到最大限度的功能改善。言语障碍及智能不全者加强语言和文体音乐训练，以提高智能；运动障碍者进行理疗、体疗、按摩，以改善患肢的运动功能。②药物治疗，试服肌肉松弛药物，如巴氯芬、A 型肉毒毒素等，降低肌张力。试服脑神经细胞营养药物，如吡拉西坦（脑复康）等促进神经功能的恢复。本题选项 E "选择性脊神经后根切断术"用于保守治疗无效的肢体痉挛，手术最佳年龄为 2~6 岁，对该患儿不宜采用。

四、B1 型题

35~36. D、B ①脑性瘫痪的药物治疗以对症治疗为主，如出现癫痫发作者可以口服抗癫痫药物；如果肌张力亢进，可以口服苯海索、四氯芬等。②抑制脑脊液分泌的药物主要包括乙酰唑胺，减少脑脊液的分泌；利尿剂，如呋塞米；高渗脱水药物，如甘露醇。

37~38. A、B ①采用选择性脊神经后根切断术（SPR）治疗脑性瘫痪，手术的最佳年龄为 2~6 岁，以痉挛性脑瘫、智力接近正常、肌力在 3 级以上并保持一定的肌张力和运动功能者为宜。术后坚持康复训练是治疗成功的基本条件。②由胆红素脑病（核黄疸）造成的脑性瘫痪，临床分型为舞蹈徐动症型脑瘫，常表现为面、舌、唇及躯体各部位可见不同程度之舞蹈样或徐动样动作，伴有运动障碍、肌张力增高。

五、X 型题

39. ABDE 颅底凹陷症为颅颈区畸形中最常见者，主要是以枕大孔为中心的颅底骨组织及寰、枢椎骨质发育畸形，颅底骨向颅腔内翻，寰椎向颅内陷入，枢椎齿状突向前、向上突出进入枕骨大孔，导致延髓、小脑、颈髓受压和局部神经根被牵拉而产生症状。故受损结构包括后组脑神经、小脑、延髓和（或）上位颈髓、椎 - 基底动脉。

40. ABDE 关于颅底凹陷症的临床表现描述：①后组脑神经损害可有吞咽困难、饮水呛咳、声音嘶哑、构音障碍、舌肌萎缩、咽反射减弱等延髓麻痹症状，以及面部感觉减退、听力下降、角膜反射减弱等。②颈神经根症状可表现为颈枕部疼痛、活动受限或强直。③多在成年后起病，缓慢进展，可因头部突然用力而诱发临床症状或使原有症状加重。④早期一般无高颅压，晚期因脑脊液循环障碍而出现头痛、呕吐和视神经乳头水肿等高颅压症状，可合并小脑扁桃体下疝及脊髓空洞症等。⑤椎 - 基底动脉供血不足症状表现为发作性眩晕、恶心、呕吐。

41. ABCD 小脑扁桃体下疝畸形所致枕骨大孔区综合征表现：①延髓、上颈段脊髓受压征：表现为偏侧或四肢运动与感觉不同程度的功能障碍、锥体束征阳性、呼吸困难、括约肌功能障碍等。②脑神经、颈神经根症状：发音及吞咽困难、复视、耳鸣、枕下部疼痛、手部麻木无力、手肌萎缩等。③小脑症状：眼球震颤、步态不稳等。④颅内压增高症状。

42. ABCDE 小脑扁桃体下疝畸形常伴有其他颅颈区畸形，如脊髓脊膜膨出、颈椎裂、脊髓空洞症、第四脑室囊肿和小脑发育不全等。

43. BCDE 采用选择性脊神经后根切断术（SPR）治疗脑性瘫痪，手术的最佳年龄为2~6岁，以痉挛性脑瘫、智力接近正常、肌力在3级以上并保持一定的肌张力和运动功能者为宜。术后坚持康复训练是治疗成功的基本条件。

44. BCDE 胆红素脑病（核黄疸）对听力、智力影响极大，最常见的后遗症就是癫痫发作、智力障碍。防止新生儿高胆红素血症的发生是预防胆红素脑病的关键。药物疗法、光照疗法和换血疗法均能降低血清胆红素：①药物治疗，如苯巴比妥能激括葡萄糖醛酸转移酶，使未结合胆红素转化成结合胆红素，并能改善毛细胆管的通透性，有利胆作用；但作用较慢，自普遍应用光疗后，已经较少应用。②换血疗法，在严密监测新生儿高未结合胆红素血症发展的同时，做好换血的一切准备，如配血、换血前应用白蛋白等措施。③光照疗法，安全有效，通过紫外线将胆红素转变成更易通过尿液排出体外的水溶性代谢产物。

45. ABCE 以下情况应高度警惕脑性瘫痪发生的可能：①早产儿、低出生体重儿，出生时及新生儿期严重缺氧、惊厥、颅内出血及胆红素脑病（核黄疸）等。②精神发育迟滞、情绪不稳、易惊恐等。③运动发育迟缓，有肢体及躯干肌张力增高和痉挛的典型表现。④锥体外系症状伴双侧耳聋及上视麻痹。

46. ABCD 脑性瘫痪的诊断标准包括：①患儿在婴儿期就出现中枢性瘫痪的表现。②患儿伴有智力低下、惊厥、以及行为异常、感知觉障碍和其他异常表现。③除外进行性神经系统疾病引起的中枢性瘫痪。④除外正常小儿一过性运动发育落后。

47. ABCE 先天性脑积水的体征：①头围增大，患儿自出生后6个月内头围每月都有增加，并伴有前囟膨隆扩大、颅缝分离（尤其可摸到裂开的鳞状缝），头皮静脉怒张。②头颅与脸面不对称，头大面小，前额耸突；头部叩诊时呈"破壶音"。③表情呆滞，智力低下，展神经麻痹，双眼下视呈"落日征"，视神经萎缩或视神经乳头水肿，痉挛性瘫痪，去皮质强直等。④头颅透光试验可见广泛的透光区。

第十七章 基本技能

一、A1 型题

1. D 心脏非同步电除颤术的适应证包括室颤、无脉性室速以及无法同步电复律的室速。

2. E 室颤时电除颤是非同步的，这是因为在发生室颤、室扑时除颤器无法进行 R 波同步（心电图上无 R 波出现），所以只能进行非同步的电击。对于无法识别 R 波的快速型室性心动过速也应实施非同步电除颤。所以室颤并不是非同步电除颤的唯一适应证。

3. B 终止室颤最有效的方法是电除颤。

4. C 神经系统疾病的诊断，是根据一般查体与神经系统检查所获得的资料，结合有关实验室检查，加以分析而综合推断出来的。随着科学技术的发展，辅助检查手段逐渐进步，但仍无法替代详细的病史和体格检查。

5. E 失语症检查前应首先确定患者意识清楚，检查配合。临床检查包括六个方面：口语表达、听理解、复述、命名、阅读和书写能力，对其进行综合评价有助于失语的临床诊断。不包括构音检查。

6. C 眼底检查时无强制散瞳要求，一般不需要散瞳。所以选项 C 错误。

7. D 眼部体格检查不包括眼压测定，此检查为眼科专科检查。

8. D 角膜反射是浅反射一种，角膜反射消失提示三叉神经第一支、面神经或脑干病变（均可引起）。但三叉神经第一支病变角膜感觉消失，面神经病变则角膜感觉存在。故角膜反射不用于动眼神经检查。

9. A 周围性面瘫即核下性损害，相当于肢体的下运动神经元性瘫痪，除下组面肌瘫痪外，还有上组面肌瘫痪（如抬额、皱眉不能，额纹消失，眼睑闭合不全等）。中枢性面瘫即核上性损害，相当于肢体的上运动神经元性瘫痪，表现为病灶对侧下组面肌瘫痪，如口角下垂、鼻唇沟变浅、示齿口角歪向健侧、鼓腮及吹口哨不能等，角膜反射存在。面神经病变除周围性面瘫外，因镫骨神经和鼓索神经也常受累，常伴听力过敏和舌前 2/3 味觉丧失，无其他感觉消失。所以选项 A 正确。

10. D 面神经为混合神经，主要支配面部表情肌运动，尚支配舌前 2/3 味觉纤维。检查患者的味觉，首先嘱患者伸舌，检查者以棉签蘸少许食糖、食盐、食醋或奎宁溶液，轻涂于一侧舌前 2/3，患者不能讲话、缩舌和吞咽；然后让患者用手指出事先写在纸上的甜、咸、酸、苦四个字之一。

11. D 面神经的面肌运动体格检查：先观察额纹、眼裂、鼻唇沟和口角是否对称、有无肌痉挛，然后让患者做蹙额、皱眉、瞬目、示齿、鼓腮和吹哨等动作，可分别检查面神经的五个周围分支——①颞支：皱眉和蹙额；②颧支：用力闭目，使眼睑不被检查者扒开；③颊支：微笑、露齿和鼓腮；④下颌缘支：撅嘴、吹哨；⑤颈支：使口角伸向外下。观察有无瘫痪及两侧是否对称。眼轮匝肌反射属于面神经反射的体格检查内容。所以选项 D 符合题意。

12. E 三叉神经为混合神经，传导面部、鼻腔及口腔黏膜感觉，主要支配面部感觉和咀嚼肌运动；反射包括角膜反射和下颌反射。掌颏反射是面神经反射。

13. E 运动检查是舌咽、迷走神经检查的内容之一，检查构音，即检查患者发音是否有声音嘶哑、带鼻音或完全失音。反射检查包括咽反射、眼心反射和颈动脉窦反射。舌咽神经传导舌后 1/3 味觉和咽部感觉，支配咽肌、腮腺。迷走神经支配咽喉肌及胸腹内脏活动。面神经支配舌前 2/3 味觉纤维。所以选项 E 不属于舌咽、迷走神经的检查内容。

14. B 一侧或双侧舌咽、迷走神经下运动神经元损害引起腭、舌和声带麻痹或肌肉本身的无力被称为真性延髓麻痹。一侧舌咽、迷走神经麻痹时吞咽困难不明显。双侧皮质脑干束受损产生假性延髓麻痹，咽反射存在甚至亢进，而肌肉萎缩不明显，常伴有下颌反射活跃和强哭强笑等。所以选项 B 错误。

15. E 运动系统检查包括观察肌容积、肌张力、肌力、不自主运动、共济运动、姿势和步态等。可检测患者主动运动或对抗阻力的能力，并观察肌肉的运动幅度和运动持续时间。发汗试验为自主神经系统检查。

16. C 平衡检查常用 Romberg 征，即并足站立、两臂前伸，观察有无晃动和站立不稳。阳性提示感觉性共济失调。

17. C 不能确定的轻瘫可用轻瘫试验进行检查 ①上肢平伸试验：双上肢平举，掌心向上，轻瘫侧上肢逐渐下垂和旋前（掌心向内）；②Barre 分指试验：相对分开双手五指并伸直，轻瘫侧手指逐渐并拢屈曲；③小指征：双上肢平举，手心向下，轻瘫侧小指常轻度外展；④Jackson 征：仰卧位，双腿伸直，轻瘫侧下肢常呈外旋位；⑤下肢轻瘫试验：俯卧位，双膝关节均屈曲呈直角，轻瘫侧小腿逐渐下落。反击征也称为 Holmes 反跳试验，用于检查共济运动，不属于轻瘫试验。

18. B 共济运动检查包括指鼻试验、反击征、跟 - 膝 - 胫试验、轮替试验、起坐试验和闭目难立征试验。不自主运动属于运动系统检查，不属于共济运动检查。

19. E 肌张力是肌肉松弛状态的紧张度和被动运动时遇到的阻力。检查时嘱患者肌肉放松，触摸感受肌肉硬度，并被动屈伸其肢体以感知阻力。

20. A 复合（皮质）感觉检查的内容包括定位觉、两点辨别觉、图形觉和实体觉。位置觉为深感觉检查的内容。

21. D 深感觉的检查内容有运动觉、位置觉和振动觉。所以选项 D 正确。实体觉、两点辨别觉、图形觉为复合（皮质）感觉的检查内容。触觉为浅感觉的检查内容。

22. E 浅感觉的检查内容有痛觉、触觉和温度觉（冷觉、热觉）。运动觉是深感觉的检查内容。

23. E 反射检查包括深反射、浅反射、阵挛和病理反射等。轮替属于共济运动检查。

24. A 跖反射由 $S_{1～2}$ 支配，经胫神经传导。用竹签轻划足底外侧，自足跟向前至小趾根部足掌时转向内侧，反射表现为足趾跖屈。

25. B Babinski 征是经典的病理反射，提示锥体束受损。用竹签轻划足底外侧，自足跟向前至小趾根部足掌时转向内侧，阳性反应为足趾背屈，可伴其他足趾扇形展开，也称为伸性跖反射。

26. D Chaddock 征是用竹签由外踝下方向前划至足背外侧，阳性反应为足趾背屈。

27. C 角膜反射是由三叉神经的眼神经与面神经共同完成的。传入神经为三叉神经，传出神经为面神经。当三叉神经第 1 支（眼神经）或面神经损害时，均可出现角膜反射消失。如果脑桥上部和中脑未受累及，角膜反射存在。一侧角膜反射消失见于同侧面神经病变（同侧脑桥）。双侧角膜反射消失见于一侧三叉神经受损或双侧面神经受损，提示中脑或脑桥受累；双侧角膜反射消失提示昏迷程度较深。

28. E 上腹部的反射中枢为胸 7 ~ 8、中腹部的反射中枢为胸 9 ~ 10、下腹部的反射中枢为胸 11 ~ 12，由肋间神经传导。检查时由外向内轻划两侧腹壁皮肤，反应为该侧腹肌收缩，脐孔向刺激部分偏移，分别为上、中、下腹壁反射。肥胖者和经产妇可引不出。所以选项 E 正确。

29. D 浅反射包括腹壁反射、提睾反射、跖反射和肛门反射。桡骨膜反射属于深反射。所以选项 D 错误。

30. E Babinski 等位征包括 Chaddock 征、Oppenheim 征、Schaeffer 征、Gordon 征和 Pussep 征。平衡检查常用 Romberg 试验，以检查共济运动。

31. A 深反射为肌腱和关节反射，包括肱二头肌反射、肱三头肌反射、桡骨膜反射、膝反射、踝反射、阵挛、Hoffmann 征和 Rossolimo 征。腹壁反射是浅反射。

32. D 反射检查比较客观，但仍须患者合作，肢体放松，保持对称和适当位置。叩诊锤叩击力量要均匀适当。检查时可用与患者谈话或嘱患者阅读、咳嗽或两手指相互勾住用力牵拉等方法，使其转移注意、精神放松，以利反射的引出。

33. B 病理反射包括 Babinski 征、Babinski

等位征（Chaddock 征、Oppenheim 征、Schaeffer 征、Gordon 征和 Pussep 征）、强握反射和脊髓自主反射。Rossolimo 征属于深反射，其实际上是牵张反射。

34. E Babinski 征阳性提示锥体束损害；Kernig 征、Brudzinski 征是脑膜刺激征，阳性提示脑脊膜和神经根受刺激性损害导致有关肌群反射性痉挛而产生的体征；直腿抬高试验（Lasegue 征）阳性提示根性坐骨神经痛，常见于腰椎间盘突出症；平衡检查常用 Romberg 试验，以检查共济运动。

35. B Hoffmann 征属于深反射。深反射包括肱二头肌反射、肱三头肌反射、桡骨膜反射、膝反射、踝反射、阵挛、Hoffmann 征和 Rossolimo 征。

36. E 腰椎穿刺的禁忌证：①颅内压明显升高，或已有脑疝征象，特别是怀疑颅后窝存在占位性病变。②穿刺部位有感染灶、脊柱结核或开放性损伤。③明显出血倾向或病情危重不宜搬动。④脊髓压迫症的脊髓功能处于即将丧失的临界状态。所以选项 A、B、C、D 均属于腰椎穿刺禁忌证。"怀疑颅内压异常"是腰椎穿刺的适应证。所以选项 E 符合题意。

37. D 腰椎穿刺的适应证：①留取 CSF 做各种检查以辅助中枢神经系统疾病如感染性疾病、蛛网膜下腔出血、免疫炎性疾病和脱髓鞘疾病、脑膜癌病等的诊断。②怀疑颅内压异常。③动态观察 CSF 变化以助判断病情、预后及指导治疗。④注入放射性核素行脑、脊髓扫描。⑤注入液体或放出 CSF 以维持、调整颅内压平衡，或注入药物治疗相应疾病。选项 D "怀疑颅后窝存在占位性病变"可能导致颅内压升高，是腰椎穿刺的禁忌证。

38. B 在颅内压增高时，当腰椎穿刺放脑脊液过多、过快时，可在穿刺当时或术后数小时内发生脑疝，造成意识障碍、呼吸骤停甚至死亡。

39. D　压颈试验又称奎肯试验，指腰穿时压迫颈部观察脑脊液压力的变化。压迫颈静脉可使颅内静脉压升高，而脑脊液回流受阻，导致颅内压升高。仅适用于脊髓病变或疑有横窦阻塞者。

40. D　脑脊液自鼻或耳漏出，可提示颅底骨折。颅底骨折时外耳道中有血性或清亮液体流出。

41. D　正常成人脑脊液中糖含量为血糖的 1/2 ~ 2/3，正常值为 2.5 ~ 4.4mmol/L，<2.25mmol/L 为异常。

42. D　脑脊液（CSF）为无色透明的液体，充满在各脑室、蛛网膜下腔和脊髓中央管内，对脑和脊髓具有保护、支持和营养作用。CSF 产生于各脑室脉络丛，主要是侧脑室脉络丛，其产生的量占 CSF 总量的 95% 左右。

43. C　CSF 蛋白明显增高常见于化脓性脑膜炎、结核性脑膜炎、吉兰-巴雷综合征、中枢神经系统恶性肿瘤、脑出血、蛛网膜下腔出血及椎管梗阻等，尤以椎管梗阻时增高显著。双侧基底节钙化与脑脊液蛋白含量增高无关。

44. B　正常脑脊液蛋白电泳图的条区与血清电泳图相似，主要分为前白蛋白、白蛋白、α_1 球蛋白、α_2 球蛋白、β_1 球蛋白、β_2 球蛋白与 γ 球蛋白等。脑脊液蛋白电泳 α 球蛋白增加主要见于颅内感染和肿瘤等；β 球蛋白增高常见于肌萎缩侧索硬化和某些退行性疾病如帕金森病、外伤后偏瘫等；γ 球蛋白增高而总蛋白量正常见于多发性硬化和神经梅毒等。

45. D　成人脑脊液糖含量明显降低见于化脓性脑膜炎，轻至中度降低见于结核性或真菌性脑膜炎（特别是隐球菌性脑膜炎）以及脑膜癌病。选项中除病毒性脑膜炎的脑脊液糖含量没有改变外，其他疾病糖含量均降低。

46. C　CSF 呈云雾状，通常是细菌感染引起细胞数增多所致，见于各种化脓性脑膜炎，严重者可呈米汤样；CSF 放置后有纤维蛋白膜形成，见于结核性脑膜炎。

47. C　正常脑脊液（CSF）为无色水样液体。蛛网膜下腔出血时，脑脊液呈均匀血样，离心后上清液为淡红色或黄色。穿刺点损伤所致出血时，脑脊液流出时开始为鲜红色，以后即逐渐变淡；脑脊液离心后上清液呈无色透明。

48. B　脑脊液中氯化物含量降低常见于结核性、细菌性、真菌性脑膜炎及全身性疾病引起的电解质紊乱患者，尤以结核性脑膜炎最为明显。高氯血症患者其 CSF 的氯化物含量也可增高。

49. E　正常情况下，脑脊液中的蛋白质含量大幅低于血液中的蛋白质。脑膜、大脑或脊髓有炎症时可使脑脊液中蛋白含量增加，增加的多为球蛋白。脑脊液蛋白试验阳性，常见于脑组织感染和脑膜炎疾患时，如化脓性脑膜炎、结核性脑膜炎、中枢神经系统梅毒性疾病、脊髓灰-白质炎等。故脑脊液检查对于以上疾病的定性诊断意义最大。

50. A　脑电图常用的诱发方法有睁闭眼诱发试验、过度换气、闪光刺激、睡眠诱发试验及药物诱发等。选项 A "视频脑电图"是脑电图检查的一种方法，而非脑电图诱发方法。

51. A　肌电图插入电位减少或消失见于严重的肌肉萎缩、肌肉纤维化和脂肪组织浸润以及肌纤维兴奋性降低等；插入电位的延长或增多提示肌肉易激惹或肌膜不稳定，见于失神经支配的肌肉或炎性肌病。

52. E 重复神经电刺激（RNES）是指超强重复刺激神经干后在相应肌肉记录复合肌肉动作电位，是检测神经 - 肌肉接头功能的重要手段。RNES 可根据刺激的频率分为低频（≤5Hz）RNES 和高频（10～30Hz）RNES。正常人低频刺激波幅减低在 10%～15%、高频刺激波幅减低在 30% 以下，而波幅增加在 50% 以下。低频刺激波幅减低 >15%（部分定为 10%）和高频刺激波幅减低 >30% 为异常，称为波幅递减；高频刺激波幅增加 >100% 为异常，称为波幅递增。所以选项 E 错误。

二、A2 型题

53. D 病损部位位于对侧动眼神经。动眼神经核下性损害表现为眼睑下垂，眼球外下斜位（向上、向下、向内运动受限），瞳孔散大，对光反射消失。

54. D 患者两眼向右侧凝视，右侧上、下肢上运动神经元性瘫痪，提示脑桥侧视中枢与内侧纵束受损及锥体束损害。考虑左侧脑桥腹内侧损害，双眼向病灶对侧共同偏视。

55. A Horner 综合征是由于交感神经中枢至眼部的通路上任何一段受到压迫或破坏，引起瞳孔缩小，但对光反射正常；病侧眼球内陷、眼裂变小及患侧面部少或无汗等表现的综合征。

56. B 延髓中腹侧损害可出现延髓内侧综合征。主要表现为：①病灶侧舌肌瘫痪及肌肉萎缩（舌下神经核下性损害）；②对侧肢体中枢性瘫痪（锥体束损害）；③对侧上、下肢的触觉、位置觉、振动觉减退或丧失（内侧丘系损害）。所以题中病变在右侧延髓。

57. B 滑车神经支配上斜肌，患者左眼向下、向外运动受限，双眼下视时出现复视，提示左眼滑车神经受损。

58. C 末梢神经型感觉障碍表现为四肢末梢对称性手套式和袜套式分布的各种感觉减退、消失或过敏，主观表现为肢端的麻木、疼痛和各种异常感觉，如烧灼感、蚁行感等。由于自主神经纤维也同时受损，还常有肢端发凉、发绀、多汗以及甲纹增粗等自主神经功能障碍。有的则呈不同程度的下运动神经元性瘫痪症状。患者为老年人，有糖尿病病史，症状符合。

59. E 动眼神经完全损害时表现为上睑下垂，眼球向外下斜视（由于外直肌及上斜肌的作用），不能向上、向内、向下转动，复视，瞳孔散大，对光反射及调节反射均消失。

60. A 老年女性患者突发头痛、嗜睡、颈抵抗，无其他局灶性神经系统定位体征。多考虑蛛网膜下腔出血，故应行腰穿脑脊液检查。

三、A3/A4 型题

61. B 延髓麻痹又称真性球麻痹，指由延髓或大脑等病变导致脑神经（舌咽、迷走、副、舌下）损害产生的吞咽困难、饮水呛咳、发音障碍为主症的一组临床综合征。通常把延髓病变所致者称真性球麻痹，大脑等病变所致者称为假性球麻痹。

62. B 真性球（延髓）麻痹与假性球（延髓）麻痹的鉴别见下表。

特征	真性延髓麻痹	假性延髓麻痹
病变部位	舌咽、迷走神经，（一侧或两侧）	双侧皮质脑干束
下颌反射	消失	亢进
咽反射	消失	存在
强哭强笑	无	有
舌肌萎缩	可有	无
双侧锥体束征	无	常有

63. A 舌下神经起源于延髓背侧部近中线的舌下神经核，舌下神经只接受对侧皮质脑干束支配。舌下神经及核性损害引起患侧舌肌瘫痪，伸舌偏向患侧，伴有舌肌萎缩和肌束颤动（核性病变）。

64. B 肌萎缩侧索硬化（ALS）也称运动神经元病（MND），是上运动神经元和下运动神经元损伤之后，导致包括四肢、躯干、头面部的肌肉逐渐无力和萎缩；上运动神经元损伤表现为腱反射亢进和肌肉痉挛（肌肉紧张和僵直）。

65. C 目前考虑的诊断为 Hunt 综合征，又称亨特综合征，是一种膝状神经节病变所致的常见周围性面瘫。主要表现为一侧耳部的剧痛、耳部皮肤疱疹，同侧的周围性面瘫，舌前 2/3 味觉障碍，可以同时伴有听力和平衡障碍。

66. B 面神经含运动、感觉和副交感纤维，行程长，不同部位的损伤所表现出来的临床症状有所不同，在面神经管内分出鼓索、岩大神经、镫骨肌神经；其中岩大神经也称岩浅大神经，含副交感分泌纤维，支配泪腺、翼腭部及鼻黏膜的腺体分泌。所以患者不会出现同侧眼结膜干燥。

67. A 三叉神经半月节以上损伤时可出现：患侧头面部皮肤及舌、口、鼻腔黏膜的一般感觉丧失；角膜反射消失；患侧咀嚼肌瘫痪，张口时下颌偏向患侧。

68. C 三叉神经运动纤维起自脑桥三叉神经运动核，发出纤维在脑桥的外侧出脑，经卵圆孔出颅，走行于下颌神经内，支配颞肌、咬肌、翼状肌和鼓膜张肌等。主要司咀嚼运动和张口运动。翼状肌的功能是将下颌推向前、向下，故一侧神经麻痹，张口时下颌向患侧偏斜。

69. B 医师用细棉丝由角膜外缘轻触患者的角膜，正常时，被检者眼睑迅速闭合，称为直接角膜反射。其反射弧在脑桥，输入纤维为三叉神经第一支（眼神经）之分支鼻睫神经，传出神经为面神经颞支。用细棉丝轻触患者左眼角膜，双眼均不眨眼（提示左眼传入功能受损）；轻触右眼角膜，双眼均眨眼（提示左眼传出功能正常）。

70. C 上胸段脊神经主要支配肋间肌，腹直肌则由胸 5 以下脊神经支配。感觉支配区定位如下：胸 2、3 在上胸部，双乳头连线为胸 4，胸 7 横贯剑突，胸 10 达脐部，胸 12 位于双侧腹股沟。该患者左腹股沟以下痛觉减退，所以病变位于对侧胸 12 可能性大，本题目选择 C 项最为妥当。

71. C 腹壁反射是生理性浅反射的一种。检查时嘱患者仰卧，两下肢稍屈曲而使腹壁放松，然后用钝头竹签按上、中、下三个部位由外向内轻划腹壁皮肤，若出现腹壁肌肉收缩者正常。上部反射消失，见于胸髓 7~8 节病损；中部消失，见于胸髓 9~10 节病损；下部消失，见于胸髓 11~12 节病损。

72~73. B、A 此患者表现为"闭锁综合征"，闭锁综合征即去传出状态，系脑桥基底部病变所致。主要见于脑干的血管病变，多为基底动脉脑桥分支双侧闭塞，导致脑桥基底部双侧梗死所致。患者大脑半球和脑干被盖部网状激活系统无损害，因此意识保持清醒，对语言的理解无障碍；因为其动眼神经与滑车神经的功能留存，故能以眼球上下示意与附近的环境建立联系。但因脑桥基底部损害，双侧皮质脑干束与皮质脊髓束均被阻断，展神经核以下运动性传出功能丧失，患者表现为不能讲话，有眼球水平运动障碍，双侧面瘫，舌、咽及构音、吞咽运动均有障碍，不能转颈耸肩，四肢全瘫，可有双侧病理反射。

74. D 查体发现左侧上、下肢瘫痪，腱反射亢进，左侧眼裂以下面瘫，伸舌时舌尖偏向左侧，左半身深、浅感觉消失；双眼左侧半视野缺失，瞳孔对光反射存在。考虑病变的部位在右侧内囊。内囊为大脑皮质连接丘脑、脑干和脊髓的传入、传出纤维密集之处，内囊膝部和后肢前部的局灶性病变损害锥体束，产生对侧偏瘫；内囊后肢后部的局灶性病变引起对侧偏身感觉障碍和同向性偏盲。三者同时存在（偏瘫、偏身感觉障碍、偏盲）即称为"三偏"综合征，一侧内囊损害还常伴有双眼水平协同运动麻痹，致双眼向病灶侧共同偏视；优势半球内囊的损害还产生运动性失语。内囊损害的病因以脑血管病最为多见。

75. B 脊髓半侧损害时产生病变侧节段以下肢体的中枢性瘫痪［题干中的右下肢无力，右膝腱反射亢进，右巴宾斯基征（＋）］及深感觉障碍（题干中的右髂前上棘以下音叉振动觉减退）以及对侧痛、温觉障碍（题干中的左乳头水平以下痛、温觉减退，定位为左侧胸髓 4 水平）符合"右侧胸髓 3 水平半侧损害"的诊断。

76. E 睫毛反射是脑干功能检查，主要用于意识障碍患者。

77. D 辐辏反射是眼睛看近物时产生的使双眼发生同时内转会聚现象的一种神经反射。嘱被检者保持头部不动，双眼注视 1m 以外的目标（通常是检查者的示指尖，与双眼同一高度），然后将目标（或示指）迅速移动至距离眼球 5～10cm 处，正常反应是两侧瞳孔缩小，称为调节反射；重复上述检查，但示指逐渐缓慢移动至距离眼球 5～10cm 处，此时正常反应时两侧眼球同时向内聚合，称为辐辏反射。

78. A 支配眼球运动的脑神经包括动眼神经、滑车神经及展神经，动眼神经主要支配上睑提肌、上直肌、内直肌、下斜肌和下直肌，滑车神经支配上斜肌，展神经支配外直肌。一侧上睑下垂，提示上睑提肌麻痹；眼球向上、向内、向下活动受限，提示上直肌、下斜肌、下直肌、内直肌均麻痹。故为动眼神经受损。

79. A 患者双眼左侧视野同向偏盲，伴偏盲侧瞳孔直接对光反射消失。根据视觉通路传导定位，提示右侧视束受损。

80. E 肌力一般分为 0～5 级：4 级肌力就是患者的肢体能做抗阻力动作，但不完全；如抬起患肢的时候给予一定的阻力，可以感觉到患者的患肢有一定的抵抗力，但较正常力量减弱。

81. E 大多数吉兰－巴雷综合征（GBS）患者发病第 2 周后，脑脊液内蛋白增高，而细胞数正常或接近正常，称为蛋白－细胞分离现象，此为 GBS 的特征之一。而其他周围神经疾病也可导致末梢型感觉障碍及弛缓性瘫痪等。

82. E Miller － Fisher 综合征是吉兰－巴雷综合征（GBS）的一种变异型，其特征为：①双侧性眼外肌（多数还有眼内肌）麻痹；②严重双侧对称性小脑性共济失调；③深反射消失，有时伴双侧四肢伸肌无力。

83. C 吉兰－巴雷综合征又称急性炎性脱髓鞘性多发神经根神经病，是神经系统由体液和细胞共同介导的单时相性自身免疫性周围神经病。病变均主要侵犯脊神经根、脊神经和脑神经，有时也累及脊膜、脊髓及脑部。表现为对称性肢体和脑神经支配肌肉无力；重症者呼吸肌麻痹危及生命。

84. B 共济失调一共分为 4 种类型：①小脑性共济失调，患者随意运动的速度、节律、幅度和力量都会变得不规则，还可能会伴有肌张力减低、眼球运动障碍还有言语障碍。②大脑性共济失调，患者共济失调表现比较轻，会伴发眼震。③感觉性共济失调，是由于脊髓后索损害，患者不能正确辨别肢体的位置还有运动的方向，表现为站立不稳、迈步不知远近、落脚不知深浅，有踩棉花感，查体深感觉障碍。④前庭性共济失调，与视觉有关，以平衡障碍为主，四肢共济运动及言语功能正常，伴有严重眩晕、呕吐和眼震等症状。根据题中表现，患者为小脑性共济失调。

85. D 共济运动检查包括指鼻试验、反击征、跟-膝-胫试验、轮替试验、起坐试验和闭目难立征试验（Romberg 试验）。Babinski 征属于病理反射检查。

86. A 共济失调是指肌力正常情况下的随意运动协调障碍，肢体随意运动的幅度及协调性发生紊乱，不能维持躯体姿势和平衡，但不包括肢体轻度瘫痪时出现的协调障碍、眼肌麻痹所致的随意运动偏斜、视觉障碍所致的随意运动困难以及大脑病变引起的失用症。"吐词欠清"是由于发声器官如口唇、咽喉部位肌肉的共济失调。

四、B1 型题

87～90. B、C、D、A ①浅反射包括腹壁反射、提睾反射、跖反射和肛门反射。②病理反射包括 Babinski 征、Babinski 等位征（Chaddock 征、Oppenheim 征、Schaeffer 征、Gordon 征和 Pussep 征）、强握反射和脊髓自主反射。③脑膜刺激征包括颈强直、Kernig 征、Brudzinski 征等。④深反射包括肱二头肌反射、肱三头肌反射、桡骨膜反射、膝反射、踝反射、阵挛、Hoffmann 征和 Rossolimo 征。

91～96. A、B、C、D、E、E ①肱二头肌反射由 $C_{5～6}$ 支配，经肌皮神经传导。②肱

三头肌反射由 $C_{6～7}$ 支配，经桡神经传导。③桡骨膜反射由 $C_{5～8}$ 支配，经桡神经传导。④膝反射由 $L_{2～4}$ 支配，经股神经传导。⑤踝反射由 $S_{1～2}$ 支配，经胫神经传导。⑥跖反射由 $S_{1～2}$ 支配，经胫神经传导。

97～101. A、E、C、D、B ①提睾反射由 $L_{1～2}$ 支配，经生殖股神经传导。②肛门反射由 $S_{4～5}$ 支配，经肛尾神经传导。③Rossolimo 征由 $L_5～S_1$ 支配，经胫神经传导。④腹壁反射由 $T_{7～12}$ 支配，经肋间神经传导。⑤Hoffmann 征由 $C_7～T_1$ 支配，经正中神经传导。

102～106. A、D、C、E、B ①痉挛性偏瘫步态为单侧皮质脊髓束受损所致，通常表现为患侧上肢屈曲、内收、旋前，不能自然摆动，下肢伸直、外旋，迈步时将患侧盆骨部提得较高，或腿外旋画一半圈的环形运动，脚刮擦地面。②小脑蚓部损害出现躯干共济失调，即轴性平衡障碍。表现为躯干不能保持直立姿势，站立不稳、向前或向后倾倒及闭目难立征（Romberg sign）阳性；行走时两脚分开、步态蹒跚、左右摇晃，呈醉酒步态。③慌张步态表现为身体前屈，头向前探，肘、腕、膝关节屈曲，双臂略微内收于躯干前；行走时起步困难，第一步不能迅速迈出，开始行走时步履缓慢，之后逐渐速度加快，小碎步前进，双上肢自然摆臂减少，停步困难，极易跌倒；转身时以一脚为轴，挪蹭转身。慌张步态是帕金森病的典型症状之一。④跨阈步态又称"鸡步"，是由于胫前肌群病变或腓总神经损害导致足尖下垂，足部不能背屈；行走时，为避免上述因素造成的足尖拖地现象，向前迈步抬腿过高，脚悬起，落脚时总是足尖先触及地面，如跨门槛样。常见于腓总神经损伤、脊髓灰质炎或进行性腓骨肌萎缩等。⑤痉挛性截瘫步态又称"剪刀步态"，为双侧皮质脊髓束受损步态。表现为患者站立时双下肢伸直位，大腿靠

近，小腿略分开，双足下垂伴有内旋。行走时两大腿强烈内收，膝关节几乎紧贴，足前半和趾底部着地，用足尖走路，交叉前进，似剪刀状。

107～110. B、C、A、D 正常脑脊液中的白细胞数为（0～5）×10⁶/L，主要为单核细胞。脑脊液白细胞增加多见于脑脊髓膜和脑实质的炎性病变：白细胞明显增加且以多个核细胞为主，见于急性化脓性脑膜炎；白细胞轻度或中度增加，且以单个核细胞为主，见于病毒性脑炎；大量淋巴细胞或单核细胞增加为主，多为亚急性或慢性感染；脑的寄生虫感染时可见较多的嗜酸性粒细胞。

111～115. A、C、E、B、D ①跖反射由$S_{1\sim2}$支配，经胫神经传导。用竹签轻划足底外侧，自足跟向前至小趾根部足掌时转向内侧，反射为足趾跖屈。②Babinski征是经典的病理反射，提示锥体束受损。检查方法同跖反射，即用竹签轻划足底外侧，自足跟向前至小趾根部足掌时转向内侧。阳性反应为足趾背屈，可伴其他足趾扇形展开。③Chaddock征：由外踝下方向前划至足背外侧，反射为足趾背屈。④患者仰卧，下肢于髋、膝关节处屈曲呈直角，检查者于膝关节处试行伸直小腿，如伸直受限并出现疼痛，大、小腿间夹角<135°，为Kernig征阳性。⑤腹壁反射：患者仰卧，双下肢略屈曲使腹肌松弛，用钝针或竹签沿肋弓下缘（$T_{7\sim8}$）、脐孔水平（$T_{9\sim10}$）和腹股沟上缘（$T_{11\sim12}$）平行方向，由外向内轻划两侧腹壁皮肤；反应为该侧腹肌收缩，脐孔向刺激部位偏移，分别为上、中、下腹壁反射。

五、X型题

116. BC 嗅神经检查方法：首先询问患者有无嗅幻觉等主观嗅觉障碍，然后让患者闭目，先后堵塞一侧鼻孔，用带有花香或其他香味（非挥发性、非刺激性气味）的物质如香皂、牙膏和香烟等置于患者受检鼻孔。患者应该能够区分有无气味，并说出牙膏与香烟的气味不同即可。醋酸、乙醇和甲醛溶液等刺激性物质可刺激三叉神经末梢，不宜被用于嗅觉检查。

117. BCD 肌张力减低表现为肌肉弛缓柔软，被动运动阻力减低，关节活动范围扩大。见于下运动神经元病变（如多发性神经病、脊髓前角灰质炎）、小脑病变、某些肌源性病变以及脑和脊髓急性病变的休克期等。震颤麻痹表现为"齿轮样"肌张力增高。脊髓亚急性联合变性表现为肌张力增高、腱反射亢进和病理征阳性。

118. ABDE 小脑病变突出的特征为肌张力降低、共济运动失调及震颤。

119. ACD 折刀样肌张力增高表现为痉挛性肌张力增高，上肢屈肌和下肢伸肌张力增高明显，被动运动开始时阻力大而结束时变小，称为折刀样肌张力增高，见于锥体系病变；铅管样（不伴震颤）或齿轮样肌张力增高（伴震颤）表现为强直性肌张力增高，伸肌与屈肌张力均增高，向各方向被动运动时阻力均匀，见于锥体外系病变。

120. AC　121. DE 正常脑脊液蛋白电泳图的条区与血清电泳图相似，主要分为前白蛋白、白蛋白、α_1球蛋白、α_2球蛋白、β_1球蛋白、β_2球蛋白与γ球蛋白等。脑脊液蛋白电泳α球蛋白增高主要见于颅内感染和肿瘤等；β球蛋白增高常见于肌萎缩侧索硬化和某些退行性疾病如帕金森病、外伤后偏瘫等；γ球蛋白增高而总蛋白量正常见于多发性硬化和神经梅毒等。

模拟试卷

一、A1/A2 型题

1. 脊髓半切综合征常见于

A. 吉兰－巴雷综合征

B. 急性脊髓炎

C. 急性硬脊膜外脓肿

D. 脊髓髓外硬膜内肿瘤

E. 脊髓空洞症

2. 锥体束受累导致各种深反射受到的影响为

A. 减低　　　　　B. 增高

C. 不变　　　　　D. 可以增高或减低

E. 以上均不正确

3. 患者女性，67 岁，因"急起呼之不应 2 小时"入院。既往有高血压、糖尿病病史多年，血压、血糖控制不佳。查体：浅昏迷，呼吸急促，皮肤干燥，呼出气体有烂苹果味，肢体检查不合作。该患者首先考虑的临床诊断是

A. 脑梗死　　　　B. 脑出血

C. 癫痫　　　　　D. 低血糖昏迷

E. 糖尿病酮症酸中毒

4. 患者男性，61 岁，2 周前诉背部疼痛，继之出现肢体麻木、无力，尿潴留来诊。查体：双下肢肌力 1 级，腱反射对称，T_4 节段平面以下痛温觉消失、关节位置觉和音叉振动觉正常，双侧 Babinski 征（＋）。诊断考虑为

A. 脊髓后动脉综合征

B. 脊髓短暂性缺血发作

C. 中央动脉综合征

D. 马尾性间歇性跛行

E. 脊髓前动脉综合征

5. 患者男性，71 岁，2 年来动作迟缓，表现为行走时上肢前后摆动消失，小步态，起步慢，越走越快，不能立刻停止。病变定位在

A. 小脑半球　　　B. 小脑蚓部

C. 锥体外系　　　D. 上运动神经元

E. 下运动神经元

6. 患者女性，36 岁，因"近 1 周出现双侧枕部中度钝痛"求诊。站立行走时头痛出现并加重，卧床躺下休息时头痛减轻或消失。头痛原因最可能是

A. 典型偏头痛　　B. 丛集性头痛

C. 紧张型头痛　　D. 痛性眼肌麻痹

E. 低颅压性头痛

7. 以下关于基底神经节结构的叙述，不正确的是

A. 基底节是大脑皮质下的一组灰质核团

B. 临床上一般认为包括尾状核、壳核、苍白球、丘脑底核和黑质

C. 壳核和苍白球合称豆状核

D. 杏仁核称为古纹状体

E. 苍白球和壳核属于新纹状体

8. 头颅 MRI 检查发现小脑蚓部肿瘤，临床表现应该为

A. 躯干性共济失调

B. 肢体性共济失调

C. 运动过多，肌张力降低

D. 运动减少，肌张力增高

E. 以上均不是

9. 不同部位的脑组织对缺血、缺氧的敏感性不同，其中对缺血、缺氧性损害耐受性最高的部位是
   A. 纹状体
   B. 小脑浦肯野细胞
   C. 脑干运动神经核
   D. 大脑皮质神经元
   E. 海马神经元

10. 颈内动脉系统主要供应
    A. 丘脑
    B. 小脑
    C. 脑干
    D. 大脑半球后 1/3 部分
    E. 大脑半球前 2/3 和部分间脑

11. 患者男性，68 岁，突然出现右侧上、下肢无力，不能讲话。查体：神清，不完全运动性失语，右侧同向性偏盲，右侧偏身感觉缺失、右侧偏瘫。最可能累及的血管是
    A. 基底动脉
    B. 左侧椎动脉
    C. 左侧大脑中动脉
    D. 右侧大脑中动脉
    E. 左侧大脑前动脉

12. 关于病毒性脑膜炎的叙述，不正确的是
    A. 是一种自限性疾病
    B. 多见于儿童患者
    C. 以夏秋季为高发季节
    D. 某些地区可终年保持高发病率
    E. 抗病毒治疗无效

13. 以下关于病毒性脑膜炎的脑脊液改变，叙述不正确的是
    A. 压力正常或增高
    B. 白细胞正常或增高
    C. 蛋白质可轻度增高
    D. 糖和氯化物含量正常
    E. 早期以中性粒细胞为主，8 ~ 48 小时后以单核细胞为主

14. 下列不属于周围神经病理改变的是
    A. 沃勒变性
    B. 轴突变性
    C. 神经元变性
    D. 节段性脱髓鞘
    E. 颗粒空泡变性

15. 大动脉粥样硬化型脑梗死中，最常见的脑梗死类型是
    A. 颈内动脉系统脑梗死
    B. 大脑中动脉系统脑梗死
    C. 大脑后动脉系统脑梗死
    D. 大脑前动脉系统脑梗死
    E. 椎 – 基底动脉系统脑梗死

16. 脑梗死发病后临床上脑水肿的高峰期在
    A. 24 小时内
    B. 24 ~ 48 小时
    C. 3 ~ 5 天
    D. 7 ~ 14 天
    E. 10 ~ 14 天

17. 临床诊断脑桥中央髓鞘溶解症最有效的辅助检查手段是
    A. 脑电图
    B. 脑脊液检查
    C. 颅脑 CT
    D. 颅脑 MRI
    E. SPECT（单光子发射计算机断层脑显像扫描）

18. 患者女性，54 岁，因淋雨致感冒半月后出现复视、眼球震颤、共济失调及平衡障碍。最可能的诊断是
    A. 延髓背外侧综合征
    B. 多发性脑神经炎
    C. 脱髓鞘脑病
    D. 重症肌无力
    E. 病毒性脑炎

19. 患者男性，68 岁，10 年来阵发性左侧面部剧烈疼痛，每次持续 10 ~ 20 秒，每日发作数十次，常因说话、进食、刷牙而诱发，不敢洗脸、说话或吃饭。查体：神经

系统无阳性体征。诊断应首先考虑为

  A. 偏头痛

  B. 丛集性头痛

  C. 混合性头痛

  D. 特发性面神经麻痹

  E. 原发性三叉神经痛

20. 单纯疱疹病毒性脑炎最有诊断价值的脑电图改变是

  A. 以颞叶为中心的周期性同步放电

  B. 以颞叶、额叶损害为主的弥漫性高波幅慢波

  C. 规律和对称的 3 周/秒棘慢波

  D. 不规则的棘慢波或尖慢波

  E. 弥漫性低波幅慢波

21. 有关单纯疱疹病毒性脑炎（HSE）的治疗，叙述错误的是

  A. 早期诊断和治疗是降低本病死亡率的关键

  B. 主要包括抗病毒治疗，辅以免疫治疗和对症支持治疗

  C. 对重症及昏迷的患者，应注意水、电解质与酸碱平衡，呼吸道通畅，静脉营养，加强护理

  D. 头颅 CT 见出血性坏死灶的患者可酌情使用肾上腺皮质激素

  E. 因为阿昔洛韦主要对 HSV 有特效，所以在 CSF 病原学检查前一般不应用阿昔洛韦

22. 以下辅助检查是单纯疱疹病毒性脑炎最可靠的诊断依据的是

  A. 脑脊液检查

  B. 脑电图检查

  C. 脑组织活检

  D. 特异性 HSV 抗体检查

  E. 单纯疱疹病毒 DNA 测定

23. 患者女性，39 岁，4 天前因感冒后出现复视、步态不稳就诊。查体：眼球震颤，右侧肢体力弱，共济失调。患者最可能的诊断为

  A. 多发性硬化   B. 视神经脊髓炎

  C. 桥小脑角肿瘤   D. 脑干梗死

  E. 急性播散性脑脊髓炎早期

24. 朊蛋白病的特征性病理学改变是

  A. 脑的海绵状变性

  B. 脑实质中出血性坏死

  C. 脑实质中局灶性脓肿

  D. 脑白质广泛多灶性部分融合的脱髓鞘病变

  E. 脑沟和脑池见小的肉芽肿、结节和脓肿

25. 最常见的人类朊蛋白病是

  A. 克－雅病（CJD）

  B. 格斯特曼综合征（GSS）

  C. 致死性家族性失眠症（FFI）

  D. Kuru 病

  E. 神经莱姆病

26. 关于朊蛋白（PrP）的叙述，不正确的是

  A. 是一种既有传染性又缺乏核酸的非病毒性致病因子

  B. 人类 PrP 由第 20 号染色体短臂上的 PRNP 基因所编码

  C. 有两种异构体：正常细胞的 PrPc 和引起朊蛋白病的 PrPsc

  D. 两种异构体的序列无差别

  E. 两种异构体蛋白的空间构型相同

27. 临床上通常所指的中枢神经系统脱髓鞘疾病不包括

  A. 多发性硬化

  B. 视神经脊髓炎

  C. 急性播散性脑脊髓炎

D. 同心圆性硬化

E. 脑白质营养不良

28. 中枢神经系统脱髓鞘疾病最突出的具有特征性的病理改变是

   A. 脑皮质变性

   B. 脑白质变性

   C. 神经胶质细胞增生

   D. 神经纤维髓鞘破坏或脱髓鞘

   E. 病灶呈多发性、播散性

29. 脱髓鞘疾病指

   A. 神经元及轴突均受累

   B. 神经元保留而轴突受累

   C. 神经元及髓鞘均受累

   D. 轴索及髓鞘变性

   E. 髓鞘损害，神经元胞体及轴突相对受累较轻

30. 运动神经元病不包括

   A. 肌萎缩侧索硬化

   B. 进行性肌萎缩

   C. 原发性侧索硬化

   D. 进行性延髓麻痹

   E. 脊肌萎缩症

31. 运动神经元病中最不易受累的肌肉是

   A. 四肢骨骼肌   B. 躯干肌

   C. 呼吸肌   D. 肛门括约肌

   E. 眼外肌

32. 运动神经元病病理所见最显著且最常受累的部位是

   A. 脊神经前根

   B. 脑干运动神经根

   C. 颈髓前角细胞

   D. 脑干下部皮质脑干束

   E. 脊髓下部皮质脊髓束

33. 神经系统变性疾病的特征，不正确的是

   A. 多选择性损害特定的解剖结构和特定

的神经元

   B. 起病相对隐袭

   C. 迅速进行性加重

   D. 具有家族聚集性

   E. 治疗相对困难，多无对因治疗药物

34. 以下不属于神经系统变性疾病的是

   A. 额颞叶痴呆   B. 阿尔茨海默病

   C. 多系统萎缩   D. 肝豆状核变性

   E. 进行性核上性麻痹

35. 神经系统变性疾病的基本病理改变不包括

   A. 神经元萎缩或消失

   B. 神经轴突髓鞘脱失

   C. 星形胶质细胞增生肥大

   D. 炎性细胞浸润

   E. 格子细胞缺如

36. Alzheimer病组织病理学上的典型改变不包括

   A. 大脑皮质萎缩   B. 神经炎性斑

   C. 神经原纤维缠结   D. 神经元缺失

   E. 胶质细胞增生

37. 与阿尔茨海默病基因突变不相关的基因为

   A. *APP*   B. *PS*1

   C. *PS*2   D. *ApoE*

   E. α – synuclein

38. 患者男性，66岁，因"进行性记忆力下降2年"来诊。主要为近事记忆减退，伴有命名障碍、言语障碍、计算力下降及精神异常，无意识障碍。自述无脑卒中病史。头颅MRI检查显示：脑回萎缩及侧脑室扩张。患者最可能的诊断为

   A. 抑郁症   B. 轻度认知障碍

   C. 帕金森病痴呆   D. Alzheimer病

   E. 额颞叶痴呆

39. 患者女性，71岁，4年前逐渐出现近记忆力减退，并逐渐加重，出门经常找不到

家；近2年来生活逐渐不能自理。神经系统检查未见局灶性神经系统体征，MMSE评分8分，头颅MRI显示脑萎缩。实验室检查未见异常。根据NINCDS-ADRDA的国际标准，该患者的诊断为

A. 确定的AD痴呆

B. 可能的AD痴呆

C. 血管性痴呆

D. 很可能的AD痴呆

E. 路易体痴呆

40. 左侧特发性面神经麻痹的患者可以出现的症状和体征有

A. 左侧面部感觉减退或消失

B. 张口时下颌偏向左侧

C. 伸舌左偏，左侧舌肌萎缩

D. 左眼睑下垂

E. 左眼闭合不全

41. 特发性面神经麻痹在护理上应预防发生

A. 角膜溃疡　　B. 面肌萎缩

C. 口腔溃疡　　D. 外耳道疱疹

E. 下颌关节脱位

42. 面部感觉减退提示

A. 三叉神经病变　　B. 面神经病变

C. 迷走神经病变　　D. 副神经病变

E. 舌咽神经受损

43. 原发性三叉神经痛最典型的特点是

A. 发作前有先兆

B. 常见于第1支分布区

C. 电击样、难忍的持续性疼痛

D. 触及面部某点可使疼痛发作

E. 疼痛伴有角膜反射消失

44. 急性炎性脱髓鞘性多发神经根神经病的症状、体征和辅助检查中，下列哪项最具特征性的改变

A. 脑神经损害

B. 四肢弛缓性瘫痪

C. 末梢型感觉障碍

D. 脑脊液蛋白-细胞分离

E. 神经根性疼痛或不适感

45. 原发性三叉神经痛首选的治疗方法为

A. 药物治疗

B. 经皮半月神经节射频电凝疗法

C. 神经阻滞疗法

D. 三叉神经微血管减压术

E. 三叉神经感觉根切断术

46. 右侧特发性面神经麻痹的主要表现有

A. 右眼睑闭合不严，示齿时口角歪向左侧

B. 右眼睑闭合不严，示齿时口角歪向右侧

C. 右眼睑闭合不严，示齿时口角不歪

D. 眼睑闭合正常，示齿时口角歪向左侧

E. 眼睑闭合正常，示齿时口角歪向右侧

47. 患者男性，28岁，因"四肢进行性无力5天，症状加重伴气急1小时"入院。查体：呼吸活动度差，说话声音低微，心率36次/分，脑神经正常，四肢肌力1级，各腱反射（－），感觉正常。血钾3.8mmol/L；脑脊液白细胞数$5×10^6$/L，蛋白0.65g/L，糖3.0mmol/L，氯化物128mmol/L。诊断考虑为

A. 低钾型周期性瘫痪

B. 急性脊髓炎

C. 重症肌无力危象

D. 脊髓灰质炎

E. 急性炎性脱髓鞘性多发神经根神经病

48. 原发性三叉神经痛的首选治疗药物为

A. 吗啡

B. 复方对乙酰氨基酚

C. 卡马西平

D. 苯妥英钠

E. 阿司匹林

49. 腕管综合征患者术后腕中立位夹板制动的时间是

    A. 1~2周   B. 3~4周

    C. 1~2个月   D. 3~4个月

    E. 5~6个月

50. 以下临床表现与急性脊髓炎不符的是

    A. 病前常有呼吸道感染症状

    B. 损害平面以下传导束型感觉障碍

    C. 损害平面以下运动障碍

    D. 大、小便障碍

    E. 急性起病，早期出现肌张力增高、腱反射亢进

51. 内囊出血所致的对侧肢体运动障碍（偏瘫），主要是损伤了

    A. 皮质脊髓束   B. 皮质红核束

    C. 顶枕颞桥束   D. 皮质脑干束

    E. 额桥束

52. 急性脊髓炎和吉兰 – 巴雷综合征的鉴别点为

    A. 是否有四肢瘫痪

    B. 是否有病理征

    C. 是否有肌张力降低

    D. 是否有腹壁反射改变

    E. 是否有括约肌障碍

53. 患者男性，40岁，因"四肢末端乏力5天"就诊。查体：四肢近端肌力5级，双上肢远端肌力3级、双下肢远端肌力1级，四肢肌张力下降、腱反射消失、病理征（–），无尿潴留。患者病变位于

    A. 高颈髓段   B. 颈膨大

    C. 胸髓段   D. 腰膨大

    E. 周围神经

54. 患者女性，39岁，因"3天来进行性双下肢无力，半天来双下肢完全瘫痪"入院。双乳头水平以下感觉丧失，尿潴留、不能排便。腰椎穿刺脑脊液压力正常，压颈试验通畅；白细胞 $80 \times 10^6/L$，淋巴细胞占80%；蛋白0.68g/L。最可能的诊断为

    A. 视神经脊髓炎   B. 急性脊髓炎

    C. 脊髓肿瘤   D. 多发性硬化

    E. 脊柱结核

55. 患者男性，29岁，半年前缓慢出现无诱因左胸电击样疼痛，夜间加重。4个月前左下肢进行性无力，右下肢感觉减退；近2个月右下肢无力、排尿困难。查体：双上肢正常，左下肢肌力3级，右下肢肌力4级，肌张力增高，腱反射亢进，双 Babinski 征（+），T_4 以下感觉减退。患者最可能诊断为

    A. 脊髓压迫症   B. 急性脊髓炎

    C. 脊髓灰质炎   D. 运动神经元病

    E. 多发性神经病

56. 脊髓前角受压可出现

    A. 肌肉萎缩   B. 肌张力增高

    C. 腱反射亢进   D. 痉挛性瘫痪

    E. 病理反射阳性

57. 脊髓胸腰段一侧锥体束受压可出现

    A. 肌张力减低   B. 腱反射消失

    C. 腹壁反射消失   D. 肌萎缩

    E. 肌束震颤

58. 以下疾病属于吉兰 – 巴雷综合征变异型的是

    A. 慢性炎性脱髓鞘性多发性神经根神经病

    B. Miller – Fisher 综合征

    C. 周期性瘫痪

    D. 重症肌无力

    E. 脊髓灰质炎

59. 急性炎性脱髓鞘性多发神经根神经病不常见的表现为
   A. 视神经乳头水肿
   B. 双侧面神经麻痹
   C. 双侧舌咽神经麻痹
   D. 脑脊液蛋白－细胞分离现象
   E. 运动神经传导速度异常

60. 儿童最常见的脊髓肿瘤是
   A. 髓母细胞瘤
   B. 少突胶质细胞瘤
   C. 星形细胞瘤
   D. 生殖细胞瘤
   E. 畸胎瘤

61. 儿童最常见的脊髓肿瘤发生于
   A. 腰骶段   B. 腰段
   C. 胸腰段   D. 胸段
   E. 颈胸段

62. 关于脊髓的叙述，不正确的是
   A. 脊髓前角内含运动神经元，后角内为感觉神经元，侧角内为交感神经元
   B. 脊髓白质内有上、下行传导束
   C. 脊髓内有内脏、腺体的初级反射中枢
   D. 脊髓前角损害出现分离性感觉障碍
   E. 脊髓侧角损害出现自主神经功能障碍

63. 双侧节段性分离性感觉障碍的病变部位在
   A. 周围神经   B. 脊髓后根
   C. 脊髓前根   D. 脊髓前角
   E. 脊髓前连合交叉

64. 下列疾病不出现脑脊液蛋白含量增高的是
   A. 多发性神经病
   B. 颅内肿瘤
   C. 脊髓肿瘤
   D. 急性炎性脱髓鞘性多发神经根神经病
   E. 脑膜炎

65. 感觉异常多见于

   A. 单神经病   B. 多发性神经病
   C. 运动神经元病   D. 遗传性神经病
   E. 代谢异常性神经病

66. 患者男性，38岁，因"四肢无力伴双上肢疼痛4天"就诊。查体：双上肢肌力4级、双下肢2级，双上肢腱反射消失、双下肢腱反射亢进，双侧Babinski征（+），尿潴留。患者病变位于
   A. 腰膨大   B. 颈膨大
   C. 胸髓段   D. 脊髓圆锥
   E. 周围神经

67. 患者男性，49岁，因"1年来逐渐出现双手、双下肢麻木，近半年来出现尿失禁"入院。查体：双手掌骨间肌萎缩，肱二头肌反射正常，肱三头肌反射消失，双下肢肌张力增高，双下肢Babinski征阳性。该患者最可能诊断为
   A. 颈7平面的髓外肿瘤
   B. 颈7平面的髓内肿瘤
   C. 颈5平面的髓外肿瘤
   D. 颈5平面的髓内肿瘤
   E. 颈4平面的髓外肿瘤

68. 以下关于癫痫的叙述，不正确的是
   A. 癫痫的病理生理基础是神经元的异常过度放电
   B. 癫痫是神经系统疾病中仅次于脑卒中的第二大常见疾病
   C. 部分癫痫患者具有遗传背景
   D. 头颅影像学是诊断癫痫最重要的辅助检查方法
   E. 癫痫发作常具有重复性和刻板性的特点

69. 关于癫痫发作间期的药物治疗，以下叙述正确的是
   A. 有痫样发作的患者应立即用药

B. 年龄 >60 岁的患者，应该用药

C. 年龄 <10 岁的患者，应该用药

D. 半年之内发作两次以上者，一经诊断明确，就应用药

E. 首次发作或间隔半年以上发作一次者，必须用药

70. 癫痫患者服用抗癫痫药物最禁忌的是

A. 服药不规则或突然停药

B. 药物剂量偏小

C. 服用几种药物

D. 只在晚上服药

E. 药物价格太高

71. 癫痫复杂部分性发作的特征是

A. 发作性嗜睡

B. 持续数秒钟的意识丧失

C. 持续存在的精神异常

D. 发作性抽搐及意识障碍

E. 发作性意识障碍伴随自动症和运动症状

72. 临床最常见、最危险的癫痫全面性发作持续状态是

A. 全面性强直 - 阵挛发作持续状态

B. 阵挛期每次痉挛都继发有短促的肌松弛

C. 发作后期有短暂阵挛，以面肌和咬肌为主

D. 发作后期有大、小便失禁

E. 强直期和阵挛期有心率增快、血压升高、瞳孔扩大，但对光反射存在

73. 关于全面强直 - 阵挛发作的分期表现，以下叙述不正确的是

A. 强直期所有骨骼肌呈持续性收缩

B. 阵挛期每次痉挛都继发有短促的肌松弛

C. 发作后期有短暂阵挛，以面肌和咬肌

为主

D. 发作后期有大、小便失禁

E. 强直期和阵挛期有心率增快、血压升高、瞳孔扩大，但对光反射存在

74. 患者男性，48 岁，有 15 年长期大量饮酒史，每日饮白酒 200 ~ 300g，今晨突然出现胸闷、气急。心电图示 V_{1-5} 导联 ST 段压低 2mV，以 "不稳定型心绞痛" 入心内科。入院 24 小时后出现烦躁不安、全身出汗、全身肌肉震颤。查体：血压 160/86mmHg，意识清楚，脑膜刺激征（-），眼球无震颤，心率 90 次/分，心律齐。心电图与入院时无明显变化。患者最可能诊断为

A. 蛛网膜下腔出血　　B. Wernicke 脑病

C. 酒精戒断反应　　　D. 急性左心衰竭

E. 以上都不是

75. 国际抗癫痫联盟（ILAE，1989 年）癫痫和癫痫综合征的分类中，不属于癫痫综合征的是

A. 具有中央 - 颞部棘波的良性儿童癫痫

B. West 综合征

C. Lennox - Gastaut 综合征

D. 具有枕区阵发性放电的良性儿童癫痫

E. Weber 综合征

76. 以下不属于与部位相关的症状性癫痫的是

A. 颞叶癫痫

B. 原发性阅读性癫痫

C. 额叶癫痫

D. 顶叶癫痫

E. 儿童慢性进行性部分持续性癫痫状态

77. 急性横贯性脊髓炎最好发的部位是

A. 腰膨大　　　　　　B. 高颈髓

C. 胸髓　　　　　　　D. 颈膨大

E. 圆锥

78. 急性脊髓炎早期表现为肌张力减低、腱反射消失、病理反射阴性，最可能的原因是
    A. 脊髓休克　　　　　B. 患者不合作
    C. 合并糖尿病　　　　D. 合并周围神经病
    E. 查体不准确

79. 重症肌无力患者服用新斯的明出现不良反应时可给予
    A. 新斯的明　　　　　B. 依酚氯铵
    C. 阿托品　　　　　　D. 毛果芸香碱
    E. 地西泮

80. 重症肌无力的临床表现，叙述不正确的是
    A. 晨轻暮重　　　　　B. 休息后缓解
    C. 疲劳试验阴性　　　D. 可伴胸腺瘤
    E. 肌电图示低频重复刺激时递减

81. Lambert – Eaton 综合征病变的主要部位是
    A. 突触前膜上钙离子通道
    B. 突触前膜上乙酰胆碱受体
    C. 突触间隙中胆碱酯酶
    D. 突触后膜上乙酰胆碱受体
    E. 突触后膜上钾离子通道

82. 患者女性，29 岁，半年来四肢无力，休息后减轻、活动后加重，新斯的明试验后肌无力明显改善。该患者应使用的药物为
    A. 钾盐　　　　　　　B. 维生素 B 族
    C. 抗胆碱酯酶药物　　D. 血管扩张药
    E. 左旋多巴

83. 可引起重症肌无力的诱因是
    A. 过度寒冷　　　　　B. 过度炎热
    C. 过度饥饱　　　　　D. 过度疲劳
    E. 过度兴奋

84. 关于重症肌无力的叙述，不正确的是
    A. 是一种获得性自身免疫性疾病
    B. 以部分或全身性骨骼肌无力和极易疲劳为临床特征
    C. 症状晨轻暮重或活动后加重、休息后

减轻
    D. 抗胆碱酯酶药物治疗有效
    E. 腾喜龙试验阴性

85. 重症肌无力的特点叙述，不正确的是
    A. 起病隐袭，眼外肌常常首先受累
    B. 10 岁以下儿童眼外肌受累首发者更常见
    C. 受累肌肉呈病态疲劳性，晨轻暮重
    D. 肌无力分布符合单一神经或神经根支配区受累模式
    E. 瞳孔括约肌通常不受累

86. 重症肌无力的典型病理改变是
    A. 小组样肌纤维萎缩
    B. 肌纤维坏死，无炎细胞浸润
    C. 炎细胞浸润伴随肌纤维坏死
    D. 破碎样红纤维（RRF）
    E. 神经 – 肌肉接头的突触后膜结构破坏

87. 运动障碍性疾病又称锥体外系疾病，病变主要累及
    A. 大脑皮质　　　　　B. 基底节
    C. 大脑白质　　　　　D. 锥体束
    E. 大脑联络纤维

88. 以下不属于锥体外系疾病临床表现的是
    A. 舞蹈症　　　　　　B. 肌张力异常
    C. 踝阵挛　　　　　　D. 手足徐动症
    E. 运动迟缓

89. 周期性瘫痪临床最常见的类型是
    A. 甲亢性周期性瘫痪
    B. 低钾型周期性瘫痪
    C. 高钾型周期性瘫痪
    D. 正常血钾型周期性瘫痪
    E. 原发性醛固酮增多症

90. 以下与周期性瘫痪无关的情况是
    A. 甲状腺功能亢进症
    B. 原发性醛固酮增多症

C. 胸腺肿瘤

D. 肌强直

E. 高钠血症

91. 以下关于周期性瘫痪的叙述，不正确的是

A. 为常染色体显性遗传

B. 以反复发作的骨骼肌弛缓性瘫痪为特征

C. 本病发作与甲亢的严重程度有关

D. 与钾代谢异常有关

E. 发作间歇期完全正常

92. 以下不属于非麦角类 DR 激动剂的有

A. α-二氢麦角隐亭

B. 罗替高汀

C. 吡贝地尔

D. 罗匹尼罗

E. 普拉克索

93. 肌张力障碍-帕金森综合征的遗传方式为

A. 常染色体显性遗传

B. 常染色体隐性遗传

C. X 染色体连锁显性遗传

D. X 染色体连锁隐性遗传

E. Y 染色体遗传

94. 患者男性，61 岁，患帕金森病及前列腺增生症，以下药物不宜使用的是

A. 苯海索　　B. 多巴丝肼

C. 苯海拉明　　D. 金刚烷胺

E. 溴隐亭

95. 帕金森病患者表现的感觉障碍中最常见的是

A. 嗅觉减退　　B. 疼痛或麻木

C. 不宁腿综合征　　D. 排尿障碍

E. 体位性低血压

96. 帕金森病不会出现的体征是

A. 手的搓丸样震颤

B. 齿轮样肌强直

C. 面具脸

D. 挤奶妇手法

E. 慌张步态

97. 伴发于其他神经变性疾病的帕金森综合征的表现，不正确的是

A. 不自主运动

B. 垂直性眼球凝视障碍

C. 小脑性共济失调

D. 角膜色素环阳性

E. 以震颤、强直、少动为主

98. 可有痉挛性斜颈表现的疾病是

A. 帕金森病　　B. 肌张力障碍

C. 亨廷顿舞蹈病　　D. 脑干疾病

E. 锥体系损害

99. 关于原发性肌张力障碍的遗传方式，下列叙述最正确的是

A. 常染色体显性遗传

B. 常染色体隐性遗传

C. X 染色体连锁显性遗传

D. X 染色体连锁隐性遗传

E. 以上均正确

100. 偏头痛发作期血浆中 5-HT 水平的变化特点是

A. 上升　　B. 下降

C. 先升高再下降　　D. 先下降再上升

E. 无变化

101. 大多数偏头痛发病于

A. 10~20 岁　　B. 10~40 岁

C. 10~30 岁　　D. 10~50 岁

E. 20~30 岁

102. 家族性偏瘫性偏头痛的遗传方式为

A. 常染色体显性遗传

B. 常染色体隐性遗传

C. X 染色体显性遗传

D. X 染色体隐性遗传

E. Y 染色体遗传

103. 患者女性，36岁，因"反复左颞侧搏动性头痛，伴恶心、呕吐2年"入院。自述发作前数分钟常出现眼前闪光和暗点，头痛持续数小时。头颅CT检查未见异常。患者最可能的诊断为
   A. 有先兆偏头痛　　B. 丛集性头痛
   C. 低颅压性头痛　　D. 紧张型头痛
   E. 枕神经痛

104. 患者男性，32岁，春季和秋季反复发作性右侧眼眶周围疼痛，伴右眼结膜充血、流泪。神经系统查体无阳性体征，头颅CT检查正常。考虑诊断为
   A. 无先兆偏头痛　　B. 丛集性头痛
   C. 有先兆偏头痛　　D. 紧张型头痛
   E. 视网膜性偏头痛

105. 患者女性，35岁，反复出现双眼视物模糊，约30分钟后出现左额颞部搏动性头痛，伴恶心、呕吐、畏光、面色苍白。持续约5小时后休息入睡，次日晨起症状消退。患者应诊断为
   A. 眼肌麻痹性偏头痛
   B. 无先兆偏头痛
   C. 有先兆偏头痛
   D. 视网膜性偏头痛
   E. 短暂性脑缺血发作

106. 患者男性，38岁，反复发作性左额颞部搏动性疼痛4年。头痛发作同时或之后出现左眼睑下垂、眼球活动受限，常持续1周左右可缓解。头颅MRI检查未见异常。其父亲也有类似病史。该患者最可能的诊断是
   A. 重症肌无力（眼肌型）
   B. 眼肌麻痹性偏头痛（OM）
   C. 视网膜性偏头痛
   D. 丛集性头痛
   E. 无先兆偏头痛

107. 患者男性，60岁，1年前出现静止性震颤、运动迟缓、步态障碍。引起该病的主要原因是
   A. 皮层小脑损伤
   B. 中脑黑质病变
   C. 脑内多巴胺能神经元增多
   D. 大脑皮层病变
   E. 纹状体病变

108. 患者男性，55岁，因"走路不稳3年"求诊。查体：表情淡漠，行走呈慌张步态，手指有细小节律性震颤，睡眠时消失。以下哪项阳性症状最可能在检查中发现
   A. 齿轮样肌强直和写字过小征
   B. 齿轮样肌强直和写字过大征
   C. 肌张力和肌力下降
   D. 折刀样肌强直和写字过小征
   E. 折刀样肌强直和写字过大征

109. 以下关于眩晕的叙述，不正确的是
   A. 眩晕可分为系统性眩晕和非系统性眩晕
   B. 系统性眩晕又分为周围性眩晕和中枢性眩晕
   C. 中枢性眩晕因为症状重，常伴恶心、呕吐及出汗等，应予以重视
   D. 头昏表现为头重脚轻、步态不稳
   E. 眩晕可分为真性眩晕与假性眩晕

110. 引起周围性眩晕的疾病不包括
   A. 梅尼埃病
   B. 良性发作性位置性眩晕
   C. 前庭神经元炎
   D. 迷路炎
   E. 颞叶癫痫

111. 眼球固定、瞳孔对光反射消失，见于
   A. 植物状态　　　　B. 睁眼昏迷

C. 中昏迷   D. 深昏迷

E. 去皮质综合征

112. 对外界任何刺激均无反应，脑干反射消失，无自主活动，全身肌肉松弛，见于

A. 睁眼昏迷   B. 去皮质综合征

C. 植物状态   D. 闭锁综合征

E. 脑死亡

113. 以觉醒度改变为主的意识障碍中，最为严重的意识障碍是

A. 嗜睡   B. 昏睡

C. 昏迷   D. 意识模糊

E. 谵妄

114. 关于谵妄的表现，叙述不正确的是

A. 认知、注意力、定向功能受损

B. 记忆功能受损

C. 思维推理迟钝

D. 语言功能无障碍

E. 睡眠 – 觉醒周期紊乱

115. 闭锁综合征见于下列哪种情况

A. 大脑前动脉闭塞

B. 大脑中动脉闭塞

C. 小脑梗死

D. 基底动脉脑桥分支双侧闭塞

E. 脊髓前动脉闭塞

116. 反拗危象的最主要原因是

A. 情绪波动

B. 抗胆碱酯酶药量不足

C. 抗胆碱酯酶药物过量

D. 受体对抗胆碱酯酶药物不敏感

E. 不明原因

117. 脑疝形成的主要原因是

A. 弥漫性颅内压增高

B. 脑脊液循环通路受阻

C. 颅腔内压力梯度明显改变

D. 脑水肿、脑组织体积增大

E. 脑干水肿

118. 患者女性，28岁，半个月前出现左眼睁眼困难、视物成双，午后为重、清晨起来后症状消失，无头昏、头痛。神经系统查体：双瞳孔直径3mm，对光反射敏感，左眼上睑下垂，向上、下视及内收受限，余神经系统未见异常。最可能的诊断是

A. 动脉瘤   B. 肌营养不良

C. 重症肌无力   D. 眶上裂综合征

E. 海绵窦血栓形成

119. 以下属于以觉醒度改变为主的意识障碍的是

A. 意识模糊   B. 谵妄状态

C. 朦胧状态   D. 嗜睡

E. 漫游性自动症

120. 有关脑死亡的描述，不正确的是

A. 脑死亡是指大脑功能的不可逆丧失

B. 现代医学观点认为一旦发生脑死亡，即意味着生命的终结

C. 深昏迷是判断脑死亡的基本条件之一

D. 脑干反射全部消失是判断脑死亡的基本条件之一

E. 无自主呼吸是判断脑死亡的基本条件之一

121. 以下关于丛集性头痛，叙述不正确的是

A. 是一种原发性神经血管性头痛

B. 一侧眼眶周围发作性剧烈疼痛

C. 反复密集发作

D. 伴有对侧瞳孔缩小

E. 伴有同侧眼睑下垂

122. 诊断最低意识状态的基本依据不包括

A. 执行简单指令

B. 有目的的行为

C. 浅昏迷

D. 表达可理解的言语

E. 用姿势或语言表达是或否（无论是否正确）

123. 感觉性共济失调的表现不包括

A. 站立不稳，踩棉花感

B. 无言语障碍

C. 不伴眩晕、眼震

D. 凭视觉不能减轻症状

E. 凭视觉可减轻症状

124. 在颈枕区侧位的 X 线平片上，枢椎齿状突超出腭枕线 0.5cm。最可能的诊断为

A. 寰枕融合

B. 小脑扁桃体下疝畸形

C. 颅底凹陷症

D. Klippel – Feil 综合征

E. 寰枢脱位

125. Kernig 征检查属于

A. 脑膜刺激征 B. 病理反射

C. 浅反射 D. 深反射

E. 自主神经反射

126. 要尊重患者的医疗自主权，其中自主权内容不包括

A. 自我选择

B. 按个人意愿服药

C. 依照个人意愿自我管理

D. 自我决策

E. 自由行动

127. 在患者处于急性感染但无意识障碍的情况下，通常采用的医患关系模式是

A. 共同参与型 B. 指导 – 合作型

C. 主动 – 被动型 D. 父母与婴儿式

E. 以上均不是

128. 下列哪项不属于正确处理医务人员之间关系的意义

A. 有利于医学事业的发展

B. 有利于医院整体效益的发挥

C. 有利于医务人员的成长

D. 有利于建立和谐的医患关系

E. 有利于共同应对患者及其家属

129. 患者的权利中不包括

A. 经济免责权 B. 平等医疗权

C. 疾病知情权 D. 法律诉讼权

E. 知情同意权

130. 医患关系的性质是

A. 医患关系是一般的契约关系

B. 医患关系是纯粹的信托关系

C. 医患关系是以诚信为基础的具有契约性质的信托关系

D. 医患关系是信托关系，不是契约关系

E. 医患关系是契约关系，不是信托关系

131. 构成医患信托关系的根本前提是

A. 患者在医患交往中处于被动地位

B. 患者求医行为中包含对医师的信任

C. 医师是"仁者"

D. 现代医学服务是完全可以信赖的

E. 医患交往中包含某些特殊因素

132. 经眶上裂入眶的脑神经，除外的是

A. 动眼神经 B. 滑车神经

C. 眼神经 D. 上颌神经

E. 展神经

133. 急性炎性脱髓鞘性多发神经根神经病患者可有自主神经功能障碍，但哪项临床表现除外

A. 皮肤潮红 B. 出汗减少

C. 心动过速 D. 心律失常

E. 体位性低血压

134. 关于急性炎性脱髓鞘性多发神经根神经病的诊断标准，叙述不正确的是

A. 常有前驱感染史

B. 对称性肢体和脑神经支配肌肉无力

C. 电生理检查提示神经传导速度增快

D. 可伴轻度感觉异常和自主神经功能障碍

E. 脑脊液出现蛋白 – 细胞分离现象

135. 重症肌无力常合并的自身免疫性疾病，除外的是

    A. 天疱疮

    B. 甲状腺功能亢进症

    C. 系统性红斑狼疮

    D. 胸腺增生或胸腺瘤

    E. 类风湿关节炎

136. 癫痫持续状态的治疗目的，不正确的是

    A. 保持生命体征稳定

    B. 进行心肺功能支持

    C. 终止呈持续状态的癫痫发作

    D. 尽可能根除病因及处理并发症

    E. 检测抗癫痫药物浓度并调整给药剂量

137. 下列不属于偏头痛并发症的是

    A. 偏头痛持续状态

    B. 无梗死的持续先兆

    C. 偏头痛性脑梗死

    D. 偏头痛先兆诱发的痫性发作

    E. 偏瘫性偏头痛

138. 以下关于偏头痛的叙述，不正确的是

    A. 多在儿童和青春期发病，女性多见

    B. 常有遗传背景

    C. 有先兆偏头痛可持续 4~72 小时

    D. 头痛缓解后均不遗留神经系统阳性体征

    E. 中至重度偏头痛发作可使用麦角胺 – 咖啡因合剂

139. 应用脑立体定向技术治疗原发性帕金森病时最常针对的和最有效的核团，除外的是

    A. 丘脑腹外侧核   B. 丘脑腹中间核

    C. 尾状核   D. 苍白球

    E. 丘脑底核

140. 脊髓休克最常见于

    A. 脊髓胶质瘤

    B. 脊髓蛛网膜粘连

    C. 急性横贯性脊髓炎

    D. 脊髓空洞症

    E. 脊髓后动脉血栓形成

141. 患者突发左侧偏瘫，头部 CT 检查提示右侧脑梗死。查体：左侧偏身感觉障碍，左侧视野同向性偏盲。其病变部位在

    A. 脑干   B. 皮质下

    C. 内囊   D. 皮质

    E. 小脑

142. 老年人出现呼吸节律不规则，瞳孔针尖样缩小，伴有昏迷及双侧病理征，常见于

    A. 脑干出血   B. 蛛网膜下腔出血

    C. 颅脑外伤   D. 脑膜脑炎

    E. 高血压危象

143. 脑出血患者表现为头痛、呕吐，轻度脑膜刺激征，颇似蛛网膜下腔出血，其出血部位为

    A. 脑干   B. 丘脑

    C. 尾状核   D. 小脑

    E. 壳核

144. 患儿，9 岁，既往有脑炎病史，睡眠中发病。眼球上翻，牙关紧闭，四肢伸直，颈部后伸，面色发绀；持续 30 秒后停止。EEG 为暴发性多棘波。最可能的诊断是

    A. 单纯部分性发作

    B. 复杂部分性发作

    C. 肌阵挛发作

    D. 强直性发作

E. 全面性强直－阵挛发作

145. 对低钾型周期性瘫痪的患者，下述治疗最佳的是
    A. 口服氯化钾
    B. 应用肾上腺皮质激素冲击治疗
    C. 高糖饮食
    D. 静注碳酸氢钠
    E. 口服氢氯噻嗪

146. 下列关于小舞蹈病的辅助检查结果，不正确的是
    A. 红细胞沉降率增快
    B. 抗链球菌溶血素"O"滴度增高
    C. 链球菌血清学检查为阴性
    D. 脑电图改变无特异性
    E. 头部 MRI 检查无异常

147. 患者男性，28 岁。1 年前疲劳后视力减退，未经治疗，约 20 天好转。近 1 周感冒后出现双下肢无力和麻木，2 天前向右看时出现重影。最可能的诊断是
    A. 球后视神经炎   B. 重症肌无力
    C. 多发性硬化   D. 脑干肿瘤
    E. 脊髓压迫症

148. 某老年女性脑出血患者，很快昏迷，双侧瞳孔极度缩小，四肢瘫痪，高热，呼吸障碍。出血部位应考虑
    A. 内囊内侧扩延至丘脑附近
    B. 外囊附近
    C. 脑桥
    D. 小脑
    E. 内囊外侧扩延至外囊附近

149. 患者男性，45 岁，肝硬化病史 3 年，3 天前呕血后出现昏迷。经治疗后能够简短回答问题，但不能完成简单的计算。目前可能的诊断是
    A. 肝性脑病Ⅳ期

B. 肝性脑病Ⅲ期
    C. 肝性脑病Ⅱ期
    D. 肝性脑病Ⅰ期
    E. 亚临床肝性脑病

150. 肝性脑病患者中，血氨升高所导致中枢神经系统功能紊乱最主要的机制是
    A. 干扰大脑蛋白质代谢
    B. 干扰大脑脂肪代谢
    C. 干扰大脑水、电解质代谢
    D. 干扰大脑能量代谢
    E. 干扰大脑酸碱平衡

151. 患者男性，63 岁，因观看篮球比赛过于激动，突然晕倒而入院治疗。查体：右侧上、下肢瘫痪，腱反射亢进；右侧眼裂以下面瘫，伸舌时舌尖偏向右侧；右侧偏身深、浅感觉消失；双眼右侧半视野缺失，瞳孔对光反射存在。考虑病变的部位在
    A. 左侧中央前、后回
    B. 右侧中央前回
    C. 左侧内囊
    D. 右侧内囊
    E. 右侧中央后回

152. 患者女性，30 岁。发作性头痛 4 年，部位不定，每次持续数小时至 1 天，发作前视物有模糊暗影。神经系统体检无明显阳性体征发现。脑 CT 检查未见异常。其母亲亦有类似发作史。该患者头痛发作早期的首选药物为
    A. 麦角胺咖啡因   B. 阿司匹林
    C. 苯巴比妥   D. 苯噻啶
    E. 卡马西平

153. 有关典型偏头痛的临床表现，下列说法正确的是
    A. 发作前常出现先兆，以视觉先兆多见

B. 双侧头痛可排除偏头痛

C. 最常见的先兆为躯体感觉先兆

D. 头痛发生在先兆后，通常间隔 1 小时以上

E. 头颈部活动可使头痛减轻

154. 患者男性，65 岁。无眩晕、无听力障碍且肌力完好，出现右上肢指鼻试验不准确和轮替动作差、右下肢跟－膝 胫试验差，病损部位在

A. 小脑蚓部

B. 右侧小脑半球

C. 左侧小脑半球

D. 左侧脑桥前庭神经核

E. 右侧脑桥前庭神经核

155. 患者男性，19 岁。因两手麻木、乏力伴多次手部烫伤 2 年来诊。神经系统检查：两上肢及肩部疼痛觉显著减退，触觉及音叉振动觉正常；两手握拳肌力 4 级，左侧巴氏征（±）。该患者首先需要的辅助检查是

A. 维生素 B_{12} 浓度测定

B. 头颅 CT 检查

C. 颈髓磁共振检查

D. 腰穿检查脑脊液

E. 椎管内脊髓造影

156. 全面强直－阵挛发作和失神发作合并发生时，药物治疗首选

A. 地西泮   B. 乙琥胺

C. 苯妥英钠   D. 苯巴比妥

E. 丙戊酸钠

157. 重症肌无力的临床特征，下述不正确的是

A. 全身骨骼肌均可无力

B. 脑神经支配的肌肉发生无力常先于脊神经支配的肌肉

C. 受累骨骼肌极易疲劳，经过休息后亦不好转

D. 病情波动

E. 感染后肌无力加重

158. 周期性瘫痪患者反复发作后，在发作间歇期的肌力多数

A. 明显减退

B. 减退伴肌肉明显萎缩

C. 正常

D. 正常伴感觉减退

E. 正常伴腱反射消失

159. 关于小舞蹈病的表述，下列不正确的是

A. 是风湿热在神经系统的表现

B. 病理可有黑质、纹状体等部位可逆性炎性改变

C. 儿童和青少年多见

D. 治愈后不再复发

E. 即使不治疗也可自行缓解

160. 患者男性，78 岁，高血压病史 20 年。数天前出现示齿口角偏左，右侧鼓腮不能，右侧鼻唇沟变浅，双侧闭眼、皱额正常。病变定位于

A. 右侧面神经

B. 左侧面神经

C. 右侧皮质脑干束

D. 左侧皮质脑干束

E. 双侧皮质脑干束

二、A3/A4 型题

（161～162 题共用题干）

患者男性，42 岁，近 3 个月来有口渴多饮，但无多食、消瘦。连续 2 天查两次空腹血糖分别为 7.6mmol/L、7.9mmol/L。

161. 为明确诊断，首先应进行的检查是

A. 口服葡萄糖耐量试验（OGTT）

B. 静脉法葡萄糖耐量试验

C. 皮质素葡萄糖耐量试验

D. 控制饮食 2 个月后再做 OGTT

E. 不需再做其他试验

162. 患者控制饮食 3 个月后复查血糖，空腹为 5.9～7.2mmol/L，餐后两小时为 6.9～7.6mmol/L。此时进一步首选的处理是

A. 磺酰脲类药物治疗

B. 继续控制饮食

C. 胰岛素治疗

D. 双胍类药物治疗

E. 可以按正常人饮食

（163～165 题共用题干）

患儿女，8 岁，目前发生左手和左前臂抽搐，最后扩大到整个左上肢抽搐 1 分钟。连续发作 2 次后，左上肢肌力 3 级，肱二头肌、肱三头肌腱反射减退。1 天后肢体肌力及其他体征完全恢复正常。

163. 本病病损最可能定位诊断在

A. 右侧内囊　　B. 右侧中央前回

C. 左侧中央后回　D. 右侧中央后回

E. 左侧中央前回

164. 患儿的癫痫发作类型是

A. 良性儿童中央–颞区癫痫

B. 良性儿童枕区癫痫

C. 阵挛性发作

D. 部分运动性发作

E. 复杂部分性发作

165. 在本病例进行后续治疗时，首选治疗药物的主要作用机制为

A. 提高中枢抑制性神经递质 γ–氨基丁酸水平

B. 提高中枢 γ–氨基丁酸 A 型受体活性

C. 中枢钠离子通道阻滞剂

D. 中枢钙离子通道阻滞剂

E. 降低中枢谷氨酸受体活性

（166～169 题共用题干）

患者男性，29 岁，因"四肢无力 3 天"求诊。自述无尿便障碍，无发热。查体：四肢肌力 3 级，四肢远端痛觉减退，腱反射消失，无病理反射。腰穿脑脊液正常。

166. 首先考虑的疾病是

A. 急性炎性脱髓鞘性多发神经根神经病

B. 脊髓灰质炎

C. 周期性瘫痪

D. 急性脊髓炎

E. 多发性肌炎

167. 入院 1 周后，患者出现呼吸肌麻痹，此时应及时给予的最重要的治疗措施是

A. 抗生素　　　B. 气管插管

C. 吸氧　　　　D. 肾上腺皮质激素

E. 大剂量维生素 B_{12}

168. 患者在疾病发展过程中一般不可能出现的临床表现是

A. 脑神经受累　　B. 腓肠肌疼痛

C. 呼吸肌麻痹　　D. 双下肢病理征

E. 吞咽和发音困难

169. 此类患者在起病前常有

A. 呼吸道或胃肠道感染史

B. 劳累和饮酒史

C. 药物中毒史

D. 外伤史

E. 过敏史

（170～171 题共用题干）

患者男性，47 岁，因"发作性头晕半年余"入院。半年前情绪变化时突发眩晕，每天发作数次，每次眩晕发作持续 20 分钟到 1 小时不等，不能活动，发作时伴剧烈恶心、呕吐，平卧休息后可缓解；逐渐出现右侧听力下降，发作间期听力有所缓解。发作时查体：平卧位，睁眼可诱发头晕，侧视时可见水平眼

震，脑神经查体未见阳性体征，四肢肌力 5 级，双侧指鼻试验（－）、跟－膝－胫试验（－），Romberg 征不合作。颅脑 MRI 未见异常。

170. 最可能的诊断是

    A. 前庭神经元炎　　B. 梅尼埃病

    C. BPPV　　　　　D. 听神经瘤

    E. 脑干梗死

171. 间歇期的治疗不合适的是

    A. 倍他司汀

    B. 利尿剂

    C. 鼓室内注射糖皮质激素或庆大霉素

    D. 尽早进行手术治疗

    E. 手术治疗

（172～174 题共用题干）

患者男性，50 岁，患有结肠炎病史 10 年，经常腹泻。3 年前曾于当地医院诊断为"贫血"。近 1 年出现手足麻木，行走不稳，有"踩棉花感"，无尿便障碍。查体：轻度贫血貌，脑神经查体未见异常，四肢肌力正常，肌张力轻度升高，腱反射活跃，双侧巴宾斯基征（＋），四肢呈"手套－袜套状"痛觉减退，双下肢音叉振动觉、关节运动觉减退，Romberg 征阳性。血常规与血涂片：Hb 100g/L，RBC 3.0×10^{12}/L，红细胞形态偏大。

172. 病变主要位于

    A. 脊髓前索和侧索

    B. 脊髓前索和后索

    C. 脊髓后索和侧索

    D. 脊髓前角和侧索

    E. 脑干及小脑

173. 患者诊断为脊髓亚急性联合变性，病因主要为

    A. 维生素 B_{12} 缺乏

    B. 亚急性脊髓炎

    C. 病原体感染

    D. 遗传性神经系统变性疾病

    E. 代谢障碍

174. 患者四肢呈"手套－袜套样"感觉减退，属于

    A. 末梢型感觉障碍

    B. 分离型感觉障碍

    C. 交叉性感觉障碍

    D. 部分性感觉障碍

    E. 节段性感觉障碍

（175～180 题共用题干）

患者男性，45 岁，大便时突然出现剧烈头痛、恶心、呕吐，呕吐物为胃内容物。1 年前曾发生一过性右侧上眼睑下垂。

175. 为做出正确的诊断与鉴别诊断，询问病史时应特别注意

    A. 家人有无类似发作

    B. 头痛的部位

    C. 有无全身感染病灶

    D. 有无高血压、动脉粥样硬化病史

    E. 有无慢性颅内压增高，如头痛、呕吐及视力减退病史

176. 为准确定性，体检的重点是

    A. 眼底　　　　　　B. 脑膜刺激征

    C. 运动神经系统　　D. 感觉神经系统

    E. 自主神经功能

177. 患者既往无高血压病史，最可能得出的诊断是

    A. 脑积水　　　　　B. 脑梗死

    C. 颅内肿瘤　　　　D. 高血压性脑出血

    E. 蛛网膜下腔出血

178. 首先应进行的检查是

    A. 头颅 X 线平片

    B. 头颅 B 超

    C. 腰椎穿刺

    D. 颅脑 CT 扫描

E. 经颅多普勒超声（TCD）

179. 要做出病因诊断，最好采取的检查方法是

A. 颅脑 CT 增强扫描

B. 颅脑 MRI 检查

C. 脑电图检查

D. SPECT 检查

E. 脑血管造影（DSA）

180. 最可能的病因诊断是

A. 颅内肿瘤　　B. 脑梗死

C. 颅内动静脉畸形　D. 颅内动脉瘤

E. 蛛网膜囊肿

（181～182 题共用题干）

患者女性，45 岁，因"1 周前出现发热、咽痛，病程中伴有口周疱疹、结膜充血，后出现情感淡漠、幻觉，左侧偏瘫、偏盲、手足徐动等"入院。脑脊液检查：颅内压正常，白细胞数目正常，糖和氯化物正常。

181. 患者最可能的诊断是

A. 脊髓亚急性联合变性

B. 急性脊髓炎

C. 单纯疱疹病毒性脑炎

D. 脑淀粉样血管病

E. 抗 NMDA 受体抗体脑炎

182. 患者确诊后医生给予抗病毒药阿昔洛韦、更昔洛韦治疗后，中性粒细胞计数 1.5×10^9/L，目前最重要的处理是

A. 停用阿昔洛韦

B. 停用更昔洛韦

C. 减少药物剂量

D. 加用糖皮质激素

E. 对症支持治疗

（183～185 题共用题干）

患者男性，28 岁，因"反复发作性右侧眼眶周围剧烈疼痛 2 年"求诊。发作时伴有右侧眼结膜充血、流泪，面部出汗、烦躁，每次持续 15 分钟至 1 小时，每日发作十余次，每年头痛连续发作持续 2 个月。其父亲有类似病史。脑 MRI 检查正常。

183. 患者考虑最可能的诊断是

A. 发作性偏侧头痛

B. 眼肌麻痹性偏头痛

C. 无先兆偏头痛

D. 丛集性头痛

E. 紧张型头痛

184. 该头痛急性期发作应首选的治疗是

A. 舒马曲普坦皮下注射

B. 吸入纯氧，流速 10～12L/min

C. 佐米曲普坦经喷鼻吸入

D. 麦角类制剂双氢麦角胺静脉注射

E. 4%～10%利多卡因 1ml 经患侧鼻孔滴入

185. 为预防该头痛发作，可选择的治疗药物是

A. 布洛芬　　　B. 舒马曲普坦

C. 曲马多　　　D. 双氢麦角胺

E. 维拉帕米

三、案例分析题： 以下提供若干个案例，每个案例下设若干道考题。根据题目所提供的信息，在每道考题下面的备选答案中选出全部正确答案，其中正确答案有 1 个或几个。答题过程是不可逆的，即进入下一问后不能再返回修改所有前面的答案。

（186～191 题共用题干）

患者，女性，55 岁。因"突发头晕 8 小时"入院。8 小时前活动后突然出现头晕，伴视物旋转、恶心但未呕吐；无明显耳鸣、听力下降或耳闷、耳胀感；无肢体无力、麻木及言语障碍。活动及改变头位时上述症状加重，静止不动时症状减轻。行走时向右侧倾斜。症状持续不缓解。

186. 需要考虑的疾病有

A. 脑梗死

B. 前庭阵发症

C. 梅尼埃病

D. 前庭神经元炎

E. 良性阵发性位置性眩晕

F. 短暂性脑缺血发作

187. 患者入院后应重点关注的体格检查包括

A. 眼震　　　　　B. 姿势与步态

C. 共济失调检查　D. 甩头试验

E. 病理征

F. 固视抑制试验

188. 患者入院后查体显示存在自发性眼震，向左侧凝视时表现为快相向左的自发性眼震；向右侧凝视时仍表现为快相向左的眼震，眼震幅度减弱。向右侧行甩头试验表现为阳性。站立时向右侧倾斜。无其他阳性体征。以下推断正确的是

A. 患者自发眼震的特征符合周围性眩晕的特点

B. 患者可能存在左侧前庭功能减退

C. 患者可能存在右侧前庭功能减退

D. 甩头试验阳性的一侧前庭功能减退

E. 甩头试验阳性的一侧前庭功能增强

F. 患者站立时常向前庭功能较强的一侧倾斜

189. 根据患者上述查体结果，下一步需要完成的辅助检查包括

A. 眼震电图加平衡试验

B. 脑 MRI

C. 颈部 X 线片或 CT

D. 纯音听阈测定

E. 脑电图

F. 肌电图

190. 患者发病 1 天后完成相关检查，症状持续不缓解。头颅 MRI 检查未显示异常。

眼震电图显示右侧半规管功能减退，纯音听阈测定提示听力无异常。患者目前考虑的疾病为

A. 脑梗死

B. 前庭阵发症

C. 梅尼埃病

D. 前庭神经元炎

E. 良性阵发性位置性眩晕

F. 短暂性脑缺血发作

191. 关于患者药物治疗的描述，错误的是

A. 急性期可给予异丙嗪对症治疗 5~7 天

B. 出现呕吐可给予甲氧氯普胺等药物对症治疗

C. 早期可给予小剂量激素治疗，有助于症状恢复

D. 早期可给予抗病毒治疗

E. 嘱患者静卧勿动，减少活动

F. 改善内耳循环，促进前庭功能康复的相关药物应用

（192~197 题共用题干）

患者，男性，75 岁。5 年前开始渐渐变得抑郁，社交能力下降，近记忆力越来越差。同时间断出现与周期性意识朦胧状态相伴随的视幻觉；家人发现其步态变得不稳，走路时常向后退。此后的 2 年里，患者的记忆力及执行力时好时坏。患者无相关症状的家族史，既往病史无特殊。查体：内科情况无特殊；神经系统主要表现为显著的对称性帕金森病样表现，包括面具脸和手的姿势性震颤；精神状态检查发现严重的延时记忆障碍，经过反复提示或者练习也无提高。

192. 该患者需要考虑的鉴别诊断包括

A. 阿尔茨海默病

B. 帕金森病痴呆

C. 正常颅压性脑积水

D. 克－雅病

E. 血管性痴呆

F. 抑郁症性假性痴呆

193. 询问既往史，患者曾因睡眠不好服用艾司唑仑助眠，服用 1 片后导致连续深睡 48 小时不醒，故家人此后不敢给患者使用镇静药。为明确诊断，应完善的进一步检查包括

A. 脑电图

B. 肌电图

C. 颅脑 MRI

D. 基因检测

E. 正电子发射断层扫描（PET－CT）

F. 肿瘤标志物筛查

194. 患者行颅脑 MRI 检查后，发现其海马和颞叶萎缩相对不明显。为鉴别诊断是否为阿尔茨海默病，应考虑的检查有

A. 卧位与立位血压测定

B. 肺功能检查

C. 腰椎穿刺脑脊液检查

D. 多导睡眠监测

E. 经颅多普勒超声

F. APP、PS1、PS2、APOEε4 基因检测

195. 目前可以明确排除的疾病有

A. Shy－Drager 综合征

B. 亚急性硬化性全脑炎

C. 肯尼迪病

D. 多发性硬化

E. 克－雅病

F. 精神分裂症

196. 根据患者目前的症状，此时可使用的药物有

A. 左旋多巴制剂　　B. 多奈哌齐

C. 地西泮　　　　　D. 氯硝西泮

E. 氟西汀　　　　　F. 喹硫平

197. 结合该患者的病史，下列描述正确的有

A. 应仔细询问病史，了解其自主神经功能紊乱表现

B. 发病与脑内 β－淀粉样蛋白异常沉积有关

C. 皮质和皮质下有大量路易小体为本病特征性的病理改变

D. 临床诊断的必要条件是必须具备进行性认知功能减退

E. 病程进展快，尚无有效治疗，预后较差

F. 可出现快速动眼期睡眠行为障碍

（198～200 题共用题干）

患者，男性，42 岁。发作性意识障碍 4 年，再发 3 天入院。否认高血压、糖尿病病史。患者 4 年前无明显诱因出现意识障碍，跌倒在地，症状持续 1～2 分钟后缓解，在当地医院就诊，当时查动态心电图、动态脑电图、头颅 CT、头颅 MRI＋MRA、立位与卧位血压测定等检查均未见异常；回家后类似情况再次发作 3 次，未予重视。3 天前患者骑电动车的时候再次出现意识丧失，并跌倒在地致颜面部及肘部多处擦伤。查体：BP 120/75mmHg，神清、语利，双侧瞳孔等大、等圆，直径 2.5mm，对光反射灵敏，HR 62 次/分，心律齐，各瓣膜听诊区未闻及病理性杂音，四肢肌力、肌张力正常。

198. 该患者为明确诊断，需要完善的检查包括

A. 长时程动态心电图（7 天）

B. 动态脑电图

C. 冠脉 CTA

D. 头颈部 CTA

E. 头颅 MRI＋MRA

F. 立位与卧位血压测定

G. 运动平板试验

199. 患者长时程动态心电图检查过程中，再

次出现意识丧失，心电图检查提示阵发性室性心动过速。对于该患者，不合理的检查是

A. 运动平板试验

B. 冠脉 CTA

C. 心脏电生理

D. 头颈部 CTA

E. 血生化、肾功能

F. 甲状腺功能

200. 结合该患者的辅助检查结果，发作性意识障碍首先考虑的病因是

A. 癫痫发作

B. 心因性功能障碍

C. 心律失常

D. 后循环缺血

E. 体位性低血压

F. 血管 - 迷走神经性晕厥

(201~205 题共用题干)

患者，男性，72 岁。因 2 周内反复发作右侧肢体无力、口齿不清，1 小时前再发 1 次来院。右侧上肢无力不能持物，右侧下肢无力不能独自行走。每次发作持续 45 分钟左右后完全恢复正常。患者既往有高血压、糖尿病病史。吸烟史 50 余年，至今未戒断。此次就诊血压 160/80mmHg。

201. 急诊需重点检查

A. 血常规　　　　B. 血糖

C. 凝血功能　　　D. 头颅 CT

E. 头颅 MRI　　　F. 颈动脉 B 超

G. 经颅多普勒超声　H. 心电图

I. 心脏彩超　　　J. 脑电图

202. 完善检查头颅 CT 未见明显颅内病灶，血常规、凝血功能正常，心电图提示窦性心律，血糖 15mmol/L。目前首先考虑的诊断为

A. 脑干先兆性偏头痛

B. 低血糖

C. 癫痫

D. 短暂性脑缺血发作

E. 腔隙性脑梗死

F. 癔症

203. 患者的 $ABCD_2$ 评分为

A. 1 分　　　　　B. 2 分

C. 3 分　　　　　D. 4 分

E. 5 分　　　　　F. 6 分

204. 患者完善头部 MRI 后提示左侧基底节急性腔隙性脑梗死，但患者仍无明显症状，目前诊断为

A. 脑干先兆性（基底动脉型）偏头痛

B. 低血糖发作

C. 癫痫发作

D. 短暂性脑缺血发作

E. 脑梗死

F. 脑炎

205. 如患者完善评估后提示存在左侧颈内动脉狭窄率 30%，低密度脂蛋白胆固醇（LDL - C）2.6mmol/L。适合该患者的治疗为

A. 降压　　　　　B. 降糖

C. 降脂　　　　　D. 双联抗血小板

E. 抗凝　　　　　F. 手术

(206~210 题共用题干)

患者，女性，72 岁。因"反应迟钝伴记忆力减退 2 天"入院。既往有高血压、糖尿病病史。患者于 2 天前无明显诱因突然出现反应迟钝、记忆力减退，同时走路不稳，向一侧偏斜，右侧肢体麻木感，言语减少且欠流利，有时答不切题；无头痛及头晕，无恶心、呕吐，无肢体抽搐及意识障碍，无大、小便失禁。来院就诊。门诊行头颅 CT 未见明显异常。入院后查体：神志清，言语稍欠流利，记忆力、定

向力、判断力、计算力均下降，双侧瞳孔等大等圆，直径约 3mm，对光反射灵敏，伸舌居中，余脑神经查体无异常；四肢肌张力正常，右侧肢体轻瘫阳性，左侧肢体肌力 5 级，右侧肢体针刺觉稍减退，四肢腱反射（＋＋），右侧 Babinski 征及 Chaddock 征阳性，左侧病理征阴性，颈无抵抗，脑膜刺激征阴性，Romberg 征阴性。

206. 患者入院后可能需要完善的检查包括

    A. 头颅 CT 和 MRI   B. 血液学检查

    C. 认知量表评估   D. 脑电图检查

    E. 脑脊液检查   F. 肌电图检查

207. 该患者完善头颅 MRI 示左侧丘脑前核 T_1 WI 低信号、T_2 WI 高信号，脑动脉 CTA 未见明显异常。该患者的诊断考虑为

    A. 脑梗死

    B. 脑炎

    C. 癫痫

    D. 阿尔茨海默病

    E. 抑郁症

    F. 脑出血

208. 该患者经阿司匹林、阿托伐他汀等药物治疗后肢体乏力、麻木症状明显好转，但仍遗留记忆力减退症状。该患者需进

行的认知量表评估有

    A. MMSE

    B. MoCA

    C. ADL

    D. UPDRS

    E. Hachinski 缺血量表（HIS）

    F. Hoehn – Yahr 分级量表

209. 该患者住院期间行 MMSE 测评得分为 13 分，6 个月后随访复查 MMSE 得分为 17 分。该患者目前可诊断为

    A. 抑郁症

    B. 血管性痴呆

    C. 阿尔茨海默病

    D. 精神分裂症

    E. 老年人良性健忘症

    F. 卒中后认知障碍

210. 对于该患者，今后的治疗方法有

    A. 控制高血压

    B. 预防脑卒中再发

    C. 胆碱酯酶抑制剂

    D. 兴奋性氨基酸受体拮抗剂

    E. 多巴胺受体激动剂

    F. 控制高血糖

模拟试卷答案与解析

一、A1/A2 型题

1. D 凡一侧下肢以运动障碍为主，而另一侧下肢以感觉障碍为主时，都应视为脊髓半切综合征。常见于脊髓髓外硬膜内肿瘤。脊髓髓外硬膜内肿瘤进行性生长，体积增大，压迫而损害脊髓和脊神经根，脊髓受到挤压而逐渐出现脊髓传导束受损的症状。

2. B 锥体束损害时，失去了对脑干和脊髓的抑制功能而出现病理反射阳性及深反射增高的现象，又称锥体束征。

3. E 患者为老年女性，有糖尿病病史，且血糖控制不佳，查体表现为意识障碍、呼吸急促和呼出气体有烂苹果味，因此首先考虑糖尿病酮症酸中毒。

4. E 脊髓前动脉综合征临床特点为脊髓前动脉分布区域受累，引起肢体瘫痪、痛温觉障碍、直肠与膀胱括约肌功能障碍。患者出现 T_4 水平以下痛温觉消失而深感觉保留，结合其他临床症状及体征，可以诊断为脊髓前动脉综合征（胸段动脉血栓形成）。

5. C 锥体外系主要功能是调节肌张力、肌肉的协调运动与平衡。锥体外系病变可出现肌张力增高、面容呆板、动作迟缓、慌张步态、肌肉震颤、流涎等帕金森综合征样症状。

6. E 患者头痛原因最可能是低颅压性头痛。低颅压性头痛以双侧枕部或额部多见。头痛特点与体位有明显关系，立位时出现或加重，卧位时减轻或消失。

7. E 基底神经节亦称基底核，位于大脑白质深部，是埋藏在两侧大脑半球深部的一些灰质团块，是组成锥体外系的主要结构。其主要由尾状核、豆状核、屏状核、杏仁核组成，另外红核、黑质及丘脑底核也参与基底核系统的组成。尾状核和豆状核合称为纹状体，豆状核又分为壳核和苍白球两部分。尾状核和壳核种系发生较晚，称为新纹状体；苍白球出现较早，称为旧纹状体；杏仁核是基底神经节中发生最古老的部分，称为古纹状体。所以选项 E 错误。

8. A 小脑蚓部病变主要引起平衡障碍，表现为躯干性共济失调，站立及行走不稳，而四肢的共济运动近于正常或完全正常；急性进行性小脑蚓部病变以肿瘤为常见。小脑半球病变主要表现为肢体性共济失调，而躯干的平衡障碍不明显。

9. C 不同部位的神经元对缺血、缺氧性损害的敏感性不相同：大脑新皮质（第3、5、6 层）的锥体神经元、海马 CA1 锥体神经元和小脑浦肯野细胞对缺血、缺氧性损害最敏感，脑干运动神经核对缺血、缺氧耐受性较高。

10. E 脑的动脉来源于颈内动脉和椎动脉。以顶枕沟为界，大脑半球前 2/3 和部分间脑由颈内动脉系统供应，大脑半球后 1/3 及部分间脑、脑干和小脑由椎 – 基底动脉系统供应。

11. C 大脑中动脉主干闭塞导致"三偏"症状，即病灶对侧偏瘫（包括中枢性面舌瘫和肢体瘫痪）、偏身感觉障碍及偏盲，伴双眼向病灶侧凝视，优势半球受累出现失语，非优势半球受累出现体象障碍，并可以出现意识障碍；大面积脑梗死继发严重脑水肿时，可导致脑疝，甚至死亡。结合患者临床表现及检查，符合左侧大脑中动脉闭塞的诊断。

12. E 病毒性脑膜炎以夏秋季为高发季节，在热带和亚热带地区可终年发病。儿童多见，成人也可罹患。本病是一种自限性疾病，主要是对症治疗、支持治疗和防治并发症。病毒性脑膜炎抗病毒治疗有效，抗病毒治疗可明显缩短病程和缓解症状，故患者需要进行脑脊液病原学检查。所以选项 E 错误。

13. E 病毒性脑膜炎的脑脊液压力正常或增高，白细胞数正常或增高，可达（10 ～ 1000）×10⁶/L，早期以多形核细胞为主，8 ～ 48 小时后以淋巴细胞为主。蛋白质可轻度增高，糖和氯化物含量正常。所以选项 E 错误。

14. E 周围神经病理改变包括沃勒变性（顺向变性）、轴突变性、神经元变性、节段性脱髓鞘。不包括选项 E "颗粒空泡变性"。

15. A 大动脉粥样硬化型脑梗死中，颈内动脉系统脑梗死占 80%，椎－基底动脉系统脑梗死占 20%。闭塞好发的血管依次为颈内动脉、大脑中动脉、大脑后动脉、大脑前动脉及椎－基底动脉等。

16. C 脑梗死 1 天后，梗死灶开始出现边界模糊的水肿区，并出现大量炎性细胞浸润。梗死 1 ～ 2 天后，大量毛细血管和内皮细胞增生，中性粒细胞被巨噬细胞替代。脑梗死时，3 ～ 5 天脑水肿达高峰，大面积梗死时脑组织高度肿胀，可向对侧移位，导致脑疝形成。

17. D 影像学检查，特别是 MRI 检查极大地提高了脑桥中央髓鞘溶解症（CPM）的生前诊断率，是 CPM 最有效的辅助检查手段。MRI 检查时发现的脑桥基底部典型的特征性

"蝙蝠翅形"病变具有诊断意义，不过这种改变在临床症状发生 1 ～ 2 周后才能形成。

18. C 患者最可能诊断为脱髓鞘脑病。复视、眼球震颤、共济失调及平衡障碍是脱髓鞘脑病中多发性硬化"病灶的空间多发性"之临床特征中的常见症状。

19. E 典型的原发性三叉神经痛根据疼痛发作部位与性质、面部扳机点及神经系统无阳性体征，可以确诊。本例患者诊断应首先考虑为原发性三叉神经痛，诊断依据有：①患者年龄 68 岁，为中老年发病。②为无明显诱因的突起左侧面部剧烈疼痛。③疼痛发作有规律，每次发作持续 10 ～ 20 秒后疼痛缓解，每日发作数十次。④洗脸、刷牙、说话、吃饭等均可诱发疼痛。⑤神经系统检查无阳性体征。

20. A 单纯疱疹病毒性脑炎脑电图检查常出现弥漫性高波幅慢波，以单侧或双侧颞、额区异常更明显；以颞区为中心的周期性同步放电最具诊断价值，甚至出现颞区的尖波与棘波。

21. E 早期诊断和治疗是降低本病死亡率的关键，主要包括抗病毒治疗，辅以免疫治疗和对症支持治疗。所以选项 A、B 均正确。对症支持治疗对重症及昏迷的患者至关重要，注意维持营养及水、电解质的平衡，保持呼吸道通畅；必要时可小量输血或给予静脉高营养；加强护理，预防压疮及呼吸道感染等并发症。所以选项 C 正确。肾上腺皮质激素能控制 HSE 炎症反应并减轻脑水肿，对病情危重、头颅 CT 见出血性坏死灶以及脑脊液白细胞和红细胞明显增多者可酌情使用。所以选项 D 正确。对临床疑诊又无条件进行病原学检查的病例可用阿昔洛韦实施诊断性治疗。所以选项 E 错误。故本题应选 E。

22. C 脑组织活检发现神经细胞核内嗜

酸性包涵体，或电镜下发现 HSV 病毒颗粒，是诊断单纯疱疹病毒性脑炎的金标准，是单纯疱疹病毒性脑炎（HSE）最可靠的诊断依据。

23. A 患者最可能诊断为多发性硬化。多发性硬化常有前驱感染症状，有肢体无力、感觉异常、双眼复视、眼球震颤、共济失调和平衡障碍等表现，主要临床特点为病灶的空间多发性和时间多发性。题中患者出现症状前有感冒史，4 天后出现复视、步态不稳、眼球震颤、右侧肢体力弱、共济失调的症状，可首先疑诊多发性硬化。

24. A 朊蛋白病又称为海绵状脑病，是一类由具传染性的朊蛋白（PrP）所致的中枢神经系统变性疾病，其特征性病理学改变是脑的海绵状变性。

25. A 目前已知的人类朊蛋白病主要有克-雅病（CJD）、格斯特曼综合征（GSS）、致死性家族性失眠症（FFI）、Kuru 病。其中，Creutzfeldt - Jakob 病（CJD）是最常见的人类朊蛋白病。

26. E 朊蛋白是可传播性海绵状脑病的病原体，是既有传染性又缺乏核酸的非病毒性致病因子。人类 PrP 由位于第 20 号染色体短臂上的 PRNP 基因所编码，有两种异构体，分别是存在于正常细胞的 PrPc 和引起动物及人类朊蛋白病的 PrPsc。两种异构体的序列并无差别，但蛋白的空间构型不同。PrPc 是一种细胞内膜结合蛋白，是保持神经系统信息传递不可缺少的重要物质。所以选项 E 错误。

27. E 由于疾病之间存在着组织学、影像学以及临床症候上的某些差异，构成了脱髓鞘病的一组疾病谱。临床上通常所指的中枢神经系统脱髓鞘疾病除了多发性硬化（MS）、视神经脊髓炎（NMO）、同心圆性硬化（Balo 病）、急性播散性脑脊髓炎（ADEM）等外，还包括临床孤立综合征（CIS）等。脑白质营养不良是一组罕见的以脑组织脱髓鞘为特征的神经髓鞘磷脂代谢紊乱性疾病，属于遗传性髓鞘形成障碍。

28. D 中枢神经系统脱髓鞘疾病是一组以脑和脊髓髓鞘破坏或髓鞘脱失为主要特征的疾病，脱髓鞘是其病理过程中具有特征性的表现。

29. E 脱髓鞘是指髓鞘形成后发生的髓鞘损坏。脱髓鞘疾病是以神经髓鞘脱失为主，神经元胞体及轴突相对受累较轻为特征的一组疾病，包括遗传性和获得性两大类。

30. E 运动神经元病的类型有肌萎缩侧索硬化（ALS）、进行性肌萎缩（PMA）、进行性延髓麻痹（PBP）和原发性侧索硬化（PLS）。不包括选项 E"脊肌萎缩症"（属于神经系统遗传性疾病）。

31. D 运动神经元病（MND）特征表现为肌无力和肌萎缩、延髓麻痹及锥体束征，通常感觉系统和括约肌功能不受累。

32. C 运动神经元病病理肉眼可见脊髓萎缩变细。光镜下脊髓前角细胞变性脱失，以颈髓明显，胸、腰髓次之；大脑皮质运动区的锥体细胞也发生变性、脱失。

33. C 神经系统变性疾病常具有下列特征：①多选择性损害特定的解剖结构和特定的神经元；②起病相对隐袭，缓慢进行性加重；③多具有家族聚集性，可分为家族性和散发性；④治疗相对困难，多无对因治疗药物。所以选项 C 错误。

34. D 神经系统变性疾病是一组原因不明的慢性进行性损害中枢神经系统的疾病，有时可累及周围神经系统。额颞叶痴呆、阿尔茨海默病、多系统萎缩和进行性核上性麻痹均属于神经系统变性疾病。肝豆状核变性是一种遗传性铜代谢障碍所致的肝硬化和以基底核为主的脑部变性疾病，归属于运动障碍性疾病，不属于神经系统变性疾病。

35. D 神经系统变性疾病是由遗传性和环境因素造成的进行性神经元变性和继发性脱髓鞘性疾病，星形胶质细胞反应性增生肥大，微胶质细胞增生为棒状细胞，格子细胞缺如，并无炎性细胞的浸润。所以选项 D 错误。

36. A 阿尔茨海默病（AD）组织病理学上的典型改变为 β - 淀粉样物质在神经细胞外沉积形成的神经炎性斑和过度磷酸化的 tau 蛋白在神经细胞内聚集形成的神经原纤维缠结，神经元缺失和胶质细胞增生。

37. E 阿尔茨海默病可分为家族性阿尔茨海默病和散发性阿尔茨海默病。家族性阿尔茨海默病最为常见的基因是位于 21 号染色体的淀粉样前体蛋白（APP）基因、位于 14 号染色体的早老素 1（PS1）基因及位于 1 号染色体的早老素 2（PS2）基因突变。散发性阿尔茨海默病尽管候选基因众多，目前认为与载脂蛋白 E（ApoE）基因最为有关。α - synuclein 基因突变与阿尔茨海默病无关，而与帕金森病的病理改变有关。

38. D 患者最可能的诊断为 Alzheimer 病。Alzheimer 病发生于老年期，以进行性认知功能障碍和行为损害为特征。临床上表现为记忆障碍（首先出现近事记忆减退）、言语障碍、失用、失认、视空间能力损害、抽象思维和计算力损害、人格和行为改变等。Alzheimer 型痴呆患者颞叶（特别是海马区）萎缩，脑回变小，脑沟加宽，侧脑室与第三脑室呈对称性扩张。

39. D 根据近记忆力障碍（患者逐渐出现记忆力减退，并逐渐加重）、定向力障碍（出门经常找不到家）、生活不能自理、头颅 MRI 显示脑萎缩，以及神经系统检查未见局灶性定位体征，可初步诊断为 AD 痴呆。美国国立神经、语言交流障碍和卒中研究所联合阿尔茨海默病及相关疾病协会（NINCDS - ADRDA）的标准中，"很可能的 AD 痴呆"的核心临床诊断标准：①符合痴呆诊断标准；②起病隐袭，症状在数月至数年中逐渐出现；③有明确的认知损害病史；④表现为遗忘综合征（学习和近记忆下降，伴 1 个或 1 个以上其他认知域损害）或者非遗忘综合征（语言、视空间或执行功能三者之一损害，伴 1 个或 1 个以上其他认知域损害）。

40. E 特发性面神经麻痹患者主要表现为患侧面部表情肌瘫痪，额纹消失，不能皱额蹙眉，眼裂不能闭合或者闭合不全；鼻唇沟变浅，口角下垂，张口露齿时口角歪向健侧。故左侧特发性面神经麻痹可出现左眼闭合不全，张口时下颌偏向右侧。

41. A 特发性面神经麻痹患者由于长期不能闭眼瞬目而使角膜暴露和干燥，易致感染形成角膜溃疡。故患者在护理上应注意保护眼睛，可戴眼罩防护，或用左氧氟沙星滴眼剂等预防感染，保护角膜。

42. A 三叉神经感觉支损伤可出现三叉神经痛和面部感觉减退症状。三叉神经痛多数突然发生，为剧烈疼痛，疼痛严格限于三叉神经感觉支配区内，通常来自三叉神经的上颌支或下颌支；病人面部某个区域可能特别敏感，容易触发疼痛，如上下唇、鼻翼外侧等；同时有的患者可有面部麻木等症状。

43. D 原发性三叉神经痛常局限于三叉神经第 2 或 3 支分布区，以上颌支、下颌支多见。最典型的特点是常有扳机点或触发点，多位于上唇外侧、鼻翼、颊部、舌缘等处，轻触此点或口、舌运动即可诱发疼痛。

44. D 急性炎性脱髓鞘性多发神经根神经病的症状、体征和辅助检查中，脑脊液蛋白-细胞分离现象是最具特征性的改变，即表现为蛋白含量增高而白细胞数正常或仅轻度增加。

45. A 原发性三叉神经痛首选药物治疗，无效或失效时可用封闭治疗、经皮半月神经节射频电凝疗法或手术治疗。

46. A 特发性面神经麻痹患者主要表现为患侧面部表情肌瘫痪，额纹消失，不能皱额蹙眉，眼裂不能闭合或者闭合不全；鼻唇沟变浅，口角下垂，露齿时口角歪向健侧。题中患者为右侧特发性面神经麻痹，故可出现右眼睑闭合不全，示齿时口角歪向左侧。

47. E 根据题干信息，该患者呈急性起病，进行性加重，四肢出现进行性肌无力，"脑脊液白细胞数 $5 \times 10^6/L$，蛋白 $0.65g/L$"表明蛋白增高而细胞接近正常，提示脑脊液出现蛋白-细胞分离现象。以上信息提示患者应首先考虑诊断为急性炎性脱髓鞘性多发神经根神经病。

48. C 治疗原发性三叉神经痛的药物有卡马西平、苯妥英钠、加巴喷丁、普瑞巴林等。卡马西平为首选治疗药物，有效率可达 70% ~ 80%。不良反应可见头晕、嗜睡、口干、恶心、消化不良等，停药后多可消失。

49. A 腕管综合征患者术后腕中立位夹板需要制动 1 ~ 2 周，只允许手指屈伸活动，制动解除后开始屈腕功能活动。

50. E 急性脊髓炎发病前 1 ~ 2 周常有上呼吸道感染、消化道感染症状，以病损平面以下肢体瘫痪、传导束型感觉障碍、运动障碍和

尿便障碍为特征。本病急性起病，迅速进展，早期为脊髓休克期，出现肢体瘫痪、肌张力减低、腱反射消失、病理反射阴性。一般持续 2 ~ 4 周则进入恢复期，肌张力、腱反射逐渐增高，出现病理反射，肢体肌力的恢复常始于下肢远端，然后逐步上移。所以选项 E 错误。

51. A 内囊后肢有皮质脊髓束、丘脑辐射和视放射及听放射，其损伤时表现为"三偏"征，即对侧肢体运动障碍、感觉障碍及对侧视野同向性偏盲。

52. E "是否有括约肌障碍"可用于鉴别急性脊髓炎和吉兰-巴雷综合征。急性脊髓炎导致自主神经功能障碍，可表现为尿潴留、大量残余尿及充盈性尿失禁，大便失禁；脊髓休克期后呈现反射性神经源性膀胱、大便秘结，阴茎异常勃起。吉兰-巴雷综合征为急性发病的四肢弛缓性瘫痪，与急性脊髓炎休克期相似；但其感觉障碍为末梢型而非传导束型，远端瘫痪重于近端，多无括约肌功能障碍。

53. E 周围神经炎症与损伤的主要临床表现 ①运动障碍：弛缓性瘫痪、肌张力降低、肌肉萎缩；②感觉障碍：局部麻木、灼痛、刺痛，感觉过敏、实体感缺失等；③反射障碍：腱反射减弱或消失；④自主神经功能障碍：局部皮肤光润、发红或发绀，无汗、少汗或多汗，指（趾）甲粗糙、脆裂等。故患者四肢末端乏力、四肢肌张力下降，腱反射消失，病理征阴性，提示周围神经损伤。

54. B 患者进行性双下肢无力，出现双下肢完全瘫痪，乳头水平以下感觉丧失，尿潴留、不能排便；但是腰椎穿刺脑脊液压力正常，压颈试验通畅，白细胞轻度升高且以淋巴细胞为主，蛋白轻度升高。初步诊断为急性脊髓炎。

55. A 患者起病缓慢，首发症状为半年

前缓慢出现无诱因左胸电击样疼痛（脊神经根刺激现象），夜间加重。初起有脊髓半切综合征表现，即病灶侧运动障碍（左下肢进行性无力）、对侧感觉障碍。逐渐出现病灶节段以下的双侧运动障碍和感觉异常，表现为肢体无力、肌张力和腱反射异常，双 Babinski 征（+），T_4 以下感觉减退。最可能的诊断是脊髓压迫症。

56. A 脊髓前角受压时可出现节段性下运动神经元性瘫痪症状，表现为由受损前角支配范围内的肢体或躯干肌肉萎缩、无力，肌肉纤颤。当皮质脊髓束受损时，引起受压平面以下肢体的痉挛性瘫痪，表现为瘫痪肢体肌张力增高、腱反射亢进、病理反射阳性。

57. C 脊髓胸腰段一侧锥体束受压可出现受压水平以下的同侧腱反射亢进、浅反射减弱或消失，故脊髓一侧锥体束受压可出现腹壁反射（浅反射）消失。

58. B Miller-Fisher 综合征是一种多发性神经炎疾病，为吉兰 – 巴雷综合征的一种变异型，临床上以眼外肌麻痹、共济失调和腱反射消失为三大主要症状，肢体肌力正常或轻度减退。该病预后良好。

59. A 急性炎性脱髓鞘性多发神经根神经病的脑脊液可出现蛋白 – 细胞分离现象，所以排除选项 D。部分患者可出现脑神经麻痹，以面神经麻痹最为常见，表现为双侧或单侧周围神经性面瘫，其次是舌咽、迷走神经麻痹，动眼、三叉、展、舌下神经损害少见，所以排除选项 B、C。疾病早期神经冲动传导速度可以正常，但 F 波的潜伏期已延长；病情进展发生节段性脱髓鞘时，神经冲动传导速度减慢明显，所以排除选项 E。急性炎性脱髓鞘性多发神经根神经病少见视神经乳头水肿，所以本题应选 A。

60. C 星形细胞瘤可发生在任何年龄，但多发生于 30 岁以下。10 岁以下儿童约占 90%、青少年约占 60%，是儿童髓内肿瘤中最常见的类型。

61. E 星形细胞瘤是儿童最常见的脊髓肿瘤，大约 60% 发生在颈髓或颈胸髓交界处，胸、腰、骶髓及圆锥部少见。

62. D 脊髓前角损伤会出现分离性运动障碍，表现为节段性下运动神经元性瘫痪；而脊髓结核、脊髓空洞症等疾病会出现分离性感觉障碍（常见者为痛、温觉和触觉的分离）。所以选项 D 错误。其余选项内容均正确。

63. E 脊髓后角损害可引起病灶侧相应皮节出现同侧痛温觉缺失、触觉保留的分离性感觉障碍，常见于脊髓空洞症、早期髓内胶质瘤等疾病。由于来自后角的痛温觉纤维在白质前连合处交叉，该处病变产生双侧对称的分离性感觉障碍，痛温觉减弱或消失而触觉保留，常见于脊髓空洞症、脊髓中央管积水或出血等疾病。

64. A 脑脊液蛋白增高见于中枢神经系统感染、脑肿瘤、脑出血、脊髓压迫症、吉兰 – 巴雷综合征、听神经瘤、糖尿病性神经根神经病、黏液性水肿和全身性感染等。多发性神经病一般脑脊液蛋白含量正常。

65. B 感觉异常是指在没有任何外界刺激的情况下，患者感到某些部位有蚁行感、麻木、瘙痒、重压、针刺、冷热、肿胀感等，而客观检查无感觉障碍。常见于周围神经或自主神经病变。多发性神经病属于此类疾病，受累肢体远端早期可出现感觉异常等症状。

66. B 判断患者病变位于颈膨大。颈膨大脊髓横贯性损害表现为两上肢呈下运动神经元性瘫痪，两下肢呈上运动神经元性瘫痪；病灶平面以下各种感觉缺失，可有肩部和上肢的放射性痛，伴有尿便障碍。题中患者双上肢肌力4级、双下肢2级，双上肢腱反射消失、双下肢腱反射亢进，双侧Babinski征（+）、尿潴留，符合颈膨大损害的临床特征。

67. B 患者1年来逐渐出现双手、双下肢麻木，病变由上向下发展，呈节段性。近半年来出现尿失禁，提示括约肌功能障碍；运动障碍表现为双手掌骨间肌萎缩、双下肢肌张力增高且病理反射阳性。以上为髓内肿瘤表现。肱二头肌反射正常，而肱三头肌反射消失，提示病变在颈7平面。

68. D 癫痫是多种原因导致的脑部神经元高度同步化异常放电所致的临床综合征，临床表现具有发作性、短暂性、重复性和刻板性的特点。大脑神经元的异常过度放电是癫痫发作的病理生理基础。癫痫是神经系统疾病中仅次于脑卒中的第二大常见疾病。特发性癫痫病因不明，未发现脑部有足以引起癫痫发作的结构性损伤或功能异常，可能与遗传因素密切相关。脑电图（EEG）是诊断癫痫最重要的辅助检查方法；EEG对发作性症状的诊断有很大价值，有助于明确癫痫的诊断及分型和确定特殊综合征。所以选项D叙述不正确。

69. D 确定癫痫患者是否用药的原则：半年内发作两次以上，一经诊断明确，就应用药；首次发作或间隔半年以上发作一次，可酌情选用或暂不用抗癫痫药物。

70. A 癫痫患者服用抗癫痫药物最禁忌的是服药不规则或突然停药。抗癫痫药物（AEDs）控制发作后必须坚持长期服用，除非出现严重的不良反应，不宜随意减量或停药，以免诱发癫痫持续状态。

71. E 复杂部分性发作（CPS）又称为精神运动性发作，由于起源、扩散途径及速度不同，临床表现有较大差异，一般可有仅存在意识障碍、意识障碍同时有自动症以及意识障碍同时有运动症状三种表现。

72. A 全面性发作持续状态有全面性强直-阵挛发作持续状态、强直性发作持续状态、阵挛性发作持续状态、肌阵挛发作持续状态和失神发作持续状态。其中，全面性强直-阵挛发作持续状态是临床最常见、最危险的癫痫持续状态，表现为强直-阵挛发作反复发生，意识障碍伴高热、代谢性酸中毒、低血糖、休克、电解质紊乱（低血钾、低血钙）和肌红蛋白尿等，可发生脑、心、肝、肺等多脏器功能衰竭，自主神经和生命体征改变。

73. E 全面强直-阵挛发作（GTCS）分为三期 ①强直期：表现为全身骨骼肌持续性收缩。眼肌收缩出现眼睑上牵、眼球上翻或凝视；咀嚼肌收缩出现张口，随后猛烈闭合，可咬伤舌尖；喉肌和呼吸肌强直性收缩致患者尖叫一声，呼吸停止；颈部和躯干肌肉的强直性收缩致颈和躯干先屈曲，后反张；上肢由上举后旋转为内收旋前，下肢先屈曲后猛烈伸直，持续10~20秒钟后进入阵挛期。②阵挛期：肌肉交替性收缩与松弛，呈一张一弛交替性抽动，阵挛频率逐渐变慢，松弛时间逐渐延长，本期可持续30~60秒或更长；在一次剧烈阵挛后，发作停止，进入发作后期。以上两期均可发生舌咬伤，并伴呼吸停止、血压升高、心率加快、瞳孔散大、对光反射消失，唾液和其他分泌物增多；Babinski征可为阳性。③发作后期：此期尚有短暂阵挛，以面肌和咬肌为主，导致牙关紧闭，可发生舌咬伤。本期全身肌肉松弛，括约肌松弛，尿液自行流出（可发生尿失禁）。呼吸首先恢复，随后瞳孔、血压、心率渐至正常。肌张力松弛，意识逐渐恢复。所以选项E错误。

74. C 长期酗酒者在突然停止饮酒或减

少酒量后可发生 4 种不同的戒断反应：①单纯性戒断反应，表现为震颤、失眠、兴奋、心动过速、血压升高、出汗、恶心等；②酒精性幻觉反应，表现为意识清醒，定向力完整，出现幻听、幻视等；③戒断性惊厥，可在单纯性戒断反应后出现癫痫大发作；④震颤谵妄，在停止饮酒 24 ~ 72 小时出现精神错乱，全身肌肉粗大震颤。

75. E 国际抗癫痫联盟（ILAE, 1989年）癫痫和癫痫综合征的分类 （1）与年龄有关的特发性癫痫包括：①伴中央 - 颞部棘波的良性儿童癫痫；②伴枕区阵发性放电的良性儿童癫痫；③原发性阅读性癫痫。所以选项 A、D 正确。（2）隐源性和（或）症状性癫痫包括：①West 综合征；②Lennox - Gastaut 综合征；③肌阵挛 - 失张力发作性癫痫；④伴有肌阵挛 - 失神发作的癫痫。所以选项 B、C 正确。Weber 综合征不是癫痫综合征，又称大脑脚综合征，表现为同侧动眼神经麻痹和对侧肢体的偏瘫。所以选项 E 错误。

76. B 与部位相关的症状性癫痫包括：①颞叶癫痫；②额叶癫痫；③顶叶癫痫；④枕叶癫痫；⑤儿童慢性进行性部分持续性癫痫状态；⑥特殊促发方式的癫痫综合征。选项 B "原发性阅读性癫痫"属于与年龄有关的特发性癫痫。

77. C 急性横贯性脊髓炎病变可累及脊髓的任何节段，但以胸髓（T_{3-5}）最为常见，其原因为该处的血液供应不如他处丰富，易于受累；其次为颈髓和腰髓。

78. A 急性脊髓炎急性起病，迅速进展，早期为脊髓休克期，出现肢体瘫痪、肌张力减低、腱反射消失、病理反射阴性。一般持续 2 ~ 4 周进入恢复期。

79. C 重症肌无力患者服用新斯的明可出现毒蕈碱样反应，如瞳孔缩小、心动过缓、流涎、多汗、腹痛、腹泻和呕吐等，此时可注射阿托品 0.5mg 以对抗新斯的明的毒蕈碱样反应。

80. C 重症肌无力临床表现为肌无力于下午或傍晚因劳累后加重，晨起或休息后减轻，此种波动现象称之为"晨轻暮重"。80%的重症肌无力患者胸腺重量增加，淋巴滤泡增生，生发中心增多；10% ~ 20%合并胸腺瘤。肌电图（重复神经电刺激）典型改变为动作电位波幅第 5 波比第 1 波在低频刺激时递减10%以上或高频刺激时递减 30%以上。重症肌无力患者疲劳试验呈阳性，所以选项 C 错误。故本题应选 C。

81. A Lambert - Eaton 综合征又称类肌无力综合征，是一种副肿瘤综合征。它的发病机制是肿瘤诱导机体产生的自身抗体，导致神经 - 肌肉接头处突触前膜上的钙离子通道传导受阻，造成神经递质乙酰胆碱释放障碍而引发的自身免疫性疾病。

82. C 患者半年来四肢无力，休息后可减轻、活动后加重，为受累骨骼肌病态疲劳表现。新斯的明试验后肌无力明显改善，为重症肌无力特征。故最常用的药物是抗胆碱酯酶药物。该药物通过抑制胆碱酯酶，减少乙酰胆碱（ACh）的水解而减轻肌无力症状。

83. D 重症肌无力可见于任何年龄，小至数月，大至 70 ~ 80 岁。常见诱因有感染、手术、精神创伤、全身性疾病、过度疲劳、妊娠、分娩等，有时甚至可以诱发重症肌无力危象。

84. E 重症肌无力（MG）是一种神经 - 肌肉接头传递功能障碍的获得性自身免疫性疾病。主要由于神经 - 肌肉接头突触后膜上 AChR 受损引起。临床主要表现为部分或全身骨骼肌无力和极易疲劳，症状表现为"晨轻暮重"，活动后症状加重，经休息和胆碱酯酶抑制剂（ChEI）治疗后症状减轻。重症肌无力患者腾喜龙试验呈阳性，所以选项 E 错误。故本题应选 E。

85. D 重症肌无力起病隐袭，肌无力常从一组肌群开始，范围逐步扩大。最常见首发症状常为一侧或双侧眼外肌无力，如上睑下垂、斜视和复视，重者眼球运动明显受限，甚至眼球固定，但瞳孔括约肌不受累。10 岁以下儿童眼外肌受累首发者更加常见。受累骨骼肌呈病态疲劳，出现"晨轻暮重"的特征。重症肌无力全身骨骼肌均可受累，多以脑神经支配的肌肉最先受累。所以选项 D 错误。故本题应选 D。

86. E 重症肌无力的典型病理改变是神经－肌肉接头的突触间隙加宽，突触后膜皱褶变浅并且数量减少，免疫电镜可见突触后膜崩解，其上 AChR 明显减少并且可见 IgG－C3－AChR 结合的免疫复合物沉积等。

87. B 运动障碍性疾病，以往称为锥体外系疾病，是一组以随意运动迟缓、不自主运动、肌张力异常、姿势步态障碍等运动症状为主要表现的神经系统疾病，大多与基底节病变有关。

88. C 基底节病变所表现的姿势与运动异常被称作锥体外系症状，大致可分为三类，即肌张力异常（过高或过低）、运动迟缓、异常不自主运动（震颤、舞蹈症、投掷症、手足徐动症、肌张力障碍）。一般没有瘫痪，感觉及共济运动也不受累。踝阵挛属于腱反射亢进体征且是由锥体系损伤导致的，属于上运动神经元性瘫痪的表现。

89. B 周期性瘫痪根据发作时血清钾的浓度，可分为低钾型周期性瘫痪、高钾型周期

性瘫痪和正常血钾型周期性瘫痪三类，临床上以低钾型周期性瘫痪最常见。

90. C 低钾型周期性瘫痪的部分病例可合并甲状腺功能亢进，所以选项 A 排除；原发性醛固酮增多症时会出现血清钾下降，出现四肢无力，所以选项 B 与周期性瘫痪有关，可排除；高钾型周期性瘫痪可以出现肌强直，所以选项 D 排除；在高钾型周期性瘫痪和低钾型周期性瘫痪的辅助检查中均可见血钠含量增高，所以选项 E 排除。五个选项中，只有选项 C "胸腺肿瘤"与周期性瘫痪无关。

91. C 周期性瘫痪为常染色体显性遗传，是一组以反复发作的骨骼肌弛缓性瘫痪为特征的肌病，与钾代谢异常有关。肌无力可持续数小时或数周，发作间歇期完全正常。甲亢合并周期性瘫痪的患者，可伴有或不伴甲亢症状，肌无力发作与甲亢的严重程度无关。所以选项 C 错误。

92. A DR 激动剂有两种类型，非麦角类包括普拉克索、罗匹尼罗、吡贝地尔、罗替高汀和阿扑吗啡；α－二氢麦角隐亭属于麦角类 DR 激动剂。所以选项 A 符合题意。

93. D 在菲律宾 Panay 岛，有一种肌张力障碍－帕金森综合征，呈 X 染色体连锁隐性遗传。

94. A 苯海索主要适用于震颤明显且年轻患者，老年患者慎用，闭角型青光眼及前列腺肥大、增生患者禁用。

95. A 帕金森病患者表现为感觉障碍，主要有嗅觉减退、疼痛或麻木、不宁腿综合征（RLS）。其中嗅觉减退最常见，多发生在运动症状之前多年；目前尚无措施能够有效改善嗅觉障碍。疼痛或麻木在晚期患者也较多见。排尿障碍和体位性低血压不属于感觉障碍，属于自主神经功能障碍。

96. D 根据典型的静止性震颤、肌强直、运动迟缓等症状，结合搓丸样动作、铅管样或齿轮样肌强直、面具脸、小写征、慌张步态等体征，一般均可做出帕金森病的诊断。选项 D "挤奶妇手法"是小舞蹈病的体征，不是帕金森病的体征。所以选项 D 符合题意。

97. E 不少神经变性疾病具有帕金森综合征表现。这些神经变性疾病各有其特点，有些呈遗传性，有些为散发性。除程度不一的帕金森样表现外，还有其他征象，如不自主运动、垂直性眼球凝视障碍（进行性核上性麻痹）、小脑性共济失调（MSA - C）、早期出现且严重的痴呆和视幻觉（路易体痴呆）、角膜色素环阳性（肝豆状核变性）、皮质复合感觉缺失和锥体束征（皮质基底核变性）等。另外，这些疾病所伴发的帕金森综合征表现，常以强直、少动为主，震颤少见，一般以双侧起病（除皮质 - 基底核变性外），对左旋多巴治疗不敏感。所以选项 E 错误。

98. B 肌张力障碍是一种由肌肉不自主间歇或持续性收缩所导致的异常重复运动和（或）异常姿势的运动障碍疾病。痉挛性斜颈是肌张力障碍的临床表现之一，是指因以胸锁乳突肌、斜方肌为主的颈部肌群阵发性不自主收缩，引起头向一侧扭转或阵挛性倾斜；早期表现为周期性头向一侧转动或前倾、后仰，后期头常固定于某一异常姿势。

99. E 原发性肌张力障碍多为散发，少数有家族史，呈常染色体显性或隐性遗传，或 X 染色体连锁遗传，最多见于 7 ~ 15 岁儿童或少年。

100. B 5 - HT 在偏头痛的发病中具有重要作用，中脑 5 - 羟色胺（5 - HT）神经元受到刺激时可出现脑血流量（CBF）的增加。偏头痛发作期血浆中 5 - HT 水平降低，许多中枢性 5 - HT 受体激动剂具有预防偏头痛作用。

101. C 除晚发型偏头痛可于 45 岁以后发病外，大多数偏头痛在儿童和青少年期（10 ~ 30 岁）发病，女性多见。

102. A 家族性偏瘫性偏头痛（FHM）呈高度外显率的常染色体显性遗传。

103. A 有先兆偏头痛最显著的特点就是头痛发作之前有先兆症状，多为视觉先兆。患者双侧视野可出现闪光幻觉，闪光的形状不定，可如星状、环状等；有些患者眼前出现黑矇，常见为单眼黑矇，多呈一过性；或见视物变形、视物变大或变小等。

104. B 根据青年男性，春季和秋季反复发作，右侧眼眶周围疼痛，伴右眼结膜充血、流泪，并具有反复密集发作的特点，神经影像学排除引起头痛的颅内器质性疾患，可做出丛集性头痛的诊断。

105. C 患者应诊断为有先兆偏头痛。有先兆偏头痛多为偏侧，逐渐加重至中、重度，常在先兆开始消退时出现。疼痛多始于一侧眶上、眶后部或额颞区，逐渐加重而扩展至半侧头部，甚至累及整个头颅及颈部。头痛为搏动性，呈跳痛或者钻凿样，程度逐渐加重，发展成为持续性剧痛，常伴有恶心、呕吐、畏光、畏声。有的患者面部潮红、大量出汗、结膜充血；有的患者面色苍白、焦虑、乏力、易激惹、精神萎靡并出现厌食症状。一次发作可持续 1 ~ 3 天，通常在睡眠后头痛可有明显缓解，活动可使头痛加重。

106. B 该患者最可能诊断为眼肌麻痹性偏头痛。该疾病主要表现为偏头痛和眼肌麻痹。头痛的部位多在单侧额顶部、额颞部或额眶部；头痛的性质为阵发性搏动性痛或跳痛，常伴有恶心、呕吐；此外还表现为完全性动眼神经麻痹症状，头痛侧眼睑下垂，眼球偏外下方，眼球向上、下、内运动明显受限，伴有瞳孔散大。

107. B 根据静止性震颤、运动迟缓、步态障碍，可诊断患者为帕金森病。主要病理改变是黑质多巴胺（DA）能神经元变性和路易小体形成。故本题选 B。

108. A 根据患者临床表现，首先考虑为帕金森病。该病主要有四大表现：静止性震颤、齿轮样肌强直、运动迟缓和姿势平衡障碍。被动运动关节时，在有静止性震颤的患者中可感到在均匀的阻力中出现断续停顿，如同转动齿轮，称为"齿轮样肌强直"；由于肌张力增高和少动，写字时出现"小字征"。虽然患者运动障碍明显，但是不会引起瘫痪；而折刀样肌强直是锥体束损害致上运动神经元性瘫痪的表现。

109. C 眩晕按病变的解剖部位可分为系统性眩晕和非系统性眩晕。系统性眩晕是眩晕的主要病因，按照病变部位及临床表现分为中枢性眩晕及周围性眩晕。周围性眩晕指前庭感受器及前庭神经颅外段病变引起的眩晕，眩晕感严重，持续时间短，常伴恶心、呕吐、出汗等自主神经症状；中枢性眩晕指前庭神经颅内段、前庭神经核、核上纤维、内侧纵束、小脑及大脑皮质病变引起的眩晕，眩晕感可较轻，但持续时间长，少见自主神经症状。眩晕与头昏不同，后者表现为头重脚轻、步态不稳等。临床上按眩晕的性质又可分为真性眩晕与假性眩晕。所以选项 C 错误。

110. E 周围性眩晕是指前庭感受器及前庭神经颅外段（未出内听道）病变而引起的眩晕，眩晕感严重，持续时间短，常见于梅尼埃病、良性发作性位置性眩晕、前庭神经元炎、迷路炎、中耳炎、乳突炎、咽鼓管阻塞、外耳道耵聍。颞叶癫痫可引起中枢性眩晕。所

以选项 E 符合题意。

111. D 深昏迷表现为眼球固定，瞳孔散大，各种反射消失。所以选项 D 正确。植物状态（选项 A）的大脑半球严重受损而脑干功能相对保留，可有视物追踪，瞳孔对光反射存在。睁眼昏迷（选项 B）又称无动性缄默症，患者能注视周围环境及人物，瞳孔对光反射存在。中昏迷（选项 C）时，对外界的正常刺激均无反应，对强刺激的防御反射、角膜反射和瞳孔对光反射减弱。去皮质综合征（选项 E）为双侧大脑半球皮质广泛受损导致的皮质功能下降或丧失，皮质下功能仍旧保留，因此瞳孔对光反射存在。

112. E 脑死亡是指大脑和脑干功能全部丧失，患者对外界任何刺激均无反应，无自主活动，脑干反射完全消失。所以选项 E 正确。睁眼昏迷（选项 A）又称无动性缄默症，患者能注视周围环境及人物，肌张力降低，存在睡眠 – 觉醒周期，瞳孔对光反射存在。去皮质综合征（选项 B）为双侧大脑半球皮质广泛受损导致的皮质功能下降或丧失，皮质下功能仍旧保留，瞳孔对光反射、角膜反射等脑干反射存在，四肢肌张力增高，双侧锥体束征阳性。植物状态（选项 C）的大脑半球严重受损而脑干功能相对保留，有自发睁眼，可有吸吮、咀嚼等原始反射动作，瞳孔对光反射存在。闭锁综合征（选项 D）是由脑桥基底部病变导致双侧皮质脊髓束和皮质脑干束受损的一种去传出状态，表现为意识清醒，但运动不能，四肢瘫痪，仅以瞬目和眼球垂直运动示意而与周围建立联系。

113. C 意识障碍可分为觉醒度下降和意识内容变化两方面。前者表现为嗜睡、昏睡和昏迷；后者表现为意识模糊和谵妄等。昏迷是一种最为严重的意识障碍，患者意识完全丧失，各种强刺激不能使其觉醒，无有目的的自

主活动,不能自发睁眼。

114. D 谵妄是一种急性的脑高级功能障碍,患者对周围环境的认识及反应能力均有所下降,表现为认知、注意力、定向、记忆功能受损,思维推理迟钝,语言功能障碍,错觉、幻觉、睡眠–觉醒周期紊乱等,可表现为紧张、恐惧和兴奋不安,甚至可有冲动和攻击行为。病情常呈波动性,夜间加重,白天减轻,常持续数小时和数天。所以选项 D 错误。

115. D 双侧脑桥基底部病变可出现闭锁综合征,又称去传出状态,主要见于基底动脉脑桥分支双侧闭塞。

116. D 反拗危象是指对抗胆碱酯酶药物不敏感而出现严重的呼吸困难,腾喜龙(依酚氯铵)试验无反应。此时应停止抗胆碱酯酶药,对气管插管或切开的患者可采用大剂量类固醇激素治疗,待运动终板功能恢复后再重新调整抗胆碱酯酶药物剂量。

117. C 颅内任何部位局限性占位性病变发展到严重程度时,均可导致颅内各分腔压力不均而引起脑疝。常见原因有颅内血肿、颅内肿瘤、颅内寄生虫病等。

118. C 最可能的诊断是眼肌型重症肌无力。眼肌型重症肌无力通常晨轻晚重,亦可多变,后期可处于持续不全瘫痪状态;病变长期局限于眼外肌。轻者睁眼无力、眼睑下垂,呈不对称性分布,额肌代偿性地收缩上提;眼球运动受限,出现斜视和复视;重者眼球固定不动。眼内肌一般不受影响,瞳孔对光反射多正常。

119. D 以觉醒度改变为主的意识障碍有嗜睡、昏睡、昏迷。意识模糊、谵妄状态均属于以意识内容改变为主的意识障碍。朦胧状态、漫游性自动症均属于以意识范围改变为主的意识障碍。所以选项 D 正确。

120. A 脑死亡指全脑(包括大脑、小脑和脑干)功能的不可逆性丧失。现代医学观点认为一旦发生脑死亡,即意味着生命的终止。患者必须同时具备三项基本条件:深昏迷、脑干反射全部消失以及无自主呼吸。

121. D 丛集性头痛是一种原发性神经血管性头痛,表现为一侧眼眶周围发作性剧烈疼痛,有反复密集发作的特点,伴有同侧眼结膜充血、流泪、瞳孔缩小、眼睑下垂以及头面部出汗等自主神经症状,常在一天内固定时间发作,可持续数周至数月。所以选项 D 错误。

122. C 最低意识状态是一种严重的意识障碍形式,具体表现下述一个或几个可重复的或较持续的行为:①执行简单指令;②用姿势或言语表达是或否(无论是否正确);③表达可理解的言语;④有目的的行为,包括偶尔发生的对应于环境刺激的非反射性运动或情感活动。所以诊断最低意识状态的基本依据不包括选项 C"浅昏迷"。

123. D 感觉性共济失调表现为站立不稳,迈步的远近无法控制,落脚不知深浅,踩棉花感;睁眼时有视觉辅助而症状较轻,黑暗中或闭目时症状加重。感觉性共济失调无眩晕、眼震和言语障碍。所以选项 D 符合题意。

124. C 在颈枕区侧位的 X 线平片上,枢椎齿状突超出腭枕线 0.5cm(>3mm),最可能的诊断为颅底凹陷症。颅颈侧位、张口正位 X 线平片上测量枢椎齿状突的位置是确诊颅底凹陷症的重要依据;腭枕线为自硬腭后缘至枕骨大孔后缘的连线,齿状突高出此线 3mm 以上即可确诊。

125. A 脑膜刺激征的检查方法包括屈颈试验、Kernig 征检查及 Brudzinski 征检查。

126. B 尊重患者的医疗自主权,"自主"主要指自我选择、自由行动或依照个人意愿自我管理和自我决策。

127. B 指导－合作模式中，患者被看作有意识、有思想的人，具有一定的主动性，能够主动述说病情，反馈诊治情况，配合检查和治疗。但对医生的诊治措施既提不出异议，也提不出反对意见，医者仍具有权威性并处于主导地位，这种模式适用于大多数急性疾病患者。

128. E 正确处理医务人员之间关系的意义：①有利于医学事业的发展；②有利于发挥医院的整体效益而提高各项工作的效率；③有利于建立和谐的医患关系；④有利于医务人员的成长。

129. A 患者的权利包括：平等医疗权、知情同意权、隐私保护权、经济索赔权、医疗监督权、社会免责权。

130. C 医患关系既不同于单纯的契约关系，也不同于单纯的信托关系，而是以诚信为基础的具有契约性质的信托关系。

131. A 医患关系是一种信托关系。作为信托关系，是指患者及其家属基于对医者的信任，将患者的生命健康委托给医者，在医者对其生命和健康进行管理、干预的过程中所结成的利益关系。

132. D 动眼神经（Ⅲ）、滑车神经（Ⅳ）、展神经（Ⅵ）均经眶上裂入眶。眼神经接受来自颅顶前部头皮、前额、鼻背、上睑的皮肤以及鼻腔上部、额窦、角膜与结膜等处的黏膜感觉，经眶上裂入颅。上颌神经分布于眼与口裂之间的皮肤、上唇、上颌牙齿和齿龈、硬腭和软腭、扁桃体窝前部以及鼻腔、上颌窦与鼻咽部黏膜等，经圆孔入颅。所以选项D符合题意。

133. B 急性炎性脱髓鞘性多发神经根神

经病部分患者有自主神经功能障碍，表现为皮肤潮红、出汗增多、心动过速、心律失常、体位性低血压、手足肿胀及营养障碍、尿便障碍等。

134. C 急性炎性脱髓鞘性多发神经根神经病的诊断标准：①常有前驱感染史，呈急性起病，进行性加重，多在 2 周左右达高峰。②对称性肢体和脑神经支配肌肉无力，重症者可有呼吸肌无力，四肢腱反射减弱甚或消失。③可伴轻度感觉异常和自主神经功能障碍。④脑脊液出现蛋白－细胞分离现象。⑤电生理检查提示远端运动神经传导潜伏期延长、传导速度减慢、F 波异常等。⑥病程有自限性。

135. D 80% 重症肌无力患者胸腺肥大，淋巴滤泡增生；10% ～20% 的患者有胸腺瘤。另外，重症肌无力患者常合并甲状腺功能亢进症、甲状腺炎、系统性红斑狼疮、类风湿关节炎和天疱疮等其他自身免疫性疾病。

136. E 癫痫持续状态的治疗目的：保持稳定的生命体征和进行心肺功能支持；终止呈持续状态的癫痫发作，减少癫痫发作对脑部神经元的损害；寻找并尽可能根除病因及诱因；处理并发症。如果原本应用的抗癫痫药物选择恰当，最好测定血药浓度，依据血药浓度进行个体化剂量调整；如果原来的抗癫痫药物治疗效果欠佳或毒副作用较大，需要更换另一种药物，必须待新换药物到达有效维持剂量且癫痫发作停止，再逐渐撤掉原来的药物；所以选项E 为癫痫持续状态的治疗方法之一，而非治疗目的。

137. E 偏头痛并发症包括偏头痛持续状态、无梗死的持续先兆、偏头痛性脑梗死、偏头痛先兆诱发的痫性发作。选项 E"偏瘫性偏头痛"属于特殊类型的偏头痛。

138. D 偏头痛多起病于儿童和青春期，

中青年期达发病高峰，女性多见，常有遗传背景。所以选项 A、B 均正确。偏头痛分为无先兆偏头痛、有先兆偏头痛和特殊类型偏头痛。有先兆偏头痛可持续 4～72 小时，消退后常有疲劳、倦怠、烦躁、无力和食欲差等，1～2 天后常可好转。所以选项 C 正确。无先兆偏头痛、有先兆偏头痛发作后一般不遗留神经系统阳性体征，但某些特殊类型的偏头痛，如眼肌麻痹性偏头痛多次发作后可有神经系统阳性体征（眼肌麻痹）遗留。所以选项 D 错误，符合题意。复方制剂如麦角胺 – 咖啡因合剂可治疗某些中至重度的偏头痛发作。所以选项 E 正确。

139. C 用脑立体定向技术治疗原发性帕金森病时最常针对的和最有效的核团（手术靶点）有丘脑腹外侧核、丘脑腹中间核、苍白球、丘脑底核。

140. C 脊髓休克一般发生于脊髓急性、横贯性损害时，脊髓胶质瘤、脊髓蛛网膜粘连、脊髓空洞症均起病缓慢，不会发生脊髓休克；脊髓后动脉血栓形成虽然起病较急，但损害以脊髓后束为主，位于脊髓前束与侧束的皮质脊髓束损害较轻，故通常不会发生脊髓休克。

141. C 内囊损害时病灶对侧颜面、颊黏膜、舌、躯干及上、下肢等部位痛温觉和触觉减退甚或缺失，与运动障碍、视野障碍形成"三偏"综合征（对侧偏瘫、偏身感觉障碍、同向性偏盲），多见于脑出血及脑梗死。

142. A 脑干出血起病急，病情凶险，预后较差，是所有脑卒中病例中死亡率和致残率最高、预后最差的疾病，多见于有高血压病史的中老年人。常表现为呼吸不规则（可表现为吹气样、叹息样、潮式呼吸等呼吸衰竭的现象），瞳孔针尖样缩小，颅内压增高伴意识障碍，消化道应激性溃疡伴出血（喷射性呕吐咖啡渣样胃内容物），神经损伤伴交叉性瘫痪及双侧病理征阳性。

143. C 尾状核出血较少见，表现为头痛、呕吐及轻度脑膜刺激征，无明显瘫痪，神经系统功能缺损症状并不多见，临床颇似蛛网膜下腔出血。常易忽略，患者多因头痛在头颅 CT 检查时发现。

144. D 癫痫强直性发作多见于弥漫性脑损害的儿童，睡眠中发作较多。表现为全身或部分肌肉持续的强直性收缩，不伴阵挛期；癫痫发作使患儿的头、眼和肢体被固定某一位置，躯干呈角弓反张，伴短暂意识丧失以及面部青紫、呼吸暂停和瞳孔散大等，如发作时处于站立位可剧烈摔倒而导致创伤。发作持续数秒至数十秒，典型发作期 EEG 为暴发性多棘波。

145. A 低钾型周期性瘫痪的严重病例可用静脉补钾；但一般急性发作时以口服补钾较为安全，对多数病例可有效纠正低血钾状态。

146. E 多数小舞蹈病患儿的头颅 MRI 显示尾状核、壳核、苍白球 T_2WI 信号增强，临床症状好转时可消退。

147. C 从病程上看，患者病情出现两次反复，具有时间多发性；从病灶上看，两次发病受累部位不同（前者为视神经，后者为脑干），具有空间多发性。因此最可能的诊断是多发性硬化（MS）。

148. C 脑桥出血常突然起病，在数分钟内进入深昏迷，病情危重。脑桥出血往往先自一侧开始，迅即波及两侧，出现双侧肢体瘫痪，大多数呈弛缓性，少数为痉挛性或呈去皮质强直，双侧病理反射阳性。双侧瞳孔极度缩小呈"针尖样"，为其特征性体征。重症患者可出现中枢性高热、眼球浮动、不规则呼吸甚至呼吸困难，常在 1~2 天内死亡。

149. C 肝性脑病Ⅱ期（昏迷前期）以意识错乱、睡眠障碍、行为失常为主，表现为定向力障碍，计算力下降，能够简短回答问题，但是语言断续不清，人际关系概念模糊；查体可见扑翼样震颤，正常反射存在，病理反射阳性，常见腱反射亢进与踝阵挛，肌张力可增强，可出现不自主运动及共济运动失调；脑电图出现对称性 θ 波（频率为每秒 4~7 次）。

150. D 目前研究发现，由于血氨水平明显增高，会使大脑兴奋性神经递质的传导受到抑制，干扰脑细胞能量代谢并导致神经细胞膜功能发生紊乱，从而引发肝性脑病。

151. C 患者右侧中枢性面瘫、舌瘫，右侧上、下肢痉挛性瘫痪，右侧偏身深、浅感觉障碍；双眼右侧半视野同向性偏盲。判断为右侧"三偏"综合征，故定位在左侧内囊。

152. A 本例患者符合偏头痛诊断，典型患者多有家族史，好发于中青年女性，有时与月经周期相关。临床常表现为反复发作性头痛，症状严重时可伴有眼花、恶心、呕吐等自主神经功能障碍，不发作时如同常人；典型偏头痛发作之前常见视觉先兆，如视物模糊、暗点、闪光等。临床上在发作早期应即刻给予布洛芬或麦角胺咖啡因治疗，预防发作可用 5-HT 受体拮抗剂苯噻啶。

153. A 偏头痛并不是仅指单侧头痛，而是一种临床常见的原发性头痛。典型偏头痛为有先兆的偏头痛，最常见先兆症状是视觉先兆，头痛发生在先兆后，间隔小于 60 分钟；头颈部活动可使头痛加重，睡眠后症状可减轻。常伴有恶心、呕吐、畏光或畏声，大多数头痛发作时间为 2 小时至 1 天。

154. B 共济失调是指小脑、本体感觉及前庭功能障碍导致的运动笨拙和不协调。患者无眩晕、无听力障碍且肌力完好，说明脊髓、前庭和脑干神经功能正常；右上肢指鼻试验不准确和轮替动作差、右下肢跟-膝-胫试验差，判断病损部位在出现共济失调肢体的同侧小脑半球。

155. C 患者为青年男性，病程已 2 年，表现为两手的运动功能和浅感觉受损，尤其是两手多次反复烫伤史。应首先考虑脊髓空洞症的可能，因为临床上脊髓空洞症多数为先天性发育异常因素引起，发病年龄偏小；有些空洞随着年龄增大而逐渐扩大，除影响脊髓中央浅感觉交叉纤维外，尚可引起脊髓内其他神经传导通路等结构的损害，造成相应的功能障碍。脊髓空洞多好发于颈髓，亦可累及延髓（延髓空洞症），也可见于其他脊髓节段；磁共振成像对空洞的检出率很高，故应首选颈髓磁振检查。

156. E 丙戊酸钠是广谱的抗癫痫药，适用于全面性发作，尤其是全面强直-阵挛发作合并失神发作的首选药物。

157. C 重症肌无力的临床特征是骨骼肌活动时容易疲劳，经过休息或应用胆碱酯酶抑制剂后可以缓解。

158. C 周期性瘫痪为血钾异常所致，发作时出现骨骼肌对称性弛缓性瘫痪，且易反复发作；但发作间歇期血钾水平正常，肌力正常，亦无其他神经系统阳性体征。

159. D 小舞蹈病是风湿热在神经系统的常见表现，多见于儿童和青少年，临床特征是不自主舞蹈样动作、肌张力降低、肌力减退、自主运动障碍和精神症状等。病理改变主要为黑质、纹状体、丘脑底核、小脑齿状核及大脑皮层等部位的可逆性炎性改变，如充血、水肿、炎性细胞浸润及神经细胞的弥漫性变性。本病为自限性，即使不经治疗，3~6 个月后也可自行缓解；但复发者不少见。

160. D 该老年男性患者出现上运动神经元损伤所致的右侧中枢性面瘫（右侧下面部表情肌瘫痪，即右侧鼻唇沟变浅、示齿口角偏左、右侧鼓腮不能；上部面肌不受累，即闭眼、皱额正常），判断病变定位于左侧皮质脑干束。

二、A3/A4 型题

161. E 典型糖尿病症状加上两次空腹血糖大于 7mmol/L，可明确诊断为糖尿病，无需再做其他试验检查。

162. B 患者空腹血糖处于临界值，故还应继续控制饮食。

163. B 本病病损定位于肢体抽搐并瘫痪的对侧大脑半球。中央前回称为运动区，与本病例中手、前臂抽搐动作相关；而中央后回称为躯体感觉区。

164. D 判断患儿的癫痫发作类型是部分运动性发作。部分运动性发作表现为身体某一局部发生不自主抽动，多见于一侧眼睑、口角、手或足趾，也可波及一侧面部或肢体，病灶多在中央前回及附近。

165. C 幼儿运动性发作首选药物为奥卡西平，其为中枢钠离子通道阻滞剂。

166. A 该年轻男性患者急性起病，主要表现是四肢对称性无力，四肢肌力减低、腱反射消失，无病理反射，同时有四肢远端感觉减退，均符合吉兰-巴雷综合征的诊断。因为发病才3天，所以腰穿脑脊液正常；典型者应该是常有脑脊液蛋白-细胞分离现象，在起病2~4周内出现。所以该患者首先考虑的疾病是吉兰-巴雷综合征（GBS）。

167. B 重症GBS患者可出现呼吸肌麻痹引起呼吸衰竭，此时应置于监护室，密切观察

呼吸情况，定时行血气分析。当肺活量下降至正常的25%~30%，血氧饱和度、血氧分压明显降低时，应尽早行气管插管或气管切开，机械辅助通气。加强气道护理，定时翻身、拍背，及时抽吸呼吸道分泌物，保持呼吸道通畅，预防感染。

168. D 80%以上GBS患者首先出现双下肢无力，继之瘫痪肌定位逐渐上升加重。严重者出现四肢瘫痪、呼吸衰竭而危及生命。在疾病发展过程中肢体对称性弛缓性肌无力，腱反射减低，通常不可能出现双下肢病理征。

169. A GBS患者在起病前常有呼吸道或胃肠道感染症状或疫苗接种史。已发现的前驱感染病原有空肠弯曲菌、巨细胞病毒、EB病毒、流感嗜血杆菌、乙型肝炎病毒及人类免疫缺陷病毒等。

170. B 患者最可能的诊断是梅尼埃病。梅尼埃病表现为发作性眩晕、恶心、呕吐，伴有耳鸣、耳阻塞感，反复发作后听力减退等症状，除眼球震颤外，无其他神经系统定位体征。所以选项B正确。前庭神经元炎（选项A）表现为突然发作的严重眩晕、恶心、呕吐，一般无听力下降及耳鸣表现；眩晕持续数天，3~4周时间才能恢复和稳定；在年轻患者中可能由病毒感染引起，年老者多为血管性损害。良性发作性位置性眩晕（BPPV）（选项C）表现为反复发作性眩晕，眩晕持续时间一般小于1分钟，常于改变体位时发生，位置试验可诱发特征性眼震和伴随的眩晕症状。听神经瘤（选项D）临床表现为一侧耳鸣、听力减退及眩晕，少数患者时间稍长后出现耳聋；耳鸣可伴有发作性眩晕或恶心、呕吐。本病例中无耳聋症状。脑干梗死（选项E）可以引起明显眩晕，伴有恶心、呕吐和眼震，眩晕持续时间长，常伴有多脑神经麻痹以及感觉和运动传导通路的缺陷，听力一般不受影响。本病例

中颅脑 MRI 未见异常。

171. D 间歇期的治疗包括药物治疗及非药物治疗。手术治疗多影响内耳及前庭功能，故早期给予药物治疗更合适。药物治疗包括倍他司汀、利尿剂、鼓室内注射糖皮质激素或庆大霉素，非药物治疗包括患者教育、生活方式调整、鼓室内低压脉冲治疗。病情严重发展者可行手术治疗，同时进行前庭及听力康复治疗。

172. C 脊髓亚急性联合变性的病变主要累及脊髓后索、侧索（皮质脊髓侧束）及周围神经等，临床表现为双下肢深感觉缺失、感觉性共济失调、痉挛性瘫痪及周围性神经病变等，常伴有贫血的临床征象。

173. A 脊髓亚急性联合变性简称亚急性联合变性（SCD），是由于维生素 B_{12} 的摄入、吸收、结合、转运或代谢障碍导致体内含量不足而引起的中枢和周围神经系统变性的疾病。

174. A 末梢型感觉障碍表现为四肢对称性的末端各种感觉障碍（温、痛、触觉和深感觉），呈手套－袜套样分布，远端重于近端。分离型感觉障碍指在同一部位只有某种感觉障碍而其他感觉仍保存的一种现象。

175. D 为做出正确的诊断与鉴别诊断，问诊时要注意询问是否有高血压、冠心病、动脉粥样硬化等脑血管疾病高危因素的存在。

176. C 患者有呕吐和一过性右侧上眼睑下垂的表现，为准确定性，体检重点应在运动神经系统相关检查。

177. E 患者既往无高血压病史，结合症状，最可能的诊断为蛛网膜下腔出血。蛛网膜下腔出血可与高血压无关，有剧烈头痛、呕吐、眼部症状等，一过性右侧上眼睑下垂提示动眼神经受压或病损。

178. D 临床疑诊蛛网膜下腔出血，首选头颅 CT 平扫检查，显示脑池和蛛网膜下腔高密度征象者可临床确诊。

179. E 对于脑出血性疾病，脑血管造影（DSA）是诊断病灶责任血管定位的重要手段。条件具备、病情许可时应争取尽早行全脑 DSA 检查，以确定有无动脉瘤、出血原因而决定治疗方法和判断预后。

180. D 颅内动脉瘤是蛛网膜下腔出血最常见的病因（占 75%～80%）。其中囊性动脉瘤占绝大多数，还可见高血压、动脉粥样硬化所致梭形动脉瘤、夹层动脉瘤及感染所致的真菌性动脉瘤等。血管畸形约占 SAH 病因的 10%，其中动静脉畸形（AVM）占血管畸形的 80%。

181. C 患者最可能的诊断是单纯疱疹病毒性脑炎。单纯疱疹病毒性脑炎的潜伏期为 2～21 天，平均 6 天。有上呼吸道前驱感染症状。首发症状常表现为精神行为异常和认知功能下降；可有不同程度神经功能受损表现，如偏瘫、偏盲、眼肌麻痹等。结合该患者的脑脊液检查特点，可做出诊断。

182. B 更昔洛韦主要不良反应为肾功能损害和骨髓抑制（中性粒细胞、血小板减少），并与剂量相关，停药后可恢复。

183. D 中青年男性，反复发作性右侧眼眶周围剧烈疼痛，发作时伴有右侧眼结膜充血、流泪、面部出汗、烦躁，并具有反复密集发作的特点，其父亲有类似病史。根据以上症状表现，结合神经影像学排除引起头痛的颅内器质性疾患，患者应考虑为丛集性头痛。

184. B 吸氧疗法为丛集性头痛急性期发作时首选的治疗措施，给予吸入纯氧，流速 10～12L/min，10～20 分钟，可有效阻断头痛发作，约 70% 患者有效。所以选项 B 正确。

185. E 一旦诊断丛集性头痛，应立即给予预防性治疗。治疗丛集性头痛的预防性药物包括维拉帕米、糖皮质激素和锂制剂等。维拉帕米 240～320mg/d 可有效预防丛集性头痛发作，可在用药 2～3 周内发挥最大疗效。其他用于丛集性头痛的预防药物还包括托吡酯、丙戊酸、苯噻啶、吲哚美辛和褪黑激素等。

三、案例分析题

186. ACDF 患者女性，急性起病，快速达高峰，症状持续不缓解，从发病形式上不能排除缺血性脑血管病的可能性，包括椎-基底动脉系统脑梗死和短暂性脑缺血发作；典型梅尼埃病可表现为眩晕、耳鸣、听力下降及耳闷、耳胀感等症状的不同组合，持续时间一般为 20 分钟左右，甚至可持续数小时，尚待进一步排除；前庭神经元炎常表现为急性眩晕综合征，一般无听力下降及耳鸣等症状，持续时间较长，一般超过 24 小时，常表现为一侧前庭功能减退的症状，可出现行走向一侧倾斜，尚待进一步排除。前庭阵发症常为反复发作的刻板性前庭功能缺损症状，但持续时间一般在数秒，不超过 1 分钟，因此不首先考虑该诊断；良性阵发性位置性眩晕表现为体位改变后诱发的短暂性眩晕伴眼震，每次发作时程不超过 1 分钟，与患者症状不符，暂不考虑该诊断。

187. ABCDEF 患者入院后需要进行全面的神经系统体格检查，包括常规的神经系统专科查体；同时要关注前庭功能检查，如眼震、甩头试验、反向偏斜试验、固视抑制试验，眼球的平滑追踪、扫视，原地踏步试验、姿势与步态等，从而有助于中枢性及周围性眩晕的鉴别诊断。

188. ACD 周围性及中枢性眼震均可出现自发性眼震，前者的眼震在改变凝视方向的时候，眼震快相的方向不会变化；后者在改变凝视方向的时候，患者的眼震方向会发生变化且眼震形式多变。甩头试验阳性的一侧常为前庭功能较弱侧。患者站立时常向前庭功能较弱的一侧倾斜。

189. ABD 眼震电图加平衡试验及纯音听阈测定寻找前庭功能及听力损害的证据，脑 MRI 明确是否存在中枢性损害；其他检查并非眩晕相关疾病常用的检查。

190. D 中老年女性患者，急性起病，持续眩晕病程。症状表现为头晕伴视物旋转，恶心，无明显听力下降、耳鸣、耳闷、耳胀感，行走不稳，症状持续时间超过 24 小时。体检发现自发性眼震，改变凝视方向后，眼震方向无变化；甩头试验右侧阳性，行走与站立时向右侧倾斜。辅助检查显示右侧前庭功能减退，无听力损害；脑 MRI 排除颅内病变。以上均支持前庭神经元炎的诊断。

191. AE 眩晕相关疾病对症治疗的目的是减轻眩晕发作期患者的不适感，止吐、控制心悸等。目前临床常用的前庭抑制剂主要成分为抗组胺药（异丙嗪、苯海拉明、美克洛嗪等）、抗胆碱能（东莨菪碱）和苯二氮䓬类。前庭抑制剂主要通过抑制神经递质而发挥作用，但如果应用时间过长，就会阻碍中枢性前庭功能代偿机制的建立，所以当患者急性期症状控制后就应停用，不建议使用超过 72 小时；不能用于前庭功能永久损害的患者，非前庭性眩晕患者通常不用前庭抑制剂。对于药物难以控制的持续性重症眩晕患者，需考虑内耳手术治疗。前庭神经元炎早期可给予小剂量激素及抗病毒药物治疗，使用改善内耳循环、促进前庭功能康复的相关药物，均有助于改善症状；为促进中枢性前庭功能代偿机制，建议在病情允许的情况下开展前庭康复训练，不建议长期卧床，不利于症状恢复。

192. ABCDEF 老年男性患者，有认知功能损伤，表现为记忆力、定向力障碍，呈波动性病程，伴有视幻觉、共济失调、帕金森样表现，诊断应考虑路易体痴呆。需要与有认知功能障碍的相关疾病进行鉴别诊断，故所有备选答案均符合题意。

193. ACE 患者有视幻觉，呈发作性，应进一步完善脑电图以排除癫痫；行头颅 MRI 明确颅内脑组织萎缩情况，正电子发射断层扫描（PET - CT）检查颅内脑血流灌注及脑组织功能代谢情况。患者无相关症状的家族史，既往病史无特殊，故暂时不需要完善基因检测及肿瘤标志物检测。患者不考虑周围神经、神经 - 肌肉接头和肌肉病变，故暂时不需要完善肌电图检查。

194. F 为鉴别诊断是否为阿尔茨海默病，可行颅脑 MRI 观察脑萎缩部位及阿尔茨海默病相关基因检测。

195. ABCDEF 患者无晕厥及直立性低血压，故可排除 Shy - Drager 综合征（A）。患者为隐匿起病，缓慢进展，慢性病程，既往无麻疹病毒感染史，故排除亚急性硬化性全脑炎（B）。患者无全身肌无力、肌萎缩及肌束震颤，无男性乳房女性化，无家族史，故排除肯尼迪病（C）。患者无肢体无力、感觉障碍、视力障碍，病程无空间和时间多发性，故排除多发性硬化（D）。患者为慢性病程，超过 2 年，无相关病原学与流行病学史，故克 - 雅病不支持（E）。精神分裂症（F）发病年龄多为青壮年，精神症状与情感障碍明显，认知功能基本正常，患者一般意识清楚、智能正常，故排除。

196. ABEF 目前可选用左旋多巴制剂对抗帕金森病样症状，乙酰胆碱酯酶抑制剂多奈哌齐改善认知功能，新型非典型抗精神病类药物喹硫平改善精神症状，SSRIs 类药物氟西汀抗抑郁治疗。苯二氮䓬类药物如地西泮、氯硝西泮可致中枢神经抑制，尤其对于有认知功能障碍的老年人不宜选用。

197. ACDEF 老年男性患者，有认知功能损害，表现为记忆力、定向力障碍，呈波动性，伴有视幻觉、共济失调、帕金森病样表现，诊断应考虑路易体痴呆。"脑内 β - 淀粉样蛋白异常沉积"（B 选项）是阿尔茨海默病的病理特点。其余选项所述均符合路易体痴呆的临床特征与诊疗特点。

198. ABCDEFG 中青年男性患者，发作性意识障碍，首先考虑心源性原因所致，如恶性心律失常。其次考虑神经源性原因，如发作性癫痫、体位性低血压、颅内外血管狭窄等。因此，备选答案中所述检查均需要进行，以充分评估患者的病因，从而明确诊断。

199. AD 患者长时程心电图检查提示阵发性室性心动过速。为进一步了解引起室性心动过速的原因，需要进一步完善心脏电生理检查以了解其起源部位，冠脉 CTA 能查出冠脉血管的狭窄甚或闭塞（暂无需进行头颈CTA），血生化、肾功能检查了解机体内环境，甲状腺功能了解其内分泌与代谢性功能等。运动平板试验将造成心脏负荷加重，易诱发室性心律失常，威胁患者生命安全，不建议再进行。

200. C 患者发作性意识障碍时动态心电图提示阵发性室性心动过速，首先考虑恶性心律失常导致的晕厥。

201. ABCDH 根据患者的临床表现，需要首先考虑的诊断是短暂性脑缺血发作，应与脑梗死、脑出血等进行急诊鉴别，并需要完善基本常规检查，判断病因及决策后续治疗。完善血常规了解血小板计数、检查凝血功能对决策后续治疗有帮助；患者既往有糖尿病病史，需要检测血糖以排除低血糖发作导致的相关症状；完善头颅 CT 与脑出血、脑梗死及颅内其他病变进行鉴别诊断；完善心电图了解有无房颤、室颤等心源性因素。头颅 MRI 非急诊判断病情所必需。经颅多普勒超声、颈动脉 B 超、心脏彩超为进一步筛查病因所需，非急诊必需。患者临床表现不符合癫痫发作，且目前为间歇缓解期，脑电图并不有助于鉴别诊断。因此备选答案 ABCDH 均正确，其中 D 为关键选项。

202. D 根据老年男性患者反复发作局灶性脑功能损害症状，符合颈内动脉系统缺血表现，在短时间内（不超过 1 小时）症状完全恢复正常。相关辅助检查已排除脑梗死、脑出血、凝血功能异常、心源性病因与低血糖发作。因此，目前首先考虑短暂性脑缺血发作的诊断。

203. F $ABCD_2$ 评分在临床常用于评估短暂性脑缺血发作患者发生脑卒中的风险，该患者的评分为：①A——年龄≥60 岁（1 分）；②B——首次就诊时的血压，收缩压 > 140mmHg 或舒张压 > 90mmHg（1 分）；③C——临床表现：一侧肢体乏力伴言语障碍（2 分）；④D_2——症状持续时间 10 ~ 59 分钟（1 分），有糖尿病病史（1 分）。综上所述，该患者的 $ABCD_2$ 评分总计 6 分，具有脑卒中高发风险，须及时开展抗血小板治疗。

204. E 患者根据病史与临床表现，诊断为短暂性脑缺血发作（TIA）；但头颅 MRI 提示已存在责任性脑部小梗死灶（左侧基底节

急性腔隙性脑梗死）。故根据神经影像学检查结果，应更正诊断为脑梗死。

205. ABCD 该患者诊断为脑梗死，完善评估后 TOAST 分型为小动脉闭塞型，需要立即控制危险因素，开展脑卒中二级预防干预。发病 24 小时内，具有脑卒中高复发风险（$ABCD_2$ 评分≥4 分）的急性非心源性缺血性脑血管病，应尽早给予阿司匹林联合氯吡格雷治疗 21 天。脑卒中后病情稳定，若血压持续≥140/90mmHg 且无禁忌证，可恢复使用发病前服用的降压药物或开始启动降压治疗。加强血糖监测，目标是控制血糖稳定达到正常范围。血胆固醇水平是导致缺血性脑卒中或 TIA 复发的重要因素，目前临床建议将 "LDL – C < 1.8mmol/L" 作为血脂控制的参考目标值；对于 LDL – C≥2.6mmol/L 的急性非心源性缺血性脑血管病，推荐强化他汀类药物降脂治疗以降低脑卒中和心血管事件风险。因此备选答案 ABCD 均正确，其中 D 为关键选项。

206. ABCDE 患者以急性认知障碍起病，需完善神经影像学、血液学、脑电图检查，急性起病的认知障碍有可能需完善脑脊液检查。存在认知障碍需完善认知量表，以评估认知障碍程度。肌电图检查一般不需要做。因此备选答案 ABCDE 均正确，C 为关键选项；F 为错误选项。

207. A 根据头颅 MRI 结果（左侧丘脑前核 T_1WI 低信号、T_2WI 高信号）结合急性起病特点与临床表现，首先考虑脑梗死诊断。A 为正确选项和关键选项，BCDEF 为错误选项。

208. ABCE MMSE、MoCA 是两个综合认知评定量表，可以用于血管性认知障碍的评估。ADL 是日常生活能力评价量表，可用于评估血管性认知障碍患者的日常生活能力。

Hachinski 缺血评分量表是鉴别血管性痴呆与阿尔茨海默病的关键量表，≥7 分支持血管性痴呆。UPDRS 和 Hoehn-Yahr 分级量表都是帕金森病的综合评估量表。因此备选答案 ABCE 均正确，其中 E 为关键选项；DF 为错误选项。

209. BF 患者的认知障碍是卒中事件后出现的，和卒中事件密切相关，且卒中为关键功能部位脑梗死，易引起血管性认知障碍；根据 MMSE 评分，可判定为中度认知功能损害。

卒中事件后 6 个月内出现的痴呆，符合卒中后认知障碍诊断，而血管性痴呆隶属于卒中后认知障碍。因此备选答案 BF 均正确，B 为关键选项；ACDE 为错误选项。

210. ABCDF 血管性痴呆的治疗方法包括：控制脑血管病危险因素，预防脑卒中再发，应用改善认知功能的药物如胆碱酯酶抑制剂、兴奋性氨基酸受体拮抗剂。E 为治疗帕金森病的方法，是错误选项。

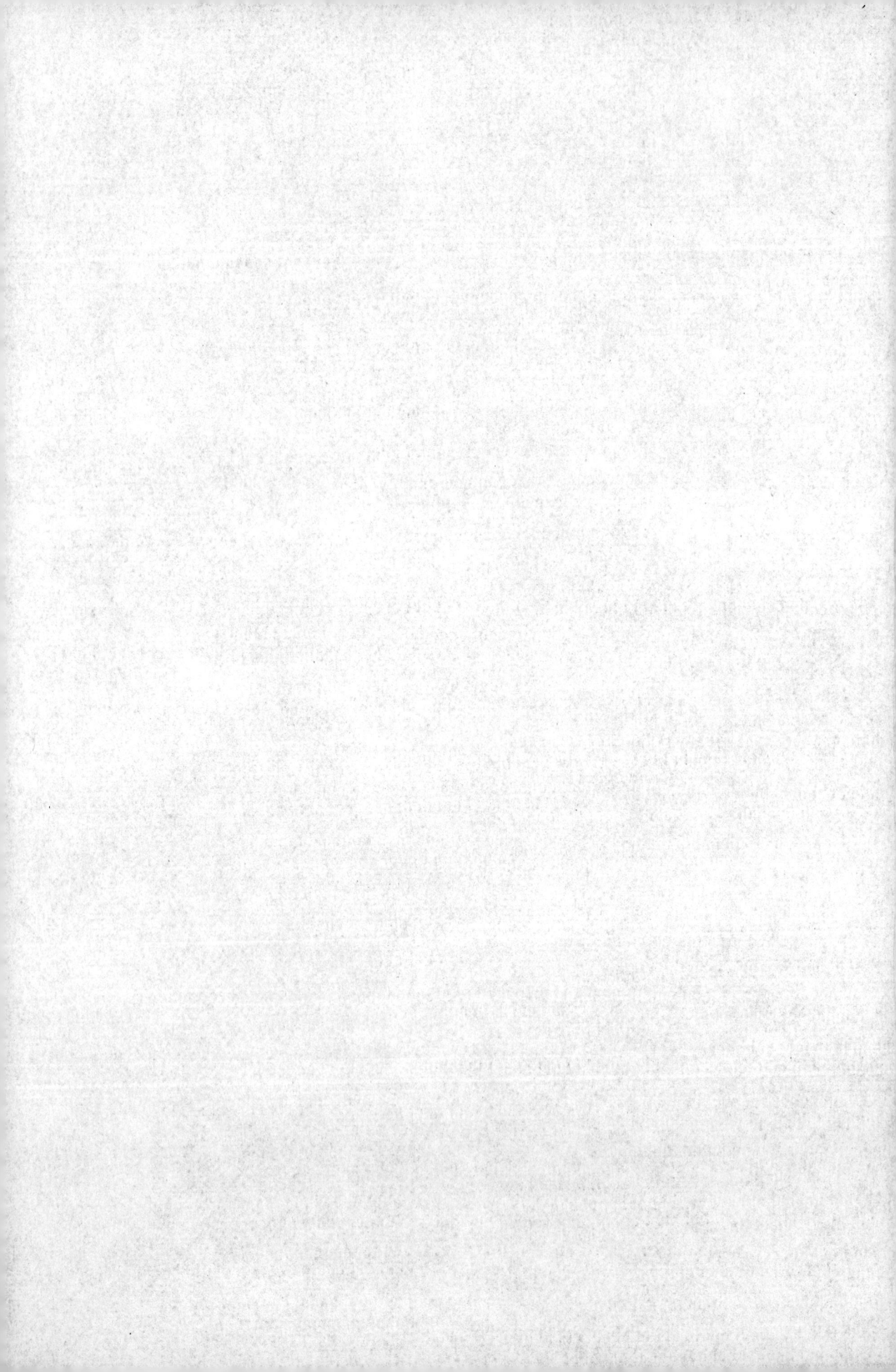